Durch Achtsamkeit und Akzeptieren
Ihre Depression überwinden

»In alter Weisheit und neuesten wissenschaftlichen Erkenntnissen wurzelnd, stellt dieses Buch all jenen, die unter Depression leiden, eine Vielzahl wirksamer Hilfsmittel zur Verfügung. Strosahl und Robinson laden uns ein, uns mit einer völlig neuartigen Sicht der Depression vertraut zu machen und sie mit Hilfe von Strategien, die auf einer Haltung des Akzeptierens und des Mitgefühls uns selbst gegenüber basieren, sinnvoll zu behandeln. Die Autoren beschreiben in ihrem Buch die Wege, die in die Depression hinein und aus ihr heraus führen, und liefern uns eine klare Beschreibung dessen, wo wir echten Frieden und wahre Freiheit finden.«

— Mark Williams,
Professor für klinische Psychologie und
Wellcome Principal Research Fellow an der *University of Oxford*

Kirk D. Strosahl & Patricia J. Robinson

Durch **Achtsamkeit** und **Akzeptieren** Ihre Depression überwinden

Ein Handbuch zur Acceptance & Commitment Therapie (ACT)

Mit einem Vorwort von Steven C. Hayes

Aus dem Amerikanischen von Theo Kierdorf und und Hildegard Höhr

Junfermann Verlag • Paderborn
2009

Anmerkung: Das Buch *Durch Achtsamkeit und Akzeptieren Ihre Depression überwinden* dient der Vermittlung korrekter und zuverlässiger Informationen über das behandelte Thema. Es wird unter der Voraussetzung verkauft, daß der Verlag keinerlei psychologische, finanzielle oder anderweitige professionelle Dienstleistungen anbietet. Falls Leser Rat oder Hilfe von Experten benötigen, sollten sie sich an kompetente Fachleute wenden.

Titel der amerikanischen Originalausgabe: *The Mindfulness & Acceptance Workbook for Depression*.
Erschienen bei New Harbinger Publications, Inc., Oakland
Übersetzung aus dem Englischen: Theo Kierdorf und Hildegard Höhr
Covergestaltung / Reihenentwurf: Christian Tschepp
Coverfoto: © Doreen Salcher / Fotolia.com
Satz: SpaceType, Köln

Bibliographische Information der Deutschen Bibliothek
Die Deutsche Bibliothek verzeichnet diese Publikation in der Deutschen Nationalbibliographie; detaillierte bibliographische Daten sind im Internet über http://dnb.ddb.de abrufbar.

ISBN 978-3-87387-713-9

Inhalt

Widmungen

Ich widme dieses Buch meinem engen und langjährigen Freund Gregory E. Campbell, der mir viel darüber beigebracht hat, was es bedeutet, zu akzeptieren, achtsam zu sein und sich für das Leben zu engagieren. Die Welt ist zu einem besseren Ort geworden, weil du in ihr gelebt hast. Leider hast du sie viel zu früh verlassen. Außerdem widme ich das Buch meiner Mutter, Joyce V. Strosahl, meiner lebenslangen Freundin, Vertrauten, Unterstützerin und Ratgeberin.

— K. S.

Ich widme dieses Buch meiner Mutter Wanda Johnson, meinem Vater Ennis Robinson, meiner Schwiegermutter Joyce V. Strosahl, und meinem Schwiegervater John Strosahl. Ich danke euch dafür, daß ihr meine Freunde und Lehrer seid. Außerdem danke ich Greg Campbell in der Hoffnung, daß dieses Buch Augenblicke des Friedens inspirieren wird, so wie die Farbe von goldenem Mais, die du gemalt und der Welt geschenkt hast.

— P. R.

Wir widmen dieses Buch auch unserer Tochter Joanna May Robinson für all ihre Hingabe und ihre harte Arbeit und für ihren Humor. Sie hat uns geholfen, das Buch lesbarer und verständlicher zu machen. Wir danken auch allen, denen wir in der Vergangenheit und Gegenwart geholfen haben, und wir schätzen ihren Mut, sich auf die Reise aus der Depression in ein selbstgewähltes Leben zu begeben. Wir widmen das Buch Regan, Ezra, Frances, Joanna, Ashley, Amanda, James, Elspeth, McCullough, Alex, Jackson, A. J., Ellie und Logan – und wir hoffen, daß ihr unablässig lernt, euch nicht zu sehr in eure Story zu verbeißen, während ihr eure Träume zu realisieren versucht! Außerdem widmen wir das Buch Jasmine Star, der fantastischen Lektorin, die zur Verbesserung der Qualität dieses Buches wesentlich beigetragen hat – mit viel Humor, Weisheit, Mitgefühl und Energie.

— K. S. & P. R.

Verehrter Leser!

Willkommen bei New Harbinger Publications. Der Verlag New Harbinger veröffentlicht in einer speziellen Reihe Bücher über die Acceptance & Commitment-Therapie (ACT) und ihre Anwendung in verschiedenen Bereichen. New Harbinger hat seit langem einen guten Ruf als Verlag für Bücher mit fundierter wissenschaftlicher Grundlage, die sich sowohl an die Allgemeinheit als auch an Fachleute wenden.

Im Einklang mit der Verpflichtung, die der Verlag New Harbinger sich auferlegt hat, solide, wissenschaftlich fundierte und klinisch erprobte Literatur zu publizieren, werden Steven C. Hayes, Georg H. Eifert und John Forsyth alle zukünftigen Bücher der ACT-Serie prüfen. Als Reihenherausgeber beaufsichtigen wir alle von New Harbinger veröffentlichten ACT-Bücher, prüfen Exposés und geben den Autoren Empfehlungen für Veränderungen bezüglich des Inhalts, der Darstellung und der Zielrichtung ihrer Bücher. Auf diese Weise bemühen wir uns, eine adäquate Textqualität sicherzustellen und dafür zu sorgen, daß das gesamte Material tatsächlich mit den Grundlagen der ACT in Einklang steht (statt zu versuchen, andere Modelle und Methoden als Bestandteil von ACT auszugeben).

Bücher, die in der ACT-Serie erscheinen:

- basieren auf einer wissenschaftlichen Grundlage, die den im Text erhobenen Ansprüchen gerecht wird;
- sind theoretisch kohärent – insofern sie dem ACT-Modell und den ihm zugrundeliegenden behavioralen Prinzipien zum Zeitpunkt der Veröffentlichung entsprechen;
- vermeiden Fachjargon und unnötige Fixierung auf ACT-spezifische Methoden, um die ACT-Arbeit möglichst offen zu präsentieren;
- unterstützen die Weiterentwicklung der ACT-Methode;
- präsentieren die vermittelten Informationen auf eine möglichst praxisfreundliche Weise.

Diese allgemeinen Leitlinien entsprechen den Vorstellungen der Gemeinschaft der ACT-Therapeuten, sicherzustellen, daß Sie Informationen erhalten, die wirklich von Nutzen sind und die Leiden zu lindern vermögen.

Depression ist eines der am weitesten verbreiteten und destruktivsten psychischen Probleme, mit denen Menschen konfrontiert werden können. Sie kann sich sehr negativ auf die Liebe, Beziehungen, berufliche Arbeit und das Leben insgesamt auswirken. Eine Depression kann sogar Helden auf die Knie zwingen.

Sie halten ein Buch in Händen, das all dies erfaßt und Ihnen eine hochinteressante Alternative anbietet. *Durch Achtsamkeit und Akzeptieren Ihre Depression überwinden* von Kirk Strosahl und Patti Robinson ist ein gleichzeitig bescheidenes und kühnes Buch. Kirk und Patti lernten die ACT im Jahre 1986 kennen und spielten bei der Entwicklung dieser Methode schon bald eine wichtige Rolle. Sie fingen an, klinische Anwendungsmöglichkeiten zu erforschen und wurden so zu wichtigen Innovatoren, Therapeuten und Trainern innerhalb der ACT-Gemeinschaft. Kirk hat als Co-Autor an der Publikation des ersten Buches über die ACT, das im Jahre 1999 erschienen ist, mitgewirkt. Kirk und Patti haben als fähige Kliniker mit der Fähigkeit, die Essenz von Problemen zu erfassen, zur Vermittlung der ACT entscheidend beigetragen, und sie haben diese neue Methode durch ihre Menschlichkeit und Weisheit bereichert. Das vorliegende Buch spiegelt die höchsten Werte mitfühlender Hilfe, und wir empfehlen es aus ganzem Herzen.

— Steven C. Hayes, Ph. D., John P. Forsyth, Ph. D., Georg H. Eifert, Ph. D.

Illusionen gegen Handlungen eintauschen

Vorwort von Steven C. Hayes

Depression ist nicht nur ein Gefühl. Depression ist eine Handlung.

Diese simple Erkenntnis wird Sie mit Macht treffen, wenn Sie das vorliegende Buch lesen – eine Erkenntnis, auf die sich vorzubereiten lohnt, denn sie beinhaltet sowohl eine gute als auch eine schlechte Nachricht. Die schlechte Nachricht lautet, daß der menschliche Geist diese Erkenntnis in einen Grund für weitere Schuldzuweisungen verwandeln wird: »Wenn Depression eine Handlung ist, sollte ich diese Handlung nicht ausführen. Da ich es aber offenbar tue, muß es meine Schuld sein, daß ich depressiv bin.« Daß Menschen zu dieser Schlußfolgerung kommen, ist alles andere als überraschend. Urteile zu fällen und Schuld zuzuweisen sind nun einmal Lieblingsbeschäftigungen unseres Geistes, insbesondere wenn er depressiv ist. Doch die Handlungen, durch die eine Depression entsteht – die Handlungen, die in einem tiefen Sinne die Depression *sind* (d.h. ausmachen) – sind nichts, weswegen man sich schuldig fühlen müßte. Der menschliche Geist ist so clever, daß sich wohl niemand ohne Hilfe aus seinen Fängen befreien kann. An einer Depression sind diejenigen, die unter ihr leiden, nicht selbst *schuld*.

Die positive Nachricht, die in der obigen Erkenntnis enthalten ist, ist noch stärker und dauerhafter als die Illusion der Hilflosigkeit und die Gewohnheit, sich selbst zu beschuldigen. Wenn Sie dieses Buch lesen, werden Sie feststellen, daß es einen Weg gibt, auf dem Sie weiterkommen. Sie sind kein Opfer Ihrer Lebenssituation. Sie sind nicht zu endlosem Leiden verurteilt.

Wenn Sie die Handlungen verstehen, in denen Sie gefangen sind, werden Sie erkennen, daß es auch eine andere Möglichkeit gibt, eine Alternative, zu der Sie durchaus Zugang haben. Wenn Ihnen geholfen wird, sie zu sehen, können Sie sie hier und jetzt nutzen.

In diesem außergewöhnlichen Buch beschreibt das Team und Ehepaar Kirk Strosahl und Patti Robinson einen innovativen und effektiven Weg aus der Depression in ein erfülltes Leben. Die Wirkung des Buches gleicht derjenigen, die entsteht, wenn in den verdunkelten Räumen des Leidens ein Licht eingeschaltet wird. Das Licht ermöglicht ein umfassenderes Verständnis dessen, was sich in diesen Räumen befindet, dessen, wo Sie sind und was Ihnen den Weg verstellt hat. Es erleichtert Ihnen zu erkennen, wie Sie Ihr Lebensschiff steuern müssen und wie Sie in die Wärme und Freiheit eines an Ihren eigenen Werten orientierten Lebens ohne Mauern gelangen können.

Das Licht des Gewahrseins, das von der ersten bis zur letzten Seite dieses Buches ausstrahlt, ist fast physisch spürbar. Die Freundlichkeit, Stärke und Menschlichkeit der beiden Autoren, die zu meinen besten Freunden zählen, werden Sie während der gesamten Lektüre begleiten. Kirk Strosahl und Patricia Robinson sind bescheiden, zentriert, mitfühlend und weise. Sie wissen, wovon sie reden. Sie sind bereit, Sie Schritt für Schritt durch die Handlungen zu geleiten, durch die Ihre Probleme entstanden sind, und durch die Handlungen, die Sie ausführen müssen, damit Sie sich von depressiven geistigen Gewohnheiten lösen können. Wenn Sie bei diesem Prozeß geduldig sind, wenn Sie für den Schmerz, den Sie selbst durchleben, Mitgefühl aufzubringen vermögen, und wenn Sie bereit sind, sich mit den Schwierigkeiten und Ängsten zu konfrontieren, die mit dem Begehen eines völlig neuen und andersartigen Weges verbunden sind, kann dieses Buch Ihr Leben verändern.

Ich kann dies sagen, ohne mich vor Einspruch fürchten zu müssen, weil die wissenschaftlichen Beweise dafür, daß die in diesem Buch beschriebenen Prozesse für Depression von zentraler Bedeutung sind, im Laufe des letzten Jahrzehnts exponentiell zugenommen haben. Wir wissen heute eine Menge über die Gefahren kognitiver Verstrickung und darüber, wie Menschen sich aus ihr mit Hilfe der Achtsamkeitsübung befreien können. Es gibt auch viele neue Erkenntnisse über Erlebensvermeidung und darüber, wie sich Krieg in unserem Inneren durch Akzeptieren befrieden läßt. Und wir wissen, wie Offenheit dem Erleben gegenüber uns hilft, zu unseren Werten in Kontakt zu treten und ein Leben zu führen, in dem das Handeln im gegenwärtigen Augenblick im Vordergrund steht und das unseren tiefsten Sehnsüchten nach Sinn, Ganzheit und Verbundenheit gerecht zu werden versucht.

Sie brauchen weder mir noch den Autoren zu vertrauen, denn Sie werden die positive Wirkung, die von diesem Buch ausgeht, selbst spüren. Sie brauchen nichts zu glauben und von nichts überzeugt zu sein. Es reicht, daß Sie bereit sind, den Dingen direkt ins Auge zu sehen – zu erkennen, was an dem, was Sie erleben, wahr ist. Wenn Sie die im folgenden beschriebenen Methoden ausprobieren, wird Ihr eigenes Erleben Ihr bester Lehrer sein.

Depression ist nicht nur ein Gefühl. Depression ist eine Art zu Handeln. Die »Wortmaschine« zwischen Ihren Ohren wird sich vor dem, was dies bedeutet, möglicherweise fürchten; doch tatsächlich gibt diese Botschaft begründeten Anlaß zur Hoffnung. Sie brauchen auf das Leben nicht zu warten. Es hat bereits begonnen, und es ist an Ihnen, es zu *leben*.

Wenn Sie bereit sind, sich dieser Möglichkeit zu öffnen, dann beginnen Sie jetzt mit der Lektüre.

— STEVEN C. HAYES, *University of Nevada*

Einleitung – Eine neue Sicht der Depression

Zweifel sind Verräter, die oft ein Gut entziehn, das wir erreichten – weil den Versuch wir scheuten.

— William Shakespeare,
Maß für Maß, 1. Akt, 4. Szene

Die Depression ist heute eines der häufigsten psychischen Probleme. Werbung für neue Medikamente, rezeptfreie Nahrungsergänzungen und andere angebliche Heilmittel gegen Depression finden wir auf Schritt und Tritt. In Zeitungsberichten über tragische Selbstmorde ist häufig vom Kampf des Opfers mit seiner Depression die Rede. Die Medien und kulturelle Institutionen bringen uns bei, die Depression als ein Ungeheuer zu sehen – als eine Krankheit, die von einer Generation auf die nächste vererbt wird. Wir lesen Berichte von Wissenschaftlern, die für ihre Forschungsarbeit neueste Gehirn-Scanner einsetzen, und wir betrachten Bilder menschlicher Gehirne mit und ohne Depression. Wir lesen auch von Wissenschaftlern, die es wagen, selbstsicher vorauszusagen, wir stünden kurz vor der Entdeckung des Gens, das für die Entstehung einer Depression ausschlaggebend sei. Dieser heute populären Auffassung zufolge ist die Depression ein abnormer Geisteszustand, eine Krankheit mit biologischer Grundlage, die man durch eine Behandlung bezwingen kann und muß.

Wir hören auch oft sehr bewegende Beschreibungen dessen, wie das Leben nach einer erfolgreichen Depressionsbehandlung sein kann. Wir sehen oder hören, daß ein zuvor depressiver Mensch jetzt glücklich ist, daß seine Beziehungen zu anderen Menschen wieder in Ordnung sind und daß es ihm sogar gelungen ist, neue Beziehungen anzuknüpfen. Wir sehen in Anzeigen und Werbefilmen, daß jemand, der vorher niedergeschlagen mit gesenktem Kopf herumsaß, nun sichtlich fröhlich mit seinen Kindern, dem Ehepartner oder einem Haustier Kontakt hat und völlig unbekümmert wirkt. So wird uns von überallher nahegebracht, daß ein Mensch, um sein Leben »in den Griff« zu bekommen, zunächst seine Depression überwinden müsse. Und um diesen glücklichen Zustand zu erreichen, brauchen Sie angeblich nichts weiter zu tun, als Ihren Arzt zu bitten, Ihnen das Medikament zu verschreiben, das in der betreffenden Annonce vorgestellt und angepriesen wird.

Eine andere Sicht

In diesem Buch erhalten Sie die Möglichkeit, Ihre Depression und Ihren Umgang mit ihr in einem völlig neuen Licht zu sehen – eine Depression als Resultat eines Lebens zu begreifen, das in irgendeiner wichtigen Hinsicht aus dem Gleichgewicht geraten ist. Eine Depression entsteht niemals aus einem ansonsten gesunden, vitalen und zielgerichteten Leben. Eine Depression ist keine Abweichung und kein unglücklicher Zufall, sondern das logische Resultat der Art, wie Sie mit Ihrem Leben umgehen. Ihre Depression übermittelt Ihnen eine Botschaft, die Sie sich anhören müssen. Sie ist ein Signal dafür, daß Sie aktiv werden und sich mit den aus dem Gleichgewicht geratenen Aspekten Ihres Lebens auseinandersetzen müssen.

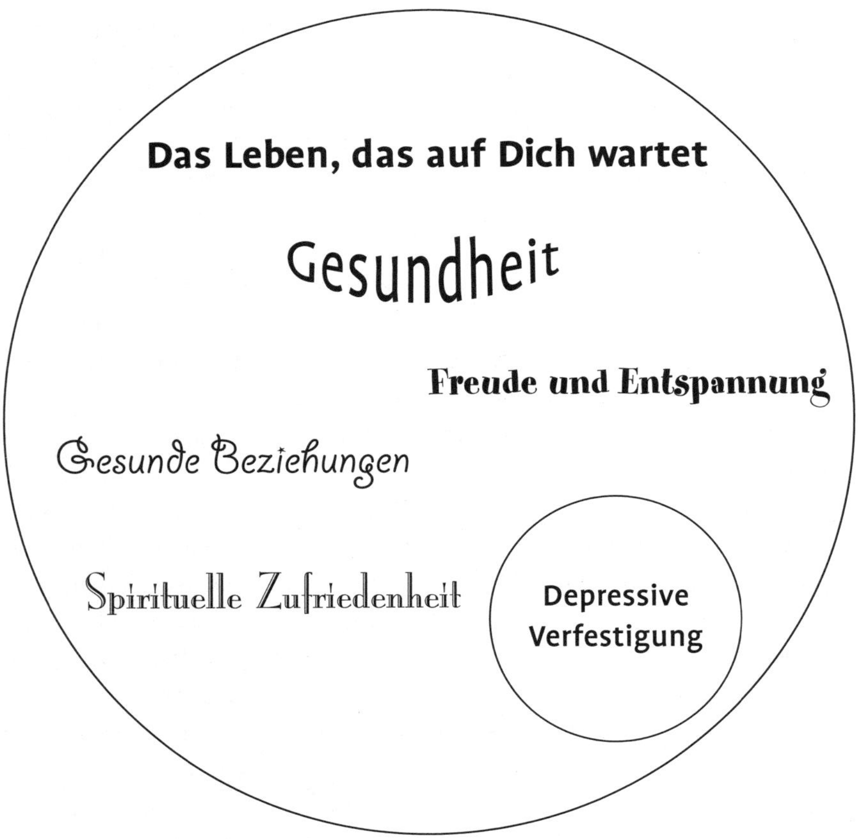

Was wäre, wenn es nicht darum ginge, die Depression unter Kontrolle zu bringen?

Wenn Ihre Depression ein Signal ist, was sagt dieses Signal Ihnen dann? Die Antwort fällt von Mensch zu Mensch unterschiedlich aus, doch generell gilt, daß Sie sich durch die Art Ihres Handelns unablässig von den Dingen im Leben entfernen, die Sie als wertvoll ansehen. Verglichen damit, wie es eigentlich sein könnte, nehmen Sie allmählich immer weniger aktiv am Leben teil. Die meisten Menschen nehmen an, die Depression bringe sie dazu, in ihrem Leben immer weniger Aktivität zu entfalten; deshalb glauben sie, es gehe darum, die Depression aufzulösen, damit sie wieder normal leben könnten. Leider führt dieser Ansatz, der sich auf den vielzitierten »gesunden Menschenverstand« beruft, nicht zum erhofften Erfolg. Die gut gemeinten Bemühungen, depressive Gedanken, Erinnerungen und Emotionen zu unterdrücken oder auszuschalten, führen im Gegenteil sogar zu einer Intensivierung eben dieser Erlebnisse. Genau die Dinge, die Ihre Depression eindämmen oder beseitigen sollen, könnten diese noch verstärken. Die Folge ist, daß Sie es sich angewöhnen, ihre Aktivitäten, Gefühle, Gedanken und Erinnerungen einzuschränken, um weniger depressiv zu sein, und daß Sie dann feststellen müssen, daß Sie auf diese Weise noch depressiver werden. Dadurch wird Ihr Leben auf einen kleinen Bruchteil dessen beschränkt, was eigentlich möglich wäre.

Was wäre, wenn das Ziel für Sie darin bestünde, zu fühlen, was Sie fühlen, und ein Leben zu leben, das zu leben sich lohnt?

Die meisten Menschen streben in ihrem Leben ziemlich ähnliche Dinge an: Gesundheit, liebevolle Beziehungen, eine als sinnvoll empfundene Arbeit und positive Erholungs- und Freizeiterlebnisse sowie spirituelle Aktivitäten. Dies ist in ihren Augen ein lebenswertes Leben – ein Leben, das zu leben sich lohnt – und sich ihm zu widmen ist keine Übung im Sich-Wohlfühlen, bei der ein angenehmes Ereignis auf das andere folgt. Vielmehr handelt es sich um ein Engagement für das Leben, wobei Sie bereitwillig Ihre Gefühle und Gedanken erleben, die gewollten ebenso wie die ungewollten; ein Leben, in dem Sie tun, was Ihnen als wichtig und sinnvoll erscheint.

Doch viele in der heutigen Welt populären Botschaften unterstützen eine solche Lebensweise leider kaum. Die größten Hindernisse auf dem Weg zu einem Leben, das zu leben sich lohnt, werden durch unsere Sozialisation verstärkt. Die menschliche Fähigkeit zu denken und zu fühlen ermöglicht uns, viele Aspekte der äußeren Welt zu verbessern, doch sie macht uns auch anfällig dafür, daß wir mit Lebensregeln programmiert werden, die unsere Alltagserlebnisse ihrer Lebensenergie berauben und die im Extremfall zur Depression führen.

In diesem Buch werden Strategien beschrieben, mit deren Hilfe Sie herausfinden können, wie Sie Ihr Leben gestalten wollen, wie Sie das unvermeidliche Auf und Ab des Lebens akzeptieren und den Preis bestimmter Dinge stets im Blick behalten können. Das mag Ihnen als zu simpel oder gar als unrealistisch erscheinen, doch ist es wirksam, weil es sich mit einem Paradox beschäftigt, das dem Zustand der Depression zugrunde liegt: Je intensiver Sie eine Depression zu unterdrücken oder unter Kontrolle zu behalten versuchen, umso deprimierter werden Sie. Je mehr Sie Situationen meiden, die depressive Emotionen auslösen können, umso schwächender und negativer wirken diese Situationen. Wenn Sie in diese Falle geraten, erzeugen Sie ein noch stärkeres Gefühl, Ihr Schicksal nicht selbst beeinflussen zu können.

Einige Hintergrundinformationen zur Acceptance-and-Commitment-Therapie

Die *Acceptance-and-Commitment-Therapie* (ACT, gesprochen wie das englische Wort »*act*«) ist Ende der 1980er Jahre aus der kognitiv-behavioralen Therapie hervorgegangen. Die ACT entstand aus einem Grundlagenforschungsprogramm heraus, in dem die Wirkung der Sprache und der Gedanken auf das Leiden untersucht wurde. Man probierte die ACT bei Problemen aller Art aus, angefangen von chronischen Schmerzen über Angst bis hin zur Raucherentwöhnung. In klinischen Studien hat sich die ACT als gute Behandlung bei Depression erwiesen, und ihre Resultate scheinen auch nach Behandlungsabschluß Bestand zu haben (Zettle & Rains 1989; Zettle & Hayes 1987).

Die ACT fördert Achtsamkeit und Akzeptieren im Alltagsleben

Die ACT basiert auf der Annahme, daß die meisten unerwünschten inneren Erlebnisse nicht eliminiert oder unter Kontrolle gebracht werden können und deshalb akzeptiert werden müssen. Ein Beispiel hierfür sind Emotionen, die meist erlernt worden sind; es handelt sich dabei um Reaktionen, die in bestimmten Situationen, Interaktionen oder Ereignissen automatisch aktiviert werden. Da wir aufgrund einer entsprechenden Programmierung fast vom Augenblick unserer Geburt an emotionale Reaktionen produzieren, können wir deren Auftreten aufgrund belastender oder unangenehmer Situationen nicht unterbinden. Mit Hilfe von Strategien der Achtsamkeit und des Akzeptierens jedoch können wir von unseren direkten Emotionen Distanz halten, statt uns von ihnen verzehren zu lassen. Auch unangenehme Gedanken, Erinnerungen und einige körperliche Empfindungen werden erlernt, sie treten automatisch auf, und wir können sie nicht aufgrund einer Willensentscheidung aus der Welt schaffen. Wenn Sie die Vorgänge in Ihrem Inneren, auf die Sie *keinen* Einfluß haben, akzeptieren, statt gegen sie anzukämpfen, können Sie Ihre Zeit und Energie auf Dinge verwenden, die Sie beeinflussen *können*.

Die ACT fokussiert auf als wertvoll eingeschätzte Handlungen

Ein Aspekt des Lebens, der Ihrer unmittelbaren Kontrolle unterliegt, ist Ihr Alltagsverhalten und in welchem Maße es mit Ihren Überzeugungen im Einklang steht. Einzigartig an der ACT ist, daß sie einem an den eigenen Wertvorstellungen orientierten Leben so große Bedeutung beimißt. Wir haben im Laufe der Jahre festgestellt, daß Menschen schmerzhafte Aspekte ihres Lebens wesentlich leichter akzeptieren können, wenn sie das Gefühl haben, sich an einer Ordnung zu orientieren, die dem eigenen Erleben einen Sinn gibt.

Das Ziel der ACT: Psychische Flexibilität

Sinn und Zweck des ACT-Ansatzes hinsichtlich des Umgangs mit einer Depression ist, Klienten zu helfen, mehr Flexibilität im Umgang mit dem eigenen Leben zu entwickeln. Im ACT-Sinne bedeutet Flexibilität, sich an dem zu orientieren, was gesund ist, auch wenn es sich nicht unbedingt »gut anfühlt«, und Dinge zu unterlassen, die ungesund sind, auch wenn sie zum betreffenden Zeitpunkt einem Zweck dienen (und sich möglicherweise sogar »gut anfühlen«!). Beharrlich zu sein, wenn Beharrlichkeit von Nutzen ist, und Dinge zu unterlassen, wenn das, was Sie tun, seinen Zweck nicht erfüllt, sind vielleicht die wichtigsten Fähigkeiten, die wir in einer so verwirrenden Zeit wie der unsrigen brauchen. Flexibilität bedeutet, daß wir das Gefühl haben, daß unser Leben sich in eine bestimmte Richtung bewegt und daß es eine Bedeutung hat, daß wir die Myriaden Herausforderungen des Lebens akzeptieren und daß wir in der Lage sind, im Einklang mit unseren Werten zu handeln. Außerdem können wir all dies auch dann tun, wenn wir belastende Gedanken, Gefühle, Erinnerungen und Empfindungen erleben.

Ein Mantra: »Accept, Choose, and Take Action«

Man kann die Bezeichnung »ACT« auch als Abkürzung für die Elemente einer gesunden Lebensweise verstehen:

A für *accept* – akzeptieren
C für *choose* – entscheiden (wählen)
T für *take action* – aktiv werden

»*Accept, choose, and take action.*« Sprechen Sie dies nun mehrmals laut aus, und nehmen Sie sich die Aufforderung, die in diesem Satz zum Ausdruck kommt, wirklich zu Herzen.

Wenn Sie im Laufe der nächsten Wochen von ACT-Strategien lesen und wenn Sie diese üben, kann sich dies als nützlich erweisen. Schreiben Sie den Leitsatz mehrmals auf Papier, und hängen Sie diese Blätter am Kühlschrank, am Spiegel, in der Toilette, am Rand Ihres Computerbildschirms und auch sonst an Stellen, wo sie den Satz oft sehen, auf. Wir möchten, daß Sie diese drei einfachen Aufforderungen zu Ihrem täglichen Mantra machen. Sprechen Sie den Satz jeden Tag mindestens zwanzigmal aus! Manchmal wirft man uns vor, wir seien eher Cheerleader als Therapeuten – doch was soll's: Wenn Cheerleading einem Menschen hilft, ein Leben aufzubauen, das zu leben sich für ihn lohnt, haben wir nichts dagegen, als Cheerleader angesehen zu werden.

Wie dieses Buch aufgebaut ist

Das vorliegende Buch besteht aus drei Hauptteilen, die Ihnen auf Ihrer Reise zu Gesundheit und Wohlbefinden helfen sollen. Teil I hat den Titel »Einen Kontext für Veränderung schaffen«. Bei Antritt Ihrer Reise müssen Sie sich zunächst klarmachen, was Ihre Depressionserlebnisse beinhalten, wie sie sich auf Ihr augenblickliches Leben auswirken und wie die Depression Sie daran hindern (oder davor schützen) könnte, sich mit persönlichen Problemen auseinanderzusetzen, über die Sie nicht einfach hinweggehen können. Dies ermöglicht Ihnen zu verstehen, wie Ihre Depression wirkt, sowohl »zwischen Ihren Ohren« als auch in der Welt außerhalb von Ihnen.

Teil II, »Aus der Depression in ein erfülltes Leben«, hilft Ihnen, sich darüber klarzuwerden, welchen Lebenssinn Sie sich wünschen, und dann die – teilweise von Ihnen selbst geschaffenen – Hindernisse zu beseitigen, die Ihnen ein Leben nach Ihren eigenen Vorstellungen unmöglich machen. Sie müssen lernen, wie Sie unangenehme Realitäten akzeptieren und sich von ihnen distanzieren können, damit diese Sie nicht auffressen. Und dann müssen Sie alles daransetzen, um bessere Resultate zu erzielen. Dieser Teil Ihrer Reise wird manchmal verwirrend sein, und Sie werden in ihrem Verlauf auf Weisen denken und sich verhalten müssen, die Ihrer bisherigen Art zu denken und sich zu verhalten genau entgegengesetzt sind. Wenn Sie dabei »am Ball bleiben« – und das können Sie! –, werden Sie das Paradox erkennen, das der Depression zugrunde liegt, und Sie werden diesen Zustand beeinflussen können.

Teil III, »Verpflichten Sie sich der Vitalität«, wird Ihnen dabei helfen, sich Ihre neu erlernten Strategien für ein an Ihren Werten orientiertes Leben zur Gewohnheit zu machen, was Ihnen erspart, sich erneut mit der Depression auseinanderzusetzen. Dies ist der wichtigste Teil dieses Selbsthilfeprogramms, denn die Depression ist hinterhältig und kann Sie in Zukunft erneut überfallen. Indem Sie in Ihrem Leben Kräfte entwickeln, die Ihre neu erlernten Verhaltensweisen unterstützen, können Sie einen Rückfall in die Depression verhindern. Sie werden lernen, frühe Warnzeichen zu erkennen, die das Bevorstehen eines Rückfalls ankündigen, und Sie werden neue Verhaltensweisen entwickeln, mit deren Hilfe Sie das erneute Abgleiten in eine Depression unterbinden können. Außerdem werden wir Sie zum Aufbau eines Netzwerks sozialer Unterstützung anleiten, das Ihnen hilft, Ihr wiedergefundenes Gleichgewicht zu bewahren.

Über die Benutzung dieses Buches

Vielleicht ergeht es Ihnen so wie vielen Menschen, die sich für ein Selbsthilfebuch interessieren, weil Sie lernen wollen, Ihre Depression unter Kontrolle zu bringen, ohne anderen damit zur Last zu fallen und ohne die teuren Hilfsangebote von Experten in Anspruch nehmen zu müssen. Dies kann Ihnen mit dem vorliegenden Buch gelingen, wenn Sie das darin beschriebene Programm tatsächlich ausführen. Deshalb haben wir den Aufbau so gestaltet, daß er sich möglichst leicht erschließt. Jedes Kapitel des Buches ist auf die gleiche grundlegende Weise aufgebaut: Wir stellen jeweils ein oder zwei wichtige ACT-Konzepte vor und veranschaulichen diese anhand der Geschichten von Menschen, die mit einer Depression gerungen haben. Diese Geschichten aus dem wirklichen Leben stammen aus unserer praktischen Arbeit als Psychotherapeuten im Laufe der letzten 25 Jahre. Wir haben sehr vielfältige Beispiele beschrieben, um sicher sein zu können, daß einige unter diesen Sie an Ihre eigene Situation erinnern. Außerdem enthält jedes Kapitel Übungen, die Ihnen ermöglichen sollen, ein bestimmtes Problem klar zu erfassen und Fertigkeiten zu üben, die Ihnen helfen, Ihr Problem zu bewältigen. Jeweils am Ende der Kapitel finden Sie eine Zusammenfassung wichtiger Gedanken, die Sie sich merken sollten.

Einige Leser werden das Buch schnell lesen, andere pro Woche vielleicht nur ein Kapitel. Es geht weniger darum, daß Sie jede Strategie, die wir vorstellen, gut beherrschen, als darum, daß Sie einige wichtige Strategien erlernen, die Ihnen besonders liegen. Sie können sich auch einzelne Kapitel herauspicken, deren Thematik Sie speziell anspricht und die Ihren aktuellen Bedürfnissen entsprechen. Auch wenn Sie nur wenige ACT-Strategien gut erlernen, wirkt sich das mit Sicherheit sofort positiv auf Ihre Lebensqualität aus.

Die Ideen und Aktivitäten, die wir Ihnen vorstellen, sind manchmal mit Hilfe des »gesunden Menschenverstandes« leicht nachzuvollziehen, manchmal weniger leicht zu verstehen und in einigen Fällen regelrecht verwirrend. Lassen Sie sich nicht entmutigen, wenn Sie einige vorgestellte Konzepte nicht sofort verstehen. Eine Depression macht manchmal die Anwendung von Strategien erforderlich, die nicht unmittelbar einleuchten. In jedem Fall raten wir Ihnen, den hier beschriebenen Ansatz mindestens zwei Monate lang auszuprobieren, denn nur wenn Sie ihm diese Zeitspanne zugestehen, kann er seine heilsame Wirkung entfalten. Als er im Rahmen einer klinischen Studie getestet wurde, berichteten die meisten Teilnehmer anschließend über deutliche Verbesserungen ihrer Stimmungslage und ihrer Lebenszufriedenheit im ersten Monat seiner Anwendung (Robinson 1996).

Sichern Sie sich die Unterstützung von Freunden und Verwandten

Es wird Ihnen besser gelingen, die Arbeit an diesem Programm bis zum Abschluß durchzuhalten, wenn andere Menschen Sie dabei unterstützen. Falls Sie dies für ein großes Problem halten, sollten Sie zuallererst Kapitel 16 lesen, das ausführliche Empfehlungen zu diesem Punkt enthält. Eine für den Anfang recht nützliche Strategie besteht darin, daß Sie einem Freund, Ihrem Partner, einem Bruder bzw. einer Schwester oder einer anderen Vertrauensperson erklären, was Sie vorhaben. Sich im Beisein eines anderen Menschen vorzunehmen, etwas Neues auszuprobieren, ist eine sehr wirksame Motivationsmethode. Sie können dies auch in Gegenwart Ihres Hausarztes tun. Informieren Sie ihn darüber, daß Sie versuchen, mit Hilfe dieses Programms Ihre Depression zu überwinden. Bitten Sie ihn, Sie bei jedem normalen Arztbesuch zu fragen, wie es Ihnen bei der Arbeit an dem Programm ergeht. Falls Sie bei einem Psychotherapeuten in Behandlung sind, sollten Sie ihm dieses Buch in der nächsten Therapiesitzung zeigen und das Programm mit ihm durchsprechen. Anschließend können Sie ihm vorschlagen, wie sich die verschiedenen Abschnitte des Buches nach Ihrer Auffassung in den Therapieprozeß integrieren lassen, wobei Sie vielleicht einige Kapitel aus Teil II zwischen den regulären Therapiesitzungen als Hausaufgaben durcharbeiten können.

Eine kleine Geschichte

Die folgende alte buddhistische Geschichte hilft Ihnen vielleicht, den Mut zu entwickeln, dieses Buch zu lesen und das darin beschriebene Programm durchzuarbeiten. In der Geschichte geht es darum, daß wir den Mut entwickeln sollten, das Beste aus unserem Leben zu machen, auch wenn dies unvermeidlich zu einem Veränderungsprozeß führt, den wir alle zu akzeptieren lernen müssen.

Ein junger Mönch wandert viele Meilen, weil er hofft, zu einem bekannten Zen-Meister zu kommen und mit dessen Hilfe zur Erleuchtung zu gelangen. Schließlich betritt der Schüler den Raum des Meisters, der auf dem Boden sitzt und aus einem Becher trinkt. Der Meister erklärt dem Schüler, daß der Becher sehr kostbar ist. Als der Schüler ihm zustimmt, fragt der Meister ihn: »Warum meinst du, daß der Becher kostbar ist?« Der Schüler ant-

wortet, er erkenne dies an der Farbe und Größe des Bechers sowie an der feinen Form seines Griffs. Der Meister bestätigt, daß all dies den Becher zu etwas Kostbarem mache, daß dies jedoch nicht seine kostbarsten Eigenschaften seien. Das verwirrt den Schüler, und er bittet den Meister, seine Frage selbst zu beantworten. Der Meister seufzt. »Der Becher ist besonders kostbar, weil er schon beschädigt ist und weil er so oft Tee enthalten hat.«

Ihr Leben hat einen Anfang und ein Ende, und alles, was dazwischen liegt, ist eine Übung im Akzeptieren von Ungewißheit und Veränderung. Ein altes Sprichwort lautet: »Das einzige Beständige im Leben ist der Wandel.« Dieser erwartet Sie, wenn Sie Ihren Traum verwirklichen wollen, ein Leben zu führen, das Sie als lebenswert empfinden. Die Reise, die vor Ihnen liegt, ist so geartet, daß Sie in ihrem Verlauf lernen, was Sie wissen müssen – vorausgesetzt, Sie akzeptieren, daß alles dazu bestimmt ist, sich zu verändern. Kann dies zu der Entscheidung führen, die Reise gar nicht erst anzutreten? Wir sind nicht dieser Meinung, zumal Veränderung unvermeidbar ist! Wir hoffen, Sie stimmen uns zu, und wir möchten Sie auffordern weiterzulesen.

TEIL 1 | EINEN KONTEXT FÜR VERÄNDERUNG SCHAFFEN

Ein Leben ohne Selbsterforschung verdient es nicht, gelebt zu werden.
— PLATON, *Apologie 19*

Aus einer Depression in Ihr Leben zurückfinden können Sie nur, indem Sie zuallererst begreifen, daß Sie nur beginnen können, wo Sie sind, also nicht da, wo Sie gern sein würden. Um ein so komplexes Problem lösen zu können, müssen Sie herausfinden, wie Sie überhaupt in die Depression hineingeraten sind. Dies erfordert die ehrliche Auseinandersetzung mit mehreren Faktoren, von denen bekannt ist, daß sie zur Entstehung einer Depression beitragen. In Teil I dieses Buches werden wir Sie mit einer neuen Sicht der Depression bekanntmachen und Ihnen beibringen, die zentralen Elemente der Depressionsfalle zu erkennen: das Vermeiden schmerzhafter Probleme, das Festhalten an untauglichen Vorstellungen darüber, wie man leben kann oder sollte, und das Ignorieren der Resultate einiger Ihrer Bemühungen, mit der Situation fertig zu werden. Insgesamt sperren diese Elemente Sie in einen Teufelskreis, dem Sie leicht entfliehen können, wenn Sie ihn erst einmal zu erkennen gelernt haben. Sie werden mehrere Selbstbefragungsbögen ausfüllen, um sich ein Bild davon zu machen, wie sich die Depression auf Ihr Leben auswirkt. Hierdurch werden Sie die Kräfte zu verstehen lernen, die Sie in jenen kleinen, stark eingeschränkten Raum hineintreiben, den wir »depressive Verfestigung« nennen.

Sobald Ihnen klar ist, wie eine Depression funktioniert, haben Sie gute Chancen, etwas gegen sie zu unternehmen. Darum geht es in Teil II dieses Buches. Zunächst jedoch müssen Sie lernen, Ihre Depression in einem neuen Licht zu sehen und sich darüber klar zu werden, welche Faktoren Sie in eine unerwünschte Richtung treiben. Dies ist manchmal schwierig, weil sich die Wahrheit nicht immer »gut anfühlt« – was aber nichts daran ändert, daß sie letztlich befreit! Lesen Sie also jedes Kapitel sorgfältig, und bemühen Sie sich, alle Selbstbefragungsbögen vollständig auszufüllen. Machen Sie sich bei alldem keine Vorwürfe, sondern sammeln Sie einfach Informationen. Auf diese Weise bereiten Sie sich darauf vor, aus Ihrer Depression herauszufinden.

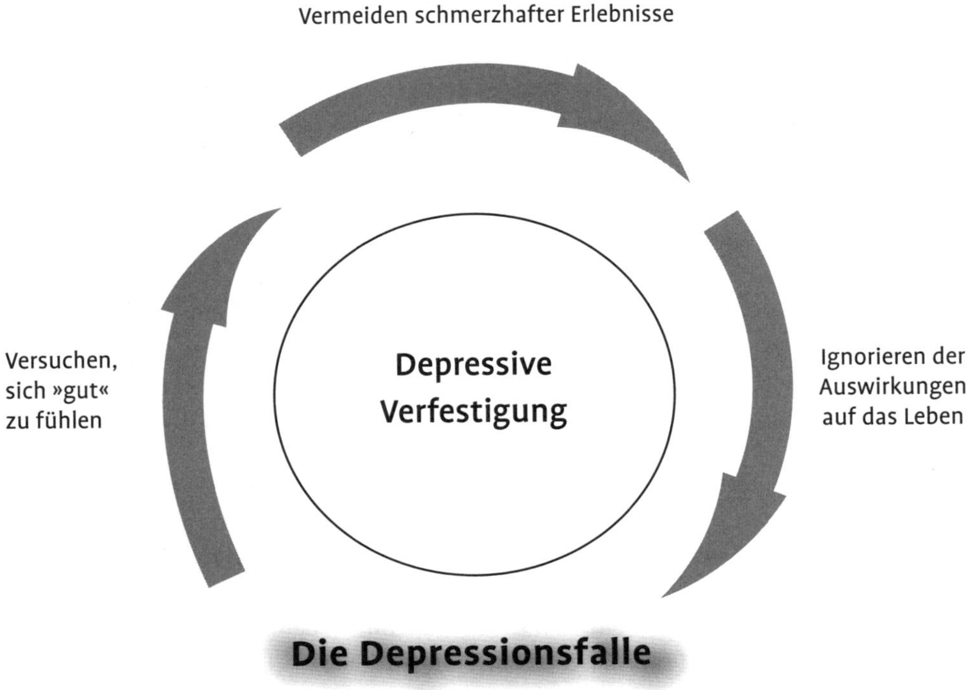

Das folgende Arbeitsblatt soll Ihnen helfen, sich Rechenschaft darüber zu geben, ob Sie darauf vertrauen, daß Sie die in den einzelnen Kapiteln beschriebenen Themen verstehen. Schauen Sie sich das Arbeitsblatt nach der Lektüre jedes Kapitels an, und schätzen Sie Ihr Vertrauen mit einem Wert zwischen 1 und 10 ein, wobei der Wert 1 anzeigt, daß Sie noch Hilfe benötigen, und der Wert 10, daß Sie das Beschriebene völlig verstanden haben. Nehmen Sie sich für die Arbeit an den Kapiteln des ersten Teils besonders viel Zeit. In ihnen werden Sie nachdrücklich dazu angehalten, aus Ihrem engen Schneckenhaus herauszukommen und darüber nachzudenken, was die Depression bei Ihnen bewirkt und wie sie in Ihrem derzeitigen Leben Ihren Interessen und Wünschen entgegenarbeitet. Wenn Sie Teil I wirklich gründlich und vollständig durcharbeiten, werden Sie – das versprechen wir Ihnen – die Depression auf eine Weise verstehen, die Ihnen einen Neubeginn ermöglicht, den Aufbau des Lebens, das Sie sich wünschen.

TEIL 1 – ARBEITSBLATT ZUR EINSCHÄTZUNG VON VERTRAUEN

brauche mehr Hilfe			kein Vertrauen			Vertrauen		hab's kapiert!	
1	2	3	4	5	6	7	8	9	10

	Kapitel	Vertrauensstärke
1	Depression als das sehen, was sie ist	
2	Wege in die Depression und aus ihr heraus erkennen	
3	Bestandsaufnahme der Depression und ihrer Wirkung auf Ihr Leben	
4	Erkennen der Depressionsfalle	
5	Ihren Geist verstehen, Ihrem Erleben vertrauen	

Auswertung. Wenn Sie Ihr Vertrauen darauf, daß Sie ein bestimmtes Kapitel verstehen, mit dem Wert 5 oder weniger einschätzen, sollten Sie die Abschnitte des Kapitels, die Ihnen noch nicht völlig klargeworden sind, nochmals lesen. Hilft auch das Ihnen nicht weiter, können Sie über das Kapitel mit einem Freund oder Unterstützer reden und versuchen, auf diese Weise Klarheit zu gewinnen. Solche Unterstützung verhilft oft zu einem tieferen Verständnis und bestärkt Sie darin, das Programm wirklich bis zum Schluß durchzuarbeiten. Es erfordert Geduld, wenn Sie in Ihrem Leben Veränderungen erreichen wollen. Gehen Sie nicht zu hart mit sich um, wenn Ihnen das, was Sie erreichen, als frustrierend wenig vorkommt.

1 Eine Depression als das sehen, was sie ist

Eine der traurigsten Lektionen der Geschichte lautet: Wenn man uns lange genug hereingelegt hat, neigen wir dazu, alle Beweise dafür, daß man uns beschwindelt hat, als unwahr abzutun. Der Schwindel hat uns dann gefangen. Wenn Sie einem Scharlatan Macht über sich zugestehen, bekommen Sie diese Macht fast nie zurück.

— Carl Sagan

Wenn Sie sich dieses Selbsthilfebuch anschauen, leiden Sie wahrscheinlich unter großen Problemen, die Sie bisher noch nicht haben lösen können. Vielleicht leben Sie in einer schwierigen Beziehung und erleben darin möglicherweise sogar Mißhandlungen. Vielleicht befinden Sie sich in einer unproduktiven beruflichen Situation, und Sie haben bisher nicht den Mut gehabt, zu neuen Ufern aufzubrechen, weil Sie die damit verbundenen Risiken scheuen. Vielleicht sind Sie einfach demoralisiert von den Anforderungen, vor die das Leben Sie stellt, und von dem Streß, mit dem Sie ständig fertig werden müssen. Vielleicht versuchen Sie, für Ihre alten Eltern zu sorgen, gleichzeitig Ihre Kinder aufzuziehen und zu allem Überfluß auch noch Ihren beruflichen Weg weiterzugehen. Oder Sie haben Schwierigkeiten mit einem oder mehreren Ihrer Kinder, und Sie finden nicht die richtige Art, mit diesen Problemen umzugehen; oder Sie versuchen erst gar nicht, damit fertig zu werden, weil Sie Konflikte generell scheuen und meiden. Oder Sie kämpfen mit gesundheitlichen Problemen, die sich nicht lösen lassen, beispielsweise mit chronischen Schmerzen oder mit einer chronischen Krankheit wie Diabetes.

Vielleicht kämpfen Sie gegen eine geheime oder auch gar nicht geheime Sucht an – gegen Alkoholsucht, Drogensucht, Sexsucht oder Freßsucht – Gewohnheiten, die Ihnen ermöglichen, Ihrem Schmerz kurzfristig zu entkommen, indem Sie ihn betäuben, die Sie aber längerfristig noch tiefer in die Depression hineinführen. Oder Sie sind so intensiv damit beschäftigt, unablässig Ihre Vergangenheit zu wiederholen, daß Sie vergessen haben, in der Gegenwart zu leben. Oder, was noch schlimmer ist, Sie lassen sich von Ihrer Vergangenheit vorschreiben, wie Sie in der Gegenwart leben sollen. Vielleicht leben Sie auch einfach so, wie Ihre Umwelt es von Ihnen erwartet, und hoffen, daß das Leben es besser mit Ihnen meinen wird, wenn Sie sich an alle Regeln halten. Vielleicht sind Sie oberflächlich betrachtet sehr erfolgreich, verdienen gut, haben ein schönes Haus und viele »Spielzeuge«, fühlen sich aber trotzdem unglücklich und nicht so richtig »auf dem Damm«.

Auf den ersten Blick wird Ihnen keines dieser Szenarien als ungewöhnlich erscheinen. Persönliche Schwierigkeiten dieser Art kennen wir alle. Menschen verlieben sich und gehen wieder auseinander, sie lassen sich scheiden, wechseln oder verlieren ihre Arbeitsstelle und versuchen mit unerwünschten Ereignissen wie Krankheiten und dem Tod ihnen Nahestehender fertig zu werden. Oft ist die Art, wie sie mit Streß fertig zu werden versuchen, nicht sehr sinnvoll. Allein in den USA sind fast 24 Millionen Menschen von Alkohol und anderen Drogen abhängig (Grant *et al.* 2004), ungefähr 8,6 Prozent der Bevölkerung. Die Allgegenwart solcher Probleme entspricht dem erheblichen Risiko der Gesamtbevölkerung, im Laufe ihres Lebens an einer Depression zu erkranken: Dies gilt für ca. 25 Prozent der Frauen und ca. 20 Prozent der Männer (Kessler *et al.* 2005). Demnach erkranken eine von vier Frauen und einer von fünf Männern in ihrem Leben an einer Depression. Wenn Sie dieses Buch in einem Buchladen oder in einem Wartezimmer lesen, in dem sich zwanzig Menschen befinden, dann schauen Sie sich einmal um, und versuchen Sie zu erraten, welche fünf Personen unter den Anwesenden zur Zeit unter einer Depression leiden, in der Vergangenheit darunter gelitten haben oder in Zukunft darunter leiden werden. Lassen diese Zahlen den Schluß zu, daß irgend etwas daran, wie wir uns auf unser Leben vorbereiten, nicht in Ordnung ist? Ist die Depression sozusagen die Erkältung des modernen Lebens? Wenn ja, welcher Krankheitserreger ist dann für diese Epidemie verantwortlich?

Das vorliegende Kapitel soll Ihnen helfen, sich darüber klarzuwerden, was eine Depression ist und wie sie zustande kommt, und einige Mythen über Depression zu entkräften, die Sie in Schwierigkeiten bringen können. Wenn Sie bereit sind, an der Überwindung Ihrer Depression zu arbeiten, helfen wir Ihnen, Strategien zu erlernen, die Ihnen garantieren, daß Sie für Ihre Bemühungen den größtmöglichen Gegenwert erhalten. Sie werden lernen, Depressionssymptome zu erkennen und deren positive und negative Auswirkungen auf Ihr Leben zu verstehen. Denn wenn Sie dies verstehen, können Sie langsam und tief frische Luft einatmen und dann überlegen, welche Möglichkeiten Sie haben, Ihre schwierige Situation zu verbessern.

Die ACT-Sicht

Die *Acceptance-and-Commitment*-Therapie (ACT) eröffnet Ihnen eine neue Sicht der Depression, der zufolge irgendeine Eigenart des Milieus, in dem Sie aufgewachsen sind, Sie für die Entstehung einer Depression anfällig macht, insbesondere wenn Sie mit einer schwierigen Situation konfrontiert werden. Vielleicht hat man Ihnen beigebracht zu glauben, in solchen Situationen sei es wichtig, stark zu sein und nicht zuzulassen, daß man Schmerz empfindet. Oder, was noch schlimmer wäre, Sie haben gelernt, daß das Auftauchen negativer Emotionen wie Traurigkeit, Wut oder Angst anzeigt, daß Sie krank sind. Wenn Sie solche Überzeugungen verinnerlicht haben, geraten Sie in vielen konkreten Lebenssituationen in Schwierigkeiten mit ihren Gefühlen. Vielleicht haben Sie sich auch angewöhnt, beunruhigende Situationen generell zu meiden, weil Sie hoffen, daß diese schon irgendwie von selbst wieder verschwinden werden und Sie sich dann wieder besser fühlen.

Doch eine Depression entsteht nicht aus dem Nichts, und wenn sie in Ihrem Leben auftaucht, zeigt das an, daß irgend etwas nicht in Ordnung ist. Denken Sie einmal darüber nach, ob es sein könnte, daß das Vermeiden von Problemen in Ihrer Ehe, Ihrer Familie oder Ihrem Beruf oder das Vermeiden gesundheitlicher Probleme nicht dazu führt, daß diese Probleme wieder verschwinden, sondern dazu, daß die Situation noch verschlimmert wird. Wenn Sie sich mit massiven Problemen in einer intimen Beziehung nicht auseinandersetzen, kann die Verbundenheit zwischen Ihnen und Ihrem Partner darunter leiden, und möglicherweise leben Sie sich dann auseinander. Verschlimmert sich die Situation weiter, kann Ihre Depression sich noch verstärken, so daß Sie anfangen, auch andere Probleme zu vermeiden, beispielsweise die Tatsache, daß Sie sich Ihrem Partner immer weniger intim verbunden fühlen. Und wenn Ihre Arbeit Sie nicht befriedigt und Sie damit fertig zu werden versuchen, indem Sie über die Tatsache, daß Ihre Arbeit Ihnen immer sinnloser erscheint, nicht nachdenken, kann dieses Vermeiden die Arbeit noch uninteressanter machen und Ihnen schließlich jedes Gefühl, etwas Positives zu leisten, rauben. Sollten Sie eine gesundheitsgefährdende Gewohnheit haben wie Rauchen, starken Alkoholkonsum oder Drogenkonsum, wird diese nicht dadurch weniger riskant, daß Sie sich einfach nicht um das Problem kümmern. In all diesen Situationen ist Ihnen irgendwo innerlich klar, daß Sie sich mit einem Problem, das Sie von Ihrem Selbstempfinden ablenkt, nicht auseinandersetzen. Auch wenn Sie nicht die Absicht hatten, in ein Muster des Vermeidens unangenehmer oder schmerzhafter Gefühle sowie der Situationen, die solche Gefühle auslösen, zu verfallen, ist dies doch eine wichtige Ursache für Depression.

Denken Sie einmal über die Lebensumstände nach, die mit Ihrem Erleben der Depression verbunden sind. Und betrachten Sie diese Information dann »von oben«, indem Sie viele Schritte von der aktuellen Situation zurücktreten und sich folgende Fragen stellen: »Wenn meine Depression mir etwas über meine aktuelle Lebenssituation sagt, was beinhaltet diese Botschaft dann? Könnte es sein, daß die Depression mich davor bewahrt, den emotionalen Schmerz zu empfinden, den ich ertragen müßte, wenn ich den Dingen ins Auge schauen würde? Könnte es sein, daß eben die Verhaltensweisen, die ich benutze, um einigermaßen positiv gestimmt zu bleiben, meine Depression in Wahrheit noch verstärken?« Denken Sie einmal einen Moment lang über diese Möglichkeiten nach.

Der erste Schritt auf der Reise zu einem energievolleren Leben besteht darin, sich ungewöhnliche Fragen zu stellen, die häufig zu verwirrenden Antworten führen. Doch Verwirrung wäre in der konkreten Situation ein gutes Zeichen, weil die Dinge, von denen Sie glauben, sie könnten Ihre Situation verbessern, in Wahrheit genau das Gegenteil bewirken könnten. Selbst wenn Sie sich beispielsweise vor einem Konflikt mit Ihrem Partner tatsächlich schützen könnten, indem Sie mit ihm grundsätzlich nicht über die Frage reden, ob die Beziehung für Sie beide befriedigend ist, kann eben dieses Verhalten bewirken, daß die Probleme, die Sie in Ihrer Beziehung haben, noch zunehmen – dadurch wird Ihre Depression noch stärker. Im Falle einer Depression gibt es alle möglichen »seltsamen Schleifen«, mit denen man sich auseinandersetzen muß, was sehr verwirrend sein kann.

Die verschiedenen Bedeutungen des Wortes »Depression«

Depression ist ein interessantes Wort mit vielen verschiedenen Bedeutungen. Wir werden uns nun einmal einige der Bedeutungen anschauen, die es im alltäglichen Sprachgebrauch annehmen kann.

- **Traurigkeit:** Ein Zustand des Unglücklichseins und der Hoffnungslosigkeit.
- **Psychische Störung:** Eine Störung, für die Symptome wie Gefühle der Hoffnungslosigkeit und Bedrücktheit, schlechte Konzentrationsfähigkeit, Mangel an Energie, Schlaf- und Appetitstörungen, selbstkritische Gedanken und manchmal auch Selbstmordtendenzen charakteristisch sind.
- **Schwierige ökonomische Situation:** Eine Zeit, in der das Wirtschaftsleben durch Arbeitslosigkeit, Absatzprobleme, Geldentwertung und weitverbreitete Armut gekennzeichnet ist.
- **Verringerte Aktivität:** Eine Verringerung der Aktivität, Qualität, Vitalität oder Kraft.
- **Senke:** Eine geographische Formation, die niedriger ist als die Erdoberfläche in der Umgebung.
- **Tiefdruckgebiet:** Ein Bereich, in dem der Luftdruck niedrig ist; oft ein Vorbote von Regen..

Ebenso wie das Wort Depression zahlreiche Bedeutungen hat, kann auch der psychische Zustand der Depression bei Menschen sehr unterschiedlich ausfallen. Allerdings spielen bestimmte Eigenschaften sehr häufig eine Rolle, und diese bilden die Grundlage unserer Definition der Depression. Wir stellen uns eine Depression als eine Situation vor, in der das Leben eines Menschen stark eingeschränkt ist, ähnlich einem Tiefdruckgebiet. Mit »Einschränkung des Lebens« ist gemeint, daß es Ihnen nicht gelingt, Ihr Leben so zu gestalten, wie Sie es möchten. Sie empfinden Ihr Leben nicht als von Vitalität, Zielgerichtetheit und einer Bedeutung geprägt, so wie Sie es sich eigentlich wünschen. Da Sie immer mehr Energie darauf verwenden, mit den Symptomen der Depression fertig zu werden, steht Ihnen immer weniger Energie für andere Dinge zur Verfügung. Deshalb müssen Sie Ihre Bestrebungen immer stärker einschränken, und Ihr Leben gerät in den Zustand der depressiven Verfestigung. Gemessen an den Möglichkeiten, die Sie eigentlich haben, bewegen sich Ihre Aktivitäten in einem immer stärker eingeschränkten Bereich. Dies bezeichnen wir als *depressive Verfestigung (depression compression).*

Wenn Menschen sich in diesem Zustand befinden, verändert sich ihr Verhalten. Depressive klagen nicht nur über Traurigkeit, sondern auch über ein Gefühl der Taubheit und der inneren Distanziertheit. Grundlegende Lebensaktivitäten, beispielsweise in den Bereichen Beziehung, Gesundheit, Beruf, Spiel und Regeneration, erscheinen ihnen als unwichtig und nicht notwendig. Es ist, als würden Sie mit einer Augenbinde umhergehen: Sie bewegen zwar Ihre Füße, sehen aber Ihr Ziel nicht und haben deshalb kein Richtungsgefühl. Weil Sie auch Hindernisse nicht sehen, bleiben diese unerkannt und ignoriert, wodurch sie leicht selbst zum »Stolperstein« werden. Amandas Situation ist ein gutes Beispiel für das Leben im Zustand der depressiven Verfestigung.

Amandas Geschichte

Amanda, eine 27-jährige unverheiratete Bankangestellte, kämpfte seit Beginn ihrer Adoleszenz mit einer Depression. Sie war schon als Kind übergewichtig gewesen und von Mitschülern häufig gehänselt worden. In der High-School war sie eine gute Studentin gewesen, hatte aber nicht viele Freunde gehabt und war nie mit jungen Männern ausgegangen. Sie hatte sich ihres Aussehens geschämt und Männer, die sich für sie interessierten, grundsätzlich abgewiesen. Ihre Zeit in der High-School beschrieb sie als schrecklich und ungeheuer schmerzhaft. Sie hatte das Gefühl gehabt, andere Studenten würden hinter ihrem Rücken über sie reden und sich wegen ihres Übergewichts über sie lustig machen.

Im College hatte sie sich von Gemeinschaftsaktivitäten weitgehend ferngehalten und hatte noch stärker zugenommen. Ihre Bemühungen um Behagen und Genuß konzentrierten sich auf das Kochen und Essen, und als sie 25 Jahre alt war, brachte sie über 100 Kilo auf die Waage. In einem Kochkurs lernte sie einen Mann kennen, mit dem sie sechs Mona-

te lang ausging und schließlich eine intime Beziehung begann. Als er sie kurz nach Beginn der intimen Beziehung abrupt verließ, war Amanda völlig fertig. Sie hatte das Gefühl, sich verletzlich gemacht und sich ausbeuten lassen zu haben. Sie war sicher, daß der Mann sich vom Anblick ihres nackten Körpers abgestoßen gefühlt hatte. Daraufhin hatte sie sich geschworen, sich der Gefahr einer solchen Verletzung nie mehr auszusetzen.

Amanda nahm weiterhin zu, und körperliche Aktivität wurde für sie immer unangenehmer. Im Alter von 27 Jahren wurde bei ihr Diabetes diagnostiziert, und ihre Depression geriet außer Kontrolle. Eines Abends nahm sie eine Überdosis Tabletten ein und hoffte, für immer einzuschlafen, doch sie wachte in der Notaufnahme auf. Der dortige Arzt verschrieb ihr ein Antidepressivum, das sie nach einem anschließenden Besuch bei ihrem Hausarzt einige Monate lang einnahm. Obwohl sie merkte, daß sie aufgrund dieses Mittels mehr Energie hatte und auch besser schlief, fühlte sie sich weiterhin depressiv und mied auch weiter persönliche Kontakte, soweit ihre berufliche Situation dies zuließ.

Depressive Erlebnisse

Amandas Situation ist typisch für Menschen mit einer Neigung zur Depression. Natürlich war ihr Übergewicht tatsächlich ein Problem, so wie dies heute bei vielen Menschen der Fall ist. Doch fing sie an, sich ständig mit ihrer körperlichen Erscheinung zu beschäftigen, und sie identifizierte sich übermäßig stark mit einem Bild von sich selbst als häßlich und als nicht liebenswert. Schließlich verhielt sie sich auf eine Weise, die dem Bild, das sie von sich hatte, entsprach. Weil sie andere Menschen mied, mieden diese sie ebenfalls. Das übermäßige Essen, eine weitere Vermeidungsstrategie, benutzte sie nun, um ihre negativen Gefühle bezüglich der eigenen Person zu neutralisieren. Daraufhin nahm sie noch mehr zu, und schließlich erkrankte sie an Diabetes. Von einem ihrer wichtigsten Werte für das eigene Leben hingegen wendete sie sich ab: einen Lebenspartner zu finden und mit ihm eine Familie zu gründen. Statt dessen entwickelte sie die feste Überzeugung, daß jede sich anbahnende enge Beziehung zu einem schlechten Ende führen mußte, und sie konzentrierte ihre Bemühungen darauf, generell jede mögliche Zurückweisung zu verhindern. Als sie schließlich erfuhr, daß sie an Diabetes erkrankt war, nahm sie Zuflucht zur ultimativen Form allen Vermeidens, indem sie sich umzubringen versuchte.

Obgleich so viele Umstände zu einer Depression führen können, wie es Menschen gibt, die depressiv werden, existieren doch bestimmte typische Arten, auf die eine Depression erlebt wird. Das Erste und Wichtigste, was man sich bezüglich einer Depression merken sollte, ist, daß es sich dabei um eine Art abwärts gerichteter Spirale handelt: Erlebnisse in einem bestimmten Lebensbereich rufen eine Art Dominoeffekt hervor, der eine Verschlechterung der Situation auch in anderen Lebensbereichen zur Folge hat. Amandas Geschichte veranschaulicht, daß es fünf Hauptbereiche gibt, in denen die meisten Menschen die abwärts gerichtete Spirale der Depression erleben: Gefühle, Empfindungen, Gedanken, Erinnerungen und Verhaltensweisen.

Gefühle

Depression beinhaltet häufig chronische Traurigkeit, Wut und Reizbarkeit, wobei sich diese Gefühle jedoch auf eine »abgestumpftere«, weniger konkret greifbare Weise manifestieren, als wir Emotionen normalerweise erleben. Manchmal tauchen Gefühle wie aus dem Nichts auf, insbesondere Weinkrämpfe, wenn allem Anschein nach nicht der geringste Anlaß zu weinen besteht. Außerdem ist Depression mit einem Gefühl emotionaler Taubheit und der Einengung verbunden. Wenn ein Depressiver positive Emotionen erlebt, erlebt er auch diese oft in sehr abgeschwächter Form. Dieses Phänomen wird *Anhedonie* genannt, wörtlich: »Unfähigkeit, Freude zu empfinden«. Sind negative Emotionen im Spiel, tauchen sie meist schnell und mit Vehemenz auf. Solche Emotionausbrüche rauben den Betroffenen tagtäglich viel Energie. Amanda beschrieb ihre Depression wie folgt: »Ich fühle mich, als würde ich versuchen, in einem dunklen Raum zu leben, in dem sich die Dinge um mich her bewegen wie Schatten.«

Empfindungen

Depression ruft auch zahlreiche unangenehme körperliche Symptome hervor, beispielsweise Bauchschmerzen, Brustschmerzen, Kopfschmerzen und verschiedene andere Arten von Schmerzen und Formen körperlichen Unbehagens. Das Atemmuster der Betroffenen kann flach sein, was eine Verringerung des Sauerstoffs im Blut zur Folge hat und zu Konzentrations- und Fokussierungsproblemen führen kann. Die allgemeine Angespanntheit kann stärker werden und insbesondere nachts die Rastlosigkeit weiter verstärken. Erschöpfungsgefühle kommen sehr häufig vor, was ein Abnehmen des Wunsches nach körperlicher Aktivität und zusätzliche Probleme wie Muskelschmerzen nach sich ziehen kann. Außerdem steigt bei einer Depression das Erkrankungsrisiko, was darauf hindeutet, daß dieser psychische Zustand sich in verschiedener Hinsicht auf das Immunsystem auswirkt. Depressive sehen sich oft als körperlich nicht gesund an. Amanda suchte häufig ihren Arzt auf, weil sie unter den verschiedensten Beschwerden litt, angefangen von Magenproblemen bis hin zu starken Menstruationsschmerzen. Auf ihren körperlichen Gesundheitszustand hin befragt, antwortete sie, sie fühle sich schon seit Jahren nicht mehr gesund.

Gedanken

Menschen neigen generell dazu, etwas mehr negative Gedanken als positive zu produzieren, selbst wenn wir nicht depressiv sind. Natürlich verschiebt sich das Verhältnis zwischen negativen und positiven Gedanken bei Menschen im Zustand der Depression noch stärker in Richtung der negativen. Für depressives Denken ist charakteristisch, daß die Betroffenen die Dinge schwarzweiß sehen und daß sie häufig perfektionistische und selbstkritische Gedanken hegen, beispielsweise: »Ich bin ein Verlierer«, »Ich bin nicht liebenswert« oder: »Ich bin Ausschuß.« Das Denken Depressiver konzentriert sich häufig auf frühere Mißerfolge und Enttäuschungen; auch Schuld- und Schamgefühle sind bei ihnen sehr verbreitet. Im depressiven Zustand verbringen Menschen viel Zeit mit Grübeln über frühere Fehler; sie werfen sich vor, andere im Stich gelassen zu haben, und stellen sich vor, mit welchen negativen Entwicklungen sie wahrscheinlich in Zukunft konfrontiert werden. Ebenfalls charakteristisch für Depression ist das Grübeln darüber, weshalb man überhaupt depressiv ist, wobei immer wieder Gedanken auftauchen wie: »Was ist nur mit mir nicht in Ordnung?« oder: »Warum kann ich nicht zumindest zeitweise glücklich sein, so wie alle anderen Menschen auch?« So perpetuiert sich der Teufelskreis der Depression selbst. Bei Amanda war das Symptom des Grübelns sehr ausgeprägt. Wenn sie nicht über ihre äußere Erscheinung nachdachte, kreiste ihr Denken um in der Vergangenheit erlebte Zurückweisungen und um Möglichkeiten, sich in Zukunft vor Zurückweisungen zu schützen.

Erinnerungen

Depressive verbringen viel Zeit damit, sich an Ereignisse zu erinnern, insbesondere an solche, die depressive Gefühle auslösen. In Kapitel 10 werden wir uns damit befassen, daß Untersuchungen über die Erinnerung bei Depression gezeigt haben, daß diese ins Negative verzerrt ist. Beispielsweise erinnern sich Depressive häufig besser an negative als an positive Ereignisse. Außerdem ist ihre Erinnerung an Ereignisse aus ihrem Leben generell unbestimmter und allgemeiner als bei Nicht-Depressiven. Diese Tendenz zu ungenauer Erinnerung kann einen Teufelskreis verzerrten Denkens aktivieren. Amanda grübelte über die grausamen Dinge, die ihr Vater zu ihr gesagt hatte, als sie noch ein Kind gewesen war, und sie erinnerte sich selektiv an die meisten negativen Ereignisse während ihrer Schulzeit. Schließlich bezeichnete sie ihre gesamte Kindheit als traumatisch.

Verhaltensweisen

Depression wirkt sich einerseits auf die alltäglichen Verhaltensweisen aus und wird andererseits auch von ihnen beeinflußt. Depressive können bestimmte Verhaltensweisen in übertriebenem Maße praktizieren, beispielsweise Essen, Schlafen oder Alkoholkonsum, und sie vernachlässigen häufig Verhaltensweisen wie Körpertraining, Freizeitbeschäftigungen und das Zusammensein mit Freunden oder ihrer Familie. Sie verbringen oft mehr Zeit »in ihrem Kopf« und scheuen deshalb vor anderen Menschen zurück sowie vor Aktivitäten, die körperliche Betätigung und anhaltende Aufmerksamkeit erfordern. Das ist so, weil ein großer Teil des depressiven Verhaltens der Erhaltung der wenigen verbliebenen Energie gewidmet ist. Daß Depressive aus Mangel an Energie positive Verhaltensweisen scheuen, ist bei dieser Krankheit ein zentrales Problem, weil die Depression auf diese Weise noch verstärkt wird. Wird ein Mensch inaktiver, produziert sein Körper natürlicherweise weniger Energie, und dadurch entsteht eine negative Feedbackschleife. Amanda mied jedes Körpertraining ebenso wie die Gesellschaft anderer Menschen. Durch diese Einschränkung ihrer sozialen Aktivitäten wurde auch ihre Stimmungslage immer trübseliger, und sie hatte nicht mehr die Energie, die sie gebraucht hätte, um an Aktivitäten teilzunehmen, die ihre Stimmung hätten aufbessern können.

Mythen über Depression

Weil Depression ein so weit verbreitetes Problem ist, wird sie häufig in Fernsehsendungen, im Radio sowie in Zeitungen, Zeitschriften und Selbsthilfebüchern zur Sprache gebracht. Darstellungen in den Medien stellen im allgemeinen nur bestimmte besonders hervorstechende Informationen zu einem Thema heraus. Im Falle der Depression hat dies zur Entstehung zahlreicher falscher Vorstellungen geführt. In Amandas Geschichte kommen viele bekannte falsche Vorstellungen über die Depression zum Ausdruck, insbesondere darüber, wie sie entsteht und geheilt werden kann. Diese falschen Vorstellungen können Sie dazu bringen, zur Bekämpfung einer Depression Strategien anzuwenden, die wahrscheinlich zu nichts führen. Wir werden uns die Mythen über die Depression nun einmal etwas genauer anschauen.

Mythos 1: Depression ist abnorm

Das Wort »abnorm« bedeutet wörtlich »anders als die Norm«. Folglich müßte das, was als abnorm bezeichnet wird, nur selten auftauchen. Wir wissen jedoch, daß ungefähr zehn Prozent der Gesamtbevölkerung der USA Jahr für Jahr unter irgendeiner Form von Depression leiden (Kessler *et al.* 2005). Noch erstaunlicher ist eine andere statistische Information: Die Gesamtzahl der alljährlichen Erkrankungen an psychischen Störungen generell sowie an Suchtkrankheiten wie Drogensucht oder Alkoholismus liegt bei 27 Prozent, und das Risiko, an einer dieser Störungen zu erkranken, liegt für die Gesamtbevölkerung bei 50 Prozent (Kessler *et al.* 2005). Demnach erkrankt fast die Hälfte aller amerikanischen Bürger im Laufe des Lebens an einem signifikanten Problem der psychischen Gesundheit. Tatsächlich berichtet eine große Mehrheit normaler Menschen, im Laufe des Lebens zumindest kurzzeitig depressiv gewesen zu sein.

Wenn so viele Menschen irgendwann in ihrem Leben unter einem Phänomen wie dem der Depression leiden, kann man kaum noch behaupten, daß es abnorm ist. Dann könnte man auch gleich eine Erkältung als abnorme Erscheinung bezeichnen. Natürlich fühlt man sich nicht gut, wenn man erkältet ist, aber deshalb ist eine Erkältung und das damit verbundene Gefühl noch nicht abnorm. Wenn Sie sich an Amandas Lebenssituation vor dem Beginn ihrer Depression erinnern, erschien Ihnen dann all das, was sie in jener Zeit erlebte, in irgendeiner Hinsicht als ungewöhnlich? Die Umstände, mit denen sie fertig werden mußte, waren doch ganz und gar nicht ungewöhnliche Ereignisse des normalen Lebens. Jedem Menschen gefallen einige seiner Eigenschaften nicht; fast jeder ist schon einmal in einer Beziehung zurückgewiesen worden; und fast jeder Mensch bekommt Angst, wenn er hört, daß er an Diabetes leidet. Wir müßten uns schon sehr große Mühe geben, um etwas an Amandas Leben in irgendeiner Hinsicht als ungewöhnlich ansehen zu können.

Man kann eine Depression auch als ein Phänomen ansehen, das in einem gesunden Leben eine äußerst wichtige Rolle spielt. Die Depression signalisiert Ihnen, daß irgend etwas in Ihrem Leben nicht »gut läuft«. Wenn Sie sich dieser Sicht der Depression anschließen können, fällt es Ihnen wesentlich leichter, sich keine Vorwürfe zu machen und sich statt dessen daran zu machen, die Dinge zu verändern, die verändert werden müssen und können. Hätte Amanda akzeptieren können, daß sie depressiv war, und hätte sie sich deswegen nicht ständig Vorwürfe gemacht, hätte sie die Energie, die sie auf Selbstbeschuldigungen verwendete, für Veränderungen nutzen können.

Mythos 2: Depression ist eine unvermeidliche Reaktion auf die Belastungen, die das Leben mit sich bringt

Untersuchungen haben gezeigt, daß eigentlich normale Belastungssituationen zumindest in der Hälfte aller Fälle Depressionen auslösen (Schotte *et al.* 2006). Einer häufig zitierten Studie zufolge sind mindestens 25 Prozent aller Depressionen von klinischer Stärke wahrscheinlich eine Reaktion auf einen Verlust oder einen persönlichen Mißerfolg (Wakefield *et al.* 2007). Demnach hängt der Ausbruch einer Depression häufig mit negativen

Geschehnissen im Leben eines Menschen zusammen. Allerdings kommen solche Situationen im Leben jedes Menschen vor, und im Falle einer unglücklichen Entwicklung ist es völlig normal, daß man sich als Betroffener nicht gut fühlt. Das allein ist noch nicht ungesund. Problematisch wird es, wenn Betroffene versuchen, solche Empfindungen und Gefühle zu unterdrücken oder ihren negativen Empfindungen zu entkommen. Das war bei Amanda ganz sicher der Fall. Ihre zunehmende Isolation und ihre unaufhaltsame Gewichtszunahme waren unbewußte Versuche, ihr wachsendes Gefühl der Verletzlichkeit im Umgang mit anderen Menschen unter Kontrolle zu bringen. In Verbindung mit der unerwartet diagnostizierten Diabetes versetzte dieses gefährliche Muster des Fliehens vor Gefühlen (durch übermäßiges Essen) und des Rückzugs (des Vermeidens von Gelegenheiten zu sozialem Kontakt) sie in den Zustand der depressiven Verfestigung.

Problematisch an dem Mythos, Depression sei eine unvermeidliche Reaktion auf die normalen Belastungen des Lebens, ist, daß viele Menschen solche manchmal geradezu verheerenden Belastungen erleben, ohne an einer Depression zu erkranken. Wahrscheinlich hängt dies mit den Vorbildern zusammen, die wir als Kinder haben, denn durch sie lernen wir, auf eine bestimmte Art mit Streß umzugehen. Wenn ein Vater oder eine Mutter beispielsweise auf Streß reagiert, indem er den gemeinsamen Mahlzeiten der Familie fernbleibt und indem er tiefergehende Gespräche generell meidet, besteht eine hohe Wahrscheinlichkeit, daß die Kinder ähnliche Bewältigungsstrategien anzuwenden versuchen werden wie ihre erwachsenen Vorbilder.

Ein weiterer wichtiger Faktor ist die direkte Anleitung bezüglich des Umgangs mit Gefühlen und bezüglich unseres Handelns in belastenden Situationen, die wir erhalten. Uns allen hat man als Kindern Regeln und Ermahnungen beigebracht wie: »Wenn du lachst, lacht die Welt mit dir; wenn du weinst, weinst du immer allein« oder: »Weine nicht, sonst bekommst du von mir etwas, damit du wirklich Grund zum Weinen hast.« In welchem Maße wir solche Regeln als wortwörtlich gemeinte Wahrheiten ansehen und wir sie benutzen, um mit Problemen fertig zu werden, ist unterschiedlich. Sie werden noch sehen, daß Regeln, wenn Sie Ihre Reaktionen auf belastende Situationen bestimmen, Ihre Handlungsmöglichkeiten einschränken. Das erschwert es Ihnen, sich bei der Bewältigung komplizierter Probleme pragmatisch und flexibel zu verhalten. Amanda reagierte auf Streß, indem Sie Regeln anwendete, die von ihr erforderten, sich von anderen Menschen zurückzuziehen, um sich zu schützen, beispielsweise: »Niemand mag Dicke; deshalb bleibe ich besser zu Hause, wo ich den kritischen Blicken und unfreundlichen Bemerkungen nicht ausgesetzt bin.« Je stärker Amanda sich zurückzog, um so isolierter fühlte sie sich und um so mehr Energie verzehrte ihr Kampf gegen die Depression. So schuf sie selbst die Voraussetzung für ihren Fall in die Depression, als das entsprechende Ereignis eintrat – und dieses Ereignis trat ein.

Mythos 3: Bei der Depression geht es um das Erleben von Emotionen

Ein weiterer wichtiger Mythos über Depression wird durch Amandas Geschichte veranschaulicht. Depression wird häufig als ein Zustand des Sich-schlecht-Fühlens verstanden, obwohl viele von Amandas Verhaltensweisen dazu dienten, sie vor negativen Gefühlen des Verlustes, der Zurückweisung und der Scham zu schützen. Bei ihrer Depression ging es mindestens ebenso sehr darum, *nicht* zu fühlen, wie es um Gefühle ging. Obgleich einige charakteristische Symptome einer Depression »frei flottierende Traurigkeit«, Reizbarkeit und Scham sind, ist eine Depression selbst auch ein Erlebnis der Gefühlstaubheit und der inneren Distanziertheit. Depressive klagen oft darüber, daß sie sich selbst dann allein fühlen, wenn sie mit vielen anderen Menschen in einem Raum zusammen sind. Sie erleben einen Zustand der Apathie und des Desinteresses an Aktivitäten mit anderen Menschen, was oft so weit geht, daß sie solche Situationen grundsätzlich meiden. Diese Aspekte des depressiven Erlebens lassen den Schluß zu, daß eine Depression uns helfen könnte, Gefühle zu *vermeiden.*

Traurigkeit ist ein normaler Teil des menschlichen Lebens, ebenso wie unsere übrigen grundlegenden Gefühle, und wenn wir sie zulassen, tritt sie in unser Gewahrsein und verschwindet nach einer Weile wieder. Im Leben eines Menschen gibt es viele Ereignisse, bei denen es völlig normal ist, wenn sie Traurigkeit hervorrufen, beispielsweise wenn wir erfahren, daß ein guter Freund von uns an Krebs erkrankt ist, wenn wir von unserem Chef unfair behandelt werden oder wenn ein Mensch, den wir lieben, sich uns gegenüber unfreundlich verhält. Im Falle einer Depression jedoch ist es, als tauchten Gefühle wie Traurigkeit und Wut aus heiterem Himmel auf. Es ist nicht zu erkennen, daß sie in einer Verbindung zur realen Welt stehen, und oft sind es nicht die Gefühle, von denen Sie erwarten würden, daß sie in einer Situation wie der aktuellen auftreten. In diesem Sinne sind solche »frei flottierenden« emotionalen Ereignisse das Resultat dessen, daß Sie vermeiden, Ihre Emotionen direkter und geerdeter zu erleben. Weil Sie sich mit den Situationen, die Sie traurig machen, nicht auseinandersetzen, wird die Traurigkeit vertrieben und sucht sich ein neues Zuhause. Dann kann schon ein geringfügiger Anlaß zur »Lunte« für den Ausbruch des heimatlosen Gefühls werden. Depression ist das emotionale Resultat dessen, daß Menschen sich von ihren unerwünschten Gefühlen, Gedanken, Bildern oder Erinnerungen abwenden und sich weigern, diese direkt zu erleben.

Amanda verwandte ungeheuer viel Zeit und Energie darauf, Situationen zu vermeiden, die sie mit ihren wunden Punkten konfrontiert hätten. Sie mied bewußt Situationen, in denen Sie Männer hätte treffen können, die alleinstehend waren und sich möglicherweise für sie interessiert hätten. Statt das Zusammensein mit Männern zu genießen, blieb sie ständig auf der Hut, um jedes Anzeichen für das potentielle Interesse eines Mannes an ihr rechtzeitig zu erkennen und die gefürchtete Situation zu verhindern. Ihr gefiel nicht, wie sie sich fühlte, wenn sie mit ihren wunden Punkten konfrontiert wurde, und sie zog sich in solchen Fällen in die Isolation und in die Freßlust zurück, um ihre Gefühle zu unterdrücken. Doch diese Kontrollversuche führten nicht einmal in ihrer abgeschiedenen Situation zum erhofften Erfolg. Zu Hause weinte sie ohne besonderen Grund, und während der Arbeit fuhr sie ihre Kollegen bei der kleinsten Provokation an. Als es Amanda gelang, sich mit ihren stärksten Ängsten zu konfrontieren, fühlte sie sich wieder gesünder. Nicht, daß ihre Probleme daraufhin plötzlich verschwunden wären. Doch sie hatte wieder die Möglichkeit, darüber zu entscheiden, daß sie nicht mehr vor ihnen davonlaufen wollte. Sie hatte die Freiheit, bewußt in Situationen zu verweilen, die diese unangenehmen Reaktionen hervorriefen, und zu lernen, sie zu akzeptieren. Dadurch wurden ihre gewohnten Reaktionen weder völlig gelöscht, noch wurden sie angenehmer; doch es war ihr wieder möglich, soziale Kontakte anzuknüpfen, nach denen sie sich so sehnte.

Mythos 4: Depression ist eine Krankheit mit biologischen Ursachen

Daß Depression eine biologisch verursachte Krankheit sei, ist die vielleicht bekannteste falsche Vorstellung über sie, die von der Pharmaindustrie, verschiedenen Konsumentenschutzgruppen und Ärzten verbreitet wird. Alle diese Gruppen profitieren von der Verbreitung dieser Auffassung. Der Pharmaindustrie ermöglicht sie, durch den Verkauf von Psychopharmaka viele Milliarden zu verdienen. Konsumentenschutzgruppen sind an dieser Sicht der Depression interessiert, weil jemand, dem bescheinigt wird, daß er unter einer Krankheit mit körperlichen Ursachen leidet, von der Verantwortung für seinen Zustand befreit ist und weil er dann außerdem nicht mehr unter dem Stigma leidet, unter einem rein psychischen Problem zu leiden. Für Ärzte vereinfacht diese Auffassung die Behandlung, weil sie ihnen ermöglicht, den Betroffenen schlicht ein Medikament zu verschreiben; sie brauchen sich nicht mehr damit abzumühen, die Depressiven zur Veränderung von Verhaltensweisen zu bewegen, die ihre Depression möglicherweise verursachen.

Wir können mit einiger Sicherheit feststellen, daß die vorliegenden wissenschaftlichen Untersuchungen die Auffassung nicht stützen, daß die Depression eine auf physischen Ursachen basierende Krankheit ist. Deshalb erkennt die Weltgesundheitsorganisation (WHO), die weltweit für die Definition und Beschreibung von Krankheiten zuständig ist, zur Zeit die Depression nicht als physische Krankheit an. Natürlich läßt sich das gesamte menschliche Verhalten letztlich auf biologische Fakten zurückführen, doch ist keineswegs klar, daß Veränderungen der chemischen Prozesse im Gehirn eine Depression verursachen. Auch ist nicht erwiesen, daß solche Veränderungen die Stimmungsschwankungen sowie die Probleme in den Bereichen des Denkens und des Verhaltens hervorrufen, die in Zusammenhang mit einer Depression beobachtet werden. Ebensogut könnte man behaupten, es gäbe eine genau umgekehrte Verursachung: die Depression verändere die chemischen Prozesse im Gehirn – daß sich die chemische Beschaffenheit des Gehirns verändere, wenn Sie anfingen, so zu denken, zu empfinden und sich zu verhalten, wie Menschen es tun, bei denen eine Depression entsteht oder besteht. Wir können demnach festhalten, daß die Vorstellung, die Depression sei eine biologisch verursachte oder physische Krankheit, nichts weiter als eine bestimmte Meinung über die Bedeutung des Phänomens Depression ist, also keineswegs das, was »die Wissenschaft« darüber sagt.

Wie sollte man dann den Zustand der Depression am treffendsten charakterisieren? Die meisten Experten sind sich darin einig, daß eine Depression durch eine bestimmte Art des Zusammenwirkens von Gedanken, Gefühlen und Verhaltensweisen entsteht, die letztlich grundlegende biologische Prozesse beeinflussen oder von diesen beeinflußt werden können. Diese Sichtweise wird häufig als das biopsychosoziale Modell der Depression bezeichnet (Schotte *et al.* 2006). Diesen Ansatz sieht die Biologie als nur einen von vielen zu berücksichtigenden Faktoren. Zumindest ebenso wichtig sind die Auswirkungen von Alltagsstreß, Bewältigungsstilen, zuvor Gelerntem, Denkstilen, Verhalten sowie von sozialen und kulturellen Faktoren. Tatsächlich ist die Entstehung und damit auch die Auflösung einer Depression weitaus komplexer, als wir aufgrund verbreiteter Klischees im allgemeinen annehmen.

Amandas Fall veranschaulicht diese Komplexität der bei einer Depression mitwirkenden Faktoren. Einer der für sie persönlich wichtigsten dieser Faktoren war, wie sie in ihrer Kindheit gelernt hatte, mit ihren Problemen umzugehen. Die meisten Strategien, die sie benutzte, zielten darauf, problematische Situationen und Gefühle zu meiden. Ihr charakteristischer Denkstil war, generell vor Situationen auf der Hut zu sein, in denen sie hätte zurückgewiesen oder gedemütigt werden können. Ihr Bewältigungsstil bestand darin, sich zu isolieren und ihre Gefühle durch Nahrungsaufnahme unter Kontrolle zu bringen. Weil sie zur Flucht in die Isolation neigte, konnte sie auf nur wenig soziale Unterstützung zurückgreifen. Letztendlich zielte die Intervention, die ihrem Leben schließlich wieder eine positive Richtung gab, stärker darauf, ihre Lebensweise zu verändern, als darauf, ihren biologischen Zustand zu beeinflussen. Ihre Situation besserte sich, als sie anfing, bei einer ACT-Kampagne mitzuarbeiten, und als sie ihr Verhalten auf eine Weise veränderte, die ihr ermöglichte, bessere Resultate im Sinne ihrer Zielsetzungen zu erreichen.

Mythos 5: Eine medikamentöse Behandlung ist bei einer Depression das Beste, was man tun kann

Seit mindestens zwei Jahrzehnten liegen uns schlüssige Beweise dafür vor, daß man mit Hilfe einer kognitiv-behavioralen Therapie eine Depression genauso wirksam behandeln kann wie mit Hilfe von Psychopharmaka. Aus vielen Untersuchungen geht sogar hervor, daß die kognitiv-behaviorale Therapie längerfristig wirksamer ist als eine medikamentöse Behandlung, weil sie auch Rückfälle verhindert (Paykel 2006). Das ist deshalb wichtig, weil eine Depression sich häufig nach einer Weile erneut manifestiert. Viele Menschen, die unter einer Depression leiden, verfallen einige Zeit nach ihrer Genesung erneut in den depressiven Zustand. Oft zieht sich dieser Zyklus wie ein festes Muster durch das ganze Leben eines solchen Menschen. Deshalb ist jeder Ansatz, der die Wahrscheinlichkeit verringert, daß Patienten später erneut in ihre Depression verfallen, es definitiv wert, erforscht und erprobt zu werden.

Obwohl es langfristig zweifellos Vorteile hat, Selbstbehandlungsstrategien zu erlernen, die der Überwindung der Depression und der Vermeidung von Rückfällen dienen, bombardieren uns die Medien unaufhörlich mit der Botschaft, daß der Schlüssel zur Auflösung einer Depression in jedem Fall eine medikamentöse Behandlung sei. Ende der 1980er Jahre und während der 1990er Jahre sind einige Dinge geschehen, die dieser falschen Vorstellung Vorschub geleistet haben. Erstens kamen in dieser Zeit viele neue Antidepressiva auf den Markt, und die Pharmaunternehmen haben diese Mittel den Ärzten äußerst aggressiv empfohlen. Weil die meisten dieser neuen Medikamente zumindest am Anfang der Einnahme weniger negative Nebenwirkungen haben als ältere Präparate, hatten die ärztlichen Erstversorger ein »gutes Gefühl« dabei, sie ihren Patienten zu verschreiben. Als später in den USA das Verbot, für Arzneimittel öffentlich zu werben, gelockert wurde, wandten sich die Pharmaunternehmen mit ihrer Werbung direkt an die potentiellen Konsumenten. Heute kann man aus solchen Werbeanzeigen den Eindruck gewinnen, ein normales Leben sei für psychisch Kranke ohne Psychopharmaka gar nicht möglich. Gleichzeitig werden in diesen Anzeigen die Risiken und Wirkungsgrenzen der Mittel heruntergespielt, und oft vermitteln sie zudem den Eindruck, wenn man ein zufriedenes Leben führen wolle, brauche man nur das verschriebene Medikament einzunehmen, weil dieses die Arbeit für den Konsumenten erledige; andere Veränderungen seien gar nicht notwendig.

Diese Vermarktungsstrategien hatten in den USA tiefreichende Auswirkungen auf die Diagnose und Behandlung psychischer Störungen. Heute wird bei mehr Menschen als jemals zuvor eine Depression diagnostiziert, und die Zahl derer, denen Antidepressiva verschrieben werden, ist ebenfalls größer als zu irgendeiner anderen Zeit. Und immer weniger Patienten werden psychotherapeutisch behandelt, weil es so leicht und »naheliegend« ist, Antidepressiva einzunehmen. In der gleichen Zeit wurden im Rahmen der von den Kostenträgern propagierten *Managed-Care*-Strategien die Budgets für die Behandlung psychischer Störungen drastisch verringert. Diese versicherungswirtschaftlichen Strategien erschweren es den Versicherungsnehmern, sich die psychotherapeutische Behandlung zu verschaffen, die sie brauchen. In den 1990er Jahren entsprach die Verringerung der

Ausgaben für die psychotherapeutische Behandlung psychischer Störungen in den USA ungefähr der Zunahme der Ausgaben für Antidepressiva.

Eine letzte falsche Vorstellung über Depression ist, daß Medikamente bei Depression rascher zu Erfolgen führen als psychotherapeutische Arbeit. Tatsächlich deuten immer mehr Untersuchungsergebnisse darauf hin, daß kognitive und verhaltenstherapeutische Interventionen bei Depression sehr schnell Verbesserungen zu bewirken vermögen (Kelly, Roberts und Ciesla 2005). Es ist erwiesen, daß kognitiv-behaviorale Behandlungsformen wie ACT schneller positive Resultate erzielen als eine Psychopharmakabehandlung (Mynors-Wallis *et al.* 2000), und zwar ohne unangenehme oder gar schädliche Nebenwirkungen.

Damit kommen wir zu einer sehr wichtigen Frage, die Sie sich zweifellos stellen werden, wenn Sie zur Zeit Antidepressiva einnehmen oder wenn sich mit dem Gedanken tragen, ein solches Mittel einzunehmen: »Welche Rolle spielt das Medikament bei meiner Genesung, und welche Rolle spielen die in diesem Buch beschriebenen Konzepte und Strategien?« Unsere Antwort (die zugegebenermaßen voreingenommen ist!) lautet ganz einfach: Selbst wenn Sie von der Einnahme von Antidepressiva profitiert haben, ist es ratsam, die Strategien zu benutzen, die wir in diesem Buch vorstellen, denn dies könnte Ihnen helfen, zukünftige Rückfälle in die Depression zu vermeiden. Wenn Sie zur Zeit Antidepressiva einnehmen, könnten Sie folgende Einstellung dazu entwickeln: Medikamente helfen oft, einige Symptome zu verringern, beispielsweise starke Müdigkeit, Energieverlust, Schlafmangel und Konzentrationsschwierigkeiten, die es Ihnen erschweren, in Ihrem Leben Dinge zum Positiven zu verändern. Antidepressiva können diese Veränderungen nicht *für Sie* erzielen; das können nur Sie selbst. Die Fertigkeiten und Strategien, die wir hier beschreiben und empfehlen werden, können für Sie wie eine Art Landkarte oder Masterplan fungieren, der Ihnen sagt, wann, wo und wie sie diese Veränderungen in Angriff nehmen sollten. Mit anderen Worten: die Einnahme von Antidepressiva (falls Sie solche Mittel einnehmen wollen oder zu müssen glauben) und das Erlernen der in diesem Buch beschriebenen Ansätze können einander ergänzen. Sie könnten auch zunächst die Ansätze, die wir beschreiben, erproben und erst später entscheiden, ob Sie ein Antidepressivum ausprobieren wollen. Vielleicht stellen Sie in der Zwischenzeit fest, daß Sie auf die Medikamenteneinnahme verzichten können, wenn Sie unser Programm tatsächlich durcharbeiten.

Amanda nahm einige Monate lang ein Antidepressivum ein und stellte fest, daß dieses Mittel ihr nur teilweise half. Solche Erfahrungen sind keineswegs ungewöhnlich. Menschen, die Antidepressiva einnehmen, registrieren häufig bestimmte positive Effekte, während andere Symptome weiter bestehen bleiben. Amanda hatte ganz einfach zu viele für eine Depression charakteristische Verhaltensweisen entwickelt, bei deren Überwindung ihr Medikamente nicht helfen konnten. Sie verhalfen ihr zwar zu einem besseren Schlaf und zu mehr Energie, doch änderte dies nichts daran, daß sie ihr Verhalten verändern mußte, um in den Lebensbereichen, die ihr wichtig waren, besser zurechtzukommen. Sie mußte sich Situationen stellen, die sie bisher gemieden hatte – und das hätte kein Medikament für sie erledigen können. Dies ist in Kurzform das Wichtigste, was über Antidepressiva zu sagen ist: Sie können helfen, verschiedene Symptome zu lindern, doch ändert das nichts daran, daß die Betroffenen ihre Lebensweise verändern müssen. Als Amanda bewußter wurde, was sie tun konnte, um ihre Stimmungslage zu verbessern, veränderte sich ihre Sicht des Lebens sehr schnell zum Positiven.

Mythos 6: Eine Depression ist etwas, das man »hat«

Es ist verführerisch zu sagen, man »habe« eine Depression, so wie wir sagen, daß wir eine Erkältung »haben«. Im Falle einer Erkältung legen wir durch diese Ausdrucksweise nahe, daß die Erkältung uns ohne eigenes Verschulden getroffen hat. Und es ist ja tatsächlich kaum möglich, sich vor einer Erkältung zu schützen. Wir sind auf vielfältige Weise Bakterien und Viren ausgesetzt, ohne daß wir dies bemerken könnten, weil diese Krankheitserreger so winzig klein und deshalb praktisch unsichtbar sind. Oft reden Menschen über eine Depression ähnlich – als würde diese sie aus heiterem Himmel überfallen. Damit wird der Eindruck erweckt, es bestehe keinerlei Beziehung zwischen der Lebenssituation der Betroffenen, der Art ihrer Bemühungen, mit Problemen fertig zu werden, und der Entstehung der Depression. Wenn das tatsächlich so wäre, wären Depressive tatsächlich in keinerlei Hinsicht für ihre Depression verantwortlich, so wie niemand dafür verantwortlich ist, daß er sich eine Erkältung einfängt. Deshalb sind die biologische und die genetische Erklärung der Depression so beliebt. Sie erwecken den Eindruck, Sie seien ein Opfer der Depression und deshalb nicht für deren Bestehen verantwortlich.

An dieser Vorstellung sind jedoch zwei Aspekte problematisch. Erstens wissen wir, daß Menschen, bei denen eine Depression entsteht, schon lange vor dem Einsetzen der typischen depressiven Stimmung Handlungsweisen entwickeln, die eine Depression verstärken. Es kann für die Betreffenden schwierig sein, die langfristige Wirkung solcher Verhaltensveränderungen zu erkennen, weil diese ihnen zum aktuellen Zeitpunkt als richtig und angebracht erscheinen. Es ist also nicht etwa so, daß Menschen sich für Verhaltensweisen entscheiden, die die Entstehung einer Depression fördern. Vielmehr »passieren« diese Entscheidungen im Fluß des normalen Alltagslebens mehr oder weniger beiläufig, und sie wirken im Augenblick, in dem sie getroffen werden, völlig harmlos und plausibel. Amanda entwickelte vor ihrem Abgleiten in die Depression die Gewohnheit, Situationen zu meiden, die ihre neuralgischen Punkte aktivierten. Man könnte sagen, daß ihre Lebensweise sie für eine Depression anfällig machte.

Eine plausiblere Erklärung für die Entstehung einer Depression ist, daß sie das Resultat von zwei Arten des Vermeidens ist: des Vermeidens von potentiell unangenehmen Gefühle und von Situationen, die solche Gefühle aktivieren. Tut jemand dies häufig genug, entsteht eine Depression. Daß Verhaltensweisen eine Depression erzeugen können, ist vielen Menschen fremd, obwohl diese Vorstellung dem gesunden Menschenverstand durchaus als plausibel erscheinen mag. Wir empfehlen das vorliegende Buch und seine Botschaft als das zu sehen, was es ist: ein Versuch, Ihnen eine neue Art, die Depression zu verstehen, nahezubringen. Es geht nicht darum, daß Sie die Schuld für Ihre depressiven Gefühle auf sich nehmen sollen. Vielmehr wollen wir Sie zu der Sichtweise geleiten, daß es einen Weg aus der Depression gibt und daß dieser Weg Ihrem unmittelbaren Einfluß unterliegt!

Zweitens ist an der Vorstellung, daß eine Depression etwas ist, daß Sie *haben*, problematisch, daß Sie durch diese Sichtweise zu der Überzeugung gelangen können, Sie seien krank, und daß Sie sich dann dementsprechend verhalten. Wenn Sie krank sind, kann es sein, daß Sie besonders passiv werden und darauf warten, daß sich Ihr Zustand von selbst wieder bessert oder daß jemand kommt und Sie heilt. Im Falle einer Depression ist es jedoch so gut wie unmöglich, daß dieses Verhalten zum gewünschten Erfolg führt. Wenn Sie sich in dieser Situation auf passivere Verhaltensweisen verlegen, beispielsweise auf Vermeiden, Isolation und Rückzug, wird Ihre Depression noch tiefer. Sie sehen, daß eine Depression einer Erkältung wirklich nicht besonders ähnlich ist. Alle vier Stunden zwei Aspirintabletten einzunehmen, viel zu trinken und sich viel Ruhe zu gönnen vermag eine Depression nicht zu heilen, und auch kein anderes Medikament ist dazu in der Lage, wenn Sie gleichzeitig weiterhin Verhaltensweisen pflegen, die Ihre Depression verstärken. Als Amanda dies entdeckte, gelang es ihr, den Teufelskreis der Depression zu durchbrechen, indem sie sich mit Situationen konfrontierte, die ihr Verlangen nach Vitalität, nach der Verwirklichung ihrer persönlichen Ziele und nach Sinn blockierten.

Illusionen gegen Handlungen eintauschen

Sobald Sie die Depression als das verstehen, was sie ist, statt als das, was sie zu sein scheint, haben Sie ausgezeichnete Chancen, etwas gegen sie unternehmen zu können. Die Depression *scheint* ein Konglomerat psychischer, emotionaler und physischer Symptome zu sein, die überwältigend wirken können, wenn Sie versuchen, sie einzeln anzugehen. *Tatsächlich* jedoch besteht die Depression aus einer Anzahl von Erlebnissen, die Ihnen anzeigen, daß etwas an der Art, wie Sie leben, aus dem Gleichgewicht geraten ist. Eine Depression ist nie ein unglücklicher Zufall, mit dem die Natur uns konfrontiert; vielmehr soll sie Ihnen etwas Wichtiges über Ihr Leben mitteilen. Statt Ihre Depression als eine Art Heimsuchung anzusehen und sie abzulehnen, können Sie auch lernen zu akzeptieren, wo Sie zur Zeit im Leben stehen, und die Depression als natürliche Konsequenz des Lebens in einer sehr komplizierten Zeit zu verstehen. Sie können hier und jetzt aufhören, sich selbst vorzuwerfen, daß Sie depressiv sind, und sich statt dessen mitfühlend behandeln. Konzentrieren Sie Ihre Energie auf die Lösung der Schwierigkeiten, mit denen Sie im Augenblick kämpfen. Eine Lösung dieser Probleme ist für Sie jederzeit erreichbar, und wir werden Ihnen im weiteren Verlauf dieses Buches erklären, wie Sie Ihre Situation in Ihrem Sinne zum Positiven wenden können.

Amandas Reise in ein erfülltes Leben

Im Alter von 27 Jahren wurde Amanda klar, daß sie von ihrer bisherigen Lebensweise genug hatte, und sie begann, den ACT-Ansatz für sich zu nutzen. Ihr erster Schritt auf diesem Weg bestand darin, daß Sie sich keine Vorwürfe mehr machte, weil sie sich depressiv fühlte, und daß sie die Depression nicht mehr als Grund dafür benutzte, daß sie nicht nach ihren eigenen Vorstellungen lebte. Sie akzeptierte, daß ihr bisheriges Verhalten seinen Zweck nicht erfüllte und daß die Strategien, die sie bisher benutzt hatte, um ihre Depression unter Kontrolle zu bringen, diese noch verschlimmert hatten. Obwohl sie depressiv war, wurde ihr klar, daß sie sich in ihrem Leben am meisten wünschte, einen Partner zu finden, der sie so akzeptierte, wie sie war, und der ein guter Gefährte und ihren Kindern ein guter Vater sein würde. Sie faßte den Entschluß, sich wieder um Kontakte zu potentiellen Partnern zu bemühen und sich ein wenig von ihrer Fixierung auf ihr Äußeres zu lösen.

Außerdem beschloß sie, jeden Tag dreißig Minuten lang schnelles Gehen zu trainieren, um ihren gesundheitlichen Allgemeinzustand zu verbessern, und sie verpflichtete sich dazu, regelmäßiger und gesünder zu essen und spontanes Essen aufgrund von Nervosität, Streß oder depressiven Anwandlungen zu unterlassen. Dies fiel ihr schwer, weil sie sich schon sehr lange Zeit nicht so verhielt und nicht so dachte, weshalb die schädlichen Verhaltensweisen längst automatisiert waren. Außerdem mußte sie lernen, ihre negativen Gedanken und Emotionen zuzulassen, ohne sich von ihnen überwältigen zu lassen. Anfangs verliefen einige Begegnungen mit potentiellen Partnern sehr negativ, weil sie sich in ihre negativen inneren Selbstgespräche verstrickte, doch im Laufe der Zeit wurde die Wirkung ihrer altbekannten übertrieben selbstkritischen Gedanken immer schwächer. Als nächstes setzte sie sich mit ihrer Angst davor auseinander, daß Männer sie immer nur ausnutzen würden. Sie nahm sich bewußt vor, sich zweimal monatlich mit potentiellen Partnern zu verabreden und aktiv daran zu arbeiten, die Tatsache zu akzeptieren, daß sie verletzt worden war und daß sie sich soviel Zeit nehmen konnte, wie sie wollte, um herauszufinden, was für eine Art von Mann sie gern heiraten würde.

Etwa sechs Monate nach Beginn ihrer ACT-Aktivität lernte Amanda einen Mann kennen, der ebenfalls übergewichtig war, und beide fühlten sich von Anfang an miteinander wohl. Natürlich tauchte bei ihr auch diesmal erwartungsgemäß die Angst auf, sie könnte zurückgewiesen werden, doch dann merkte sie, daß auch der Mann sich für nicht liebenswert und unattraktiv hielt, und schließlich schafften sie es, über ihre gemeinsame Angst auch gemeinsam zu lachen. Außerdem stellte Amanda fest, daß sowohl ihr Schlaf als auch ihre Grundstimmung durch ihr regelmäßiges Gehtraining und ihre gesündere Ernährung besser wurden. Ihre Diabetes, die aufgrund ihrer Inaktivität in Verbindung mit ihren ungesunden Ernährungsgewohnheiten enorm verstärkt worden war, ließ nach, was zur Folge hatte, daß sie ihre Zukunft wieder optimistischer sah. Eines Tages wachte sie auf und stellte fest, daß sie mit ihrem Leben zufriedener war als seit vielen Jahren. Sie fühlte sich zwar immer noch verletzlich hinsichtlich ihrer Beziehung, und manchmal kamen ihr auch weiterhin Gedanken daran, daß sie zu dick und nicht liebenswert sei, doch nahm sie diese Anwandlungen nun weniger ernst. Amanda befand sich auf dem Weg zu einem erfüllten und an den eigenen Zielen orientierten Leben!

ACT-Geheimnisse

- Eine Depression ist nicht abnorm. Fast ein Viertel aller Menschen verfällt zu irgendeinem Zeitpunkt im Leben in eine Depression.
- Eine Depression ist etwas, das Sie tun, nicht etwas, das Sie haben. Sie basiert auf Verhaltensmustern, auf die Sie fokussieren und die Sie korrigieren können.
- Eine Depression ist keine automatische Folge von Streß oder von Schwierigkeiten, mit denen wir im Leben konfrontiert werden, sondern sie entsteht durch die Art, wie wir mit solchen Problemen fertig zu werden versuchen.
- Bei einer Depression geht es ebensosehr um das, was wir *nicht* fühlen, wie um das, was wir fühlen. Eine Depression wird häufig als Zustand der Gefühlstaubheit, der Distanziertheit vom Geschehen und der mangelnden Verbundenheit mit wichtigen Zielsetzungen empfunden.
- Eine Depression ist ein Signal, das anzeigt, daß Ihr Leben aus dem Gleichgewicht geraten ist; sie ist eine Aufforderung zum Handeln und kann Ihnen als solche helfen, Ihre Lebensweise zu verbessern.

Der Coach sagt

Illusionen sind hartnäckig, und wenn es leicht wäre, die Zwiebelhäute einer Depression abzuschälen, hätten Sie dies schon längst getan. Die Dinge aus einer anderen Perspektive als der gewohnten zu betrachten, erfordert viel Mut. Wir sehen es als unsere Aufgabe an, Sie zu begleiten und in Ihren Bemühungen zu unterstützen, den vertrauten Schleier zu lüften und einen Blick auf die Möglichkeiten zu werfen.

Vorschau

Im nächsten Kapitel werden wir Ihnen erklären, wie man in eine Depression hineingerät und wieder aus ihr herauskommt. Wir stellen Ihnen darin die beiden Hauptübeltäter vor, die an der Entstehung einer Depression beteiligt sind, und wir erklären Ihnen drei grundlegende Reaktionsweisen, die Ihnen helfen können, die psychische Flexibilität zu entwickeln, die Sie brauchen, um Ihre Depression zu überwinden und Ihr Leben wieder in die eigenen Hände zu nehmen.

2 Wege in die Depression und aus ihr heraus

Leben ist wie Fahrradfahren. Man fällt nicht herunter, solange man nicht plant, mit dem Treten der Pedale aufzuhören.

— Claude Pepper

Wie bereits erwähnt wurde, taucht eine Depression niemals wie aus dem Nichts auf. Vielmehr ist sie das Resultat der Reaktion eines Menschen auf eine Anzahl von Trigger-Ereignissen, mit denen das Leben ihn konfrontiert. Deshalb sollten Sie verstehen, wie eine Depression beginnt und was sie aufrechterhält oder gar verschlimmert. In diesem Kapitel wird die Entstehung einer Depression erläutert und welche Veränderungen zu einem erfüllteren Leben führen. In diesem Zusammenhang wird von Sirenengesängen die Rede sein, die uns von dem Weg abbringen, den wir in unserem Leben eigentlich gehen wollen. Außerdem werden Sie drei Dimensionen psychischer Flexibilität kennenlernen und darüber informiert werden, wie diese Ihre Anfälligkeit für die Entstehung einer Depression verringern können.

Wege in die Depression: Trigger-Ereignisse

Es ist allgemein bekannt und akzeptiert, daß die meisten Menschen hin und wieder Symptome einer Depression erleben. Für solche Gefühlszustände wird häufig der Begriff *Dysphorie* benutzt – die Bezeichnung für einen Zustand, in dem Menschen negative Gedanken, Gefühle, Vorstellungen oder körperliche Empfindungen erleben. Anfälligkeit für Depression basiert wahrscheinlich auf den von einer Kultur propagierten Regeln bezüglich des richtigen Umgangs mit emotional belastenden Situationen und mit dysphorischen Zuständen, die durch erstere entstehen können. Wir werden uns mit diesem Gedanken im weiteren Verlauf des Buches noch ausführlicher beschäftigen. Im Moment möge die Feststellung genügen, daß Verhaltensweisen, die der Bewältigung von Problemen dienen – beispielsweise von körperlichem oder psychischem Rückzug in Reaktion auf ein belastendes Ereignis –, Ihnen die Möglichkeit geben sollen, sich auszuruhen und sich zu regenerieren. Problematisch ist, daß es manchen Menschen nach längerer Zeit in diesem Zustand des Rückzugs nicht mehr gelingt, aus eigenen Kräften zu einem normal aktiven Leben mit seinen Höhen und Tiefen zurückzukehren. Wir hören dann auf, uns um eine Lebensweise zu bemühen, für die Vitalität, das Verfolgen von Zielen und das Streben nach Sinn charakteristisch sind.

Um herauszufinden, wie sich eine Depression auf Ihr Leben auswirkt, müssen Sie zunächst verstehen, wie der depressive Zustand entsteht und wie er über längere Zeit aufrechterhalten bleibt. Da praktisch alle Menschen es als sehr negativ empfinden, depressiv zu sein, müssen die Prozesse, durch die eine Depression entsteht und aufrechterhalten wird, ungeheuer wirksam sein. Wir werden nun zuerst untersuchen, welche Rolle Trigger-Ereignisse dabei spielen. Ein *Trigger-Ereignis* ist eine Situation oder Interaktion, durch die zunächst ein starkes Gefühl der Dysphorie entsteht. Die erstaunlich große Zahl von Depressionen in unserer Zeit deutet darauf hin, daß es viele verschiedene Trigger (Auslöser) gibt, durch die Menschen in eine Depression fallen können. Drei der am häufigsten wirksamen Trigger sind Verlust, traumatischer Streß und gesundheitliche Probleme.

Über den Umgang mit Verlusten

Wenn Menschen Verluste oder Enttäuschungen erleben, gelingt es ihnen danach manchmal nicht, sich aus ihrer Trauer zu lösen. Statt zuzulassen, daß die Trauer ihre Wunden heilt, lassen sie deren Entwicklung zu einem Vermeidungsprozeß werden. Ein Mensch in dieser Situation führt oft ein sehr stilles Leben, das darauf zielt, auf berufliche und private Aktivitäten möglichst wenig Energie zu verwenden. Die Betreffenden versuchen, die Entwicklung neuer Bindungen generell nicht zuzulassen, weil dies weitere zukünftige Verluste zur Folge haben könnte. Diesen Weg hatte auch Maria unabsichtlich eingeschlagen.

Marias Geschichte

Seit ihrer Kindheit hatte Maria Mutter werden wollen. Sie heiratete mit zwanzig Jahren und wurde im zweiten Jahr ihrer Ehe schwanger. Sie und ihr Mann waren darüber hocherfreut. Die Schwangerschaft verlief gut, und Maria gebar ein wunderschönes Mädchen, Martha. Die ersten Wochen nach der Geburt der Tochter waren für Maria die erfreulichsten ihres ganzen bisherigen Lebens. Dann wachte sie eines Morgens auf und fand ihre Tochter Martha tot in ihrer Wiege. Maria heulte und schluchzte, und als ihre Tränen versiegten, verfiel sie in eine tiefe Stille. Ihr Mann und ihre erweiterte Familie boten ihr viel Unterstützung an, doch sie erholte sich nicht von dem erlittenen Schock.

Jahre nach diesem Verlust mied sie immer noch alles, was nicht der Erhaltung der unmittelbaren Grundlagen ihres Lebens diente. Sie arbeitete, hatte aber weder daran noch am Kontakt zu ihren Arbeitskollegen Freude. Sie kochte, hatte aber kein Interesse am Leben ihres Mannes und an seinen Bedürfnissen. Sie las nicht und hatte keine Hobbys. Ihre Freizeit verbrachte sie vor dem Fernseher, oder sie wartete darauf, daß es Zeit war, zu Bett zu gehen. Sie schlief schlecht und stand oft mehrmals im Laufe der Nacht auf, um etwas zu essen. Dadurch nahm sie stark zu, und sie ärgerte sich über die Empfehlungen ihres Mannes und des Hausarztes, sie solle ihren Körper trainieren, an einer Trauergruppe teilnehmen oder irgend etwas anderes tun, um ihre Situation positiv zu beeinflussen. Maria wollte von dem Gedanken loskommen, daß ihre Tochter Martha gestorben sei, weil sie sich in der Nacht, in der sie gestorben war, nicht genügend um sie gekümmert habe. Sie wollte alleingelassen werden und sich nie mehr um einen anderen Menschen so intensiv kümmern müssen, wie sie es bei Martha getan hatte.

Traumata bewältigen

Das Leben bringt viele unvorhergesehene Schwierigkeiten mit sich. Wird ein Mensch während der Kindheit oder in der Pubertät mit Situationen konfrontiert, die ihn überfordern, kann dies die Wahrscheinlichkeit der Entstehung einer Depression im Erwachsenenalter vergrößern. Dies gilt insbesondere, wenn Sie Strategien entwickeln, die Ihnen helfen, den Schmerz der Erinnerung zu vermeiden, und die die Wahrscheinlichkeit, daß Sie in Zukunft weitere Traumata erleben, verringern sollen. Solche Vermeidungsstrategien, zu denen übermäßiges Arbeiten und übertriebenes Grübeln über Probleme zählen, werden heute oft benutzt, und diejenigen, die dies tun, zahlen dafür oft mit Beziehungsproblemen und gesundheitlichen Störungen. Annas Geschichte ist ein typisches Beispiel für diesen Weg in die Depression.

Annas Geschichte

Anna konnte als erstes Mitglied ihrer Familie ein College besuchen. Sie war intelligent und fleißig und schaffte ihr Vordiplom innerhalb von drei Jahren, indem sie auch während der Sommerpause arbeitete. Anschließend begann sie umgehend mit dem Diplomstudium. Doch aufgrund einer langen Traumavorgeschichte fiel es ihr schwer, Beziehungen aufzubauen. Ihre Eltern hatten sich scheiden lassen, als sie noch ein kleines Kind gewesen war, und ihre Mutter war gestorben, als sie erst zehn Jahre alt war. Während ihrer Teenagerzeit war ihr Großvater ermordet worden. Und in ihrem ersten College-Jahr hatte ein junger Mann, mit dem sie ausgegangen war, sie vergewaltigt. Um mit ihren Traumata fertig zu werden, beschränkte Anna ihre sozialen Kontakte auf ein Minimum, und mit Männern ging sie grundsätzlich nicht mehr aus. Sie arbeitete jeden Tag lange als Sozialarbeiterin in der Kinderbetreuung, und sie schickte ihrem Vater, einem Alkoholiker, Geld. Sie behauptete, sie hätte gern mehr soziale Kontakte und Freundinnen, doch neben ihrer Arbeit und ihrem Studium bliebe ihr keine Zeit, solche Freundschaften zu pflegen. Abends surfte sie im Internet und trank Tequila. Bezüglich ihres Alkoholkonsums hatte sie sich eine Grenze von fünf Drinks gesetzt, und diese Menge trank sie jeden Abend vor dem Zubettgehen. Sie wurde regelmäßig durch Alpträume aus dem Schlaf gerissen, machte sich Sorgen wegen Schmerzen, die sie nach dem Aufwachen in der Brust spürte, und litt den ganzen Tag über unter Spannungen in ihren Schultern und im Halsbereich. Anna hatte kein anderes Ziel, als ihre negativen Erinnerungen und ihr Gefühl, allein zu sein, nicht zu nahe an sich heranzulassen.

Reaktion auf gesundheitliche Probleme

In eine Depression führt häufig auch, daß Menschen in Verhaltensmuster verfallen, die ihrer Gesundheit schaden. Es gibt die Redensart, daß die Gesundheit nicht viel ist, daß aber ohne Gesundheit nichts anderes viel wert ist. Verschiedene problematische Annahmen über die Gesundheit können Menschen in eine Depression führen. Viele glauben, die Gesundheit sei etwas, um das man sich nicht zu kümmern brauche; es sei unnötig, sich um ihre Erhaltung zu bemühen, und Ärzte hätten immer Möglichkeiten, gesundheitliche Probleme zu lösen. Eine Kultur, die den Menschen, die in ihr leben, nicht helfen kann, die Entschlossenheit, den Mut und die Fertigkeiten zu entwickeln, ihre Gesundheit zu erhalten, wird irgendwann unter dem massenhaften Auftreten eigentlich vermeidbarer gesundheitlicher Probleme leiden.

Verhaltensweisen wie Rauchen, Alkohol- und Drogenkonsum, übermäßiges Essen oder schlechte Ernährungsgewohnheiten und unzureichendes Körpertraining bringen Menschen direkt und indirekt in die Gefahr, schwer zu erkranken. Solches Risikoverhalten führt unmittelbar zu Herz-, Lungen-, Nieren- und Lebererkrankungen sowie zu anderen chronischen Krankheiten. Ist eine ungesunde Lebensweise erst einmal entstanden, läßt sie sich nur noch schwer verändern, und die langfristigen Folgen dieser Entwicklung wirken sich auf alle Lebensbereiche aus. Auch der Mangel an gesundheitsfördernden Verhaltensweisen wie Körpertraining, gesunder Ernährung und Streßabbau setzen Menschen der Gefahr aus, chronische Krankheiten zu entwickeln. Obwohl die Betreffenden nicht aktiv gesundheitsschädigende Verhaltensweisen praktizieren, schädigen sie ihren Körper, weil sie durch das Unterlassen gesunder, schützender Verhaltensweisen die natürliche Körperabwehr schwächen. Dies war bei Joe der Fall, der zuviel aß, um seine zahlreichen negativen Gefühle zu unterdrücken.

Joes Geschichte

Joe hatte sein Leben lang gegen seinen unersättlichen Appetit angekämpft. Doch er aß einfach sehr gern, und zwar insbesondere stark fetthaltige Nahrung. Die besten Augenblicke in seiner Kindheit hatten etwas mit Essen, Kochen und Musik zu tun. In seinem zweiten College-Jahr lernte er eine reizende Frau kennen und nahm ihr zum Gefallen etwas ab. Nachdem sie geheiratet hatten, legte er im ersten Ehejahr 25 Kilo zu. Seine Frau kritisierte ihn wegen seiner Eßgewohnheiten, insbesondere der Angewohnheit, nach dem Abendessen eine ganze Tiefkühlpackung Eis zu verputzen. Als seine Frau schließlich eine Affäre mit einem anderen Mann begann, bezog er, um mit seinem starken Gefühl der Zurückweisung fertig zu werden, ein eigenes Schlafzimmer, aß abends noch mehr und hörte allein Musik.

Als sein Hausarzt bei ihm Bluthochdruck und einen hohen Cholesterinspiegel diagnostizierte, bekam Joe das Gefühl, völlig unzulänglich zu sein. Er erzählte niemandem von seinen gesundheitlichen Problemen, erfand Ausflüchte, um nicht zur Kirche gehen zu müssen, und mied Familientreffen außer an hohen Feiertagen. Er blieb lieber zu Hause und schaute sich Filme an, hörte Musik und genoß seine Leibgerichte. Joe wollte weder den Schmerz spüren, den die Zurückweisung seiner Frau bei ihm verursachte, noch wollte er von seinem Arzt weitere schlechte Nachrichten hören. Er wollte sich nicht wegen seines Körpers sorgen, der ihn allmählich im Stich ließ.

Wege in die Depression: Kontrolliere deine Stimmungslage, und verliere die Kontrolle über dein Leben

In den beschriebenen Beispielen geht es um Themen, die bei Menschen, die mit einer Depression kämpfen, häufig eine Rolle spielen. Eine Depression entsteht, weil Menschen nicht mehr aktiv am Leben teilnehmen, um das Gefühl haben zu können, daß belastende Emotionen, Gedanken oder Erinnerungen ihnen nichts anhaben können. Die Lebensweise, die Maria, Anna und Joe entwickelt haben, zielt darauf, mit persönlichen Problemen, die ihnen Schmerzen bereiteten, nicht mehr konfrontiert zu werden. Um sich mit für sie schmerzhaften Gefühlen, Gedanken oder Erinnerungen nicht mehr auseinandersetzen zu müssen, hatten sie sich aus dem sozialen Austausch zurückgezogen und sich mit einem weniger befriedigenden Leben abgefunden. Ihre Wertvorstellungen hinsichtlich Gesundheit, Beziehungen, Beruf und Erholung traten in den Hintergrund, und das Vermeiden bestimmte in immer stärkerem Maße ihre tagtäglichen Entscheidungen. So wurde ihr Leben immer farbloser, doch die problematischen Gefühle verflüchtigten sich nicht, und statt dessen wurde ihre Depression immer tiefer.

Die Lebensgeschichten dieser Menschen veranschaulichen, daß eine Depression nicht rein zufällig auftritt. Depressive Verhaltensweisen haben absehbare Folgen, auch wenn die Betreffenden es nicht darauf anlegen, diese Resultate zu erzielen. Das ist das Paradox der Depression. Sie entwickeln ein Verhalten, von dem Sie glauben, daß Sie sich aufgrund dessen besser fühlen werden, doch Sie fühlen sich dann tatsächlich noch schlechter als vorher. Wenn Sie beispielsweise möglichst wenig Zeit mit Freunden verbringen, weil Sie sich zu deprimiert fühlen, stellen diese Freunde irgendwann den Kontakt zu Ihnen ein. Die Folge ist, daß Sie noch mehr Zeit allein verbringen, und vielleicht glauben Sie sogar, dies werde sich positiv auf Ihre Depression auswirken, weil es Ihnen weniger Energie raube. Doch je inaktiver Sie werden, um so schwächer wird Ihre Motivation, überhaupt irgend etwas zu tun. Schließlich fühlen Sie sich einsam und fragen sich, ob Ihre Freunde sie vergessen haben. Und dieses Gefühl der Isolation verstärkt Ihre Depression noch weiter.

Jedes Verhalten in diesem Teufelskreis ist an und für sich logisch, und daß es ausgeführt wird, hat einen bestimmten Grund. Es ist keineswegs so, daß Sie es darauf anlegen, in eine Depression zu verfallen. Tatsächlich geht es Ihnen um das genaue Gegenteil. Doch leider ist die Logik, die letztlich in eine Depression führt, fehlerhaft. Schauen wir uns die Lebensgeschichten von Maria, Anna und Joe noch einmal an, und betrachten wir den Sinn und Zweck ihrer Bewältigungsreaktionen im Hinblick darauf, wie die Logik der Depression sie immer tiefer in den depressiven Zustand hineingeführt hat.

Maria verbrachte die meiste Zeit zu Hause mit Kochen, Essen, Fernsehen und Schlafen. Sie suchte Sicherheit in der Einförmigkeit einer sehr beschränkten Alltagsroutine und setzte sich nie mit ihren schmerzhaften Gefühlen des Verlustes und der Verletzbarkeit auseinander. Wenn ihr Mann ihr empfahl, ihren Körper zu trainieren oder bei einem Therapeuten Hilfe zu suchen, sagte sie nichts und verließ den Raum, um einen direkten Konflikt zu vermeiden.

Anna beklagte sich nie, und sie erzählte auch nie jemandem von den Traumata, die sie erlebt hatte. Wenn sie mit ihrem Vater sprach, erwähnte sie nur ihre Erfolge, um zu verhindern, von ihm kritisiert zu werden. Indem sie ihre sozialen Kontakte einschränkte und bestimmte Themen in Gesprächen konsequent mied, hoffte sie ihre Verletzlichkeit zu verringern und weniger oft mit schmerzhaften Erinnerungen konfrontiert zu werden. Außerdem trank sie Alkohol, um ihren physischen und emotionalen Schmerz zu verringern.

Joe ging gemeinsamen Aktivitäten mit seiner Frau aus dem Wege, um das Versagensrisiko zu minimieren, und vermied es auch, dem Rat seines Arztes zu folgen. Er scheute Gesellschaft und soziale Kontakte jeder Art, weil er Kritik aus dem Weg zu gehen versuchte, und er fand immer einen Grund, seinen Körper nicht zu trainieren, um seine negativen Verhaltensweisen rechtfertigen zu können, statt sich mit ihnen auseinanderzusetzen.

Diese drei Menschen gerieten immer tiefer in eine Depression, weil sie sich von belastenden persönlichen und zwischenmenschlichen Aspekten ihres Lebens abwendeten, statt sich damit auseinanderzusetzen. Der Grund für ein solches Verhalten ist das Bemühen, schmerzhafte Emotionen, Gedanken, Erinnerungen und körperliche Empfindungen nicht zu erleben. Doch wie Sie bereits wissen, besteht das Paradox der Depression – und des Vermeidens generell – darin, daß persönliche und zwischenmenschliche Probleme durch Vermeiden noch verschärft werden, was zu einer weiteren Verstärkung der belastenden Emotionen, Gedanken, Erinnerungen und körperlichen Symptome führt. Irgendwann geraten die Betroffenen in einen negativ, sich selbst verstärkenden Zyklus des Vermeidens, die Zahl ihrer ungelösten Probleme wächst ständig, und ihr Schmerz wird auch immer stärker – und zu allem Überfluß entwickeln sie das generelle Gefühl, daß es aus diesem Teufelskreis für sie keinen Ausweg gibt.

Die übermächtige Last der Depressionssymptome läßt jedes Bemühen, sich mit persönlichen Problemen auseinanderzusetzen, als völlig hoffnungslos erscheinen. Die Frustration, die entsteht, weil man sich unfähig fühlt, eine schmerzhafte Situation zu bewältigen, führt zu unberechenbaren Wutausbrüchen und zu genereller Reizbarkeit – ein recht häufiges depressives Symptom, das viele bei Depressiven gar nicht erwarten. Andererseits verstärken Vermeiden, Isolation und Rückzug nur den Schmerz, der durch die problematische Situation entsteht. Das Wissen, daß der emotionale Schmerz sowieso unvermeidlich ist, erzeugt Angst, ein weiteres häufig mit einer Depression verbundenes Gefühl. Aufgrund der so entstehenden emotionalen Überlastung bleibt nur noch eine Möglichkeit: sich in Gefühlstaubheit, Apathie und Gleichgültigkeit zu flüchten. Doch auch dies ist nichts weiter als eine andere Form, sich von den schmerzhaften und scheinbar unlösbaren eigenen Problemen abzuwenden.

Den meisten Menschen, die unter einer Depression leiden, ist klar, daß das Vermeiden ihrer persönlichen Probleme ihre Situation nicht verbessert. Im Grunde wissen sie, daß das Umgehen schmerzhafter Gedanken, Gefühle oder Erinnerungen sie nicht weiterbringt. Doch wie ist es möglich, daß intelligente und sensible Menschen tief innerlich wissen, daß eine bestimmte Art, mit ihren Problemen umzugehen, ihnen nicht hilft, sie aber trotzdem dabei bleiben? Ein besonderes Charakteristikum der ACT ist, daß sie die Identifikation zweier grundlegender Prozesse ermöglicht, die den Kern dieses Paradoxes bilden.

Pfade in die Depression: Zwei Sirenengesänge

Im klassischen griechischen Epos *Odyssee* brechen Orpheus und eine kleine Gruppe von Soldaten nach dem Trojanischen Krieg auf, um zu ihren Familien in Griechenland zurückzukehren. Die Gruppe muß in einem kleinen hölzernen Boot die heimtückische Nordküste des Ägäischen Meeres umfahren, und sie erlebt auf ihrem Weg unvorstellbare Gefahren und Schwierigkeiten. Während ihrer Reise müssen sie eine Meeresenge durchfahren. In den Felsen über dem Ufer verborgen leben Sirenen, weibliche Meeresgottheiten, die wunderschöne Lieder singen, um Reisende anzulocken, zu verzaubern und zu vernichten. Sie singen nicht nur wunderschön, sondern die Worte ihrer Gesänge wecken bei den Zuhörern die tiefsten Sehnsüchte. Weil Odysseus von der Macht der Sirenengesänge weiß, befiehlt er seinen Männern, ihre Ohren zu bedecken, sich an den Schiffsmast zu fesseln und in dieser gefesselten Position zu bleiben, ganz gleich, was er sagen oder tun werde. Obwohl ihm klar ist, daß die Sirenengesänge eine Illusion sind, wird er von ihnen so ergriffen, daß er seine Begleiter bittet, ihn von seinen Fesseln zu befreien. Nur die Befehle, die Odysseus seinen Männern vor der gefährlichen Situation gegeben hat, verhindern, daß sein Schiff zerschellt.

Diese Geschichte ist eine gute Metapher für die Macht der Prozesse, die uns in eine Depression locken. Einer der Sirenengesänge, die uns dazu verleiten, besagt, daß unsere Bemühungen, uns vor negativen Gefühlen, Erinnerungen, Gedanken und Empfindungen zu schützen, unser Wohlergehen garantieren und daß die beste Art, das In-Erscheinung-Treten dieser negativen inneren Erlebnisse zu verhindern, darin besteht, Situationen zu meiden, die sie auslösen könnten. Dies ist der *Sirenengesang des Vermeidens.* Ein anderer Sirenengesang ist die Überzeugung, daß unsere Gedanken die Realität spiegeln. Diese Überzeugung entspricht dem Glauben an die Fiktionen und falschen Versprechungen, die in den Gesängen der mythischen Sirenen zum Ausdruck gelangten. Dies ist der *Sirenengesang der Fusion.* Wie wir noch zeigen werden, werden Sie im Zustand der Depression dazu verleitet, diesen Sirenengesängen zu folgen, obgleich Sie sich mit allen verfügbaren Kräften um ein erfülltes Leben bemühen. Diese beiden Sirenengesänge sind sehr mächtig, und wir hören sie Tag für Tag, auch wenn wir nicht unter einer Depression leiden. Ob ein Mensch in eine Depression abgleitet, wenn er die verführerischen Sirenengesänge hört, hängt sowohl von seinem Gewahrsein als auch von seiner Zielbewußtheit ab – also von genau den Faktoren, aufgrund derer es Odysseus gelang, den Sirenengesängen standzuhalten und seine Reise nach Hause fortzusetzen.

Der erste Sirenengesang: Emotionales Vermeiden

Stellen Sie sich den ersten Sirenengesang, *emotionales Vermeiden*, als Tendenz vor, direkten Kontakt zu belastenden Gedanken oder Bildern, unangenehmen Emotionen, schmerzhaften Erinnerungen, belastenden physischen Empfindungen und den Situationen, die sie auslösen, zu vermeiden. Emotionales Vermeiden ist eine weitgehend automatische Reaktion, die Ihnen zum Zeitpunkt der Aktivität kaum bewußt ist. Wenn Sie sich die Situation später vergegenwärtigen, können Sie Ihr Verhalten im Sinne von Vermeiden beschreiben; doch das garantiert nicht, daß Sie sich in der nächsten ähnlichen Situation anders verhalten werden. Wie sehr Sie vor direktem Kontakt mit dieser Art von Unannehmlichkeit zurückschrecken, hängt wahrscheinlich unmittelbar mit der Stärke Ihres Kampfes gegen die Depression zusammen. In Kapitel 3 werden wir uns mit dem emotionalen Vermeiden und seiner Wirkung auf die Depression eingehender beschäftigen. Außerdem werden wir Ihnen helfen herauszufinden, welche Probleme Ihnen die stärksten und häufigsten Schmerzen zufügen, denn dies sind wahrscheinlich auch diejenigen, die Sie am stärksten vermeiden.

Der zweite Sirenengesang: Fusion

Unter *Fusion* verstehen wir im ACT-Kontext eine Form der Identifikation mit unseren negativen Gedanken, Vorstellungen, Emotionen, Erinnerungen und Körperempfindungen, die Gesundheit und Vitalität bedrohen kann. Wenn Sie Gedanken, Gefühle und Erinnerungen als gefährlich einschätzen, versuchen Sie wahrscheinlich, diese unangenehmen Eindringlinge aus Ihrem Leben zu entfernen. Doch je intensiver Sie dies versuchen, umso depressiver werden Sie. In Kapitel 5 befassen wir uns mit der Rolle der Fusion in Ihrem Leben. Eine besonders gefährliche Form von Fusion ist, sich an bestimmte Regeln darüber gebunden zu fühlen, was im Leben Gesundheit und Glück ausmacht und wie Sie danach streben müssen, diese zu erreichen. Sie werden feststellen, daß eine innere Programmierung sie zwingt, auf diese Regeln automatisch zu reagieren, obwohl der Weg zu Gesundheit und Glück sich stark von dem unterscheidet, was Sie durch Ihr kulturspezifisches Training darüber gelernt haben.

Das Diagramm auf der nächsten Seite veranschaulicht, daß die Probleme des emotionalen Vermeidens und der Fusion in einer negativen Feedbackschleife miteinander verbunden sind. Sie erschweren es, unerwünschte Gedanken, Gefühle, Erinnerungen, Vorstellungen und Körperempfindungen zu akzeptieren, die durch emotional belastende Situationen hervorgerufen werden.

Wege in die Depression: Verborgene Vorteile

Eine Depression erfüllt noch einige andere äußerst nützliche Zwecke, die wir normalerweise nicht erkennen, sofern wir nicht ausdrücklich darauf hingewiesen werden. Für einige Menschen ist eine Depression ein von ihrer Umwelt akzeptierter Grund, gesundheitsfördernde Verhaltensweisen zu vernachlässigen – beispielsweise Dinge zu tun, die Freude machen, sich beruflich fortzubilden, erfüllende Freundschaften aufzubauen und tagtäglich den eigenen Körper und Geist zu pflegen. Im Grunde ist eine Depression sowohl das Resultat als auch die Ursache von Verhaltensweisen, die es einem Menschen ermöglichen, eine unangenehme Lebenssituation zu vermeiden. Je nach Kontext kann die Depression

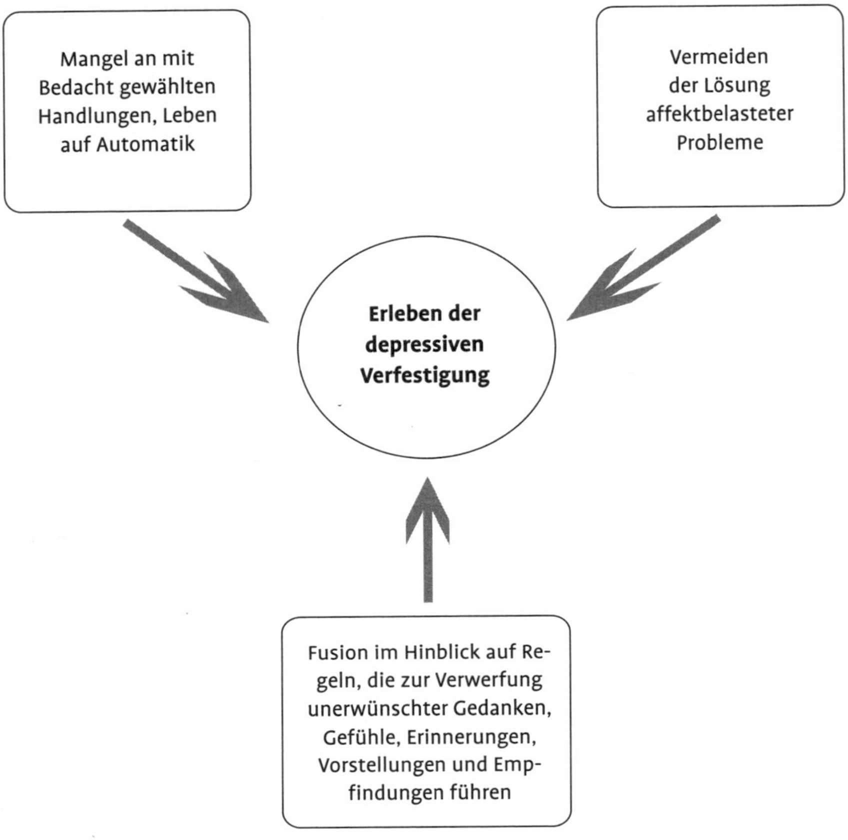

gesunde Reaktionen verhindern (»Ich könnte meinen Mann niemals wegen seines Alkoholkonsums zur Rede stellen, weil dann meine Depression noch stärker würde.«), oder von einem Depressiven als Grund dafür angeführt werden, daß er zu einem positiven Verhalten nicht in der Lage ist (»Ich war so müde, daß ich mit meiner Frau nicht ins Kino gehen konnte.«)

Wenn Sie an Amandas Geschichte aus dem vorigen Kapitel zurückdenken, finden Sie darin alle Elemente, die für die Entstehung und die längere Aufrechterhaltung einer Depression erforderlich sind: Amanda möchte sich die Gefühle der Zurückweisung oder Demütigung ersparen, die sich nach negativ verlaufenen Begegnungen mit potentiellen Partnern einstellen könnten (der Sirenengesang des emotionalen Vermeidens); um sich vor erneuten Verletzungserlebnissen zu schützen, verabredet sie sich generell nicht mit Männern. Sie glaubt, daß Zurückweisungen oder Verlustgefühle ihrer Gesundheit und ihrem Wohlbefinden schaden, weshalb sie sie um jeden Preis vermeiden sollte (der Sirenengesang der Fusion). Doch je stärker sie sich von sozialen Kontakten abschneidet, um so einsamer wird sie und umso stärker wird ihre Depression. Dies wiederum verstärkt in ihr die Überzeugung, daß sie nicht in der Lage ist, mit den Risiken einer Zurückweisung oder Demütigung fertig zu werden (auch hier wieder der Sirenengesang der Fusion). Ihr Versuch, ihre Depression durch übermäßiges Essen unter Kontrolle zu behalten, führt dazu, daß sie weiter zunimmt und ihr Selbstwertgefühl noch schwächer wird.

Amandas Verhalten ist in sich durchaus logisch, es erfüllt jedoch nicht seinen Zweck. Sie folgt den Sirenengesängen des emotionalen Vermeidens und der Fusion und zahlt so unwissentlich den Preis, ihre Vitalität, ihren Lebenssinn und ihre Ziele zu verlieren. Im Rahmen der ACT sehen wir die Depression als Folge dieser Art von durchaus wohlorganisiertem, aber unabsichtlichem – weil automatisiertem – Vermeidungsverhalten. Demnach ist die Depression nicht etwas, das Amanda *hat*, sondern etwas, das sie *tut*. Natürlich kann man nicht sagen, daß Amanda »versucht, depressiv zu sein«; vielmehr bemüht sie sich durchaus, *nicht* depressiv zu sein. Doch während Sie versucht, ein Ziel zu erreichen (ihre Depression unter Kontrolle zu bringen), erzielt sie unbeabsichtigte Resultate (eine außer Kontrolle geratene Depression). Erst indem sie ihre Taktik veränderte – indem sie ihre unerwünschten Gedanken, Gefühle, Erinnerungen und Vorstellungen akzeptierte und eine bewußte, auf ihren Werten beruhende Entscheidung traf, ihre sozialen Kontakte wiederzubeleben –, gelang es ihr, ihre Depression zu überwinden und ihre Vitalität wiederzuerlangen.

Wege aus der Depression: Drei Wege zur Vitalität

Wenn der Weg in die Depression Vermeiden, Rückzug und Festhalten an selbstschädigenden Regeln darüber, wie man Gesundheit und Wohlbefinden erhalten sollte, umfaßt, muß der Weg aus der Depression die Wiederannäherung an andere Menschen, Engagement, Distanzierung von unsinnigen Regeln und das Treffen absichtlicher Entscheidungen hinsichtlich Lebenssituationen, die Traurigkeit oder Wut auslösen, beinhalten. In der ACT benutzen wir den Begriff *Reaktionsstil (response style)*, um die typische Reaktion zu bezeichnen, die Sie bei einer Konfrontation mit für Sie problematischen Umständen zeigen. Stellen Sie sich einen Reaktionsstil als eine Tendenz, im Zeitkontinuum und in verschiedenartigen Situationen auf eine bestimmte Weise zu reagieren, vor. Das ACT-Modell unterscheidet drei grundlegende Reaktionsstile, die zusammen über Ihre psychische Flexibilität Aufschluß geben: Akzeptieren im Gegensatz zum Unterdrücken unerwünschter innerer Erlebnisse; zielbewußtes Leben im Gegensatz zu automatisiertem Leben; und Annäherung an schwierige Situationen im Gegensatz zu deren Vermeidung. Indem Sie hinsichtlich dieser drei Dimensionen Ihren Reaktionsstil verändern, können Sie den Raum, in dem Sie aktiv leben, erweitern und sich von der depressiven Verfestigung befreien.

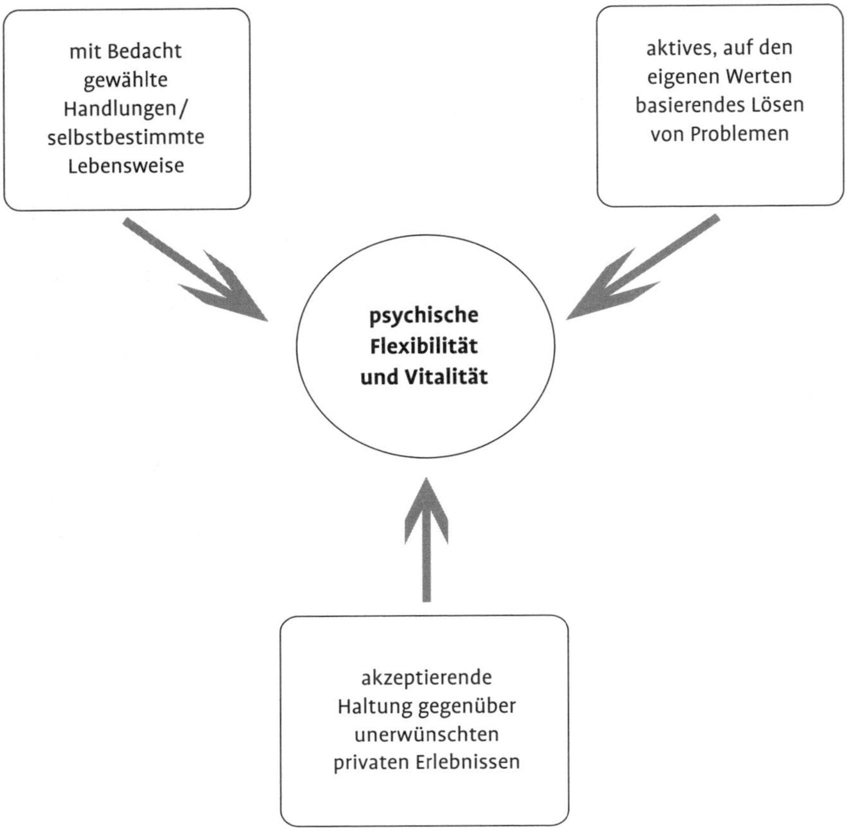

Akzeptieren im Gegensatz zur Unterdrückung unerwünschter innerer Erlebnisse

Alle Menschen produzieren unablässig Gedanken, Emotionen, Erinnerungen, Vorstellungsbilder und Körperempfindungen, die einzig und allein sie selbst erleben. Doch reagieren wir alle sehr unterschiedlich auf diese inneren Erlebnisse. Einer der wichtigsten Unterschiede bezüglich unserer Reaktionsweise betrifft das Akzeptieren unserer inneren Erlebnisse oder unser Bemühen, sie zu vermeiden. Obwohl Vermeiden seinen Zweck manchmal erfüllt, beispielsweise wenn man die Hand blitzschnell von einer heißen Herdplatte wegzieht, ist das ständige Vermeiden schmerzhafter Emotionen und Gedanken mit einer starken Einbuße an Lebensqualität verbunden. Wenn wir uns generell eine akzeptierende Haltung zu eigen machen, verringern wir die Notwendigkeit, unangenehme Gefühle unter Kontrolle zu behalten, sie zu vermeiden oder zu betäuben. Dies gibt uns die Möglichkeit, uns in eine Richtung zu bewegen, die unseren Wünschen entspricht.

Nehmen wir einmal an, Sie wünschen sich eine neue berufliche Position, und Sie sehen eine Möglichkeit, sich diesen Wunsch zu erfüllen. Sie reichen Ihre Bewerbung ein und werden zu einem Vorstellungsgespräch eingeladen. Bei jedem Schritt, den Sie gehen, empfinden Sie Angst und Besorgnis. Vielleicht spüren Sie auch Anspannung in der Brust, wenn Sie an das bevorstehende Gespräch denken, und Sie bemerken Gedanken wie: »Was ist, wenn ich mich beim Vorstellungsgespräch vor lauter Anspannung nicht optimal präsentiere?« Ist Ihr bevorzugter Reaktionsstil der des Vermeidens, können Sie sich leicht in den Versuch verstricken, diese unangenehmen inneren Ereignisse unter Kontrolle zu behalten. Dies kann Sie daran hindern, Ihre Energie und Aufmerksamkeit so zu nutzen, daß Sie das Gespräch auf eine für Sie vorteilhafte Weise durchstehen können. Ist Ihr Reaktionsstil von Akzeptieren geprägt, können Sie die auftauchenden Gefühle und Gedanken, die sich auf Ihre Verletzlichkeit beziehen, einfach registrieren und Ihre Energie weiter darauf verwenden, sich Ihrem Vorhaben entsprechend zu verhalten.

Zielbewußtes im Gegensatz zu automatisiertem Leben

Haben Sie oft das Gefühl, in einer Tretmühle zu stecken und als würden sich alle Ihre Bemühungen niemals auszahlen? Die Entwicklung des Menschen zu einer sprechenden Spezies scheint viele von uns zu einem von Automatismen und Regeln geprägten Umgang mit dem Alltag zu veranlassen. Wir lernen, daß wir nichts weiter zu tun brauchen, als »reinzuklotzen«, um uns das Auto und das Haus unserer Wünsche leisten zu können, und daß sich dann alles übrige schon von selbst regeln wird. Doch wachen heute immer mehr Menschen in den Dreißigern und Vierzigern eines Tages auf und gelangen zu der Erkenntnis, daß ihre Regeln darüber, wie »man« sich im Leben verhalten »sollte«, mit ihren persönlichen Vorstellungen über ein lebenswertes Leben nicht viel zu tun haben.

Ungeachtet dessen, daß das Trainieren dieser Art von Gewahrsein des gegenwärtigen Augenblicks offenbar vielen Menschen hilft, ihre Erlebnisse zu beobachten und bewußtere Entscheidungen zu treffen, wird dies in der westlichen Kultur nur selten geschätzt und gelehrt. Das führt häufig dazu, daß Menschen in ihrem Alltag keine Zeit für das Nachdenken über Ihre Entscheidungen und darüber, ob diese ihren Zweck erfüllt haben, vorsehen. Ein bewußterer Umgang mit Ihrer Lebensweise, der von Ihrem Erleben und von den tatsächlichen Resultaten Ihrer Entscheidungen (statt von Regeln) geprägt ist, bringt Sie in engeren Kontakt zu Ihren persönlichen Werten. Je mehr Energie Sie darauf verwenden, sich in dieser Herangehensweise zu üben, um so besser können Sie sich der Zugkraft der Illusionen widersetzen, die durch die gültigen kulturspezifischen Regeln erzeugt werden (»Iß das, trage diese Kleidung, nimm diese Tablette, usw., und das Leben wird … sein«). Wenn Sie achtsamer mit Ihrem eigenen Erleben umgehen, erleichtert Ihnen dies auch, andere Menschen mit mehr Güte zu sehen. Beispielsweise werden Sie eher davon absehen, einen Freund, der Sie verletzt hat, zu verurteilen. Vielleicht geht Ihnen dann sogar auf, durch welche eigenen Handlungen Sie unabsichtlich zur Entstehung des Problems beigetragen haben.

Das Gegenteil dieses Reaktionsstil bezeichnen wir als *automatisiertes Leben* (oder Leben auf Autopilot). Unser heutiges Leben hat generell ein deutlich höheres Tempo als das Leben früherer Generationen, und wir haben wesentlich weniger Verbindungen zur physischen Welt, die uns umgibt. Wir werden von Kräften getrieben, die uns scheinbar helfen, in Wirklichkeit jedoch unser Gewahrsein verringern – Dinge wie Handys, Navis und Tempomate. Viele Menschen, die dazu neigen, »auf Autopilot« zu schalten, stellen fest, daß ihr Leben immer stärker beschleunigt wird, und oft versteifen sie sich darauf, das einmal vorgelegte Tempo zu halten. Je häufiger Sie »auf Autopilot« schalten, um so stärker unterliegt Ihr Verhalten dem Einfluß gesellschaftlicher Regeln und Erwartungen. Sie tun dann Dinge, weil »man« sie eben so macht, statt Ihr Handeln daran zu orientieren, ob und in welchem Maße Ihnen etwas zu einem erfüllten Leben verhilft. Wenn Sie diesen Reaktionsstil bevorzugen, und ein Freund sagt etwas zu Ihnen, das Sie verletzt, berufen Sie sich möglicherweise auf Regeln über Freundschaften, um das Problem effizient zu lösen, wobei Sie sich etwas einreden wie: »Echte Freunde tun so etwas nicht; folglich kann dieser Mensch kein echter Freund sein.« Menschen mit automatisiertem, regelbasiertem Reaktionsstil sind anfällig für Depression, weil sie den Kontakt zu Alltagssituationen verlieren, durch die sie häufiger zu lebendigen Entscheidungen und Handlungen gelangen könnten.

Annäherung an schwierige Situationen im Gegensatz zu deren Vermeidung

Die Frage des Umgangs mit schwierigen Situationen haben wir bereits eingehender untersucht – ob es besser ist, solchen Situationen mit einem zusätzlichen Aufwand an persönlicher Energie zu begegnen oder sich zurückzuziehen, passiv zu werden und sich auf das eigene Leiden zu konzentrieren. Menschen, die eher zur Annäherung als zum Rückzug neigen, packen den Stier bei den Hörnern und werden mit der Absicht aktiv, ein Problem zu lösen. Sie sind nicht übermäßig stark auf negative Gefühle und Gedanken oder auf Ungewißheiten bezüglich der betreffenden Situation fixiert. Beispielsweise würde ein annäherungsorientierter Mensch einen Freund, der etwas Verletzendes über ihn gesagt hat, zur Rede stellen und das Problem mit ihm zu lösen versuchen, obwohl solch ein Gespräch manchmal ziemlich schwierig ist. Zwar gibt es keinerlei Garantie dafür, daß die betreffende Beziehung auf diese Weise geheilt wird, doch würde dies einen annäherungsorientierten Menschen nicht daran hindern, sich so zu verhalten.

Eher vermeidungsorientierte Menschen neigen dazu, sich aus Situationen, die für sie emotional belastend sind, zurückzuziehen. Sie halten es für besser, in solche Situationen nicht einzugreifen, weil diese durch Eingriffe noch verschlimmert werden könnten. Beispielsweise könnten Sie sich entschließen, mit einem Freund, der Sie verletzt hat, nicht zu reden, weil Sie fürchten, daß eine weitere negative Interaktion die Freundschaft für immer beenden könnte. Oder Sie halten es für die einzige Möglichkeit, darauf zu warten, daß Ihr Freund sich bei Ihnen entschuldigt. In diesem Fall gehen Sie von der Voraussetzung aus, daß Ihrem Freund klar ist, daß Sie sich verletzt fühlen – was aber nicht unbedingt der Fall sein muß. Wie bereits erwähnt, kann Vermeiden den Teufelskreis der Depression verstärken, weil viele belastende Lebenssituationen verschlimmert werden, wenn Sie inaktiv bleiben und darauf warten, daß die betreffende Angelegenheit sich ohne Ihr Eingreifen bessert. Außerdem verstärkt diese Passivität Ihr Gefühl, keinen Einfluß auf Ihre Situation zu haben, und es trägt zur Verstärkung vieler negativer Emotionen wie Frustration, Wut und Zurückweisung bei, wenn diese Strategien ihren Zweck nicht erfüllen.

Psychische Flexibilität

Wenn wir es als Ziel der ACT bezeichnen, die psychische Flexibilität zu verbessern, so bedeutet dies, daß die ACT Sie lehrt, Ihr Erleben in stärkerem Maße zu akzeptieren, im Alltag achtsamer und zielbewußter zu sein und aktiv an der Bewältigung schwieriger Lebenssituationen zu arbeiten, statt diese zu vermeiden. Diese drei Dimensionen der Vitalität existieren nicht isoliert, sondern interagieren und unterstützen einander. Je mehr Sie beispielsweise Ihre unerwünschten inneren Erlebnisse akzeptieren, umso besser gelingt es Ihnen, im Augenblick präsent zu bleiben und ein achtsames Leben nach Ihren Vorstellungen zu führen. Je achtsamer Sie in Ihrem Alltagsleben sind, umso wahrscheinlicher entdecken Sie Probleme und versuchen, aus einer mitfühlenden Haltung heraus mit ihnen fertig zu werden. Je intensiver Sie sich bemühen, sich Problemen trotz auftauchender unerwünschter Gedanken, Gefühle oder anderer innerer Erlebnisse zu nähern, um so besser lernen Sie, Ihre inneren Erlebnisse so zu akzeptieren, wie sie sind. All dies kommt Ihrer psychischen Flexibilität zugute und stärkt Ihre Fähigkeit, eine an Ihren eigenen Werten orientierte Lebensweise zu entwickeln.

Sie verfügen über alles, was Sie brauchen, um sich mit den Aspekten Ihres Lebens zu befassen, die Ihre Depression schüren, doch um diese Möglichkeiten wirklich nutzen zu können, müssen Sie bereit sein, sich den Schwierigkeiten zu stellen. Es gibt einfach keine andere Möglichkeit, sich mit Problemen auseinanderzusetzen, denn nur wenige lösen sich von selbst. Wenn Sie bereit sind, sich mit den Ursachen Ihres persönlichen Leidens auseinanderzusetzen, können Sie Ihre Depression überwinden und ein lebenswerteres Leben führen. So gelang es Maria, Anna und Joe, ihr Leben zu transformieren.

Marias Reise in ein erfülltes Leben

Maria wurde schließlich klar, daß sie es vermieden hatte, den Verlust ihres Babys zu betrauern. Natürlich hatte sie viel geweint, sich aber nicht zugestanden, die Gedanken und Erinnerungen zu akzeptieren, die zusammen mit den Tränen aufgetaucht waren. Unter anderem deshalb hatte sie nie an einer Gruppe für Trauerarbeit teilgenommen und ihren Alltag wie ein Roboter bewältigt. Der Gedanke, irgendwie für Marthas Tod verantwortlich zu sein, war für sie absolut unumstößlich gewesen und hatte in ihr einen unerträglichen Schmerz erzeugt. Sie hatte versucht, möglichst still zu leben, um diesem Gedanken und den mit ihm verbundenen Schuld- und Trauergefühlen zu entgehen.

Schließlich wurde Maria klar, daß ihre Angst vor diesen Gefühlen und Reaktionen ihr Leben, ihre Liebe und ihre Gesundheit beeinträchtigte. Sie hatte immer eine hingebungsvolle Mutter und Ehefrau sein wollen, und ihr wurde klar, daß sie durch das Vermeiden ihrer Trauer ihre Ehe zerstörte. Deshalb verpflichtete sie sich, an einer Gruppe für Trauerarbeit teilzunehmen. Zu ihrer Überraschung stellte sie dort fest, daß fast alle Teilnehmer die emotionalen Reaktionen kannten, vor denen sie zu fliehen versucht hatte. In dieser Gruppe sprach sie zum ersten Mal offen über die Schuldgefühle, die sie wegen des Todes ihrer Tochter hatte. Außerdem faßte sie den Vorsatz, täglich mit ihrem Mann einen Spaziergang zu unternehmen, was zu Gesprächen über ihre Beziehung und darüber, wie sie diese verbessern könnten, führte. Nach einer Weile merkte Maria, daß sie sich nicht mehr so stark von ihrer Trauer und ihren Schuldgefühlen dominiert fühlte. Die Gefühle und die damit verbundenen Gedanken waren zwar immer noch da, aber sie war nun in der Lage, sich auf andere Aspekte ihres Lebens zu konzentrieren. Sie verwendete mehr Zeit auf das Kochen und verbesserte die Qualität ihrer Ernährung. Durch tägliches Körpertraining gelang es ihr abzunehmen, und ihr Interesse an Sex wurde auch wieder stärker. Sie war auf dem Weg aus der Depression.

Annas Reise in ein erfülltes Leben

Anna sprach mit ihrem Arzt und gestand ihm ihr Alkoholproblem und ihre Tendenz, Gesellschaft zu meiden. Der Arzt geleitete sie daraufhin zu der Erkenntnis, daß sie durch ihr Bemühen, ihr Leben unter Kontrolle zu behalten, wahrscheinlich Erinnerungen an ihre traumatischen Erlebnisse zu vermeiden versuchte, daß es ihr aber dadurch unmöglich werde, ein Leben zu führen, das ihr mehr Freude mache. Außerdem erklärte ihr der Arzt, die Schmerzen in ihrem Rücken und Hals hingen mit Streß, den erlebten Traumata und ihren Schlafstörungen zusammen. Er gab ihr eine Anleitung für Dehnübungen, die sie vor dem Zubettgehen ausführen sollte, und empfahl ihr, einen Gesundheitspsychologen zu konsultieren. Im Rahmen dieser Beratung entwickelte Anna den Plan, ihren Alkoholkonsum zu verringern und nach der Arbeit häufiger Kontakt zu anderen Menschen zu suchen. Sie rief eine Freundin an, die sie seit über einem Jahr nicht mehr gesehen hatte, und lud sie ein, mit ihr ins Kino zu gehen. Der Abend gefiel den beiden sehr, und einige Wochen später machte diese Freundin sie im Rahmen eines Abendessens mit einer Gruppe von Menschen bekannt, die ihr völlig fremd waren.

Anna merkte, daß sie sich körperlich besser fühlte, seit sie ihren Alkoholkonsum eingeschränkt hatte. Sie schlief besser, und mit den immer noch gelegentlich auftauchenden Alpträumen über die Vergewaltigung wurde sie besser fertig. Außerdem nahm sie sich vor, sich wieder mit Männern zu verabreden, obwohl sie davon ausging, daß dies bei ihr starke Angst verursachen würde. Tatsächlich dauerte es nicht lange, bis eine ihrer neuen Bekanntschaften intensiver wurde, und prompt meldete sich bei ihr eine starke Angst. Anna war klar, daß sie dies durchstehen mußte, obwohl es nicht angenehm für sie war. Sie redete auch mit ihrem Vater über dessen Alkoholproblem und darüber, daß er mit seinem Arzt reden sollte, damit dieser ihm half, das Problem anzugehen. Mit Hilfe ihrer neu entwickelten Fertigkeiten war Anna auf dem Weg aus der Depression.

Joes Reise in ein erfülltes Leben

Joe wurde es müde, wie er sich fühlte, wenn er sich seiner sozialen Verpflichtungen entzog. Er wußte, daß es nicht seinen Werten entsprach, wenn er sich vor Treffen mit seiner Ursprungsfamilie und mit anderen Menschen drückte. Er akzeptierte, daß seine Tendenz, seine Gesundheit auf die leichte Schulter zu nehmen, ein Teil seines generellen Musters war, Dinge, die ihm schwerfielen, zu vermeiden. Er hatte nie mit seiner Frau über deren Affäre gesprochen und ihr gegenüber auch nie zum Ausdruck gebracht, wie sehr diese ihn verletzt hatte. Er hatte befürchtet, sie werde ihn verlassen, wenn er auf dieses Thema zu sprechen käme. Schließlich war ihm klar geworden, daß seine Weigerung, Klartext zu reden und seine Frau mit seinen Gefühlen zu konfrontieren, die größte Gefahr für seine Ehe war. Durch das Verschweigen dessen, was in ihm vor sich ging, hatte er nicht die Ehrlichkeit und Offenheit unterstützt, die er selbst sich in einer Beziehung wünschte.

Er verpflichtete sich, das Thema während eines Abendessens mit seiner Frau anzusprechen. Das war für beide zwar zunächst sehr schmerzhaft, führte aber dazu, daß sie in der Folgezeit wieder besser miteinander reden konnten. Das kalte, versteinerte Schweigen verwandelte sich allmählich wieder in einen Austausch – ein Geben und Nehmen. Außerdem verpflichtete Joe sich, seine Eßgewohnheiten zu verbessern und täglich spazierenzugehen und so an seiner Gesundheit zu arbeiten. Allmählich hellte sich Joes Stimmung auf, und ihm wurde klar, daß er sich mit seinen Problemen auseinandersetzen und sie lösen konnte. Joe war auf dem Weg aus der Depression.

Wege aus der Depression: Wagen Sie, sich etwas vorzustellen

Wenn Sie tiefer in eine Depression versinken, sind Sie von der Intensität Ihres Erlebens wahrscheinlich völlig überwältigt. Sie fühlen sich wie betäubt, reizbar und ängstlich. Der fast pausenlose Ansturm negativer Gedanken und Vorstellungsbilder, die sich auf Sie selbst, Ihre Beziehungen und Ihre Vergangenheit und Zukunft beziehen, erschwert es Ihnen, sich zu konzentrieren, und deshalb vergessen Sie sogar wichtige Dinge, etwa das Bezahlen von Rechnungen und das Einhalten vereinbarter Termine. Möglicherweise sind Sie müde, können aber trotzdem nicht schlafen. In solch einem Zustand kommen Sie leicht auf den Gedanken, Ihr wichtigstes Ziel sei, Ihre Symptome zu überwinden, sie loszuwerden, damit Sie sich wieder glücklich fühlen und gut leben können.

Wir wollen Ihnen hier eine andere Art, über Ziele oder Richtungen zu denken, vermitteln. Aus ACT-Sicht ist das Bemühen, Ihre Depression zu überwinden, eher ein Mittel zum Zweck als das Hauptziel. Uns geht es darum, daß Sie am Aufbau eines Lebens arbeiten, das Sie als lebenswert empfinden, eines Lebens, in dem Sie sich lebensfördernden Aktivitäten widmen, die Ihren Werten entsprechen und die diese unterstützen. Eine Depression fungiert wie eine Barriere, die es Ihnen unmöglich macht, Ihre Ziele zu verfolgen. Wenn es Ihnen gelingt, Ihre Depression unter Kontrolle zu bringen oder sie aufzulösen, ohne daß Sie Ihr Leben gleichzeitig grundlegend verändern, haben wir unser primäres Ziel nicht erreicht.

ÜBUNG ⋮ Sich eine bessere Zukunft vorstellen

Diese Übung soll Ihnen einen Eindruck davon vermitteln, was Sie im Augenblick tun würden, wenn Ihre depressiven Symptome nicht wie eine Barriere wirken würden, die Ihnen den Weg versperrt. Stellen Sie sich vor, daß Ihre Depression auf wunderbare Weise über Nacht verschwindet und in Ihrem Leben keine Rolle mehr spielt. Notieren Sie jeweils zu den im folgenden genannten Bereichen eine wichtige Aktivität, der Sie sich widmen würden, wenn die Barriere der Depression über Nacht verschwände.

Eine bessere Zukunft

In meinem Bemühen um meine persönliche Gesundheit (einschließlich Körpertraining, Spiritualität, Ernährung sowie Alkohol- und Drogen-/Medikamentenkonsum) würde ich

____

____

In meinen Beziehungen (zu meinem Partner, Familienmitgliedern, Freunden) würde ich

---

Hinsichtlich meiner beruflichen Aktivitäten (einschließlich meiner Aufgaben als Hausfrau, ehrenamtlicher Helferin oder Studentin) würde ich

---

In meiner Freizeit (einschließlich spielerischer Aktivitäten, Hobbys, Erholung, kreativen Interessen) würde ich

---

Erläuterungen: Machen Sie sich keine Sorgen. Wir werden Sie nicht auffordern, alle diese Dinge tatsächlich zu tun – zumindest noch nicht. Im Augenblick brauchen Sie nur sich selbst auf die Schulter zu klopfen, weil Sie bereit sind, sich mit einer Zukunft zu beschäftigen, in der Ihr Leben besser funktioniert.

Die Träume von heute können zur Realität von morgen werden!

Bewahren Sie Ihre Antworten auf die obige Übung so auf, daß Sie sie gelegentlich hervorholen und sich noch einmal anschauen können, beispielsweise in der Schublade Ihres Nachttischs. Denken Sie jedesmal, wenn Sie sich diese Liste anschauen, über die Fortschritte nach, die Sie durch die Arbeit mit diesem Buch erzielt haben, und darüber, ob Sie dem Ziel, die von Ihnen formulierten Visionen zu realisieren, mittlerweile ein wenig näher gekommen sind. Wenn Sie anfangen, sich mit emotional schwierigen persönlichen Problemen und Situationen auseinanderzusetzen, können Sie Ihr Leben radikal transformieren. Das erfordert Engagement und Zeitaufwand, und Sie müssen akzeptieren, daß Sie sich im Laufe dieses Prozesses nicht immer gut fühlen werden. Wir garantieren Ihnen aber, daß Sie dies schaffen können!

ACT-Geheimnisse

- Die Ereignisse, die eine Depression auslösen können, sind so zahlreich und vielfältig wie die Menschen, die eine Depression erleben.
- Wenn Sie versuchen, Ihre Stimmung zu kontrollieren, kann das, ohne daß Sie dies wollten, bewirken, daß Sie die Kontrolle über Ihr Leben verlieren.
- Die beiden Sirenengesänge, die eine Depression verursachen, sind emotionales Vermeiden und Fusion mit unsinnigen Regeln über die Kontrolle unerwünschter innerer Erlebnisse.
- Die Wege aus der Depression erfordern psychische Flexibilität in den Bereichen des Akzeptierens unerwünschter innerer Ereignisse, die Entwicklung einer aufmerksamen und zielgerichteten Haltung im Alltagsleben und die Ausführung von Handlungen, die darauf zielen, Probleme zu lösen, statt sie zu vermeiden.

Der Coach sagt

Wenn Sie beschließen, sich mit Ihren persönlichen und zwischenmenschlichen Problemen zu konfrontieren, können Sie Ihr Gefühl, gesund und vital zu sein, schnell wiedererlangen. Sie haben alles, was Sie brauchen, um auf das Pferd, das Sie abgeworfen hat, wieder aufzusteigen. Machen wir uns daran, den Teufelskreis der Depression zu durchbrechen und die Entwicklung zum Positiven zu wenden!

Vorschau

Im nächsten Kapitel werden Sie eine Liste Ihrer depressionsbedingten Verhaltensweisen in den wichtigsten Lebensbereichen zusammenstellen. Wir werden Ihnen helfen herauszufinden, was Sie getan haben, um Ihre Depression unter Kontrolle zu bringen, damit sie einschätzen können, wie diese Strategien über die Zeit gewirkt haben, und damit sie verstehen, wie Ihre Depression Sie möglicherweise schützt. Außerdem werden wir Ihnen ein zentrales Paradoxon bezüglich der Depression erläutern; dies wird Ihnen helfen, das Phänomen Depression in einem völlig anderen Licht zu sehen.

3 Machen Sie eine Bestandsaufnahme der Depression und ihrer Wirkung auf Ihr Leben

Lange Zeit war es mir so erschienen, als würde das Leben bald beginnen – das wirkliche Leben. Doch immer stand dem ein Hindernis im Weg, irgend etwas, das zuvor erledigt werden mußte, irgendeine unabgeschlossene Angelegenheit, etwas, das noch durchgestanden werden mußte, eine Schuld, die noch bezahlt werden mußte. Danach würde das Leben beginnen. Schließlich dämmerte mir, daß diese Hindernisse mein Leben waren.

— Alfred D. Souza

Nachdem Sie nun wissen, wie eine Depression entsteht und was sie aufrechterhält, können wir zu Ihrer Reise in ein besseres Leben aufbrechen. Wir werden uns damit auseinandersetzen, was die Depression *für* Sie getan und wie sie *gegen* Ihre Interessen gewirkt hat. Wie wir im vorigen Kapitel erklärt haben, hat eine Depression einen Zweck. Und wenn Sie anfangen, eine Depression als etwas zu sehen, das Sie *tun*, statt als etwas, das Sie *haben*, wird es wichtig einzuschätzen, welche Verhaltensweisen Sie in die Depression treiben und bewirken, daß Sie in diesem Zustand verharren. Wir werden Ihnen in diesem Kapitel zu verstehen helfen, welche Bereiche Ihres Lebens am stärksten dem Einfluß depressionsbedingter Verhaltensweisen unterliegen. Sie werden sich mit den Strategien auseinandersetzen, die Sie benutzt haben, um mit Ihrer Depression fertig zu werden, und Sie werden einschätzen, wie wirksam diese Strategien waren. Außerdem werden wir untersuchen, wie die Depression Ihnen die Auseinandersetzung mit schwierigen Lebenssituationen erspart. Versuchen Sie, an die im folgenden beschriebenen Übungen mit der Haltung eines Wissenschaftlers heranzugehen, der ein komplexes Problem studiert: Seien Sie ehrlich und objektiv, und bestrafen Sie sich vor allem nicht selbst. Es geht hier nicht um eine Übung in Selbstkritik, sondern darum herauszufinden, welche Verhaltensweisen Ihnen helfen, ein Leben nach Ihren Vorstellungen zu führen, und welche Verhaltensweisen eben dies verhindern.

Eine Bestandsaufnahme: Depressive Verhaltensweisen in vier Lebensbereichen

Eine Möglichkeit, die vielen Verhaltensweisen zu sehen, die die Symptome einer Depression hervorrufen und aufrechterhalten, besteht darin, sie verschiedenen Lebensbereichen zuzuordnen. Die vier Bereiche, die uns in diesem Zusammenhang am stärksten interessieren, sind Gesundheit, Beziehungen, Beruf und Spiel bzw. Erholung. Mit diesen wichtigen Bereichen werden Sie sich beim Durcharbeiten des in diesem Buch beschriebenen Programms immer wieder beschäftigen, und wir werden Ihnen helfen, für jeden dieser Bereiche spezifische Ziele zu entwickeln und diese zu verfolgen. Zunächst werden Sie sich zu diesem Zweck damit befassen, wie sich Ihre depressiven Verhaltensweisen in den vier genannten Bereichen manifestieren.

ÜBUNG Bestandsaufnahme von Verhaltensweisen in den Bereichen Gesundheit, Beziehungen, Beruf und Spiel/Erholung

Weil wir Sie später im Laufe der Arbeit mit diesem Buch erneut auffordern werden, diese Übung auszuführen, sollten Sie das folgende unausgefüllte Arbeitsblatt mehrmals kopieren. Notieren Sie vor Beginn der Arbeit auf der Kopie das aktuelle Datum, und nehmen Sie sich dann einige Minuten Zeit, um sich mit den in den nachfolgenden Listen aufgeführten Verhaltensweisen zu beschäftigen. Markieren Sie alle Verhaltensweisen, die Sie bei sich selbst häufiger beobachtet haben, mit einem Häkchen, und zählen Sie dann für jede der vier Listen separat die Zahl der abgehakten Punkte zusammen, so daß Sie vier Summen erhalten, je eine für jeden Lebensbereich. Außerdem ist jede der aufgeführten Aussagen entsprechend dem Reaktionsstil, den sie verkörpert, kodiert:

A = Akzeptieren im Gegensatz zur Ablehnung (bzw. Unterdrückung) unerwünschter innerer Erlebnisse
M = Achtsames Verhalten im Gegensatz zum Leben »auf Automatik«
PL = Problemlösung durch Annäherung an schwierige Situationen im Gegensatz zu Vermeiden.

Am Ende jeder Checkliste zählen Sie zusammen, wie viele Aussagen, die jeweils einen dieser drei Reaktionsstile repräsentieren, Sie mit einem Häkchen markiert haben.

Bestandsaufnahme der Verhaltensweisen, die die Gesundheit betreffen

PL		Ich trainiere meinen Körper nicht regelmäßig, hauptsächlich weil ich wenig Energie habe und mich nicht dazu motiviert fühle.
A		Ich verwende viel Zeit darauf, negative Gedanken, Bilder, Emotionen oder Erinnerungen zu vertreiben.
PL		Ich setze mir Ziele für die Verbesserung meiner Gesundheit, indem ich mir vornehme, mehr zu trainieren oder weniger zu rauchen, aber gewöhnlich halte ich es nicht lange durch, solche Vorhaben umzusetzen.
A		Ich konsumiere oft Alkohol, nehme Drogen/Medikamente oder rauche Zigaretten, um mit meinen Gefühlen besser fertig zu werden.
M		Ich widme mich nur selten einer spirituellen Praxis (Kirchenbesuch, Yoga, Gebet, Meditation, Tagebuchschreiben usw.).
A		In meiner Freizeit sitze ich oft vor dem Fernseher oder lese oder putze die Wohnung, und all dies lenkt mich davon ab zu spüren, wie ich mich fühle.
M		Es fällt mir schwer, mich im Laufe des Tages mit Hilfe gesunder Verhaltensweisen (Spaziergängen, tiefem Atmen oder gezieltem Aufbauen mentaler Vorstellungsbilder) zu entspannen und herunterzuschalten.
A		Ich verwende viel Zeit darauf zu analysieren, warum ich depressiv bin, und herauszufinden, wie ich erreichen kann, daß ich mich gut fühle.
M		Ich habe keine Methode, die mir hilft, mich vor dem Einschlafen zu entspannen, das Tagesgeschehen an mir vorüberziehen zu lassen und mich auf einen erholsamen Schlaf vorzubereiten.
M		Ich verbringe einen großen Teil meiner Freizeit mit Tagträumen.
PL		Ich esse, um mich besser zu fühlen, obwohl ich das auch durch mehr Aktivität erreichen könnte.
Summe: _____		**Teilsummen:** A: _____ M: _____ PL: _____

Bestandsaufnahme der Verhaltensweisen, die Beziehungen betreffen

PL		Ich versuche, meinen Freunden und Verwandten nicht mit meinen Wünschen und Bedürfnissen zur Last zu fallen.
PL		Ich isoliere mich von meinen Freunden und Verwandten, um nicht in Meinungsverschiedenheiten oder Konflikte mit ihnen verwickelt zu werden.
A		Ich meide meine Freunde, weil ich glaube, daß sie eigentlich nichts mit mir zu tun haben wollen.

M		Ich verbringe viel Zeit damit, über unangenehme Dinge nachzudenken, die andere Menschen mir in der Vergangenheit angetan haben.
PL		Ich verwende viel Zeit und Energie darauf, mich um die Erfüllung der Bedürfnisse anderer zu kümmern, und vernachlässige darüber meine eigenen.
M		Mir fällt es häufig schwer, in Gegenwart meines Partners, meiner Kinder sowie anderer mir nahestehender Menschen einfach nur präsent zu sein.
A		Ich zensiere sehr stark, was ich anderen Menschen über mich mitteile, damit sie mich nicht zurückweisen oder sich über mich lustig machen können.
A		Ich fahre andere Menschen oft an und ziehe mich anschließend in mein Schneckenhaus zurück, um mich mit den Betreffenden nicht auseinandersetzen zu müssen.
M		Ich denke oft darüber nach, wie ich andere in der Vergangenheit im Stich gelassen habe.
A		Ich sage meinen Mitmenschen, was sie hören wollen, damit sie die Interaktion mit mir beenden.
PL		Ich vermeide es, mich mit einem Problem auseinanderzusetzen, wenn es zu einem Konflikt mit meinem Partner, meinen Kindern, meinen Eltern oder mit anderen Menschen, die mir nahestehen, führen könnte.
Summe: _____		**Teilsummen:** A: _____ M: _____ PL: _____

Bestandsaufnahme der Verhaltensweisen, die die Arbeit betreffen

A		Ich vermeide es, mich in eine Situation zu bringen, in der ich in meinem Beruf versagen könnte, auch wenn das dazu führt, daß ich nicht befördert werde.
PL		Ich habe an meinem Arbeitsplatz bzw. in der Schule ziemlich oft gefehlt, weil ich zu deprimiert war.
A		Wenn jemand meine Arbeit kritisiert, fällt es mir sehr schwer, mich weiter um Verbesserungen zu bemühen.
M		Der Job, mit dem ich meinen Lebensunterhalt verdiene, gefällt mir nicht, aber ich habe auch nie viel unternommen, um etwas an der Situation zu verändern.
PL		Ich habe in meinem Beruf bzw. in der Schule Projekte nicht zum Abschluß gebracht, weil ich die Arbeit zu lange aufgeschoben habe.
M		Ich habe an meinem Arbeitsplatz bzw. in der Schule viel Zeit mit Tagträumen verbracht, statt mich auf die jeweils anstehende Aufgabe zu konzentrieren.
A		Je wichtiger ein Projekt oder eine Hausaufgabe ist, um so wahrscheinlicher schaffe ich es nicht, die Arbeit gut zu Ende zu bringen.

M		Ich habe in meinem Beruf bzw. in der Schule das Gefühl, nur so zu tun, als ob ich mich engagiere.
PL		Bei Konflikten mit einem Lehrer bzw. Vorgesetzten warte ich einfach ab, bis der Betreffende sich abgeregt hat. Zu den Vorwürfen sage ich nichts.
A		Ich würde nie eine Gehaltserhöhung fordern oder mich für eine verantwortungsvollere Position bewerben, wenn ich ohnehin damit rechnen würde, als Antwort ein Nein zu hören.
PS		Ich habe das Gefühl, daß meine berufliche Position bzw. meine schulische Situation mich nicht fordert; aber ich habe mir auch keine besondere Mühe gegeben, mir eine anspruchsvollere Tätigkeit zu suchen.
Summe: _____		**Teilsummen:** A: ______ M: ______ PL: ______

Bestandsaufnahme von Verhaltensweisen, die die Freizeit betreffen

PL		Ich widme mich nur selten entspannenden oder Freude bereitenden Aktivitäten; meist fühle ich mich einfach nicht danach.
M		Es fällt mir schwer, Aktivitäten, denen ich mich allein widme, zu genießen.
A		Ich vermeide entspannende Aktivitäten, weil ich mich noch schlechter als vorher fühle, wenn ich merke, daß mir das, was ich tue, keinen Spaß macht.
M		Es frustriert mich, wenn ich freie Zeit habe, weil ich mich dann ablenken lasse und letztlich nichts tue.
M		Ich würde lieber zu Hause bleiben, als in einen Park zu gehen und dort zu spielen, weil ich mich in solchen Situationen nicht entspannen kann.
PL		Ich entscheide mich oft, nicht spazierenzugehen oder etwas zu tun, das Freude macht, um meine begrenzte Energie nicht zu vergeuden.
M		Ich habe festgestellt, daß ich mich in meiner Freizeit oft langweile.
A		Wenn ich etwas zu tun versuche, das Freude macht oder entspannend wirkt, konzentriere ich mich darauf, wie ich mich fühle, nicht darauf, was ich tue.
A		Ich vermeide es, mich an erfreulichen Aktivitäten mit anderen Menschen zu beteiligen, weil ich mir sicher bin, daß sie mehr Freude daran haben als ich.
PL		Schon ein kleines Hindernis kann mich von einer Aktivität abhalten, die mir Freude machen könnte.
PL		Ich habe mehr oder weniger aufgehört, mich Hobbys und anderen Aktivitäten zu widmen, die mich anregen und mir helfen, mich gut zu fühlen.
Summe: _____		**Teilsummen:** A: ______ M: ______ PL: ______

Der nächste Teil dieser Übung besteht darin, die Zahl der mit einem Haken versehenen Aussagen aus allen vier Listen jeweils für einen bestimmten Reaktionsstil zu addieren. Markieren Sie Ihren Wert, indem Sie die entsprechende Zahl in den nachfolgenden Tabellen einkreisen. Höhere Werte deuten auf eine größere Anfälligkeit für Depressionsfallen und das allgemeine Erleben der depressiven Verfestigung hin.

Zusammenfassung der errechneten Werte im Hinblick auf die drei Arten von Reaktionsstilen

A = Akzeptieren im Gegensatz zum Zurückweisen unerwünschter innerer Erlebnisse															
0	1	2	3	4	5	6	7	8	9	10	11	12	13	14	15
unerwünschte innere Erlebnisse sehr unwahrscheinlich								unerwünschte innere Erlebnisse sehr wahrscheinlich							

M = Achtsames Verhalten im Gegensatz zu Leben auf Autopilot															
0	1	2	3	4	5	6	7	8	9	10	11	12	13	14	15
Leben auf Autopilot sehr unwahrscheinlich								Leben auf Autopilot sehr wahrscheinlich							

PL = Probleme lösen durch bewußte Konfrontation mit schwierigen Situationen im Gegensatz zu Vermeiden															
0	1	2	3	4	5	6	7	8	9	10	11	12	13	14	15
Vermeiden der bewußten Konfrontation sehr unwahrscheinlich								Vermeiden der bewußten Konfrontation sehr wahrscheinlich							

Erläuterungen. Kamen Ihnen einige der in den Tabellen aufgeführten depressiven Verhaltensweisen bekannt vor? Gab es zwischen Ihren Summen für depressive Verhaltensweisen in den vier untersuchten Bereichen Gesundheit, Beziehungen, Arbeit und Freizeit große Abweichungen? In diesem Fall könnten Sie Ihre Bemühungen auf den Bereich konzentrieren, in dem bei Ihnen die meisten depressiven Verhaltensweisen aufgetreten sind. Außerdem können Sie, wenn Sie bei Kapitel 13 angekommen sind, mit der Entwicklung eines visionären Plans für Ihr Leben in diesem Bereich beginnen.

Was haben Sie bei der Zusammenfassung Ihrer Ergebnisse für die verschiedenen Reaktionsstile festgestellt? War einer der drei Reaktionsstile für Sie deutlich problematischer als die anderen beiden? Das ist durchaus nicht ungewöhnlich, und es kann Ihnen Aufschluß darüber geben, auf welche Bereiche Sie bei der Arbeit mit diesem Buch Ihre Aufmerksamkeit richten sollten. Wenn Ihre Zeit für die Arbeit mit dem ACT-Programm begrenzt ist, können Sie in der Tabelle weiter unten nachschauen, welche Kapitel aus Teil II in Anbetracht des speziellen Profils Ihrer Reaktionsstile für Sie wahrscheinlich am nützlichsten sind. Sollten Sie allerdings bei zwei oder sogar allen drei Reaktionsstilen hohe Werte erzielt haben, empfiehlt es sich für Sie, das in diesem Buch beschriebene Programm vollständig durchzuarbeiten, auch wenn das einige Zeit in Anspruch nimmt. In jedem Fall empfehlen wir Ihnen, alle fünf Kapitel des erstens Teils durchzuarbeiten, weil diese die Grundlagen für die in Teil II beschriebene Veränderungsarbeit schaffen. Außerdem sollten Sie sich die Zeit nehmen, Kapitel 15, »Bleiben Sie in Ihrem Leben auf Kurs«, durchzuarbeiten.

Reaktionsstil	**wichtigste Kapitel**
Akzeptieren im Gegensatz zur Ablehnung unerwünschter innerer Erlebnisse	Kapitel 7, 8, 9, 10 und 11
Achtsames Verhalten im Gegensatz zu einem Leben auf Autopilot	Kapitel 6, 12 und 13
Probleme lösen durch Annäherung an schwierige Situationen im Gegensatz zu Vermeiden	Kapitel 6 und 14

Versuchen Sie, diese erste Übung im vorliegenden Kapitel als einen Versuch zu verstehen, Ihren augenblicklichen Standpunkt zu bestimmen, also nicht als Aufforderung, sich in Selbstkritik zu üben. Dies ist kein Test, bei dem darüber entschieden wird, ob Sie in die nächste Klasse versetzt werden oder nicht. Es geht nur darum, Ihnen die Möglichkeit zu geben, ein wenig vom Geschehen zurückzutreten und sich anzuschauen, was von dem, was Sie tun und denken, seinen Zweck erfüllt und was nicht. Vergessen Sie nie, daß Sie nur da ansetzen können, wo Sie im Augenblick stehen, nicht da, wo Sie gern wären! Wie in den meisten Lebenssituationen gilt auch hier: Wenn Sie sich entschließen, Ihre Vorgehensweise zu verändern, können Sie sofort anfangen, die gewünschten Veränderungen zu realisieren.

Bewältigungsstrategien: Teil der Lösung oder Teil des Problems?

Wenn die Strategien, die Sie benutzen, um Ihre Depression unter Kontrolle zu bringen, erfolgreich wären, würden Sie kaum dieses Buch lesen. Deshalb können wir davon ausgehen, daß Ihre Bemühungen, mit Ihrer Depression fertig zu werden, insgesamt nicht sonderlich erfolgreich waren. Es ist jedoch wichtig, die Wirksamkeit der Strategien, die

Sie benutzt haben, einzuschätzen. Es ist erstaunlich, wie viele Strategien Menschen benutzen, um ihrer Depression Herr zu werden. Einige davon sind beispielsweise eine Therapie, das Lesen eines Selbsthilfebuches, Meditieren, Tagebuchschreiben, regelmäßiges Körpertraining, angenehme Aktivitäten, der Aufbau von Freundschaften und Bemühungen um ein persönliches Unterstützungsnetzwerk. Andere Bewältigungsstrategien können eine Depression verstärken, beispielsweise zu starkes Grübeln, Drogenkonsum, übermäßiges Essen, Selbstisolation, Mangel an Körpertraining, zu langes Im-Bett-Bleiben oder Bemühungen, glücklich oder zumindest nicht depressiv zu wirken.

Der Gegensatz zwischen kurzfristigen und langfristigen Resultaten

Bevor wir unsere Selbstbefragung fortsetzen, wenden wir uns nun dem Unterschied zwischen der kurzfristigen und der langfristigen Wirkung von Bewältigungsstrategien zu. Viele der weiter oben aufgeführten Verhaltensweisen sind kurzfristige Bewältigungsstrategien, die Ihnen helfen sollen, im gegenwärtigen Augenblick mit Ihrer Depression fertig zu werden. Depressive treffen oft Entscheidungen, die auf ihrer aktuellen Stimmungslage basieren, und oft treffen sie diese Entscheidungen so schnell, daß ihnen im Grunde gar nicht richtig klar ist, was sie tun.

Wenn Sie sich beispielsweise ein paar Drinks genehmigen, weil Sie erwarten, sich danach besser zu fühlen, wenden Sie damit eine Strategie an, die auf eine kurzfristige Wirkung zielt, damit Sie in der aktuellen Situation besser mit Ihrer Depression fertig werden. Alkohol erzeugt hier und jetzt ein Hochgefühl. Wohlgemerkt ist grundsätzlich nichts dagegen einzuwenden, daß jemand sich ein paar Drinks genehmigt – und genau das ist das Vertrackte an der Sache. Wenn Sie beschließen, einen Spaziergang zu unterlassen, weil Sie sich zu depressiv und müde fühlen, wenden Sie eine Strategie an, die darauf zielt, daß Sie sich kurzfristig besser fühlen: Sie versuchen, Ihre knappe Energie für »wichtigere« Dinge aufzusparen. Viele Entscheidungen dieser Art erscheinen im Augenblick, in dem Sie sie treffen, sehr sinnvoll, weil die meisten Menschen es nicht gewöhnt sind, alles, was sie tun, um sich zu entspannen oder um Energie zu sparen, zu hinterfragen. Dies ist ein Bestandteil des Paradoxes der Depression. Es scheint, als würde sich das, was Sie tun, positiv auswirken, doch später stellt sich heraus, daß das nicht der Fall ist.

Auf langfristige Wirkung zielende Bewältigungsstrategien unterscheiden sich von kurzfristig wirkenden oft sehr stark. Sie dienen der Förderung Ihrer Gesundheit und Ihres Wohlbefindens und zielen wesentlich weniger darauf, Ihre Gefühlslage im Augenblick zu verbessern. Statt beispielsweise durch ein paar Drinks künstlich Ihre Stimmung zu verbessern, könnten Sie auch eine halbe Stunde lang schnell Gehen und sich dabei vor Augen führen, daß Sie sich schon kurz nach dem Hochgefühl, das Sie nach ein paar Drinks erleben, wieder niedergeschlagen fühlen werden, weil der Alkohol Ihr Nervensystem in einen

Zustand versetzt, der eher für eine Depression charakteristisch ist. Körpertraining hingegen beeinflußt Ihren Körper tatsächlich positiv. Abgesehen von der dadurch verursachten Ausschüttung von Hormonen, die sich positiv auf Ihre Stimmung auswirken, profitiert auch Ihr Herz-Kreislauf-System davon, und die außerdem damit verbundene Aktivierung Ihres Stoffwechsels kann Ihnen beim Abnehmen zugute kommen. Allerdings stellt sich die Wirkung von Körpertraining nicht sofort ein. Sie müssen zunächst eine Weile trainieren, und das ist nicht immer angenehm, wenn Ihnen die Kondition fehlt.

Die paradoxe Wirkung kurzfristiger Lösungsstrategien

Kurzfristig wirkende Strategien, die Sie zur Bekämpfung der negativen Auswirkungen einer Depression benutzen können, verbessern schnell Ihre augenblickliche Stimmungslage. Solche Möglichkeiten sind der Konsum von Alkohol, Drogen, Tabakwaren und Essen sowie Sex; all dies kann ein künstliches Hochgefühl erzeugen. Andere Strategien helfen Ihnen, aus Situationen zu fliehen, in denen Sie von unangenehmen Gefühlen heimgesucht werden könnten, beispielsweise indem Sie zu Hause bleiben, indem Sie jedes Körpertraining vermeiden, indem Sie lange schlafen, Konfrontationen aus dem Weg gehen oder Ihrer Arbeit oder der Schule fern bleiben. Für alle diese Verhaltensweisen können Sie sich bewußt entscheiden, und die meisten Menschen tun dies auch tatsächlich. Das Problematische daran ist, daß die meisten kurzfristig wirkenden Bewältigungsstrategien schnell ein Gefühl der Besserung hervorrufen, aber längerfristig die Depression verstärken. So ein Mist! Natürlich liegt es nahe, diese Strategien zu benutzen, wenn man sich schlecht fühlt, weil man mit einer schnellen Linderung belohnt wird. Doch längerfristig hat das seinen Preis, wie Judys Geschichte veranschaulicht.

Judys Geschichte

Judy, eine 33-jährige Mutter von zwei Kindern im Alter von neun und elf Jahren, ist seit zwölf Jahren verheiratet. Ihr Mann ist Bauarbeiter, und er trinkt nach der Arbeit immer ein paar Bier mit seinen Kumpels, bevor er nach Hause kommt. Und zu Hause trinkt er oft noch ein paar Bier. Judys Depression begann vor zwei Jahren, nachdem ihr klar geworden war, daß ihr Mann eine Affäre mit einer Frauenbekanntschaft aus der lokalen Bierschwemme angefangen hatte. Sie beschloß, ihrem Mann zu vergeben, obwohl sein Verhalten sie sehr verletzt hatte. Er behauptet weiterhin, der Grund für die Affäre sei gewesen, daß sie nach der Geburt ihres zweiten Kindes stark zugenommen habe und dadurch für ihn unattraktiver geworden sei.

Judy ist der Meinung, der Alkoholkonsum ermögliche ihrem Mann, die Interaktion mit ihr zu meiden, doch hat sie ihm das noch nie gesagt, weil sie fürchtet, er werde sie dann verlassen oder wieder eine Affäre beginnen. Aufgrund ihrer schlechten Ausbildung glaubt sie, daß sie ohne ihn finanziell nicht über die Runden kommen würde. Sie fühlt sich sehr isoliert und einsam, kann sich aber nicht aufraffen, Freunde zu besuchen. Ihren Tag verbringt sie damit, die Hausarbeit zu erledigen, Magazine zu lesen, fernzusehen und zu schlafen. Obwohl sie eigentlich gern mit ihren Kindern zusammen ist, hat sie zuletzt immer weniger Zeit mit ihnen verbracht.

JUDYS KURZFRISTIGE UND LANGFRISTIGE RESULTATE

Wir werden Sie in Kürze auffordern, Ihre depressiven Verhaltensweisen und Ihre kurz- und langfristigen Resultate zu analysieren. Doch vorher wollen wir uns anschauen, zu welchen Ergebnissen Judy bei der Ausführung dieser Übung kam.

Liste kurz- und langfristiger Resultate

Wie habe ich meine Depression unter Kontrolle zu bringen versucht?	kurzfristige Resultate	langfristige Resultate
Ich mache tagsüber oft Nickerchen.	Meine Stimmung bessert sich ein wenig, wenn ich geschlafen habe. Ich brauche mir dann die Streitereien meiner Kinder nicht anzuhören.	Später fühle ich mich schuldig, weil ich im Laufe eines Tages so wenig zustande bringe. Das verstärkt mein Gefühl, daß mein Leben fade ist.
Ich meide große Menschengruppen, weil sie mir Energie rauben.	Es erleichtert mich, in Gegenwart anderer nicht so tun zu müssen, als ob ich glücklich wäre. Mein Mann nimmt mittlerweile allein an solchen geselligen Anlässen teil, und er kritisiert mich, weil mir Partys keine Freude machen. Dann fühle ich mich im Stich gelassen.	Ich habe eine meiner engsten Freundinnen seit über einem Jahr nicht mehr gesehen, und ich habe das Gefühl, sie im Stich zu lassen. Ich fühle mich deswegen immer stärker schuldig.
Ich versuche, mit meinem Mann über meine depressiven Stimmungen zu sprechen.	Er hört mir gar nicht zu und hält mir stattdessen Vorträge. Ich fühle mich von ihm wegen meiner Depression kritisiert. Wenn er trinkt, wird dieses Verhalten bei ihm so nervig, daß ich mich in mein Zimmer zurückziehe.	Ich fühle mich allmählich immer isolierter, weil mein Mann mir nicht hilft, diese Krise zu überwinden. Durch die Interaktionen mit ihm wird meine Depression noch verschlimmert. Wahrscheinlich muß ich mir einen anderen Menschen suchen, mit dem ich reden kann.

Ich gehe oft mit dem Hund spazieren.	Das beruhigt meinen Geist und hellt meine Stimmung ein wenig auf. Nach einem Spaziergang fühle ich mich gesünder, und ich sehe meine Probleme nicht mehr so düster wie vorher.	Das Spazierengehen hat mir insofern geholfen, als ich mich körperlich fitter fühle, seit ich es tue. Zumindest in dieser Hinsicht habe ich also etwas erreicht.
Ich streite nicht mit meinen Kindern, weil das meine Depression verstärkt.	Ich fühle mich erleichtert, weil ich nicht mehr mit ihnen zu streiten und mich mit ihren Wutanfällen abzugeben brauche. Ich warte, bis mein Mann nach Hause kommt, und überlasse es ihm, sich mit ihnen auseinanderzusetzen.	Meine Kinder bekommen immer größere Probleme in der Schule, und mein Gefühl, ihnen nicht helfen zu können, nimmt ebenfalls stetig zu. Deshalb fühle ich mich als Mutter wie eine Versagerin.
Ich rauche Zigaretten, um mich zu beruhigen und meinen Streß zu verringern.	Das lenkt mich eine Zeitlang von Dingen ab. Wenn ich völlig im Streß bin, kann ich mich jederzeit von der Situation distanzieren und mich entspannen, indem ich eine Zigarette rauche.	Ich habe das Gefühl, nach Zigaretten süchtig zu sein und meine Gesundheit aufs Spiel zu setzen. Wenn ich meinen Zigarettenkonsum einzuschränken versuche, merke ich, daß ich wesentlich mehr Energie habe.

Auswertung. Judys Antworten lassen das übliche Gemisch von kurz- und langfristigen Strategien erkennen, mit dem Depressive gewöhnlich versuchen, ihre Gefühle zu vermeiden. Achten Sie darauf, daß die Strategien, die Judy als am wenigsten nützlich einschätzt, im Grunde Vermeidungsstrategien (Schlafen, Rauchen und das Vermeiden von sozialen Situationen und Konfrontationen mit ihrem Mann und ihren Kindern) sind. Aus der klinischen Forschung wissen wir, daß diese Art von Vermeiden eine wichtige Ursache für das Auftreten von Depressionen ist (Hayes *et al.* 1996).

Als wir später über ihre Reaktionen sprachen, stellte sich heraus, daß eines ihrer Probleme darin bestand, daß sie die negativen Strategien täglich anwendete, obwohl sie diese selbst als nicht nützlich beurteilte. Warum benutzte sie sie trotzdem? Die Vermeidungsstrategien waren zum betreffenden Zeitpunkt einfach die am leichtesten ausführbaren Handlungen: Leg dich hin, und schlafe ein wenig; wenn du später aufwachst, wirst du dich besser fühlen. Rauche eine Zigarette und beschäftige dich mit etwas anderem. Wenn du deine Kinder nicht zur Ordnung rufst, sagen sie nicht, du seist eine schlechte Mutter, und du brauchst dich nicht schlecht zu fühlen. Wenn es nur um die Beeinflussung der Stimmungslage geht, ist es möglicherweise durchaus sinnvoll, solche Strategien anzuwenden. Geht es hingegen um die Lösung von Problemen und ein erfülltes Leben, sind Vermeidungsstrategien völlig unwirksam.

ÜBUNG Liste kurz- und langfristiger Resultate

Denken Sie in dieser Übung bis in die Zeit zurück, in der Ihre Depression erstmals aufgetaucht ist. Beschreiben Sie in der linken Spalte, mit Hilfe welcher Strategien Sie versucht haben, Ihre Depression zu bekämpfen. Denken Sie anschließend über die kurz- und langfristigen Konsequenzen jeder aufgeführten Strategie nach, und beschreiben Sie diese in den nächsten beiden Spalten. Falls Sie dafür mehr Platz brauchen, können Sie das Arbeitsblatt kopieren und eventuell auch vergrößern.

Liste kurzfristiger und langfristiger Resultate

Wie habe ich meine Depression unter Kontrolle zu bringen versucht?	kurzfristige Resultate	langfristige Resultate

Erläuterungen. Was haben Sie in dieser Übung herausgefunden? Wahrscheinlich haben Sie eine ziemlich lange Liste von Strategien zusammengestellt, die Sie irgendwann einmal ausprobiert haben. Haben Sie einige auf kurzfristige Wirkung zielende Bewältigungsstrategien identifizieren können? Wenn Sie ein wenig zurücktreten und sich die Strategien objektiv anschauen, können Sie dann längerfristige positive Konsequenzen der gewählten Strategien erkennen? Hat Ihnen irgendeine Strategie tatsächlich längerfristig geholfen? Wenn ja, werden Sie die betreffende Strategie in Zukunft wahrscheinlich häufiger verwenden wollen.

Höchstwahrscheinlich haben Sie viele kurzfristige Strategien ausprobiert, die Ihnen erbärmliche langfristige Resultate geliefert haben. Wenn Ihre Bemühungen, mit Ihrer Depression fertig zu werden, längerfristig erfolglos bleiben, merken Sie das an dem Gefühl, daß Sie die Depression ganz und gar nicht unter Kontrolle haben. Kommen Sie mit Ihrem Leben besser zurecht als vor einem Monat? Vor einem Jahr? Sind sie heute mit Ihrem Leben zufriedener oder weniger zufrieden als damals? Leben Sie so, wie Sie gern leben wollen? Schauen Sie sich ehrlich an, ob ein bestimmtes Verhalten, durch das Sie mit Ihren Problemen fertig zu werden versuchen, seinen Zweck erfüllt oder nicht. Erfüllt es seinen Zweck *nicht*, dann wenden Sie es in Zukunft nicht mehr an. Wirkt es positiv, dann benutzen Sie es öfter!

Wie eine Depression Sie schützt

Judys Beispiel weist auf eine wichtige Eigenart depressiver Verhaltensweisen hin: Meist handelt es sich dabei um auf kurzfristige Wirkung zielende Strategien, die Ihnen ermöglichen, starke negative Gefühle zu meiden (oder ihnen zu entfliehen), mit denen Sie aus irgendeinem Grund nicht fertig werden zu können glauben. Das Gefühl des Abgeschnittenseins von Gefühlen und der Distanz vom Leben, das für eine Depression typisch ist, verdoppelt den Schutzschild noch. Im Zustand der Depression schrumpft Ihre Emotionalität, was Ihnen die Vermeidung potentiell schmerzhafter Lebenssituationen ermöglicht. Das Hinübergleiten in einen Zustand der Gefühlstaubheit ist nicht das Resultat einer absichtlichen Handlung. Vielmehr entsteht er, wenn Sie eine positive Stimmung der Möglichkeit, Ihre Probleme zu lösen, vorziehen. Darunter leidet Ihre Bereitschaft, sich mit schwierigen Situationen auseinanderzusetzen, und diese Situationen können im Laufe der Zeit immer schwieriger werden und werden es häufig auch.

ÜBUNG ⋮ Fragebogen zur Untersuchung des Depressionsrisikos

In dieser Übung sollen Sie noch einen Schritt weiter zurückgehen und sich so weit von Ihrer aktuellen Lebenssituation entfernen, daß Sie sich nicht mehr ausschließlich mit ihren Depressionserlebnissen identifizieren. Wir geben Ihnen die Möglichkeit zu beobachten, was Ihre Depression bei Ihnen bewirkt, und darüber zu spekulieren. Dazu müssen Sie über Ihre Gefühlstaubheit und Distanziertheit hinausblicken und Ihre Lebenssituation ehrlich einschätzen. Weil Sie sich allein auf dieser Reise befinden, müssen Sie diese Aufgabe allein lösen. Das hat den Vorteil, daß wohl auch niemand außer Ihnen selbst sehen wird, was Sie finden, und daß Sie folglich nichts zu verbergen brauchen.

Zahlreiche Lebenssituationen können eine Depression auslösen oder ihr weiterwuchern ermöglichen: die Entstehung einer chronischen Depression. Diese Risikofaktoren können in Ihren Beziehungen, Ihren Aktivitäten zur Erhaltung Ihrer Gesundheit sowie Ihren beruflichen und der Erholung dienenden Aktivitäten auftreten. Lesen Sie die folgende Liste potentiell depressionsauslösender Situationen, und schätzen Sie bei denjenigen, die Sie persönlich betreffen, den Grad der belastenden Wirkung auf Sie mit Hilfe einer von 1 bis 10 reichenden Skala ein, wobei der Wert 1 für eine minimale und der Wert 10 für eine extrem hohe emotionale Belastung steht. Vermerken Sie in der rechten Spalte, ob sich der jeweilige Risikofaktor erst kürzlich oder schon vor längerer Zeit bemerkbar gemacht hat.

Fragebogen zur Untersuchung des Depressionsrisikos

Risikosituation	**emotionale Belastung (1 = niedrig; 10 = hoch)**	**Dauer des Risikos (kurz oder lange)**
Ich lebe in einer unbefriedigenden intimen Beziehung.		
Ich habe nicht genug Möglichkeiten, meine Freizeit angenehm zu gestalten.		
Ich leide unter körperlichen Schmerzen oder unter schlechter Gesundheit.		
Meine Erwerbstätigkeit inspiriert mich nicht besonders.		
Ich habe keine Trauer über den Verlust eines mir nahestehenden Menschen zugelassen.		

Ich fühle mich nicht gut dabei, wie ich für meinen Körper sorge.		
Ich bereue bestimmte Dinge, die ich früher in meinem Leben getan habe.		
Ich habe keine spirituelle Praxis.		
Ich glaube, daß meine Freunde mich im Stich gelassen oder ausgenutzt haben.		
Ich bin von meinen Eltern oder Kindern entfremdet oder habe häufig Konflikte mit ihnen.		
Ich leide unter Erinnerungen an Mißhandlungs- oder Mißbrauchserlebnisse in der Kindheit oder an andere Traumata.		
Ich bin abhängig von Drogen oder Alkohol oder konsumiere diese häufig.		
Ich stehe privat oder beruflich unter starkem Druck.		
Ich lebe in Armut oder in einer gefährlichen Umgebung.		
Ich lebe in einer Beziehung, in der ich körperlich oder emotional mißhandelt werde.		
Andere (beschreiben Sie diese selbst):		

Erläuterungen. Was haben Sie beim Durcharbeiten dieser Risikoeinschätzung entdeckt? Hat es Sie überrascht festzustellen, daß für einige der beschriebenen Risikosituationen das Fehlen einer positiven Gewohnheit oder Lebensweise charakteristisch ist? Haben Sie viele Aussagen als auf Sie zutreffend erkannt und markiert oder nur eine oder zwei? Wie stark ist der emotionale Aufruhr, den jeder dieser Risikofaktoren verursacht? Einige der genannten Probleme könnten chronisch sein oder seit langem bestehen, wohingegen andere erst kürzlich aufgetreten sind. Wenden Sie bei der Berechnung Ihres Depressionsrisikos die folgenden beiden Faustregeln an:

1. Je mehr Ihrer Probleme bei Ihnen schmerzhafte Gefühle erzeugen, um so größer ist für Sie die Gefahr, an einer Depression zu erkranken.
2. Je länger diese Probleme in Ihrem Leben ihr Unwesen treiben, um so größer ist Ihr Depressionsrisiko.

ÜBUNG Fragebogen Depression und Vermeiden

Dieser Teil der Selbstbefragung hilft Ihnen zu verstehen, wie sich eine Depression auf wichtige Fragen und schwerwiegende Probleme auswirkt, denen Sie sich gegenüber sehen. Weil das Vermeiden emotional schwieriger Situationen eine Depression verstärkt, werden Sie sich in dieser Übung mit den folgenden beiden Fragen auseinandersetzen: »Welches unaufgelöste Problem könnte meine Depression verstärken?« und: »Wie hält meine Depression mich davon ab, mich mit diesen Problemen auseinanderzusetzen und sie zu lösen?« Um Ihnen die Beantwortung dieser Fragen zu erleichtern, haben wir sie den gleichen vier Lebensbereichen zugeordnet, mit denen wir schon zu Beginn des Kapitels gearbeitet haben: Gesundheit, Beziehungen, Arbeit und Spiel bzw. Freizeit. Denken Sie auch hier wieder daran, die Übung nicht zum Anlaß für Selbstverurteilungen zu nehmen. Sie haben das Bestmögliche getan, und das in diesem Buch beschriebene Programm wird Ihnen zu den neuen Sichtweisen und Fertigkeiten verhelfen, die Sie brauchen, um Ihr Leben umfassend zu verändern. Wenn Sie einfach nur am Ball bleiben, werden wir Sie zu dem Ziel geleiten, das Sie erreichen wollen!

Fragebogen Depression und Vermeiden

Meine Gesundheit
Verstärkt ein Mangel an gesundheitsfördernden Verhaltensweisen meine Depression?

____

____

____

____

Wie hindert meine Depression mich daran, mich mit diesen Problemen zu befassen und sie zu lösen?

____

____

____

____

____

Meine Beziehungen

Welche ungelösten Beziehungsprobleme könnten meine Depression fördern?

Wie hindert meine Depression mich daran, mich mit diesen Problemen zu befassen und sie zu lösen?

Mein Beruf

Welche ungelösten beruflichen oder schulischen Probleme könnten meine Depression fördern?

Wie hindert meine Depression mich daran, mich mit diesen Problemen zu befassen und sie zu lösen?

Meine Freizeit

Welche ungelösten Probleme im Bereich der Freizeitgestaltung könnten meine Depression fördern?

____

____

____

____

Wie hindert meine Depression mich daran, mich mit diesen Problemen zu befassen und sie zu lösen?

____

____

____

____

Erläuterungen. Haben Sie in irgendeinem dieser Lebensbereiche Probleme gefunden, an deren Lösung Sie nicht arbeiten? Haben Sie Ihre Depression in der Vergangenheit als Grund genutzt, sich nicht mit diesen Problemen auseinanderzusetzen? Das ist gemeint, wenn wir sagen, daß eine Depression Sie davor schützt, sich mit den harten Tatsachen des Lebens auseinandersetzen zu müssen. Wenn Sie sich depressiv fühlen, kann es schwierig sein, die obige Übung auszuführen. Die meisten Menschen haben sich so daran gewöhnt, ihre Schwierigkeiten auf ihre Depression zurückzuführen, daß sie kaum in der Lage sind, eine andere Sicht ihrer Situation zuzulassen.

JUDYS ERGEBNISSE

Judy machte bei der Ausführung dieser Übung einige interessante Beobachtungen über die Vorgänge in ihrem Leben und darüber, wie ihre Depression die Probleme, die sie hatte, schürte.

JUDYS FRAGEBOGEN DEPRESSION UND VERMEIDEN

Meine Gesundheit

Verstärkt ein Mangel an gesundheitsfördernden Verhaltensweisen meine Depression?

Ich habe im Laufe der letzten fünf Jahre 35 Pfund zugenommen. Ich rauche zuviel, und ich fühle mich generell nicht besonders gesund. Ich würde gern abnehmen und mit dem Rauchen aufhören. Ich habe sogar darüber nachgedacht, ob ich in den YMCA eintrete, damit ich dort trainieren kann.

Wie hindert meine Depression mich daran, mich mit diesen Problemen zu befassen und sie zu lösen?

Ich habe Angst davor, mit dem Rauchen aufzuhören oder meine Eßgewohnheiten zu verändern, weil Rauchen und Essen mich beruhigen. Meine Depression würde wahrscheinlich noch wesentlich stärker werden, wenn ich diese Gewohnheiten aufgeben würde. Ich fühle mich so unwohl, daß ich mich nicht einmal dazu aufraffen kann, den YMCA anzurufen und einzutreten.

Meine Beziehungen

Welche ungelösten Beziehungsprobleme könnten meine Depression fördern?

Das Problem, das ich mit meinem Mann habe, wird immer größer; aber wir sprechen nie richtig darüber. Wir nörgeln nur ständig aneinander herum und kritisieren einander. Außerdem weiß ich wirklich nicht mehr, wie ich mit meinen Kindern umgehen soll; sie spielen zu Hause verrückt und benehmen sich auch ihren Lehrern gegenüber schlecht. Sie brauchen wohl eine Art Therapie.

Wie hindert meine Depression mich daran, mich mit diesen Problemen zu befassen und sie zu lösen?

Wenn ich depressiv bin, fühle ich mich unattraktiv und meide meinen Mann. Wir reden nicht mehr viel miteinander, und wenn wir etwas zueinander sagen, ist es meist kritisch und negativ. Ich habe das Gefühl, für das schlechte Benehmen meiner Kinder verantwortlich zu sein; deshalb halte ich mich im Hintergrund und überlasse es meinem Mann, sich mit ihnen auseinanderzusetzen.

Mein Beruf

Welche ungelösten beruflichen oder schulischen Probleme könnten meine Depression fördern?

Ich habe zwar einen College-Abschluß, mich aber nie um beruflichen Erfolg gekümmert. Ich hatte mir vorgenommen, wieder zu arbeiten, sobald meine Kinder in die Schule gingen, aber das habe ich dann doch nicht getan. Ich habe große Angst davor, daß ich draußen in der Welt keinen Erfolg haben könnte.

Wie hindert meine Depression mich daran, mich mit diesen Problemen zu befassen und sie zu lösen?

Ich bin absolut nicht motiviert, mich um eine Arbeit zu bemühen. Weil ich mir sicher bin, daß ich wegen meiner Depression sowieso keine Stelle bekäme, probiere ich es erst gar nicht.

Meine Freizeit

Welche ungelösten Probleme im Bereich der Freizeit könnten meine Depression fördern?

Ich habe eigentlich gar keine richtige Freizeit. Ich führe den Hund aus, und das war's. Ich gehe nicht mehr zur Kirche, und ich erinnere mich nicht mehr daran, wann ich das letzte Mal etwas getan habe, das mir wirklich Freude gemacht hat. Ich bin mir sicher, daß ich deswegen noch mehr psychische Probleme bekommen werde.

Wie hindert meine Depression mich daran, mich mit diesen Problemen zu befassen und sie zu lösen?

Weil meine Depression so stark ist, stehen für mich Freizeitaktivitäten ganz unten auf meiner Prioritätenliste. Wenn ich schon allein die Hausarbeit und die Kindererziehung kaum geregelt bekomme, wie sollte ich dann noch Zeit finden, mich um Freizeitaktivitäten zu kümmern?

Judys Reise in ein erfülltes Leben

Judy kämpfte mit ihrer Tendenz, sich selbst zu beschuldigen und jede Auseinandersetzung mit schwerwiegenden Problemen zu vermeiden. Das Ausfüllen der Fragebögen brachte sie jedoch auf einen neuen Gedanken: Sie verwendete soviel Zeit und Energie darauf, ihre Gefühle durch Vermeiden unter Kontrolle zu halten, daß ihr Leben völlig blockiert war – und alle Probleme, denen sie aus dem Weg zu gehen versuchte, wurden ständig größer. Sie fühlte sich in ihrer Beziehung gefangen, weil es ihr an beruflicher Erfahrung fehlte, und besonders große Angst hatte sie davor, daß ihr Mann sie verlassen könnte, wenn sie ihm sagen würde, was sie von ihm wollte und brauchte.

Noch mehr fürchtete sie sich davor, der Tatsache ins Auge zu sehen, daß sich ihre Lebenssituation ständig verschlechterte. Sie fühlte sich krank, in ihrer Situation gefangen und gedemütigt, und glaubte nicht, das in ihrer Lebensweise ihre Werte zum Ausdruck kamen. Sie hielt es für wichtig, eine gute Mutter zu sein und ihre Elternpflichten zu erfüllen. Sie glaubte an den Wert einer liebevollen intimen Beziehung, in der beide Partner einander mit Respekt behandeln. Sie wollte eine gute Freundin sein, und ihr war es wichtig, etwas für ihre Gesundheit zu tun. Um sich aus der Sackgasse zu befreien, mußte sie sich ihrer Situation stellen, was immer dabei herauskommen mochte. Sie mußte anfangen, im ACT-Sinne zu handeln (engl.: to act) – indem sie lernte, zu akzeptieren (accept), zu wählen (choose) und aktiv zu werden (take action). Trotz ihrer Zukunftsängste beschloß sie, ihre Ehe zu beenden, wenn es ihr nicht gelänge, mit ihrem Mann zusammen die Art von Beziehung aufzubauen, die sie sich wünschte. Sie wollte sich einige wichtige berufliche Fertigkeiten aneignen, und sie würde ihren Kindern eine gute Mutter sein.

Judy wurde klar, daß die schwierige Situation, in der sie sich befand, durch ihren Widerwillen hervorgerufen wurde, sich direkt mit der Affäre ihres Mannes und mit seiner Unzuverlässigkeit hinsichtlich ihrer Partnerschaft auseinanderzusetzen. Als ihre Kinder eines Abends bei einer befreundeten Familie waren, brachte sie die Affäre zur Sprache und forderte ihren Mann auf, die Verantwortung für sein Verhalten zu übernehmen und sich bei ihr zu entschuldigen. Außerdem erklärte sie ihm, sie sei nicht bereit, seine Trinkgewohnheiten weiter hinzunehmen; vielmehr müsse er sich in dieser Hinsicht um Hilfe bemühen. Daraufhin stand er wortlos auf, stieg in seinen Truck und fuhr davon. Judy weinte zwar, doch fühlte sie sich aus ihrem Gefängnis der Gefühlstaubheit und Isolation befreit. Sie hatte gelernt, was sie wissen mußte, um ein eigenständiges Leben führen zu können: Sie konnte sogar mit den Gefühlen, die sie am meisten fürchtete, fertig werden, wenn sie etwas tat, von dessen Richtigkeit sie überzeugt war. Ihr Mann kam nach ein paar Stunden zurück und erklärte sich bereit, sich wegen seiner Alkoholsucht behandeln zu lassen. Er entschuldigte sich für seine Untreue und gab schließlich zu, daß die Affäre nichts mit Judys Aussehen zu tun gehabt hatte. Er bat sie, ihm zu vergeben, und diesmal meinte er es ernst. Judy befand sich auf der Reise in ein erfülltes und lebenswertes Leben.

Sind depressive Verhaltensweisen eine Frage der Wahl?

Wir halten es für wichtig, hier ganz klar festzustellen, daß wir Ihnen nicht die Schuld an Ihrer Depression geben. Wir wissen ganz genau, wie schwierig es ist, ein Leben im Einklang mit den eigenen Werten zu führen. Man kann dieses Ziel sehr leicht aus den Augen verlieren. Deshalb treten bei so vielen Menschen im Laufe ihres Lebens Symptome einer

Depression auf. Doch wenn wir die Vorstellung ablehnen, daß Depression eine physische Krankheit ist, die nichts mit unserer Beziehung zur Außenwelt zu tun hat, müssen wir uns damit auseinandersetzen, wodurch eine Depression entsteht und welche Faktoren sie aufrechterhalten.

Wahrscheinlich besteht eine Beziehung zwischen Ihren Handlungen und dem, was Sie im Leben erreichen. Im Rahmen der ACT bezeichnen wir dies als »Fähigkeit zu antworten« (engl.: *response-able*), was sowohl beinhaltet, daß man verantwortlich ist und handelt, als auch, daß man in der Lage ist, zu antworten oder zu reagieren. Ihr Handeln oder Nicht-Handeln hat Sie in genau die Lebenssituation gebracht, in der Sie sich in diesem Moment befinden. Doch ebenso wie es sinnlos ist, einem Bären vorzuwerfen, daß er in eine Bärenfalle geraten ist, ist es auch unsinnig, wenn *Sie* sich vorwerfen, in einer Falle zu sitzen. Auch wenn Ihnen klar ist, daß Sie unabsichtlich in eine Falle geraten sind, können Sie die Verantwortung für Ihre Situation übernehmen. In späteren Kapiteln werden wir Ihnen Werkzeuge an die Hand geben, mit denen Sie sich aus der Falle befreien und Ihr Streben nach einem lebenswerten und erfüllenden Leben fortsetzen können.

ACT-Geheimnisse

- Depressive Verhaltensweisen bringen Sie dazu, emotional schwierige Situationen oder Interaktionen zu meiden. Stellen Sie sich Ihre Depression als eine Ansammlung von Vermeidungsverhaltensweisen vor.
- Kurzfristig orientierte Strategien zur Bewältigung einer Depression zielen gewöhnlich darauf, die aktuelle Stimmungslage unter Kontrolle zu bringen, statt darauf, Probleme zu lösen. Langfristig führen solche Bemühungen zur Verschlimmerung der Probleme und zur Verstärkung der Depression.
- Langfristig orientierte Strategien bringen zwar nicht die schnelle Linderung, die Sie sich wahrscheinlich wünschen, doch sie führen zu beständigen positiven Resultaten.
- Es ist besser, Probleme zu lösen, als sie zu vermeiden, und besser, sich mit schwierigen Emotionen auseinanderzusetzen, als vor ihnen davonzulaufen.
- Obwohl eine Depression als Schutzschild gegen die Auseinandersetzung mit schwierigen Problemen fungiert, verschlimmert das Vermeiden der Auseinandersetzung mit den Problemen die Depression letztlich.

Der Coach sagt

Die Depression ist ein Parasit. Sie profitiert von Ihnen, indem sie Sie davon abhält, sich mit problematischen Lebenssituationen auseinanderzusetzen. Wenn Sie lernen, die Depressionsfalle und die Verhaltensweisen, durch die Sie in diese Falle hineingeraten, zu erkennen, können Sie Ihr Handeln und Ihr ganzes Leben verändern. Sie können dann im Einklang mit Ihren Werten handeln und dramatische Veränderungen zum Besseren erreichen!

Vorschau

Im nächsten Kapitel werden wir die Depressionsfalle analysieren, und Sie werden erfahren, welche Kräfte Ihren depressiven Zustand aufrechterhalten. Wir werden uns auch damit befassen, wie die Gesellschaft Ihnen bestimmte Regeln über Emotionen und eine gesunde Lebensweise einimpft, die Sie depressionsanfällig machen. Außerdem schauen wir uns den »ersten Sirenengesang«, das emotionale Vermeiden, sehr gründlich an.

4 Erkennen der Depressionsfalle

Unser Denken schafft Probleme, die wir auf der gleichen Denkebene nicht zu lösen vermögen.

— Albert Einstein

Am Ende des vorigen Kapitels wurde darauf hingewiesen, daß Sie sich in einer Falle befinden. Eine gute Falle fügt sich möglichst unauffällig in die Umgebung ein, sie ist mit einem Köder versehen, beispielsweise einem Stück Käse oder Fleisch, und wenn das Opfer diesen Köder nehmen will, schnappt die Falle zu. Um die Depressionsfalle, in der Sie sich befinden, zu verstehen, müssen Sie herausfinden, was Sie in die Falle gelockt hat. In diesem Kapitel werden wir Ihnen erläutern, wie die Sozialisation, das Training, das Sie von Ihrer Umgebung erhalten, Sie anfällig für diese Falle macht. Während der Entwicklung des ACT-Modells lautete eine der wichtigsten Fragen, mit denen sich die Begründer auseinandersetzten: »Wie können intelligente, sensible und mitfühlende Menschen in eine Situation geraten, in der sie monate- oder sogar jahrelang unter den Symptomen einer Depression leiden, und was kann sie dazu bringen, darauf zu beharren, daß sie gegen diesen Zustand mit Strategien kämpfen, die schlicht und einfach ihren Zweck nicht erfüllen?« In diesem Kapitel beschreiben wir den zentralen Prozeß, der Menschen so zu ködern vermag, daß fast niemand ihm widerstehen kann. Mit Hilfe der Informationen, die Sie im folgenden erhalten, können Sie Depressionsfallen in Ihrem Leben erkennen und lernen, auf neuartige Weisen darauf zu reagieren.

Lernen Sie Emotionen und ihre Wirkung zu verstehen

Schauen Sie sich dieses Wort einmal ganz genau an: Emotion. Fällt Ihnen daran irgend etwas Ungewöhnliches auf? Schauen Sie sich nun eine etwas andere Version davon an: E(motion). Was sehen Sie jetzt? Sehen Sie ein Wort, das Bewegung bezeichnet? Genau das soll das Wort »Emotion« tatsächlich ausdrücken. Es bedeutet wörtlich »Bewegung«.

Emotionen sind innere Kräfte, die uns zum Handeln treiben. Wenn Sie Ihre Depression wirklich beeinflussen wollen, müssen Sie zunächst verstehen, welche Rolle Emotionen im menschlichen Leben spielen und wie wir mit unseren Gefühlen umzugehen lernen. Unsere innere Beziehung zu unseren Emotionen ist nicht gerade eine positive. Viele häufig vorkommende emotionale Zustände wie Rage, Scham, Angst, Ekel, Traurigkeit usw. sind alles andere als erfreulich; doch für unsere Gesundheit und unser Wohlergehen sind sie absolut unverzichtbar.

Emotionen sind eine Form von Intelligenz

Lange bevor Kinder zu sprechen lernen und in die Lage versetzt werden, Denkprozesse höherer Ordnung auszuführen, können sie schon Emotionen erleben und mitteilen. Emotionsforscher haben nachgewiesen, daß Kinder primäre emotionale Zustände schon vor dem Spracherwerb mit Hilfe ihrer Mimik ausdrücken können (Ekman 1992). Diese primären Emotionen entwickeln sich in der frühen Kindheit unabhängig von Rasse, Kultur und ethnischer Zugehörigkeit, und sie existieren schon, bevor das Kind zwischen sich selbst und anderen zu unterscheiden vermag. Manche Kinder fangen an zu weinen, weil ihr Vater oder ihre Mutter weint. Bevor Ihnen auch nur klar war, daß Sie über eine eigene Identität verfügen, haben Sie schon Emotionen erlebt und ausgedrückt. Dies legt die Vermutung nahe, daß Emotionen im Gehirn »fest verdrahtet« und somit ein zentraler Teil Ihres Wesens sind. Ein Mensch zu sein bedeutet, Emotionen zu haben. Warum könnten wir uns zu Wesen mit Emotionen entwickelt haben?

Vieles spricht dafür, daß Emotionen die früheste Form des kommunikativen Austauschs zwischen Menschen ermöglichten. Verglichen mit der Zeitspanne, in der Menschen und ihre Primatenvorläufer auf der Erde leben, haben sich die Sprache und die höheren Denkfähigkeiten erst relativ spät herausgebildet. Demnach haben die Vorläufer des Menschen Emotionen sehr lange als primäre Intelligenzform genutzt. Sie waren in den Clans der Prähominiden die wichtigste organisierende Kraft. Die primäre Emotion sexueller Attraktion war vermutlich für die Fortpflanzung entscheidend. Die Emotion der Bindung war erforderlich, um die Einzelwesen zu veranlassen, sich zu Clans zusammenzuschließen. Wenn Emotionen eine schädliche Form des Erlebens wären, hätten sie den Prozeß der natürlichen Auslese nie überdauert.

Im Laufe ihrer Entwicklungszeit lernen menschliche Säuglinge zu sprechen und höhere Denkprozesse auszuführen, und während der Entwicklung dieser Fertigkeiten werden sie trainiert, ihre Emotionen zu zügeln. Dies ist teilweise notwendig zur Aufrechterhaltung der gesellschaftlichen Ordnung. Man kann nicht einfach mit irgendeiner Frau koitieren, von der man sich sexuell angezogen fühlt. Durch den Erwerb der Sprach- und der höheren Denkfähigkeiten wird das Feuer bestimmter emotionaler Erlebnisse gezähmt.

Ein weiterer Grund dafür, daß man uns beibringt, unsere Gefühle zu zügeln, ist, daß diese bei anderen Menschen starke Reaktionen hervorrufen können. Haben Sie schon einmal eine Mutter oder einen Vater zu einem Kind sagen hören: »Hör auf zu weinen, sonst gebe ich dir etwas, damit du wirklich Grund zum Weinen hast«? Im Grund bedeutet das: »Dein emotionaler Ausdruck erzeugt in mir starke unangenehme Emotionen. Höre auf, deine Emotion auszudrücken, damit ich die Emotionen, die bei mir auftreten, nicht mehr spüre.« Unser instabiler Friede mit den Emotionen beruht nicht nur darauf, daß es sehr unangenehm sein kann, Emotionen zu erleben, sondern auch auf der Tatsache, daß sich unser emotionaler Ausdruck auf die Emotionen der Menschen in unserer Umgebung auswirken kann. Wenn wir in einer Gesellschaft aufwachsen, die das Denken in den Himmel hebt und die Emotionen als eine Art inneren Feind ansieht, können wir mit unserem inneren Signalsystem in Konflikt geraten.

Wir haben bereits darüber gesprochen, halten es aber für sinnvoll, es noch einmal zu erwähnen: Emotionen treten niemals rein zufällig oder willkürlich auf, und sie haben sich über eine Zeitspanne von über hunderttausend Jahren entwickelt, weil sie so wichtig für unser Überleben sind. Emotionen signalisieren, daß in uns etwas Wichtiges im Gange ist. Wenn Sie sich diesem Signalsystem gegenüber unempfindlich machen, können Sie mit den Belastungen des Lebens schlechter fertig werden. Während jede primäre negative Emotion, beispielsweise Wut, Scham, Ekel, Angst, Traurigkeit und Verlassenheit, mit einer bestimmten Art von Ereignis verbunden ist, ist die Depression ein allgemeineres Alarmsignal, das aktiviert wird, wenn Sie sich in einer Situation gefangen fühlen, die sowohl demütigend als auch schmerzhaft ist. In solchen Fällen spielen alle primären Emotionen eine Rolle: Wut, Traurigkeit, Einsamkeit und Verlassenheit. Sind einige dieser Emotionen in Ihrer aktuellen Lebenssituation von Bedeutung? Wir raten Ihnen: Töten Sie nicht den Überbringer der Botschaft, sondern lesen Sie die Botschaft, und werden Sie aktiv.

Die Wohlfühlkultur

In Kapitel 1 wurde erwähnt, daß in den USA jedes Jahr mehr Menschen an einem schwerwiegenden emotionalen Problem erkranken. Solche Statistiken sind sehr beängstigend und deuten darauf hin, daß irgend etwas an der Art, wie wir zu Menschen erzogen werden, grundsätzlich falsch sein muß. Der ACT-Sicht zufolge spielen die heute in der westlichen Kultur geltenden Konventionen den Wert menschlicher Emotionen generell herunter. Wir werden dazu konditioniert zu glauben, daß unangenehme Gefühle, Gedanken, Erinnerungen oder Empfindungen Zeichen für das Bestehen einer Krankheit sind und als solche die primäre Ursache für psychische Belastung und Leiden. Diese Sicht stammt aus einer Kultur, in der die Definition der Gesundheit unter anderem beinhaltet, daß man frei ist von belastenden inneren Erlebnissen. Nach dieser Anschauung müssen wir jede Spur von Negativität aus uns entfernen. Nur wenn wir die Leichen aus dem Schrank holen, können wir das Gute im Leben erreichen. Hinaus mit dem Schlechten, und hinein mit dem Guten!

Der ACT-Begriff für diese Tendenz ist »die Wohlfühlkultur« (engl.: *the culture of feel-goodism*). Wir lernen nicht, unsere Emotionen unter Inkaufnahme aller damit einhergehenden Vor- und Nachteile direkt zu erleben, sondern man bringt uns bei zu beurteilen, ob ein Erlebnis normal ist oder nicht: Ein inneres Erlebnis, das als normal eingeschätzt wird, dürfen wir haben. Wird ein Erlebnis hingegen als abnorm angesehen, so ist es ungesund, und wir müssen alles daransetzen, uns davon zu distanzieren. Der Wechsel vom direkten Erleben von Emotionen, welcher Art sie auch sein mögen, zur Einschätzung dessen, ob sie wünschenswert und akzeptabel sind, ist ein großes Problem, weil solche Einschätzungen immer *kategorisch* sind – was bedeutet, daß es stets um eine Entweder-Oder-Entscheidung geht (beispielsweise um normal und wünschenswert oder um abnorm und unerwünscht). Man lehrt uns, Dinge als gut oder schlecht zu beurteilen und die als *schlecht* beurteilten Dinge zu eliminieren oder unserer Kontrolle zu unterwerfen – Gefühle, Gedanken, Vorstellungsbilder und Empfindungen, die wir als abnorm abgestempelt haben. Dieses soziale Training macht uns in höchstem Maße anfällig für eine Depression, weil das Leben jedes Menschen zwangsläufig unangenehme Situationen und belastende Reaktionen mit sich bringt. Dies sind die Satzzeichen des Lebens. Das Problem ist nicht, daß wir beim Erleben schmerzhafter Ereignisse Unbehagen empfinden und leiden; Symptome für einen Belastungszustand sind gesunde Reaktionen auf viele belastende Ereignisse des Alltagslebens. Das Problem ist, daß wir kämpfen, um schmerzhafte Ereignisse in unserem Leben zu vermeiden, obwohl diese oft unvermeidbar sind.

Der Preis des Sich-Wohlfühlens

Welchen Preis hat es, wenn wir in Situationen, die naturgemäß unangenehm sind, alles daransetzen, uns wohlzufühlen? Es gibt eine interessante wissenschaftliche Antwort auf diese Frage. Eine weltweite Untersuchung, die sich auf 14 Länder erstreckte und sich mit dem Risiko der Erkrankung an einer psychischen Störung innerhalb eines Jahres befaßte, ergab, daß dieses Risiko in den USA bei weitem am höchsten auf der ganzen Welt ist (Demyttenaere *et al.* 2004): Es liegt stolze 300 Prozent höher als in den Ländern mit dem geringsten Erkrankungsrisiko. Aus der gleichen Untersuchung läßt sich aber auch noch eine andere Erkenntnis ableiten, die uns sehr zu denken geben sollte: In stark von der buddhistischen Tradition geprägten Ländern (China und Japan) lag die Zahl der psychischen Erkrankungen am niedrigsten. Wir werden später ausführlicher darauf eingehen, daß die buddhistische Philosophie der Wohlfühlkultur zuwiderläuft. Buddhisten würden dieser Einstellung entgegenhalten, daß das Festhalten an Überzeugungen bezüglich der Notwendigkeit, sich gut zu fühlen, Leiden erzeugt. Menschen, die in Kulturen aufwachsen, bei denen das Verstehen und Akzeptieren des ständigen Auf und Ab im Leben eine wichtige Rolle spielt, sind im allgemeinen gesünder.

Wenn Sie darüber nachdenken, ob negative Gefühle, Erinnerungen, Gedanken oder Empfindungen schlecht für Sie sind und Sie als ungesund brandmarken, dann denken Sie einmal darüber nach, ob es ein Zeichen psychischer Gesundheit ist, zwei Wochen lang um den Tod eines geliebten Partners zu trauern und die Trauer dann zu unterbinden? Bewundern Sie wirklich einen Menschen, der das Ende einer intimen Beziehung zu ertragen scheint, ohne lange zu trauern? Kann es sein, daß man Ihnen eine Arbeitsstelle kündigt, die Ihnen sehr gefallen hat und die Sie brauchen, und daß Sie dann *nicht* völlig verzweifelt sind? Halten Sie es für normal, daß Sie auf die Mitteilung hin, daß Sie an Krebs erkrankt sind, nicht mit Angst reagieren? Diese Fragen deuten auf den Köder im Zentrum der Depressionsfalle. Es handelt sich dabei um die nicht hinterfragte Überzeugung, daß Sie, um normal zu sein und ein gutes Leben führen zu können, unangenehme Emotionen, Gedanken, Erinnerungen und Empfindungen ausschalten, bezwingen und unterdrücken müssen, ganz gleich, mit welchen Situationen das Leben Sie konfrontiert.

Der erste Sirenengesang: Emotionales Vermeiden

Wir haben im zweiten Kapitel zwei Sirenengesänge erwähnt, die eine Depression erzeugen und aufrechterhalten können: emotionales Vermeiden und Fusion. Mit dem Problem der Fusion werden wir uns im nächsten Kapitel beschäftigen. Zuvor werden wir das Problem des emotionalen Vermeidens im Lichte des kulturellen Trainings, das Sie erhalten haben, betrachten. Grundsätzlich hat man Ihnen beigebracht, sich an einer kulturellen Regel zu orientieren, die Sie auffordert, Ihre Gefühle zu meiden, insbesondere die negativen. Das Problem ist, daß Sie die Fähigkeit zu effektiven Reaktionen verlieren, wenn Sie Ihre Gefühle nicht an Ort und Stelle zulassen. Wenn Sie Ihre Gefühle direkt erleben würden, würde Sie dies dazu motivieren, auf die Situation einzuwirken, statt in einen Zustand der Lähmung zu verfallen.

Die Depressionsfalle

Dies ist die Essenz der Depressionsfalle: Sie machen im Sinne dessen, was man Ihnen beigebracht hat, alles richtig, und Sie sehen am Resultat Ihrer Bemühungen, daß das zu nichts führt. Je intensiver Sie sich darum bemühen, sich gut zu fühlen, um so weniger gut fühlen Sie sich. Könnte es sein, daß unsere Kultur absolut nichts darüber weiß, wie man zu einem erfüllenden und bedeutsamen Leben gelangen kann? Könnte es sein, daß unsere Kultur so indirekt ist, daß sie in starkem Maße dysfunktionales Verhalten produziert?

Der Versuch, Ihre Gefühle zu kontrollieren, ist das Problem

Bei Ihrer Arbeit mit Fragebögen in Kapitel 3 haben Sie wahrscheinlich gemerkt, daß einige der Strategien, mit deren Hilfe Sie Ihre Depression zu lindern versuchen, diese verstärken. Wenn das bei Ihnen so war, sind Sie unmittelbar mit dem zentralen Fehler des Bemühens, sich wohlzufühlen, konfrontiert worden. Wenn die inneren Erlebnisse, die Sie als schlecht und ungesund bewerten, in Wahrheit Signale sind, die anzeigen, daß in Ihrem Leben irgend etwas in Ordnung gebracht werden muß, sollten Sie die betreffenden Reaktionen keinesfalls unter Kontrolle bringen oder eliminieren, sondern Sie sollten sie registrieren und beherzigen. Doch Sie können nicht von ihnen profitieren, wenn Sie sie zu unterdrükken oder zu eliminieren versuchen.

Mentale Ereignisse sind unkontrollierbar

Allerdings ist die Idee, Sie könnten emotionale Probleme einfach unter Kontrolle bringen und eliminieren und dann ein zufriedenstellendes Leben führen, noch aus einem anderen Grund problematisch. So weit wir wissen, ist es unmöglich zu verhindern, daß Emotionen, Gedanken, Gefühle oder Erinnerungen überhaupt zutage treten. Sie gehören zu dem, was Sie als Mensch auf den Lebensweg mitbekommen haben, und unser Nervensystem läßt nicht zu, daß wir Gedanken, Gefühle oder Erinnerungen, nachdem Sie in unserem Gehirn gespeichert worden sind, wieder *ver*lernen. Sie können jederzeit und in jeder Situation wieder auftauchen, ohne daß Sie wissen, wann, wo und wie dies geschehen wird. Deshalb können Sie Ihre Emotionen nur auf eine einzige Art kontrollieren: indem Sie Situationen und Umstände vermeiden, die diese Reaktionen auslösen könnten. Wenn Sie so verfahren, schränken Sie den Raum, in dem Sie leben, immer weiter ein, während die Zahl der Dinge, die Sie vermeiden müssen, zunimmt. Doch die mentalen Ereignisse, die Sie zu unterdrücken versuchen, sind trotzdem weiterhin da!

Mentale Ereignisse wachsen, wenn Sie versuchen, sie zu unterdrücken

Die Depressionsfalle hat noch eine andere Eigenart, über die Sie sich im klaren sein müssen, wenn Sie ihr entkommen und ihr nicht mehr zum Opfer fallen wollen. Es geht darum, was geschieht, wenn Sie die Strategie, Emotionen zu unterdrücken, ständig anwenden. *Unterdrückung*, eine Form des Vermeidens, ist der bewußte Versuch, ein Gefühl, einen Gedanken, eine Erinnerung oder eine Empfindung aus dem Gewahrsein zu verbannen. Die folgende kleine Übung soll demonstrieren, daß Unterdrückung ihren Zweck nicht erfüllt. Probieren Sie dies einmal aus: Denken Sie an ein Lagerfeuer. Stellen Sie sich die Flammen vor, den Geruch von brennendem Holz, die Wärme in der Luft. Und nun hören Sie auf, sich diese Vorstellung oder Erinnerung zu vergegenwärtigen, hören Sie auf, den Rauch zu riechen, und hören Sie auf, die Wärme wahrzunehmen. Beenden Sie all dies vollständig. Sie sollen also von diesem Augenblick an überhaupt nicht mehr an all dies denken. Was geschieht, wenn Sie sich daran zu hindern versuchen, an das Lagerfeuer zu denken?

Nun werden wir etwas anderes ausprobieren. Denken Sie an etwas Unerfreuliches, das ein Lehrer zu ihnen gesagt oder ihnen angetan hat. Wie alt waren Sie zum betreffenden Zeitpunkt? Was genau hat Ihr Lehrer gesagt, und wie klang seine Stimme dabei? Versuchen Sie, sich an den Raum, in dem Sie die Situation erlebt haben, an das Äußere des Lehrers und an all die anderen Aspekte des Erlebnisses so genau wie möglich zu erinnern. Und nun hören Sie auf, an dieses unangenehme Erlebnis zu denken. Verbannen Sie alle damit verbundenen Gedanken, Erinnerungen und Gefühle völlig aus Ihrem Geist.

Wie ist es Ihnen ergangen? Wenn Sie Schwierigkeiten hatten, sich von Ihren Reaktionen zu lösen, indem Sie diese zu unterdrücken versuchten, können wir Ihnen versichern, daß es nicht nur Ihnen so ergeht. Vorliegende Untersuchungen zeigen, daß bewußte Bemühungen, bestimmte Gedanken, Gefühle oder Erinnerungen zu unterdrücken oder zu meiden, deren Intensität noch verstärken. Dies gilt nicht nur für unangenehme Erinnerungen (Marcks & Woods 2005), sondern auch für negative Gefühle (Campbell-Sills *et al.* 2006). Wenn Sie also versuchen, Ihnen unangenehme Emotionen, Erinnerungen oder Gedanken zu unterdrücken, kommen diese in verstärkter Form zu Ihnen zurück. Auch das ist ein Paradox: Erstens haben Sie keinen Einfluß darauf, welche Gefühle, Gedanken, Erinnerungen oder Empfindungen sich überhaupt zeigen, und zweitens kann es sein, daß Sie die auftretenden mentalen Ereignisse noch verstärken, wenn Sie sie zu unterdrücken versuchen.

Susans Geschichte

Bei Susan, einer 27-jährigen Krankenschwester, traten erstmals Symptome einer Depression auf, als vor einem Jahr ihre seit sieben Jahren bestehende Ehe zu zerbrechen begann. Susan hatte damals entdeckt, daß ihr Mann Bob ein Verhältnis mit einer anderen Frau begonnen hatte. Obwohl sie sich gedemütigt und abgelehnt fühlte, versuchte sie, ihre Ehe zu erhalten. Doch Bob wollte sich scheiden lassen, um sich ganz auf seine neue Beziehung konzentrieren zu können. Susan war völlig niedergeschmettert, weil sie ihren Mann sehr liebte. Seine Untreue schockierte sie, und daß er sich scheiden lassen wollte, obwohl sie bereit war, ihm zu vergeben, konnte sie nicht begreifen.

Susan brach den Kontakt zu gemeinsamen Freunden ab, weil sie sich ihrer Situation schämte und weil jede Erinnerung an frühere Gemeinsamkeiten sie stark schmerzte. Au-

ßerdem fühlte sie sich unwohl dabei, nicht genau zu wissen, ob die gemeinsamen Bekannten ihre oder Bobs Freunde waren. Sie gewöhnte sich an, abends Alkohol zu trinken, um sich zu beruhigen. Nachdem sie sich ebenso wie Bob in der Kirchengemeinde engagiert hatte, beendete sie diese Mitwirkung bei Aktivitäten innerhalb der Gemeinde nun, weil sie fürchtete, sie könnte im Rahmen der Gemeindearbeit Bob und seine neue Freundin treffen. Auch hörte sie nach ihrer Scheidung praktisch auf, Scrapbooks [Fotoalben mit Collagen-Elementen, Anm. d. Übers.] zu gestalten, was ihr vorher große Freude gemacht hatte. Sie war eine attraktive Frau, lehnte es aber generell ab, Einladungen von Männern, mit ihr auszugehen, nachzukommen. Von Intimität und Beziehungen wollte sie nichts wissen, weil sie sich nicht noch einmal so verletzen lassen wollte, wie sie es mit Bob erlebt hatte.

ÜBUNG ⋮ Lernen Sie, die Depressionsfalle zu erkennen

Für Menschen, die damit ringen, ihre Stimmungslage unter Kontrolle zu bringen, ist es schwer zu erkennen, wie die Depressionsfalle funktioniert. Deshalb sollen Sie in der folgenden Übung nach Unterdrückungs- und Vermeidungsstrategien Ausschau halten, die in Susans Beschreibung ihres Umgangs mit ihrer gescheiterten Ehe zum Ausdruck kommen. Lesen Sie die Beschreibungen der verschiedenen Strategien, und markieren Sie die Version, die am besten trifft, was an Susans Verfahrensweise problematisch ist.

1. *Ich lasse keinen Gedanken an meinen Ex-Mann zu, weil andernfalls meine Depression noch stärker wird. Ich würde zu weinen anfangen und könnte nicht mehr damit aufhören, und ich bekäme das Gefühl, völlig die Kontrolle zu verlieren.*
   a. Susans Depression wird nachlassen, wenn sie gar nicht mehr an Bob denkt.
   b. Traurig zu sein ist für Susan ungesund, und es bedeutet, daß sie die Kontrolle über ihre Stimmungslage verliert.
   c. Susan wird von zahlreichen Gefühlen heimgesucht, weil sie zu unterdrücken versucht, daß sie wegen der Trennung von Bob traurig ist.

2. *Ich komme nicht mehr mit meinen alten Freunden zusammen. Weil Bob und ich den gleichen Freundeskreis hatten, würden unsere gemeinsamen Freunde natürlich manchmal über ihn und seine neue Freundin reden, und das wäre für mich sehr schmerzhaft.*
   a. Susan trifft sich mit ihren alten Freunden nicht mehr, um den Schmerz und die Scham zu vermeiden, die für sie mit der Scheidung verbunden ist.
   b. Susan muß sich von ihren Freunden fernhalten, weil es für sie ungesund ist, den Kontakt zu ihnen zu pflegen.
   c. Susan muß sich neue Freunde suchen, weil ihre alten Freunde eindeutig eher auf Bobs als auf ihrer Seite stehen.

3. *Ich werde nicht mit Männern ausgehen, obwohl ich einige interessante kennengelernt habe. Ich weiß nicht, ob mein Herz noch einen weiteren Mißerfolg in der Liebe ertragen würde.*
   a. Susan leidet unter ihrem gebrochenen Herzen, und die beste Möglichkeit, das, was sie mit Bob erlebt hat, nicht noch einmal zu erleben, besteht darin, gar nicht erst mit Männern auszugehen.
   b. Susan sieht ihre Traurigkeit als für sie so schädlich an, daß sie keine andere Möglichkeit sieht, als Situationen, die bei ihr noch mehr Traurigkeit verursachen könnten, grundsätzlich zu meiden.
   c. Susan läßt sich nur ein wenig Zeit, um sich von dem erlebten Verlust zu erholen.

4. *Ich versuche, eine positive Einstellung zum Leben zu entwickeln, aber das scheint zu nichts zu führen. Ich weiß, daß ich nicht stehenbleiben und auf eine allmähliche Verbesserung meines Zustandes hinarbeiten sollte, aber ich fühle mich nun einmal schrecklich.*
   a. Susan ist in einem verinnerlichten Glaubenssatz gefangen, dem zufolge sie wieder gesund sein wird, wenn sie nicht mehr traurig ist; doch weil sie ihre Traurigkeit unterdrückt, wird sie noch trauriger.
   b. Susan versucht, positiv über ihr Leben zu denken, und sie muß damit fortfahren, wenn sie gesund werden will.
   c. Susan trauert über die gescheiterte Beziehung, und sie sollte so lange nicht darüber hinweggehen, bis ihre Trauer sich aufgelöst hat.

5. *Ich versuche, Dinge zu tun, die mir Freude machen, aber das gelingt mir nicht, weil ich immer noch traurig bin, und diese Tatsache deprimiert mich.*
   a. Susan kann keine Freude haben, wenn sie traurig ist und unter einer Depression leidet.
   b. Susan *muß* ja depressiv werden, wenn sie merkt, das Sie sich bei einer Aktivität, die ihr eigentlich Freude macht, ganz und gar nicht froh fühlt.
   c. Susan versucht, ihre Traurigkeit unter Kontrolle zu bringen, indem Sie sich zwingt, Dinge zu tun, die Freude machen; merkt sie dann, daß das zu nichts führt, wird ihre Depression noch stärker.

6. *Ich versuche mir einzureden, daß ich hübsch bin und daß ich ein guter Mensch bin, aber je mehr ich mich um Positivität bemühe, um so stärker wird meine Depression offenbar.*
   a. Susan versucht, Gedanken daran zu unterdrücken, daß sie nicht hübsch und kein guter Mensch ist. Das hat zur Folge, daß sie noch mehr Gedanken dieser Art produziert, wodurch ihre Depression noch stärker wird.
   b. Da Susan versucht, positiv zu denken, ist es merkwürdig, daß sie sich daraufhin noch schlechter fühlt.

c. Susan bemüht sich, glücklich zu wirken, und sie versucht, aus einer für sie problematischen Situation das Beste zu machen.

7. *Ich versuche, stark zu sein und Bob zu vergessen, aber es gelingt mir einfach nicht, ihn völlig hinter mir zu lassen.*

a. Susan müßte ihr Verlustgefühl eigentlich überwinden können; wenn ihr das nicht gelingt, ist mit ihr irgend etwas nicht in Ordnung.
b. Susan versucht, sich im Sinne der verinnerlichten Regel zu verhalten, daß starke Menschen ihre Erinnerungen an einen Ex-Geliebten unterdrücken sollten; doch das gelingt ihr nicht, und sie erinnert sich immer häufiger an Bob.
c. Susan ist klar, daß es besser für sie wäre, wenn sie Bob aus ihrem Geiste verbannen würde.

Lösung: 1.c, 2.a, 3.b, 4.a, 5.c, 6.a, 7.b

Erläuterungen. Wie ist es Ihnen mit diesem Quiz ergangen? Kommen Ihnen einige von Susans Bewältigungsstrategien bekannt vor? Emotionales Vermeiden und die Unterdrükkung von Emotionen manifestieren sich gewöhnlich in Form von Verhaltensvermeidung. Beachten Sie, daß Susan viele Situationen meidet, die unangenehme Gefühle, Gedanken oder Erinnerungen bezüglich ihrer Scheidung aktivieren könnten. Der Fairneß halber sei gesagt, daß das Erleben einer Depression – wie ein Klient es einmal ausgedrückt hat – so ist, »wie ein Pingpongspiel, hin und her, hin und her, und es endet nie«; und bei diesem Spiel geht es darum, negative Emotionen, Gedanken und Erinnerungen durch positive zu ersetzen, um gesund zu werden. Doch wenn sie eine positive Emotion »über das Netz schlagen«, kommt eine negative zu Ihnen zurück, und dieses Hin und Her hat scheinbar kein Ende. Je mehr Mühe Sie darauf verwenden, sich gut zu fühlen, um so schlechter fühlen Sie sich.

ÜBUNG | Vermeiden und Unterdrückung

Nachdem Sie das Identifizieren von Vermeidungs- und Unterdrückungsstrategien an Susans Lebenssituation geübt haben, möchten wir Sie nun bitten, das Gelernte auf Ihr eigenes Leben anzuwenden. Um Ihnen dies zu erleichtern, werden wir weiter mit dem Multiple-Choice-Verfahren arbeiten, wobei die Entscheidungsmöglichkeiten diesmal jedoch allgemeiner formuliert sein werden. Schauen Sie sich zunächst noch einmal die Übung »Liste kurz- und langfristiger Resultate« in Kapitel 3 an, und stellen Sie fest, welche fünf Bewältigungsstrategien Sie in Ihrem Leben am häufigsten anwenden, obwohl Sie diese als unwirksam einschätzen. Notieren Sie diese Strategien im folgenden, und markieren Sie unter den anschließend aufgeführten Optionen jeweils die nach Ihrer Auffassung zutreffende.

1. ____

____

a. Vermeiden von Situationen, die emotionalen Schmerz aktivieren könnten
b. Versuch, schmerzhafte Emotionen, Gedanken oder Erinnerungen zu unterdrücken oder zu vermeiden
c. Ablenkung von schmerzhaften mentalen Erlebnissen oder Betäubung gegen diese
d. Versuch, positive Gefühle, Gedanken oder Erinnerungen zu erzwingen

2. ____

____

a. Vermeiden von Situationen, die emotionalen Schmerz aktivieren könnten
b. Versuch, schmerzhafte Emotionen, Gedanken oder Erinnerungen zu unterdrücken oder zu vermeiden
c. Ablenkung von schmerzhaften mentalen Erlebnissen oder Betäubung gegen diese
d. Versuch, positive Gefühle, Gedanken oder Erinnerungen zu erzwingen

3. ____

____

a. Vermeiden von Situationen, die emotionalen Schmerz aktivieren könnten
b. Versuch, schmerzhafte Emotionen, Gedanken oder Erinnerungen zu unterdrücken oder zu vermeiden
c. Ablenkung von schmerzhaften mentalen Erlebnissen oder Betäubung gegen diese
d. Versuch, positive Gefühle, Gedanken oder Erinnerungen zu erzwingen

4. ____

____

a. Vermeiden von Situationen, die emotionalen Schmerz aktivieren könnten
b. Versuch, schmerzhafte Emotionen, Gedanken oder Erinnerungen zu unterdrücken oder zu vermeiden
c. Ablenkung von schmerzhaften mentalen Erlebnissen oder Betäubung gegen diese
d. Versuch, positive Gefühle, Gedanken oder Erinnerungen zu erzwingen

5. ____

____

a. Vermeiden von Situationen, die emotionalen Schmerz aktivieren könnten
b. Versuch, schmerzhafte Emotionen, Gedanken oder Erinnerungen zu unterdrücken oder zu vermeiden
c. Ablenkung von schmerzhaften mentalen Erlebnissen oder Betäubung gegen diese
d. Versuch, positive Gefühle, Gedanken oder Erinnerungen zu erzwingen

Erläuterungen. Sind Ihnen beim Durcharbeiten dieser Übung Ähnlichkeiten zwischen Ihren verschiedenen Strategien aufgefallen? Wenn Sie die Depressionsfalle verstehen, können Sie rechtzeitig nach den Ködern Ausschau halten, auf die Sie am häufigsten hereinfallen. Falls Sie einen potentiellen Auslöser entdecken, dann nutzen Sie dies als Signal, die Dinge etwas ruhiger anzugehen und mit Gewahrsein und Entschlossenheit vorzugehen. Wenn Sie sich versucht fühlen zu vermeiden oder zu unterdrücken, haben Sie die Wahl, entweder die Handlung, die Vermeiden oder Unterdrückung beinhaltet, tatsächlich auszuführen oder statt dessen etwas anderes zu tun.

Wenn Sie die Kontrolle über Ihre Stimmung behalten wollen, können Sie Ihr Leben nicht angenehm gestalten

Bei Depressiven ist die Möglichkeit, die Stimmung zu beeinflussen, das wichtigste Kriterium für Entscheidungen über die Ausführung von Aktivitäten. Wenn Sie sich Susans Äußerungen genau anschauen, werden Sie merken, daß die Klientin ständig versucht, den Wert von Aktivitäten aufgrund ihrer Auswirkungen auf die Depression einzuschätzen. Damit folgt sie dem in unserer westlichen Kultur so dominierenden Diktat des Wohlfühl-Primats: Ob sie über ihre Scheidung hinweggekommen ist, macht sie davon abhängig, daß sie deswegen nicht mehr traurig ist oder nicht mehr daran erinnert wird und frei ist von Gedanken, Gefühlen und Erinnerungen, die sich auf ihre Ehe und auf die Scheidung beziehen. Letztlich bringt ihre verinnerlichte gesellschaftskonforme Vorstellung darüber, was Gesundsein und Wieder-gesund-werden bedeutet, sie dazu, sich für Verhaltensweisen zu entscheiden, die es für sie noch schwerer machen, der Depressionsfalle jemals zu entkommen.

Wenn Sie Ihr Leben nach Ihren Vorstellungen steuern wollen, müssen Sie sich für Verhaltensweisen entscheiden, die lohnend sind, Verhaltensweisen, die Ihr Selbstvertrauen stärken, und Verhaltensweisen, die die Auseinandersetzung mit persönlichen Problemen ermöglichen und zu deren Lösung beitragen. Doch wenn Sie depressiv sind, können diese Verhaltensweisen auch unangenehme Emotionen, Gedanken, Erinnerungen und Empfindungen aktivieren. Um diese unerwünschten inneren Ereignisse unter Kontrolle zu bringen bzw. zu behalten, versuchen Depressive häufig, Situationen, die solche inneren Ereignisse hervorrufen, zu vermeiden. Allerdings schränkt diese Taktik die Entfaltungsmöglichkeiten und die Lebensqualität des betreffenden Menschen ein. Aus der klinischen Forschung wissen wir, daß zahlreiche Verhaltensweisen, die auf Emotionskontrolle zielen, eine Depression verursachen können, also keineswegs deren Lösung ermöglichen (Hayes *et al.* 1996). Diese der Emotionskontrolle dienenden Verhaltensweisen manifestieren sich häufig in folgenden drei Formen: Verringern positiver Aktivitäten, Vermeiden persönlicher Probleme und Neudefinieren dessen, was als normal angesehen wird.

Verringern positiver Aktivitäten

Depressive entwickeln manchmal die Tendenz, positive Aktivitäten und andere positive Verhaltensweisen seltener auszuführen, weil diese sie daran hindern, sich auf die Beeinflussung ihrer Stimmungslage zu konzentrieren. Beispielsweise könnte jemand, der mit einer Depression ringt, sagen: »Meine Freundin hat mich angerufen und mich zum Kaffee eingeladen, aber ich wollte ihr nicht mit meinen Problemen zur Last fallen« oder: »Ich habe früher zwei- oder dreimal pro Woche trainiert, aber jetzt habe ich einfach nicht mehr das Bedürfnis, es zu tun.« Im ersten dieser beiden Beispiele wird impliziert, daß es nur einen einzige Grund gibt, sich mit Freunden zu treffen: mit ihnen über persönliche Probleme zu sprechen – im Gegensatz dazu, daß man sich mit ihnen trifft, um gemeinsam etwas zu tun, das allen Beteiligten Freude macht. Im zweiten Beispiel wartet die Person, die den Satz äußert, darauf, daß sie dazu motiviert ist, etwas zu tun. Nun ist Motiviertsein praktisch genau das Gegenteil einer depressiven Stimmung, und folglich ist es höchst unwahrscheinlich, daß die betreffende Person jemals wieder mit einem Training beginnen wird, obwohl allgemein bekannt ist, daß sich dies positiv auf die Stimmungslage auswirkt. Dieses Muster erscheint der Person, die diese Aussage macht, als logisch, weil ihr ihre Gründe für das Vermeiden positiver Aktivitäten als plausibel erscheinen. Wir werden uns mit diesem Problem und einigen Möglichkeiten, es zu lösen, später in diesem Buch noch ausführlich beschäftigen.

Vermeiden persönlicher Probleme

Um sich mit persönlichen Problemen auseinanderzusetzen und diese zu lösen, müssen Sie sich schwierigen Situationen bewußt annähern. Wenn Sie sich mit einem wichtigen Problem nicht befassen, können Sie es nicht lösen. Sie müssen also herausfinden, was im Gange ist, Ihre Möglichkeiten untersuchen und verschiedene Lösungsansätze ausprobieren. Wenn jemand sagt: »Ich bin zu depressiv, um mich mit den ständigen Mäkeleien meines Vorgesetzten auseinandersetzen zu können«, entsteht der Eindruck, daß sich seine Möglichkeiten darauf beschränken, nicht zur Arbeit zu gehen oder sich bei Interaktionen mit dem Vorgesetzten passiv oder unterwürfig zu verhalten. Dazu noch ein Beispiel: Wenn jemand eine unbefriedigende Beziehung erträgt und nicht bereit ist, sich mit diesem Gefühl der Unzufriedenheit direkt auseinanderzusetzen, indem er es anspricht, wird sich an der Beziehung nie etwas verändern. Das Vermeiden der Auseinandersetzung mit persönlichen Problemen kann zu einem In-den-Tag-hinein-Leben führen, das nicht Ihre Werte spiegelt.

Neudefinieren von Normalität

Wie Susans Geschichte zeigt, besteht eine verbreitete Strategie der Emotionskontrolle darin, normale Aktivitäten im Hinblick auf das mit ihnen verbundene Depressionsrisiko zu beurteilen und dann als riskant eingeschätzte Aktivitäten zu meiden. Beispielsweise wäre es für jemanden in Susans Alter ziemlich normal, ein Jahr nach einer Scheidung wieder mit Männern auszugehen. Bei solchen Begegnungen macht sie sich nicht zwangsläufig emotional verletzlicher, als sie in ihrer neuen Situation ertragen kann. Sie könnte sich mit Männern verabreden, um ihren Spaß zu haben und in der Welt der Alleinstehenden wieder heimisch zu werden; auf diese Weise könnte sie vielleicht einige neue Freundschaften anknüpfen. Aktivitäten wie Ausgehen mit potentiellen Partnern, Unternehmungen mit Freunden und gemeinsame Kinobesuche bilden einen Ausgleich zu den Belastungen, denen wir im Alltag ausgesetzt sind. Werden eigentlich normale Aktivitäten im Hinblick auf das mit ihnen verbundene Depressionsrisiko umdefiniert, wirkt dies einschränkend auf das Leben der Betreffenden – und letztlich werden sie dadurch noch depressiver.

Susans Reise in ein erfüllteres Leben

Nachdem Susan ihre Bewältigungsstrategien analysiert hatte, wurde ihr klar, daß sie durch ihr emotionales Vermeiden genau die Gefühle, Gedanken und Erinnerungen bestärkte, denen sie entkommen wollte. Sie akzeptierte schließlich, daß Trauer eine gesunde Reaktion auf eine von ihr selbst nicht gewollte Scheidung war, und sie verstand, daß Trauer und Traurigkeit ihr helfen konnten, gesund zu werden, vorausgesetzt, sie selbst behinderte diesen Prozeß nicht und versuchte nicht, ihn zu unterdrücken. Sie war in der Lage, mit ihren Freunden auszugehen und ein Gefühl der Unbeholfenheit zu erleben. Sie konnte Erinnerungen an Bob zulassen und jenes Kommen und Gehen erleben, das für solche Erinnerungen typisch ist. Sie konnte sich die Zeit nehmen, sich traurig zu fühlen und den Verlust ihrer Beziehung und all dessen, was sie sich in dieser Beziehung erträumt hatte, zu beweinen. Sie konnte sich auch erlauben, mit neuen Beziehungen zu experimentieren und die dabei möglicherweise auftauchende Angst zu akzeptieren. Susan wurde klar, daß sie alle diese Dinge tun und sich dabei genau so fühlen konnte, wie sie sich im Augenblick fühlte, und daß dies eine lebensbestärkende, emotional gesunde Art war, ihren Schmerz zu erleben. Sie nahm wieder am Geschehen in der Welt teil, und als sie sich zugestand, Dinge unmittelbar zu spüren, merkte sie, daß ihre Depression sich zurückzog. Susan war auf dem Weg in ein erfülltes Leben!

ACT-Geheimnisse

Wenn Sie sich die Regeln über die Depressionsfalle merken, werden diese einen Teil der Macht über Ihr Verhalten verlieren:

- Unangenehme Emotionen, Gedanken und Erinnerungen sind schlecht für dich, und sie bedeuten, daß du nicht gesund bist.
- Du bist gesund, sobald du keinen Schmerz mehr empfindest.
- Du kannst unangenehme Erlebnisse unterbinden, indem du sie durch positive Erlebnisse ersetzt.
- Wenn dir das nicht gelingt, gibst du dir nicht genug Mühe.
- Du mußt weiter versuchen, Schlechtes durch Gutes zu ersetzen, auch wenn du dann nicht mehr nach deinen Vorstellungen leben kannst.
- Das Geheimnis, von dem deine Depression nichts hören will lautet: Nichts von alldem ist wahr!

Der Coach sagt

Ihr emotionaler Schmerz ist nicht das Problem. Vielmehr helfen Ihre Emotionen Ihnen, im Einklang mit Ihren Werten zu leben. Sie können der Depressionsfalle entkommen, wenn Sie sich dafür entscheiden, Ihr Leben in die eigenen Hände zu nehmen – persönliche Probleme zu lösen, Aktivitäten zu pflegen, die Sie als wertvoll ansehen, und Ihre Gesundheit zu schützen – bei alldem werden Sie von Ihren Gefühlen begleitet. Wenn Susan das schafft, können Sie das auch!

Vorschau

Im nächsten Kapitel werden wir uns gründlich mit dem zweiten Sirenengesang befassen: der Fusion. Sie werden lernen, wie Sprache und Denken trotz ihrer Nützlichkeit zur Falle werden können, weil sie Sie dazu bringen, Regeln zu befolgen, die nicht zweckmäßig sind. Wir werden Sie mit zwei sehr wichtigen Aspekten Ihres Geistes bekannt machen – mit Ihrer inneren Weisheit (engl.: *wise mind*) und Ihrem konditionierten Geist (engl.: *reactive mind*) – und Ihnen zeigen, wie der reagierende Geist Sie in die Depression hineinführt, während die innere Weisheit Sie in ein erfülltes Leben geleitet.

5 Ihren Geist verstehen, Ihrem Erleben vertrauen

Was uns plagt, ist unser Hang zu glauben, daß der Geist einem kleinen Mann in unserem Inneren ähnelt.

— Ludwig Wittgenstein,
Quelle unbekannt

In vorigen Kapitel haben wir die Auffassung vertreten, Depression sei ein Zeichen dafür, daß das Leben eines Menschen in einem oder mehreren Bereichen aus dem Gleichgewicht geraten ist. Durch Verharren in der Depressionsfalle können wir die Auseinandersetzung mit schmerzhaften Problemen vermeiden, allerdings wird es uns dann unmöglich, so zu leben, wie wir es eigentlich gern tun würden. Diesen Weg haben wir teilweise aufgrund unserer Sozialisation eingeschlagen. Wenn wir uns an die Regeln halten, die wir bezüglich der Kontrolle von negativen Gefühlen, Gedanken und Erinnerungen erlernt haben, kann uns das in große Schwierigkeiten bringen. Doch ist es leichter gesagt als getan, sich von diesen Regeln abzukoppeln und unbeeinflußt von ihnen zu handeln, denn unser Geist überhäuft uns ständig mit Ratschlägen zur Lebensführung. Sofern es uns nicht gelingt, einen gewissen Abstand zwischen uns und diesem aufdringlichen inneren Ratgeber zu schaffen, folgen wir wahrscheinlich immer wieder den altbekannten Regeln, die wir verinnerlicht haben. Wir werden Ihnen in diesem Kapitel einige Grundlagen der Funktionsweise des Geistes erläutern und Ihnen helfen, Kontrollmechanismen zu entwickeln, damit Sie Ihren inneren Ratgeber benutzen können, wenn es wirklich sinnvoll ist, und damit Sie einen anderen Teil Ihres Geistes, Ihre innere Weisheit, nutzen können, um sich in das direkte Erleben hineinzuversetzen, wenn das die bessere Option ist.

Der zweite Sirenengesang: Fusion

In Kapitel 4 haben wir untersucht, welche wichtige Rolle das emotionale Vermeiden bei der Entstehung und Aufrechterhaltung einer Depression spielt. Dort wurde erwähnt, daß eine der ersten Fragen, die bei der Entwicklung der ACT auftauchte, sich darauf bezog, wie es sich erklären läßt, daß intelligente, einfühlsame und mitfühlende Menschen darauf beharren, Bewältigungsstrategien anzuwenden, die einfach nicht ihren Zweck erfüllen, und daß sie an diesen Strategien oft Monate oder sogar Jahre festhalten, während ihr Leben immer schwieriger wird. Diesem Szenario gemäß muß es einen Mechanismus geben, der Depressive daran hindert, die direkten Resultate dieser Bewältigungsstrategien zu verstehen. Wenn eine Strategie grundsätzlich dazu führt, daß Sie sich schlechter fühlen, wenn Sie sie anwenden, würde der gesunde Menschenverstand es nahelegen, diese Strategie nicht mehr anzuwenden und sich nach einer Strategie umzuschauen, die Sie dem angestrebten Ziel näher bringt. Doch das geschieht in Fällen von Depression normalerweise nicht, und genauso verhält es sich mit vielen anderen Situationen, in denen Menschen leiden.

Einer der Versuche, dieses Rätsel zu lösen, lautet, daß Depressive absichtlich uneffektive Bewältigungsstrategien wählen, weil ihr Selbstwertgefühl so schwach ist und weil sie aufgrund dessen glauben, daß sie ihr Leiden verdienen. Doch diese Vorstellung ist absurd. Wir haben noch nie einen Menschen kennengelernt, der depressiv bleiben *wollte*. Die meisten Depressiven bemühen sich mit allen Kräften, ihre Situation zu überwinden, auch wenn ihre Bemühungen immer wieder scheitern.

Möglich wäre auch, daß irgend etwas Depressive unfähig macht, die Resultate uneffektiver Strategien objektiv einzuschätzen. Es kommt tatsächlich häufig vor, daß Depressive auf dem Weg von der Arbeit zurück nach Hause denken: »Ich weiß, daß ich meine Depression durch Alkoholkonsum nur noch verschlimmere«, und daß sie dann zu Hause denken: »Ich bin wütend, mein Leben hat keine Richtung, und ich kann dieses ständige Gefühl der Leere nicht ertragen. Ich kann nur dafür sorgen, daß ich mich besser fühle, indem ich mich betrinke.« Minuten nach der Erkenntnis, daß Alkoholkonsum das Problem der Depression nur verschlimmert, wird derselbe Mensch von Gedanken beherrscht, die ihn dazu bringen, sich völlig zu betrinken. Diese Gedanken legen ihm nahe, daß er, um sich gesund zu fühlen, sofort alle »negativen« Gefühle wie Wut und Leere und alle »negativen« Gedanken wie »Mein Leben hat keine Richtung« neutralisieren muß. Bedauerlicherweise hat die »schnelle Lösung« des Sich-Betrinkens längerfristig eine Verstärkung der Depression zur Folge. Dieses Beispiel ist charakteristisch für einen gefährlichen psychischen Prozeß, der *Fusion* genannt wird.

Sie können sich die Fusion etwa wie folgt vorstellen: Wenn Sie einen Gedanken oder eine Emotion haben, können Sie entweder deren Besitzer sein oder davon besessen werden. Sind Sie der Besitzer, können Sie etwas sagen wie: »Ich habe den Gedanken, daß das Leben sinnlos ist« oder: »Ich merke, daß ich mich im Moment traurig fühle.« Der Gedanke oder das Gefühl ist dann »draußen« – Ihr inneres Auge sieht das betreffende Phänomen als von Ihnen getrennt. Werden (bzw. sind) Sie hingegen von Ihren Gedanken oder Gefühlen »besessen«, kann es sein, daß Sie sich etwas einreden wie: »Das Leben ist sinnlos« oder: »Ich bin traurig.« Wenn die Person im obigen Beispiel tatsächlich meint, das Leben sei sinnlos, oder wenn sie denkt, die einzige Emotion, die sie jemals fühlen werde, sei Traurigkeit, dann kann sie leicht der Versuchung zu trinken zum Opfer fallen, um dem Zustand, den sie für die Realität hält, zu entkommen.

Wenn Sie selbst der Besitzer des Gedankens, der Erinnerung oder des Gefühls sind, sind Sie der Herr, und der Gedanke, die Erinnerung oder das Gefühl ist Ihr Diener. Umgekehrt verhält es sich, wenn solche privaten Erlebnisse Sie in Besitz nehmen: Sie identifizieren sich dann mit ihnen und verfangen sich in einem Teufelskreis, indem Sie versuchen, diese Erlebnisse zu unterdrücken, ihrer Herr zu werden oder sie zu vermeiden. Beispielsweise ist es sehr schwer, eine Emotion wie Trauer zu akzeptieren, wenn ein Gedanke wie »Unangenehme Gefühle so wie Trauer sind ungesund für dich, und du solltest sie nicht haben« von Ihnen Besitz ergriffen hat. Im ACT-Sinne bedeutet Fusion, daß Sie mit dem Gefühl, dem Gedanken oder der Erinnerung, die Sie in einem bestimmten Augenblick haben, völlig identifiziert sind. Sie sind mit dem mentalen Ereignis fest verbunden: Wenn Sie es denken, ist es für Sie wahr. Wenn Sie sich daran erinnern, ist es keine bloße Erinnerung, sondern Sie erleben es so, als geschähe es in diesem Moment. Wenn Sie sich mit einer Emotion wie Wut in einer Fusion befinden, schlagen Sie wahrscheinlich ohne zu zögern zu.

Das Problematische an der Fusion ist, daß es sich dabei um ein wesentliches Merkmal des Denkens handelt und daß sie zu unserer Fähigkeit, in der Welt zurechtzukommen, erheblich beiträgt. Beispielsweise ermöglicht uns das Phänomen der Fusion, die Hand eines anderen Menschen zu halten, »Ich liebe dich« zu sagen und aufgrund dessen ein ähnliches Maß an intimer Verbundenheit zu entwickeln, als hätten wir uns gerade der körperlichen Liebe hingegeben. Ein anderes Beispiel ist ein Töpfer, der auf der Töpferscheibe den Ton für einen großen Topf hochzieht, dabei »zentrieren« denkt und sich mit dem Ton eins fühlt. Problematisch ist für uns nur die Fusion mit ungeprüften, unhinterfragten und unzutreffenden Regeln, also nicht die Fusion an und für sich. Wenn Sie beispielsweise in eine Fusion mit einer Regel wie »Um gesund zu sein, mußt du deine Traurigkeit loswerden« geraten, wenden Sie die Strategien an, die diese Regel Ihnen nahelegt; beispielsweise denken Sie dann anstelle negativer Gedanken positive. Wenn Sie noch eine Regel hinzufügen wie: »Wenn das zu nichts führt, dann deshalb, weil ich zu schwach bin«, haben Sie die perfekten Voraussetzungen dafür geschaffen, eine dysfunktionale Bewältigungsstrategie wie Vermeiden immer wieder zu benutzen, obwohl diese Ihre Depression tatsächlich verstärkt.

Wenn es keine Fusion mit unzweckmäßigen Regeln gäbe, wäre emotionales Vermeiden überflüssig, weil dann keine dysfunktionalen Regeln von Ihnen Besitz ergreifen könnten.

Vielmehr würden primäre Emotionen wie Wut und Traurigkeit Sie darin unterstützen, die erforderlichen Kurskorrekturen vorzunehmen. Diese würden Sie darauf hinweisen, daß sich in Ihrem Leben etwas verändern muß, und Sie würden dazu motiviert, das betreffende Problem zu lösen. Ende der Geschichte – und Ende der Depression.

Wie wir noch erklären werden, sind die Bedingungen, unter denen eine Fusion entstehen kann, in Wahrheit in unseren Sprech- und Denkprozessen verborgen. Wir werden versuchen, dies nicht zu abstrakt zu erläutern; aber ein wenig Fachchinesisch darüber, wie aus Sprache und Denken der Geist entsteht und wie dieser wiederum unser Verhalten steuert, wird sich nicht vermeiden lassen. Dies ist deshalb schwierig, weil die meisten von uns es nicht gewöhnt sind, ihren Geist als eine wissenschaftliche Merkwürdigkeit anzusehen. Wir sind vielmehr daran gewöhnt, unser Geist zu *sein* und uns an dem, was er sagt, zu orientieren. Zunächst werden wir uns damit befassen, wie der Buddhismus das Problem, daß wir einen Geist »haben«, sieht.

Der unbehauene Block

Die buddhistische Sicht des Lebenskreises unterscheidet sich sehr stark von der westlichen. Nach den Lehren des Buddhismus werden wir mit einem perfekten Bewußtsein geboren, was die Buddhisten als den »unbehauenen Block« bezeichnen. Dies ist das Grundbewußtsein, das noch nicht durch die Bemühungen unseres Geistes, das, was er erlebt, zu organisieren und abzustempeln, verfälscht worden ist. Wenn wir reifen, verlieren wir das perfekte Bewußtsein durch die Entwicklung unseres Geistes, insbesondere durch die Entwicklung der Sprachfähigkeiten und der höheren Denkfähigkeiten. Nach der Entwicklung dieser Fertigkeiten spielt der Geist eine beherrschendere Rolle im Alltagsleben. Wir verinnerlichen dann die verschiedensten kulturellen Normen und Erwartungen und lernen, uns im Einklang mit ihnen zu verhalten. Dies erschließt uns die Anerkennung als vollwertige Mitglieder unserer Ursprungskultur, erschwert uns aber gleichzeitig das Streben nach Glück, weil der wissende Teil unseres Geistes den fühlenden und spürenden Teil zu dominieren beginnt. Ideen und Konzepte, die verbal zum Ausdruck gelangen, gewinnen an Bedeutung, weil Intuition und vorbewußtes Wissen ignoriert werden. Gleichzeitig fängt Ihr Geist an, sich als ein Wesen zu präsentieren, das auf irgendeine Weise größer ist als Sie. Er dominiert Ihre Bemühungen, die Realität zu deuten und zu verstehen.

Das Problem ist, daß die Gestaltung Ihres Geistes völlig von den Menschen und den kulturellen Kräften abhängt, durch die Sie das Sprechen und Denken erlernt haben. Ohne dieses Training würde der menschliche Geist nicht existieren.* Das Ziel der Lebensreise

---

* An dieser Stelle wird die Verwendung der Übersetzung »Geist« für das englische Wort *mind* problematisch. Es wäre aber auch nicht sinnvoll, statt dessen von »Verstand« zu reden. Eher paßt der Begriff »konditionierter Geist«, der zu verwenden in diesem Fall jedoch tautologisch wäre, weil die Autoren »Geist« hier ja ohnehin als

besteht im Sinne des Buddhismus darin, zum vollkommenen, einfachen Gewahrsein des Augenblicks der Geburt zurückzufinden. Wahrscheinlich ist Ihnen eine christliche Allegorie bekannt, die die destruktive Wirkung verbalen Wissens auf die Glücksfähigkeit eines Menschen beschreibt: die Geschichte von Adam und Eva, die aus dem Garten Eden vertrieben werden, weil sie die Frucht vom Baum der Erkenntnis gegessen haben. Was für eine interessante Botschaft: Die Grundlage allen menschlichen Leidens ist demnach der Erwerb der Fähigkeit zu wissen, zu vergleichen, gegenüberzustellen und zu bewerten!

Wie Ihr Geist behauen wird

Eine der wichtigen Neuentwicklungen in den Kognitionswissenschaften (die sich mit der menschlichen Intelligenz befassen) ist die Bezugsrahmentheorie (*relational frame theory* – RFT; siehe Hayes, Barnes-Holmes & Roche 2001). Weil die ACT auf den Prämissen der RFT basiert, werden wir uns einen Augenblick Zeit nehmen, um einige der wichtigsten Gedanken dieser Theorie ausführlicher zu beschreiben. RFT-Forscher untersuchen systematisch, wie Kinder die Sprache erlernen und internalisieren (zwei untrennbar miteinander verflochtene Prozesse, was darin zum Ausdruck kommt, daß das Denken manchmal als »verdeckte Sprache« bezeichnet wird.) Kinder während der Entwicklung der Denk- und Sprechfähigkeit zu untersuchen ermöglicht es den Forschern herauszufinden, wie die gesprochene und die ungesprochene Sprache das menschliche Verhalten steuern. Das buddhistische Denken vermag uns zu dieser Thematik mehr als nur ein wenig zu sagen; die Sprechfähigkeit ist der wichtigste Faktor, der uns ermöglicht, Beziehungen zu verstehen und uns gesellschaftlichen Regeln gemäß zu verhalten. Mit Hilfe der Sprache ordnen wir die Welt gemäß bestimmten Kategorien, beurteilen wir Ereignisse und Situationen und ziehen wir aus der Gegenwart Schlüsse, um etwas über die Zukunft aussagen zu können. Ohne die Sprache stünden wir irgendwo mitten in der Nahrungskette statt an deren Ende.

Regelgesteuertes Verhalten

Den Begriff *regelgesteuertes Verhalten* benutzt die RFT zur Bezeichnung von Verhalten, das unmittelbar vom Sprachsystem kontrolliert wird. Regelgesteuertes Verhalten wird, nachdem es einmal entstanden ist, zu einer sehr mächtigen Gewohnheit. Nachdem in unserem Sprachsystem eine Regel formuliert worden ist, wird diese Regel fast unvermeidlich befolgt, auch wenn das daraus resultierende Verhalten bei objektiver Betrachtung zu sehr negativen Ergebnissen führt. Kommt Ihnen das bekannt vor? Ein Grund für diesen Vor-

---

ausschließlich konditioniert existierend beschreiben. Deshalb bleiben wir unter Einfügung dieser als Vorbehalt zu verstehenden Anmerkung bei »Geist«. Eine andere Annäherung ist der später in diesem Buch häufig verwendete Begriff *reacting mind*, »reagierender Geist«. Anm. d. Übers.

gang ist, daß das Befolgen mentaler Regeln von der Gesellschaft in starkem Maße belohnt wird, auch wenn eine Regel nicht hält, was sie verspricht.

Menschen erlernen Regeln darüber, wie sie leben sollen, zur gleichen Zeit wie die Sprechfähigkeit. Für das Befolgen der erlernten Regeln winken ihnen Belohnungen, beispielsweise: »Wenn du lächelst, lächelt die Welt mit dir; wenn du weinst, weinst du allein.« Lautet die Regel: »Negative Emotionen sind schlecht für dich, und du mußt dafür sorgen, daß du sie los wirst«, dann ist für Sie wichtiger, diese Regel zu befolgen, als sich klar zu machen, ob die Regel im realen Leben tatsächlich ihren Zweck erfüllt. Das ist deshalb so, weil die versprochene Belohnung (Gesundheit und Glück), so attraktiv ist, daß Sie das damit verknüpfte Verhalten praktisch nicht unterlassen können.

Noch ein letzter Punkt zum regelgesteuerten Verhalten: Es ist leicht, Menschen mit Hilfe von Regeln zu programmieren. Kinder nehmen die Sprache an, wie ein Schwamm sich mit Wasser füllt, und mit ihr zusammen verinnerlichen sie auch die Regeln ihrer Ursprungskultur. Wenn ein Erwachsener eine Fremdsprache so erlernen will, daß er sie fließend spricht, kann das viele Jahre dauern. Kinder jedoch schaffen das in drei bis vier Jahren. Deshalb ist es leicht, Kindern all die Regeln einzutrichtern, die es ermöglichen, die gesellschaftliche Ordnung aufrechtzuerhalten – und mehr als das. Als junge Erwachsene sind wir so gründlich programmiert, daß die »Wortmaschine« (ein weiterer ACT-Ausdruck für den Geist) in jedem Augenblick über unser Verhalten entscheidet. Wenn Sie sich einen Moment Zeit nehmen, um das Geschehen aus einem gewissen Abstand zu betrachten, werden Sie sofort merken, daß Ihr Geist Ihr Verhalten ständig steuert. Sie erhalten von ihm ständig Empfehlungen, auf bestimmte Dinge zu achten, in einer halben Stunde an einem bestimmten Ort zu sein oder bestimmte Arbeiten zu erledigen. Allerdings kann es, wenn Sie nicht daran gewöhnt sind, sehr schwierig sein, zurückzutreten und die Wortmaschine bei Ihrer Arbeit zu betrachten und sie im Hintergrund brummen zu hören. Aber machen Sie sich keine Sorgen; in Teil II dieses Buches werden wir Ihnen helfen, ein erstklassiger Geistesbeobachter zu werden.

Bezugsrahmen

Obwohl das Folgende eindeutig etwas für Wissenschaftsfreaks ist, möchten wir Ihnen nun den Begriff der Bezugsrahmen *(relational frames)* erläutern. Dabei handelt es sich um Grundbausteine der menschlichen Sprache, die in einer bestimmten Folge im Laufe der Entwicklung in Erscheinung treten. Ein Bezugsrahmen ist nichts anderes als eine Assoziation zwischen zwei oder mehr Objekten oder Konzepten. Dinge, die Sie jeden Tag als Selbstverständlichkeiten ansehen und hinnehmen, beispielsweise die Fähigkeit, zwischen neun Uhr morgens und neun Uhr abends zu unterscheiden, erfordern die Nutzung komplexer sprachlicher Prozesse. Sie müssen sich darüber im klaren sein, daß die Ziffer 9 auf der Uhr einer bestimmten Tageszeit entspricht (einem Zeitpunkt nach acht und vor zehn Uhr). Sie müssen also wissen, daß »8» weniger ist als »9» und »9» weniger als »10». Sie verfügen über eine Anzahl von Informationen über Bezüge, die Ihnen zu erkennen helfen, daß bei den Formulierungen neun Uhr morgens und neun Uhr abends zwar die gleiche Zahl benutzt wird, daß Ihnen jedoch eine zweite Spezifikation, nämlich »morgens« oder »abends«, einen Vergleich ermöglicht, der Ihnen hilft festzustellen, welcher Zeitpunkt denn nun tatsächlich gemeint ist. Deshalb wissen Sie, daß bei einem der mit »neun« bezeichneten Zeitpunkte gewöhnlich Tageslicht herrscht, beim anderen hingegen gewöhnlich Dunkelheit.

Kleine Kinder können den aktuellen Zeitpunkt noch nicht bestimmen, weil sie dazu alle für die Lösung dieser konkreten Aufgabe wichtigen Elemente symbolischen Denkens beherrschen müssen. Wenn Sie sehen, daß eine Mutter oder ein Vater einem kleinen Kind ein bestimmtes Objekt zeigt, diesem einen Namen gibt und sein Alter oder irgendeine andere Eigenschaft beschreibt und so eine Verbindung zwischen dem Objekt und etwas, das das Kind schon kennt, herstellt, programmiert die Mutter oder der Vater dadurch einen Bezugsrahmen. Lernen dieser Art ist die Grundlage der menschlichen Sprache – und des Denkenlernens.

Der deiktische Rahmen

Stark vereinfacht gesagt, beinhaltet die RFT, daß die Komplexität der Sprache sowie unserer Gedanken und Verhaltensweisen auf der Herstellung von Beziehungen zwischen Dingen basiert. Unter den verschiedenen Arten von Bezugsrahmen ermöglicht vor allem einer, der sogenannte *deiktische Rahmen*, wichtige Erkenntnisse über den Geist und unsere Beziehung zu ihm. Er versetzt uns in die Lage, zwischen uns selbst und anderen zu unterscheiden. Er konstatiert, daß ich anders bin als Sie. Weil sehr kleine Kinder zu dieser Art von Beziehungen noch nicht in der Lage sind, können sie die Emotionen anderer Menschen nicht von ihren eigenen unterscheiden. Deshalb wird die Erschließung des deiktischen Bezugsrahmens als Anfang des bewußten Gewahrseins angesehen. Der Buddhismus sieht dies als die erste Bearbeitung des rohen Felsbrockens. Bis Ihnen klar ist, wer Sie sind und daß Sie nicht die gleiche Person sind wie der Mensch, der Ihnen gegenübersteht, kann Ihr Gewahrsein nicht vollständig entwickelt sein, selbst wenn Sie sich des Geschehens in Ihrer Umgebung bewußt sind. Der deiktische Rahmen vermittelt Ihnen ein Selbstempfinden und ermöglicht Ihnen, Sie selbst zu sein. Es handelt sich hier um einen Prozeß, der so grundlegend ist, daß er der Entwicklung aller übrigen Bezugsrahmen vorangeht.

Deiktische Rahmen spielen auch bei der Unterscheidung von Dingen aus der Beobachterperspektive eine Rolle: hier und da, jetzt und dann, usw. Äußerlich ermöglicht uns dies Äußerungen wie: »Das Foto ist da, direkt vor mir« und: »Bei dieser Aufnahme war ich fünf; jetzt bin ich fünfzig.« Aus Sicht der ACT ist die Erweiterung des deiktischen Rahmens nach innen sehr nützlich, weil dadurch eine Unterscheidung zwischen uns selbst und den Produkten unserer Geistesmaschine möglich wird. Sobald Sie die Beziehung »Ich und mein Geist« hergestellt haben, können Sie sagen: »Ich habe den Gedanken, daß ich einsam bin« oder: »Ich habe das Gefühl, daß ich traurig bin.« Zunächst mag Ihnen diese Unterscheidung als überraschend oder sogar als verwirrend erscheinen, doch ebensowenig wie Sie die Person sind, die Ihnen gegenüber sitzt, sind Sie mit Ihrem Geist identisch. Zutreffender wäre zu sagen, daß Sie einen Geist *haben*. Deshalb ist das Erlernen der Fähigkeit, eine Fusion aufzulösen (der Defusion), nichts anderes als Ihr Gewahrsein dieser Beziehung durch Übung zu stärken, sei es in Form von Meditation, Gebet oder Achtsamkeit. Allerdings ist es im Grunde paradox, wenn wir das Wort »Achtsamkeit« benutzen, um eine Methode zu beschreiben, die uns die Trennung zwischen uns und unserem Geist ermöglicht! Zum Glück ist das ein rein semantisches Problem. Und wie Sie schon bald sehen werden, ist es keineswegs übel, einen Geist zu haben; entscheidend ist, daß Sie lernen, zu Ihrem »Weisheitsgeist«, Ihrer inneren Weisheit, in Kontakt zu treten.

Vorsicht! Wortmaschine bei der Arbeit!

Um ein voll funktionsfähiges Mitglied der Gesellschaft zu sein, muß man Beziehungen herstellen können. Sprachbasierte Beziehungen generieren nach ihrer Herstellung komplexe Gedanken, Bilder, Emotionen, Erinnerungen und Empfindungen. Sie entwickeln sich zu einem engmaschigen Netz von Regeln, die wir benutzen, um unsere Erlebnisse zu Objekten, Menschen und Ereignissen sowohl in der Außenwelt (der Öffentlichkeit) als auch in uns selbst (in unserem privaten Erleben) zu beschreiben. Sie können sich das wie eine Flickendecke aus Wörtern, Bildern, Emotionen und Empfindungen vorstellen, die so groß ist wie Ihr Leben, wobei die Stoffstücke, aus der die Decke besteht, alle Ihre Erlebnisse repräsentieren. Sie tragen diese Decke Tag und Nacht mit sich herum und sind deshalb so an sie gewöhnt, daß Sie sie oft vergessen. Wichtig bezüglich der Annahmen, die der Sprache zugrunde liegen, ist, daß Sie deren Wirken nicht beobachten können; Sie nehmen nur das Endprodukt in Form eines fertigen Gedankens oder Gefühls, einer vollständigen Erinnerung oder einer entsprechenden körperlichen Empfindung wahr. Es handelt sich hier um ein System, das sich unserem Gewahrsein weitgehend entzieht.

Dies wird Sie wahrscheinlich ein wenig ängstigen, und das ist auch zu hoffen, denn genau die Eigenschaften, die diesem System positive Macht verleihen, können auch zu schädlichen Resultaten führen. Beispielsweise sind wir Menschen die einzigen Lebewesen, von denen bekannt ist, daß sie Selbstmord begehen. Sie können Ihrer mentalen Maschinerie nur innerhalb bestimmter Grenzen vertrauen.

Programmierung findet automatisch statt und widersetzt sich der Veränderung

Halten Sie sich für einen Rassisten? Auf diese Frage antworten die meisten Menschen, daß sie von der Gleichwertigkeit der Rassen überzeugt und gegen Rassismus sind. Trotzdem läßt sich leicht nachweisen, daß eine verborgene Programmierung existiert, die einige ethnische Gruppen automatisch als gut und andere als böse abstempelt. Der Grund hierfür ist die *implizite Assoziation*, ein Denkprozeß, der eingehend untersucht wurde (Greenwald, McGhee & Schwartz 1998). Eine implizite Assoziation ist eine automatische Einschätzung, die im Kontext von Bezugsrahmen stattfindet. Dies bedeutet, daß Sie aufgrund einer Vorprogrammierung eine Assoziation zwischen einem Ereignis oder Objekt und einem zweiten Ereignis oder Objekt sehen. Wenn Sie dann mit etwas konfrontiert werden, das dieser Vorprogrammierung nicht entspricht, muß Ihr Geist sich sehr große Mühe geben, nicht ihrem Vorurteil entsprechend zu handeln. Das führt oft dazu, daß die Betreffenden die Erinnerung oder Situation, die das Vorurteil aktiviert hat, vermeiden. Später in diesem Buch werden wir Ihnen eine Art impliziter Assoziation erklären, die im Hinblick auf die Depression eingehend untersucht wurde: die *implizite Selbstachtung*.

Nun gibt es zwar viele interessante Studien über implizite Assoziationen, doch die berühmteste ist der *Racial Implicit Association Test* (RIAT). Im Internet finden Sie unter diesem Stichwort eine Website, auf der Sie den Test selbst ausführen können. Der RIAT verfährt wie folgt: Der Testteilnehmer sieht zwei Gesichter, eines von einem Menschen europäischer Herkunft und eines von einem Amerikaner afrikanischer Abstammung. Unter diesen beiden Gesichtern befindet sich jeweils entweder das Wort »gut« oder das Wort »schlecht«. Bei der ersten Aufgabe befindet sich das Wort »gut« unter dem europäischen Gesicht und das Wort »schlecht« unter dem Gesicht des Afro-Amerikaners. In der zweiten Runde des Tests werden die Wörter »gut« und »schlecht« den Bildern umgekehrt zugeordnet. Dann erhalten Sie eine Liste von Wörtern, die Sie jeweils dem Wort »gut« oder »schlecht« zuordnen und darunterschreiben sollen. Die Wörter, die Sie sortieren sollen, sind mit positiven (»guten«) Emotionen (z. B. liebevoll, freundlich, mitfühlend) oder negativen (»schlechten«) Emotionen (z. B. rücksichtslos, gefährlich, hinterhältig) assoziiert.

Bei der Ausführung des RIAT erhalten Sie wahrscheinlich folgendes Ergebnis: Es wird sich als leichter erweisen, die Wörter nach »gut« und »schlecht« zu sortieren, wenn das Wort »gut« unter dem Gesicht europäischer Abstammung steht. Befindet es sich unter dem Gesicht des Afro-Amerikaners, dauert die Zuordnung der Wörter länger, und Sie machen beim Sortieren mehr Fehler. Dies ist ein Beispiel für eine Programmierung, die wirkt, ohne daß wir uns dessen bewußt sind. Interessant ist auch, daß Afro-Amerikaner, die diesen Test ausführen, gewöhnlich zu den gleichen Resultaten gelangen wie Testteilnehmer europäischer Abstammung. Demnach ist die Programmierung rassischer Stereotype so grundlegend wie das Erlernen der Muttersprache und der Fähigkeit, in ihr zu denken.

Programmierung steuert das Verhalten, ohne daß uns dies bewußt wird

Ein weiterer interessanter Ansatzpunkt für psychologische Untersuchungen ist das *Priming*; dies beinhaltet, daß eine Person verborgene verbale Signale erhält, die ihr Verhalten in einer bestimmten Art simulierter Situation beeinflussen sollen. Bei einer anschließenden Befragung vermögen die Betreffenden gewöhnlich nicht zu sagen, warum sie sich genau so und nicht anders verhalten haben.

Im Rahmen einer berühmten Priming-Studie sollten College-Studenten angeblich an einer Untersuchung teilnehmen, in der das Gedächtnis durch Auswendiglernen einer Liste von Wörtern getestet würde (Bargh, Chen & Burrows 1996). Bei diesem Test wurden zwei Wortlisten benutzt. Einer von zwei Studentengruppen gab man eine Liste, die unter anderem Wörter wie friedlich, geduldig, kooperativ und geruhsam enthielt. Die Liste der anderen Gruppe hingegen enthielt Wörter wie aggressiv, ungeduldig, zudringlich oder rasend. Tatsächlich ging es bei diesem Experiment nicht um eine Gedächtnisleistung, sondern um die Beurteilung dessen, wie sich die beiden Gruppen unmittelbar nach dem Auswendiglernen der Wörter verhielten. Nach dem Erlernen der Wörter wurden die Teilnehmer beider Gruppen aufgefordert, in ein Büro am anderen Ende des Flurs zu gehen und sich eine Bestätigung für ihre Testteilnahme geben zu lassen. Die Teilnehmer wußten jedoch nicht, daß eine Schauspielerin die Rolle einer Sekretärin spielte, die den Assistenten mit den Teilnahmescheinen in seinem Büro besuchte. Diese »Sekretärin« hatte die Aufgabe, dem Assistenten endlos über ein persönliches Problem zu berichten und dadurch die Studenten aufzuhalten, die ihre Scheine nicht bekamen. Um doch noch an ihre Scheine zu kommen, mußte jeder der Studenten den Redeschwall der Sekretärin unterbrechen. Gemessen wurde, wieviel Zeit verging, bis ein Student dies schließlich versuchte.

Es stellte sich heraus, daß die Studenten, welche die Liste auswendig gelernt hatten, die mit Aggression assoziierte Wörter enthielt, nicht lange warteten, bis sie die angebliche Sekretärin unterbrachen, wohingegen die Studenten der anderen Gruppe die »Sekretärin« nie unterbrachen. Sie blieben einfach auf dem Gang stehen und warteten so lange, bis die Zeitspanne, in der sie die angebliche Sekretärin hätten unterbrechen können, verstrichen war! Interessant ist auch, daß die Teilnehmer beider Gruppen nicht plausibel zu erklären vermochten, warum sie sich dafür entschieden hatten, die »Sekretärin« zu unterbrechen, bzw. dafür, einfach untätig sitzen zu bleiben.

Wir alle werden Tag für Tag mit kulturspezifischen Programmierungen bombardiert, und auch wenn es keine Forscher gibt, die die Resultate unseres einzigartigen »Lebensexperiments« manipulieren, machen wir uns doch Regeln zu eigen, ohne daß uns das klar ist. Einige dieser Regeln entstehen durch persönliche Erlebnisse (»Weine nicht; daran erkennen andere Menschen doch nur, daß sie dich in der Hand haben«), andere entstammen unserer Kultur (»Besuche ein College, dann wirst du glücklich werden und gut leben können«). Wenn diese Regeln dominieren, wenden Sie möglicherweise immer wieder Strategien an, die ihren Zweck nicht erfüllen, und Sie verstehen das Wesen der Falle, in der Sie sich befinden, nie völlig. ACT-Strategien sind in dieser Hinsicht sehr nützlich. Viele sollen Ihnen helfen, die Dominanz der Sprache zu brechen, indem Sie lernen, ihre Grenzen zu erkennen. Dies macht Sie flexibler im Umgang mit der »Wortmaschine«.

ÜBUNG : Die Sprödigkeit der Schale deutlich machen

Geist und Sprache wirken so subtil und permanent, daß wir die Wirkung dieses Systems für selbstverständlich halten. Bei oberflächlicher Betrachtung erscheint es als wichtig und korrekt, es im Alltag unhinterfragt zu nutzen. Es hilft uns, unser Erleben zu organisieren, zu planen und vorauszusagen und zur Welt in Beziehung zu treten. Was meinen Buddhisten, wenn sie den Geist als eine Illusion bezeichnen? Die folgende Übung wird Ihnen helfen, dies zu verstehen, obwohl es allem zuwiderläuft, was uns unser »gesunder Menschenverstand« als richtig erscheinen läßt.

Nehmen Sie sich ein Ei aus dem Kühlschrank, halten Sie es in der offenen Handfläche, und konzentrieren Sie sich eine Minute lang darauf. Was sehen Sie? Was spüren Sie? Sie sehen eine weiße oder braune Schale mit einer glatten oder leicht rauhen Oberfläche. Achten Sie nun darauf, wie perfekt die Schale ihre Funktion erfüllt. Dazu ist die gesamte Struktur notwendig. Sie ist so, wie sie ist, genau richtig, und sie ist schon so lange so, seit sie als winzige Schale entstand. Erkennen Sie den Ort, an dem die Schale zu existieren angefangen hat? Gibt es in der Existenz der Schale einen eindeutigen Anfangspunkt? Welcher Teil der Schale ist zuletzt gewachsen? Welcher Teil dieses Eies ist lebendig? Die Schale? Oder das Innere der Schale?

Erläuterungen. Vielleicht fühlen Sie sich in diesem Moment im Hinblick auf das Ei in Ihrer Hand ziemlich gut. Aber was ist, wenn wir Sie nun auffordern, das Ei auf den Boden fallen zu lassen? Würden Sie sich dem widersetzen? Vielleicht würden Sie das tun, weil Ihnen klar ist, daß damit das Ei in seiner augenblicklichen Form aufhören würde zu existieren – und daß dann eine ziemliche Schweinerei auf dem Boden läge! So perfekt die Schale geeignet ist, das im Ei entstehende Leben zu schützen, ist sie doch sehr zerbrechlich und in einem anderen Kontext völlig ungeeignet. Wenn Sie das Ei auf Ihr Bett fallen ließen, würde es den Sturz wahrscheinlich unbeschädigt überstehen; fällt es hingegen auf den Boden, sieht das Resultat anders aus. Etwas, das in einem bestimmten Kontext ausgezeichnet Schutz bietet, kann in einem anderen die genau falsche Art von Schutz sein.

ÜBUNG | Die Schale der Sprache aufbrechen

Wenn wir den Geist mit einem Ei vergleichen, entspricht der Schale unsere sprachbasierte Fähigkeit, zu denken, zu fühlen, uns zu erinnern und körperliche Empfindungen zu haben. Wir können durchaus mit Recht sagen, daß diese Schale genauso wie die eines Eies wächst und reift und daß sie sehr zerbrechlich ist. Wie zerbrechlich? Die folgende einfache Übung wird seit Jahrzehnten benutzt (und ist auch in Hayes, Strosahl & Wilson 1999/2004, dt. 162-164, enthalten), um Wesenlosigkeit (engl.: *transparent nature*) der Sprache und des Denkens zu demonstrieren.

Denken Sie zunächst das Wort »Orange«. Lassen Sie alle Empfindungen, Erinnerungen und Vorstellungsbilder, die Sie mit diesem Wort verbinden, in Ihr Bewußtsein treten. Empfinden Sie den scharfen Geruch oder die Beschaffenheit der Orangenschale? Schmecken Sie den leicht bittersüßen Geschmack? Steht Ihnen die Farbe der Frucht vor Augen? Erkennen Sie die Unterteilungen des Fruchtfleischs der Orange, die Sie in der Hand halten? Nehmen Sie den frischen Geschmack des Safts in Ihrem Mund wahr, wenn Sie in ein Stück des Fruchtfleischs beißen? Lassen Sie sich etwa eine Minute Zeit, um sich die Orange mit allen damit verbundenen Sinneseindrücken im Geiste vorzustellen.

Nun stellen Sie eine Uhr mit Sekundenanzeige bereit. In den nächsten 45 Sekunden sollen Sie das Wort »Orange« so schnell wie möglich unablässig wiederholen. Sprechen Sie es so schnell, wie Sie können, bis die 45 Sekunden um sind. Falls es Ihnen schwer fällt, das Wort auszusprechen, oder falls Sie irgendwann »den Faden verlieren«, fangen Sie einfach wieder von vorn an und wiederholen das Wort »Orange«, so gut Sie können. Fangen Sie jetzt an. Los!

Erläuterungen. Was ist während der Übung mit Ihrer Beziehung zum Wort »Orange« passiert? Ist Ihnen aufgefallen, daß das Wort Ihnen, je häufiger Sie es wiederholt haben, um so stärker wie sinnloses Kauderwelsch erschien? Ist es Ihnen im Laufe der Zeit immer schwerer gefallen, das Wort richtig auszusprechen? Und was ist aus den Bildern und Assoziationen geworden, die Sie im ersten Teil der Übung heraufbeschworen haben? Sind sie wieder verschwunden?

Schauen wir uns die Implikationen der Orangenübung noch ein wenig genauer an. Als wir Sie aufforderten, das Wort »Orange« so zu benutzen, wie es in Ihrem Sprachsystem vorgesehen ist, funktionierte dieses System ausgezeichnet. Ihnen stand nicht nur das Wort »Orange« zur Verfügung. Sie konnten außerdem auf zahlreiche bildliche Vorstellungen und Assoziationen zurückgreifen, die auf Ihren bisherigen Erfahrungen mit Orangen basierten. Als wir Sie dann aufforderten, das Wort auf eine den Regeln Ihres Sprachsystems nicht entsprechende Weise zu benutzen, verwandelte es sich in eine Ansammlung merkwürdiger

Geräusche, weitgehend ohne Beziehung zu Vorstellungsbildern und anderen Assoziationen. Sie taten nichts weiter, als ein Geräusch zu produzieren, das in keiner funktionalen Verbindung zu Ihrer »Schale« stand. Diese Übung läßt sich mit fast jedem Wort, jeder Phrase, jeder Emotion und jeder Erinnerung wiederholen. Aktivitäten dieser Art sprengen die »Schale« der Sprache und fördern ihre Inhalte zutage, einen Aspekt des Geistes, der außerhalb der Sprache existiert. In diesem Teil Ihres Gewahrseins verbirgt sich eine gewaltige und essentielle Weisheit, ebenso wie die Essenz eines Eies nicht die Schale ist, sondern das, was sich in der Schale befindet. Das Ei existiert nicht um der Schale willen. Befände sich in der Schale kein lebendes Gewebe, bräuchte die Schale nicht zu existieren.

Um ein erfüllendes Leben führen zu können, müssen Sie zu erkennen lernen, daß sich Ihre »Schale« von Ihrer Essenz unterscheidet. Sie sind das »lebende Gewebe«, und obwohl die »Schale« Sie in bestimmten Zusammenhängen schützt, ist sie in anderen Situationen unwirksam – oder sogar schädlich. Wir werden Ihnen helfen herauszufinden, wann Sie Ihre »Schale« nutzen können und wann Sie sie zerbrechen müssen, um sich mit anderen wichtigen Aspekten Ihres Geistes befassen zu können. Machen Sie sich keine Sorgen, daß Sie die »Schale« der Sprache zerbrechen könnten! Sie ist sehr widerstandsfähig und wird schon bald wieder in ihren unversehrten Zustand zurückkehren.

Der reagierende Geist* und die innere Weisheit

Wir sprechen in diesem Buch häufig vom ständigen Prozeß des Reagierens auf Gedanken, Gefühle, Erinnerungen und Empfindungen und von der Fusion mit ihnen. Sie gehorchen den Anweisungen Ihres Geistes, wie ein Kind auf seine Eltern hört. Nur Sie können auf Ihren Geist hören, weil niemand außer Ihnen Kontakt zu Ihrer »inneren Wortmaschine« hat. Nur Sie und Ihr Geist sind daran beteiligt. Ihre Beziehung zu Ihrem Geist ist einzigartig und durch Ihre persönliche Lerngeschichte geprägt. Deshalb ist der Geist keines Menschen dem eines anderen gleich, obwohl wir alle von Geburt an im Sinne ähnlicher sozialer Regeln, Normen und Erwartungen erzogen werden. Im zweiten Teil dieses Buches werden wir uns gründlich mit Strategien befassen, die es Ihnen ermöglichen, unproduktive Aspekte dieses »Hörens auf den eigenen Geist« (engl.: *minding*) zu entdecken und zu meiden. Im Moment geht es uns nur darum, zwei Aspekte Ihres Geistes zu unterscheiden: den reagierenden Geist (engl.: *reacting mind*) und die innere Weisheit (engl.: *wise mind*).

* Der »reagierende Geist« als Gegenstück zur »inneren Weisheit«, so wie beide hier beschrieben werden, ist praktisch identisch mit dem »konditionierten Geist« oder einfach der (sozialen, kulturellen) »Konditionierung«. Trotzdem bleibe ich der Übersichtlichkeit wegen bei den Begriffen der Autoren. Anm. d. Übers.

Ebenso wie die ACT hält auch der Buddhismus die Fusion mit unerwünschten privaten Ereignissen für die prinzipielle Ursache allen menschlichen Elends. Buddhisten widmen sich der Meditationsübung, um mentale Ereignisse besser zu erkennen, ohne an ihnen festzuhalten. Wie bereits erwähnt, wird eine Depression durch die Fusion mit verinnerlichten Regeln bezüglich Gesundheit und Wohlbefinden genährt, die zwar unzutreffend sind, aber plausibel wirken. Aktuelle Untersuchungen belegen, daß bei Depressiven, wenn sie Techniken der Achtsamkeitsmeditation erlernen, die Anfälligkeit für Rückfälle in die Depression nachläßt (Segal, Williams & Teasdale 2002; Williams *et al.* 2007). Die Fähigkeit, Abstand zu nehmen und den deiktischen Rahmen »ich und mein Geist« zu benutzen, ist dabei entscheidend. Wenn Sie nicht in der Lage sind, Abstand zu nehmen, werden Ihre unangenehmen Emotionen, Gedanken, Erinnerungen und Empfindungen Ihnen als toxisch erscheinen, und Sie werden sie nicht akzeptieren. Und wenn Sie sie nicht akzeptieren können, müssen Sie versuchen, sie zu unterdrücken oder zu vermeiden.

Reagierender Geist

Der reagierende Geist lebt in der »Schale« Ihres Sprachsystems. Er ist ein »eingebauter« Regelbefolger und Ratgeber, und er ist ständig aktiv. Er plappert unaufhörlich, möchte mit Ihnen reden und produziert einen nie endenden Strom von »würde«-, »sollte«-, »müßte«- und »muß«-Aussagen, ohne sich darum zu kümmern, ob sein Rat erwünscht und erforderlich ist. Ihr reagierender Geist sprudelt über von Urteilen, Einschätzungen, Kategorien und Voraussagen. Er verbindet Konzepte, die beschreiben, wer Sie im Hier und Jetzt sind und wie Sie so geworden sind, wie Sie sind. Er sagt Ihnen, daß Sie von irgend etwas nicht

Innere Weisheit (Weisheitsgeist)

- Intuition
- nonverbales Wissen und Inspiration
- freie Wahl
- Werte
- Gewahrsein des gegenwärtigen Augenblicks
- reines Gewahrsein
- universelles Gewahrsein und Mitgefühl

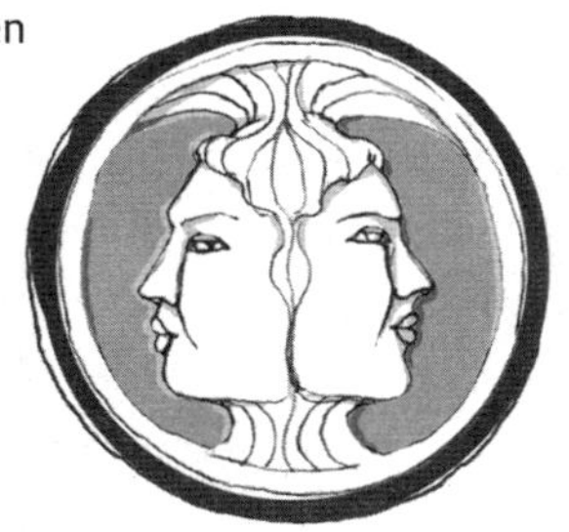

Reagierender Geist

- Einschätzung und Kategorisierung
- Schließen, Analysieren und Logik
- Entscheiden
- gesellschaftliche Normen und Erwartungen
- Erinnerung und Voraussagen über die Zukunft
- Vorstellung von der eigenen Person und der Welt
- Stigmatisierende Formen von Gewahrsein (Rassismus, Vorurteil)

genug haben, beispielsweise Liebe, und von etwas anderem zuviel, beispielsweise schlechten Mundgeruch oder Körperfett. Er sagt, was geschehen wird, wenn Sie etwas bestimmtes tun (z. B.: »Wenn du deinen Job aufgibst, wirst du nie mehr einen finden«) und wenn Sie etwas nicht tun (z. B.: »Wenn du nicht kündigst, wird dein Chef dich beleidigen, und deine Selbstachtung geht in die Binsen«). Solche vergleichenden, beurteilenden und voraussagenden Aktivitäten sind eine Brutstätte der Depression. Wenn Sie sich in einer Fusion mit Ihrem reagierenden Geist befinden, verfangen Sie sich in der Falle des Regelbefolgens und sind nicht in der Lage, sich auf neue Situationen einzustellen. Der Buddhismus sieht den reagierenden Geist als eine kleine und eingeschränkte Form des Erlebens an, die man nicht zu wichtig nehmen darf, wenn man das Wachstum einer anderen Art von Geist fördern will: die der inneren Weisheit.

Die innere Weisheit – Gefährte des reagierenden Geistes

Der (historische) Buddha hat den Begriff Weisheitsgeist geprägt, den wir in diesem Buch »innere Weisheit« nennen werden. Sie werden im folgenden lernen, zwei Formen der inneren Weisheit zu nutzen. Im einen Fall geht es darum, daß Sie Ihre Aufmerksamkeit auf den gegenwärtigen Augenblick Ihres Lebens konzentrieren. Im Buddhismus wird diese Form des Weisheitsgeistes *Purnata* genannt, was bedeutet, absolut präsent zu sein und aller Dinge, die uns umgeben, nicht-urteilend gewahr zu sein. Die zweite Form des Weisheitsgeistes besteht in der Fähigkeit, *des eigenen Gewahrseins gewahr zu sein* – zu sehen, daß Ihr Sein eine Instanz umfaßt, die den gegenwärtigen Augenblick anschaut. Dieser Seinszustand – ein Zustand des Einfach-Gewahrseins *(simple awareness)* – wird *Shunyata* genannt und als Pfad zur Erleuchtung angesehen. Diese beiden Formen des Geistes werden durch Übung entwickelt, nicht durch intellektuelle Diskussion. Der zweite Teil dieses Buches beschreibt zahlreiche Möglichkeiten, das Sein im gegenwärtigen Augenblick und das In-Kontakt-Treten zum Einfach-Gewahrsein zu üben. Einige wissenschaftliche Untersuchungen über die Funktionsweise des Gehirns zeigen, daß die Entwicklung dieser beiden Geistesformen zu dauerhaften positiven Veränderungen der Funktionsweise des Gehirns führt (Deshmukh 2006; Hankey 2006). Wenn Sie lernen, Ihre innere Weisheit zu benutzen und sich vom monotonen Geplapper Ihres reagierenden Geistes zu befreien, werden Sie leichter erkennen, was in Ihrem Leben seinen Zweck erfüllt und was nicht.

Man kann die innere Weisheit aber auch als den Beobachter der Possen des reagierenden Geistes verstehen. Ihm ist klar, was der reagierende Geist tut (denken, fühlen, erinnern und spüren), doch er ist in dem, was im Inneren der Worterzeugungsmaschine vor sich geht, nicht gefangen. Stellen Sie sich Ihre innere Weisheit als das »ich« im deiktischen Rahmen »Ich und mein Geist« vor. Sie ist der Ort, an dem Sie sich vom Druck der Einschätzungen, Kategorien, Vorurteile und Verhaltensanweisungen frei machen können.

Die innere Weisheit ist die Essenz in der Schale des Eies; sie ist das, was übrig bleibt, nachdem der reagierende Geist seine Energie verbraucht hat. Sie manifestiert sich nicht in Form mentaler Ereignisse wie Gedanken, Gefühle, Erinnerungen und Empfindungen. Der weise Geist kann die »Schale« der Sprache und des Denkens als das sehen, was sie tatsächlich ist, im Gegensatz zu dem, was sie zu sein vorgibt. Schließlich erfüllt die Schale einen bestimmten Zweck, der in entsprechenden Situationen seine Bedeutung und seinen Nutzen hat. Weil die innere Weisheit nicht in der Welt des Beurteilens, Abstempelns und Vergleichens verweilt, ist sie von Natur aus mitfühlend und empathisch und stark am erlebenden Du interessiert.

Eines der wichtigsten Anzeichen für die Aktivität Ihrer inneren Weisheit ist, daß Sie sich von belastenden privaten Ereignissen lösen können – wenn Sie merken, daß angesichts des Tauziehens zwischen Ihnen und Ihrem reagierenden Geist die beste Entscheidung ist, das Tau loszulassen. Ihre innere Weisheit läßt Sie erkennen, daß es nicht notwendig ist, um Dinge zu kämpfen, die sich nicht ändern lassen, und daß Sie Ereignisse, die in der Vergangenheit liegen, akzeptieren können, statt weiter gegen sie zu kämpfen. Sobald Ihnen klar ist, daß Sie Ihre Welt selbst schaffen und daß es sich dabei im Grunde um eine Illusion Ihres Geistes handelt, ist es eigentlich nicht mehr nötig, sich vor irgend etwas im Raum Ihres Lebens zu fürchten oder etwas zu vermeiden.

Wem werden Sie vertrauen, Ihrem reagierenden Geist oder Ihrer inneren Weisheit?

Nachdem Sie nun den Unterschied zwischen Ihrem reagierenden Geist und Ihrer inneren Weisheit kennen, fragen wir Sie, auf welchen von beiden Sie sich verlassen wollen und warum? Manchmal – beispielweise bei der Planung eines Arbeitsprozesses oder beim Überqueren einer belebten Kreuzung – ist der reagierende Geist sehr nützlich. Wie bereits erläutert, kann er in der äußeren Welt erstaunlich nützlich sein, wenn es darum geht, zu planen, einzuschätzen und vorauszusagen. Weniger nützlich ist er bei Dingen, die zwischen den beiden Ohren geschehen. Er wendet die in der äußeren Welt nützlichen Regeln bedenkenlos auf die innere Welt an. Da der reagierende Geist abstempelt, kategorisiert und sich starr an verinnerlichten Regeln orientiert, hindert er Sie am direkten Erleben und enthält ihnen die vielfältigen Informationen vor, die im Kontext des gegenwärtigen Augenblicks verfügbar sind. Die innere Weisheit verbessert Ihren Kontakt zum direkten Erleben, weil er von der Sprache und der mit dieser verbundenen Tendenz, Regeln zu befolgen, nicht beeinflußt wird.

Die folgende mentale Übung soll Ihnen zu verstehen helfen, warum der reagierende Geist nicht immer von Nutzen ist: Stellen Sie sich vor, Sie besäßen 10 000 Euro, die Sie investieren und für Ihren Ruhestand zurücklegen wollten. Sie vereinbaren einen Termin mit einem Anlageberater, der Ihnen alle möglichen Tabellen und Diagramme zeigt, um Ihnen zu veranschaulichen, wieviel Gewinn er für Sie machen wird, wenn Sie Ihr Geld bei dem Unternehmen investieren, für das er arbeitet. Sie sind beeindruckt von der Selbstsicherheit und dem Selbstvertrauen des Mannes. Weil er so wirkt, als wüßte er genau, was er tut, entschließen Sie sich, Ihr Geld bei ihm zu investieren.

Nach sechs Monaten ruft er Sie an, um Ihnen mitzuteilen, daß Ihre Anlage sich extrem gut entwickelt und daß sie im Moment 7500 Euro wert ist. Sie haben also 2500 Euro Verlust gemacht. Doch er sagt, wenn Sie die Verlustphase durchstehen, werden Sie am Ende sehr reich sein. Er verspricht, Sie nach weiteren sechs Monaten mit guten Nachrichten zu überraschen. Nach Ablauf eines Jahres ruft er Sie enthusiastisch an, um Ihnen mitzuteilen, daß sein unfehlbares Anlagemodell sich prächtig macht und daß Ihre Anlage im Augenblick 5000 Euro wert ist. Sie haben also die Hälfte des angelegten Geldes verloren. Er erklärt, im Moment sei das Wichtigste, seinem Anlageprogramm die Stange zu halten, weil ihm eine sehr gute zukünftige Entwicklung bevorstehe. Nach insgesamt 18 Monaten ruft er wieder an und berichtet begeistert, sein Anlagemodell sei im Finanzteil der Lokalzeitung gelobt worden. Nun fingen auch andere an, sich für seine genialen Ideen zu interessieren, und Sie könnten sich glücklich schätzen, schon früh dabei gewesen zu sein, weil dies einen um so größeren Profit verspreche. Dann erwähnt er nebenbei, der augenblickliche Wert Ihres Depots liege bei 2500 Euro, was bedeute, daß es momentan drei Viertel seines Einstandswertes verloren habe, daß Sie aber ungeachtet dessen reich werden würden und sich früh zur Ruhe setzen könnten, wenn Sie seinem Investmentansatz nur weiterhin die Treue hielten.

Wann würden Sie in solch einem Fall Ihren Berater zum Teufel schicken? Würden Sie noch einmal sechs Monate warten und riskieren, Ihr Geld komplett zu verlieren? Bei den meisten Menschen würden die Warnlampen wohl schon nach sechs Monaten aufleuchten, aber ganz sicher nach einem Jahr. Der Anlageberater gleicht dem reagierenden Geist, und sein Anlagemodell besteht aus einem System von Regeln, denen er blind folgt. Er produziert geistiges Geschwätz, das etwas Bestimmtes behauptet (»Sie tun genau das Richtig; Sie werden reich werden«), während die in der realen Welt sichtbar werdenden Resultate etwas völlig anderes anzeigen (»Sie verlieren Ihr letztes Hemd«). Die innere Weisheit würde Ihnen ermöglichen, nach dem ersten oder zweiten Hinweis auf einen Fehlschlag Ihren Verlust zu begrenzen und sich einer anderen Strategie zuzuwenden.

Wenn Ihr Geist sich als inkompetent erweist, dann gehen Sie sanft mit ihm um

Wie das vorige Beispiel veranschaulicht, kann der reagierende Geist Sie geradewegs in eine Depression führen und trotzdem darauf beharren, daß Sie dem einmal eingeschlagenen Weg weiter folgen sollen. Doch ist dieser Weg nichts weiter als eine soziale Programmierung, die Ihr Geist erworben hat, als Sie zu sprechen lernten und Ihre Denkfähigkeit sich entwickelte.

Erinnern Sie sich noch an Susan aus Kapitel 4? Nach ihrer Scheidung mußte sie sich genau damit auseinandersetzen. Ihr reagierender Geist riet ihr, den Kontakt zu ihren Freunden weitgehend einzuschränken, weil sie ihr gegenüber nicht loyal seien und weil das Zusammensein mit ihnen ihre Depression noch verschlimmern werde. Außerdem riet er ihr, negative Emotionen wie Traurigkeit und Trauer, mit denen sie wegen ihrer Scheidung kämpfte, möglichst nicht zum Ausdruck kommen zu lassen. Doch durch das Befolgen dieses Rates wurde sie nur noch depressiver und distanzierte sich noch stärker von ihrer Trauer und Traurigkeit. Natürlich wurde ihr mentales Geschwätz dadurch nicht unterbunden. Ihr reagierender Geist hielt ihr ständig vor, andere Menschen könnten sich von ihrer Trauer und Traurigkeit lösen und unbeschwert leben. Warum also nicht auch sie? Susans mentaler Ratgeber gab einfach nicht zu, daß seine Empfehlungen nie ihren Zweck erfüllen würden; er hatte keinen anderen Aktivitätsplan anzubieten. Bis Susan mit Hilfe ihrer inneren Weisheit lernte, ihrem direkten Erleben zuzuhören, konnte sie sich gegen die unaufhörlichen Beeinflussungsversuche des reagierenden Geistes nicht zur Wehr setzen.

Zweckmäßigkeit/Praktikabilität – Wie Sie lernen, die innere Weisheit zu benutzen

Abgesehen von der Notwendigkeit, den Unterschied zwischen dem reagierenden Geist und der inneren Weisheit zu verstehen, müssen Sie auch die »Schale« des reagierenden Geistes durchdringen, um sich klarzumachen, wie Ihre innere Weisheit die Resultate beurteilt, die Sie in Ihrem Leben erzielen. Dazu müssen Sie eine zwar merkwürdige, aber sehr effektive Art der Einschätzung (und der Neutralisierung) des Einflusses Ihres mentalen Ratgebers erlernen. In der ACT nennen wir diesen alternativen Maßstab »Zweckmäßigkeit« bzw. »Praktikabilität« *(workability)*. Am besten stellen Sie sich Zweckmäßigkeit in dem Sinne vor, daß Ihre Lebensgestaltung ständig das Gefühl einer sinnvollen Orientierung, der Bedeutung und der Vitalität fördert.

Zweckmäßigkeit bezieht sich auf Resultate

Zweckmäßigkeit zielt auf die unmittelbaren Resultate von Strategien, die Sie benutzen. Beispielsweise ging aus der Lebensbeschreibung von Joyce hervor, daß sie ihr Leben als zweckmäßig empfinde, wenn sie sich die Zeit nehme, sich zu entspannen, zu musizieren und mit Freunden und ihrer Familie zusammen zu sein. Die mit Hilfe des Maßstabs der Praktikabilität gewonnenen Werte sanken bei ihr jedoch, nachdem sie mehrere Jahre für ihren Mann gesorgt hatte, dessen Gesundheitszustand schnell schlechter wurde. Ihr reagierender Geist forderte von ihr, weiterhin Tag und Nacht für ihren Mann da zu sein. Auch als sie allmählich immer stärker von Erschöpfung geplagt wurde, ermahnte ihr reagierender Geist sie immer wieder, ihre Pflichten als Ehefrau zu erfüllen, und er verurteilte jeden ihrer Versuche, sich Zeit zu nehmen, um sich von der Pflege ihres Mannes zu erholen, als Pflichtverletzung.

Als Joyce mit dieser Regel eine Fusion einging, verlor sie den Kontakt zu den verheerenden Folgen ihres Rückzugs von allen Aktivitäten, die ihr Freude machten und Frieden brachten. Erst als sie sich von ihren Regeln löste und sie sich ihre innere Weisheit erschloß, sah sie einen Weg aus ihrer bis dahin ständig stärker werdenden Depression. Ihre fürsorgliche Haltung ihrem Mann gegenüber erforderte nicht zwangsläufig, daß sie ihre eigene Gesundheit und ihr Wohlbefinden vernachlässigte. Es war wichtig, daß sie sich den erfreulichen Aspekten ihres Lebens mit ebensoviel Energie widmete wie der Pflege ihres Mannes. Ihre innere Weisheit hatte ihrem reagierenden Geist den Strom abgedreht!

Praktikabilität ist ein Prozeß, kein Resultat

Weil das Leben ein dynamischer Prozeß ist, ist die Praktikabilität Auf- und Abwärtsbewegungen unterworfen. Dies ist eine der Grundwahrheiten eines von Energien gespeisten Lebens. In ihm gibt es nicht nur gute, sondern natürlich auch schlechte Zeiten. Insofern ähnelt der adäquate Umgang mit dem Leben ein wenig dem Erlernen des Fahrradfahrens. Wenn Sie Fahrrad fahren wollen, müssen Sie sich stets darüber im klaren sein, wie das Gelände beschaffen ist, und Sie müssen Ihr Körpergewicht ständig leicht verlagern, um die Balance zu halten. Während Ihrer Fahrt durch das Leben hilft Ihnen Ihre innere Weisheit, zu Ihrem Erleben in direktem Kontakt zu bleiben. Ihre innere Weisheit kann Ihnen helfen, rechtzeitig die jeweils erforderlichen Anpassungen vorzunehmen und dadurch Ihre Praktikabilitätswerte in dem Bereich zu halten, der Ihnen als richtig erscheint. Ist der Wert hoch, haben Sie in Ihren Beziehungen, im Beruf und in der Freizeit das Gefühl, über ein hohes Maß an lebendiger Energie zu verfügen. Dies bedeutet nicht, daß Sie jeden Tag außergewöhnliche Dinge erleben, sondern daß Sie wissen, was Ihnen wichtig ist und daß Sie sich durch Ihr Handeln diesen Zielvorstellungen nähern. Denken Sie daran, daß ein Leben nicht allein deshalb lebenswert ist, weil in ihm jeder Schmerz fehlt; vielmehr wird ein Leben lebenswert, wenn wir unseren Schmerz akzeptieren und ihn auf gesunde Weise erleben.

Praktikabilität/Zweckmäßigkeit bevorzugt keine spezifischen Auffassungen über das Leben

Charakteristisch für Praktikabilität ist auch, daß sie sich keiner Lehre darüber, wie man leben sollte, verpflichtet fühlt. Ein lebenswertes Leben ist so vielgestaltig, wie es Menschen gibt. Es ist völlig unwichtig, wie Sie ein solches Leben erreichen, Hauptsache, Sie bekommen vom Leben, was Sie sich wünschen. Entscheidend ist also nicht, was eigentlich funktionieren *müßte* oder *sollte*, sondern was *tatsächlich* seine Funktion erfüllt. Wenn Sie sich an der Praktikabilität bzw. Zweckmäßigkeit orientieren, stellen Sie Fragen folgender Art:

- Erfüllt mein Trinken den Zweck, den ich damit verfolge?
- Was hat es mir gebracht, jeden Kontakt mit potentiellen Partnern zu vermeiden?
- Führt meine Taktik, mit meinem Mann nicht über unsere Eheprobleme zu sprechen, zu dem Resultat, das ich mir davon verspreche?
- Bringt es mir etwas ein, mich nicht um eine befriedigendere berufliche Perspektive zu kümmern?
- Welche meiner augenblicklichen Aktivitäten hält, was ich mir davon verspreche, und welche bringen mir nichts ein?
- Waren die Entscheidungen, die ich heute getroffen habe, für mich zweckmäßig?
- Bringt es mir etwas, mit einem Spaziergang so lange zu warten, bis ich mich dazu motiviert fühle?
- Bewährt es sich für mich, nicht zur Kirche zu gehen?

Es erfordert Mut, Fragen nach der Praktikabilität oder Zweckmäßigkeit zu stellen. Sehr oft zeigt schon allein die Tatsache, daß Sie solche Fragen stellen, daß ein Unterschied zwischen dem besteht, was Ihr reagierender Geist Ihnen verspricht, und den Resultaten, die Sie erzielen.

ÜBUNG | Das Messen der Zweckmäßigkeit/Praktikabilität

Wir empfehlen Ihnen, mindestens alle drei Monate einmal eine Zweckmäßigkeits-/Praktikabilitätsmessung durchzuführen, um festzustellen, wie es in dieser Hinsicht in Ihrem Leben aussieht. Kopieren Sie das folgende Arbeitsblatt mehrmals, damit Sie auch später unbenutzte Kopien davon zur Verfügung haben. Schätzen Sie anhand der im folgenden abgebildeten von 1 bis 10 reichenden Skala die aktuelle Zweckmäßigkeit Ihres Lebens ein, wobei der Wert »1« anzeigt, daß Sie im Moment das Gefühl haben, daß Ihr Leben absolut nicht »funktioniert«, und der Wert »10« beinhaltet, daß Ihr Leben gar nicht besser als im

Moment laufen könnte. Markieren Sie die Zahl, die Ihr momentanes Selbstempfinden am besten trifft, mit einem Kreis.

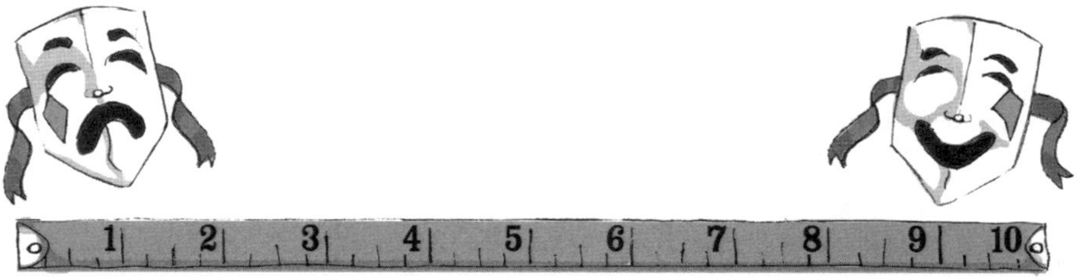

funktioniert gar nicht — funktioniert durchschnittlich — funktioniert in jeder Hinsicht

Lesen Sie nun die folgenden beiden Wortlisten, und kreisen Sie jeweils die Worte ein, die Ihr momentanes Leben am besten charakterisieren. Denken Sie stets daran, daß Selbstbefragungen der ACT nie darauf zielen, daß Sie sich selbst verurteilen und beschuldigen, sondern daß es darum geht, die Situation, in der Sie sich befinden, ehrlich zu beurteilen. Wenn Sie Ihr Leben verbessern wollen, müssen Sie zunächst herausfinden, was Sie verbessern müssen!

Geringe Zweckmäßigkeit

- lethargisch
- leblos
- apathisch
- zurückgezogen
- gelangweilt
- inaktiv
- isoliert
- orientierungslos
- bedeutungslos

Starke Zweckmäßigkeit

- Energie
- lebhaft
- zielgerichtet
- engagiert
- interessiert
- aktiv
- verbunden
- zielbewußt
- bedeutsam

Erläuterungen. Welche Arten von Wörtern haben Sie markiert? Nehmen Sie sich einen Moment Zeit, um sich jedes einzelne markierte Wort näher anzuschauen und etwa 30 Sekunden lang darüber nachzudenken. Was hat Sie dazu gebracht, genau dieses Wort auszuwählen. Wenn Sie ein Wort gewählt haben, das mit geringer Praktikabilität assoziiert ist, was könnten Sie dann verändern, um ein entsprechendes Wort aus der Spalte mit den Wörtern zu wählen, die für ein hohes Maß an Praktikabilität stehen? Falls Sie in der Spalte mit den Wörtern, die ein hohes Maß an Zweckmäßigkeit zum Ausdruck bringen, ein Wort markiert haben, können Sie sich gratulieren, denn Sie haben Ihre Aufgabe gut gelöst. Wie ist Ihnen das gelungen? Und wie werden Sie dafür sorgen, daß es bei diesem guten Ergebnis bleibt?

ÜBUNG ⁞ Als das Leben noch besser funktionierte

Diese Übung ermöglicht Ihnen, ein wenig vom Geschehen zurückzutreten und sich anzuschauen, in welcher Hinsicht Ihre Situation anders als im Augenblick war, als Ihr Leben noch besser funktionierte. Können Sie sich an eine Zeit erinnern, in der Sie mit dem Verlauf Ihres Lebens generell zufrieden waren? Erhalten Sie die Erinnerung an diese Zeit lebendig, und beantworten Sie folgende Fragen. Versuchen Sie, dabei einige der Wörter aus der Spalte mit den für (ein hohes Maß an) Praktikabilität/Zweckmäßigkeit typischen Wörtern zu benutzen.

Als das Leben noch besser funktionierte

Wie habe ich in jener Situation meine persönliche Stärke gefördert?

____

____

____

Wie stand es damals um meine Beziehungen und meine soziale Verbundenheit?

____

____

____

Was motivierte mich damals für meine berufliche Arbeit?

____

____

____

Was motivierte mich damals für meine Spiel- und Freizeitaktivitäten?

____

____

____

Erläuterungen. Zu welchen Ergebnissen sind Sie bei Ihrem Versuch, ein praktikableres/zweckmäßigeres Leben zu beschreiben, gelangt? Wahrscheinlich haben Sie etwas darüber gesagt, was zu tun für Sie wichtig ist, sowie etwas darüber, wie zufrieden sie mit Ihren Beziehungen und sozialen Verbindungen sein wollen, wie Sie sich auf unterschiedliche Weisen vergnügen wollen und wie Sie sich vorstellen, daß es sich anfühlen sollte, in Ihrem Leben eine Orientierung zu haben. Die ACT sieht Vitalität als wichtigstes Merkmal eines lebenswerten Lebens an. Vitalität bedeutet, daß ein Mensch über Energie verfügt und sich für die Aktivitäten seines Lebens interessiert. Die eigene Energie im Leben zu nutzen bedeutet nicht, daß Sie frei von jeder Traurigkeit und jedem Schmerz oder von Problemen sein müssen, sondern daß Sie den Schmerzen und Problemen, mit denen Sie im Leben zwangsläufig konfrontiert werden, mit ebensoviel Energie und Engagement begegnen wie den Dingen, die Ihnen Freude machen.

ÜBUNG Analyse der Zweckmäßigkeit

Diese Übung wird Ihnen helfen, sich klarzumachen, was Ihr reagierender Geist Ihnen verspricht, und es mit den Resultaten zu vergleichen, die Sie tatsächlich erzielt haben. Sie werden einzuschätzen lernen, wie Ihre innere Weisheit und Ihr reagierender Geist an für Sie problematischen Situationen des Alltagslebens beteiligt sind. Beschreiben Sie in der linken Spalte der folgenden Tabelle zwei belastende Situationen, die für Sie problematisch sind. Notieren Sie in der zweiten Spalte von links, was Ihr reagierender Geist Ihnen in solchen Situationen zu tun empfohlen hat. Beschreiben Sie in der dritten Spalte, was Ihre innere Weisheit Ihnen in den gleichen Situationen zu tun empfohlen hat, und vermerken Sie schließlich ganz rechts, was Sie letztlich wirklich getan und welche Resultate Sie damit erzielt haben. Dies ist eine gute Form für Bemühungen, Dinge aus der Perspektive »Ich und mein Geist« zu sehen. Allerdings fällt es einigen am Anfang ein wenig schwer, diese Übung auszuführen. Wenn auch Sie damit Schwierigkeiten haben, lesen Sie einfach zunächst einmal weiter, denn Sie kommen dann zu einer ausführlichen Beschreibung eines Beispiels.

Praktikabilitätsanalyse

Situation	Was mein reagierender Geist gesagt hat	Was meine innere Weisheit gesagt hat	Was habe ich tatsächlich getan? Und hat es etwas gebracht?

Erläuterungen. Was hat das Vergleichen der Antworten Ihres reagierenden Geistes und Ihrer inneren Weisheit ergeben? Ist Ihnen aufgefallen, daß Ihr reagierender Geist einfach nicht aufhören kann, Dinge zu beurteilen und sie Kategorien wie richtig und falsch oder gut und schlecht zuzuordnen? Dies ist ein typisches Merkmal des reagierenden Geistes, und es zu überwinden kann schwierig sein. In Kapitel 9 finden Sie viele nützliche Hinweise dazu. Und wie steht es mit der inneren Weisheit? Haben Sie eine ruhige, beruhigende Reaktion inmitten des emotionalen Aufruhrs in Ihrem Inneren bemerkt, die Sie dazu ermutigte, loszulassen, sich zu entspannen und den Dingen ihren Lauf zu lassen? Wenn ja, haben Sie die Wirkung Ihrer inneren Weisheit gespürt.

Wie steht es mit den Resultaten? Wenn Sie eine Fusion mit Ihrem reagierenden Geist eingehen und tun, was er sagt, was geschieht dann mit Ihrem Vitalitätsempfinden? Rät Ihr reagierender Geist Ihnen Schritte an, die tatsächlich zur Lösung des akuten Problems beitragen? Sobald Sie die Arten von Situationen identifizieren können, in denen Ihr reagierender Geist Sie nirgendwohin führt, haben Sie gute Chancen, ihn gegebenenfalls im Zaum zu halten. Je häufiger Sie diese Art von Analyse der Praktikabilität bzw. Zweckmäßigkeit durchführen, um so besser werden Sie sich von Ihrem reagierenden Geist abwenden können, wenn Ihre innere Weisheit Ihnen die bessere Alternative zu bieten hat.

Teds Geschichte

Ted ist ein 45 Jahre alter Lehrer, der seit seiner Jugend von Zeit zu Zeit mit einer Depression kämpft. In Teds Leben gibt es viele Dinge, die eine Depression auslösen können. Auf jede Art von Kritik seitens seiner Kollegen – unabhängig davon, ob die Äußerungen tatsächlich als Kritik gemeint waren oder von ihm nur so aufgefaßt wurden – reagiert er mit starken Anfällen von Niedergeschlagenheit. Manchmal geht er nicht zur Arbeit, um die Nähe zu Menschen zu meiden, die ihn vorher kritisiert haben. Ähnlich reagiert er auf Konflikte oder Meinungsverschiedenheiten mit seiner Frau. Da er sich zu Hause im Zusammenleben mit seiner Frau nicht »krank melden« kann, vermeidet er jeden Kontakt zu ihr durch Alkoholkonsum.

Als Ted anfing, sein Leben auf Zweckmäßigkeit hin zu untersuchen, löste das bei ihm starke Angst aus. Er beurteilte sich auf der Zweckmäßigkeitsskala mit dem Wert 3 und markierte die Wörter »verschlossen«, »isoliert«, »richtungslos« und »bedeutungslos«. Er erklärte: »Ich weiß selbst, daß ich Dinge tue, die nicht gut für mich sind, aber was soll ich denn sonst tun? Wenn ich damit aufhören würde, könnte meine Depression dann nicht völlig außer Kontrolle geraten?« Bei unserer gemeinsamen Untersuchung der Zweckmäßigkeit seiner Reaktionen auf zwei schwierige Situationen kamen wir zu folgendem Ergebnis.

TEDS ZWECKMÄSSIGKEITSANALYSE

Situation	Was mein reagierender Geist sagte	Was meine innere Weisheit sagte	Was habe ich tatsächlich getan? Und hat es etwas gebracht?
Mein Vorgesetzter hat mich kritisiert, weil ich die Testergebnisse nicht rechtzeitig abgegeben habe, obwohl er mich erst sehr spät dazu aufgefordert hat, an den Tests teilzunehmen.	*Nimm dir einen Tag frei von der Arbeit, und bleibe zu Hause; danach wirst du dich wieder besser fühlen. Du bist nicht clever genug, um dich mit ihm anzulegen; wenn du das versuchst, wirst du nachher das Gefühl haben, ein Idiot zu sein.*	*Ich fühle mich im Brustbereich angespannt; ich habe einen Kloß im Hals und werde von vielen Gedanken und Emotionen heimgesucht. Außerdem kam mir der Gedanke, daß am Ende vielleicht alles okay sein wird, und als ich das dachte, fühlte ich mich entspannt.*	*Ich fühlte mich schlecht, als wollte ich weglaufen, käme aber nicht von der Stelle. Außerdem schämte ich mich, weil ich meinen Zustand nicht erklären konnte, und deshalb meldete ich mich wieder einmal krank. Ich hatte das Gefühl, meine Schüler im Stich zu lassen.*
Nach einem Streit mit meiner Frau habe ich vier Bier getrunken.	*Wenn du trinkst, kann sie dir nichts anhaben. Du fühlst dich dann ruhig, und sie läßt dich in Ruhe.*	*Ich fühlte mich nach dem Biertrinken entspannter, aber in der folgenden Nacht bin ich um 2.00 Uhr aufgewacht. Ich konnte nicht mehr schlafen und hatte Sehnsucht danach, meiner Frau nahe zu sein. Ich liebe sie und möchte, daß sie mir vergibt.*	*Meine Frau hat mich wegen meiner Trinkgewohnheiten zur Rede gestellt. Ich fühlte mich wie ein Feigling, ging aus dem Haus und suchte eine Bar auf, um von ihr wegzukommen. In der folgenden Nacht habe ich auf der Couch geschlafen, und meine Frau hat am nächsten Morgen nicht mit mir gesprochen.*

Erläuterungen. Teds Zweckmäßigkeitsanalyse zeigt, daß er sich bemüht, seiner inneren Weisheit zuzuhören. Beachten Sie, daß sein reagierender Geist ihm Strategien empfiehlt, die zusätzliche Probleme erzeugen, und daß seine innere Weisheit ihn anders als sein reagierender Geist nicht »anbellt«. Als ich mir diese Übung nach ihrer Fertigstellung noch einmal mit Ted zusammen anschaute, bemerkten wir seine liebevollen und mitfühlenden Äußerungen über seine Frau, die auf der Sicht seiner inneren Weisheit basierten. Er liebte seine Frau und wollte ihr nahe sein. Indem er dem Rat seines reagierenden Geistes folgte, kam er von dem ab, was er wirklich wollte und schätzte. Um seine intime Beziehung zu seiner Frau befriedigend zu gestalten, muß Ted sowohl die angenehmen als auch die unangenehmen Augenblicke seiner Ehe akzeptieren.

In die Dunkelheit starren

Für die meisten Menschen ist die Dunkelheit die Tendenz, problematischen Bereichen aus dem Weg zu gehen, mit denen wir in Zusammenhang mit unserer Gesundheit, unseren Beziehungen und unserem Engagement für unseren Beruf und unsere Freizeitaktivitäten konfrontiert werden. Diese Bereiche sind für unsere Zufriedenheit im Leben sehr wichtig. Wir können nicht einfach nur so tun, als ob wir im Einklang mit Ihren Werten leben würden. Der erste – und manchmal schmerzhafte – Schritt auf diesem Weg besteht in dem Eingeständnis, daß die Strategien, die Sie bisher benutzt haben, unwirksam waren. Erst nachdem Sie sich dies eingestanden haben, können Sie etwas Neues ausprobieren. Eine alte chinesische Spruchweisheit lautet: »Die Reise von tausend Meilen beginnt mit dem ersten Schritt.«

ÜBUNG | In einem Loch

Dies ist eine sehr bekannte ACT-Übung, die aus dem ersten ACT-Buch stammt (Hayes, Strosahl & Wilson 1999/2004, dt. S. 106-111).

Lesen Sie die folgende Anleitung, und nehmen Sie sich danach fünf bis zehn Minuten Zeit, um sich die Visualisation mit geschlossenen Augen vorzustellen. Danach möchten wir Sie bitten, die im Anschluß an die Anleitung abgedruckte Frage zu beantworten. Die Visualisationsanleitung ist in der Du-Form wiedergegeben, damit Sie sie gegebenenfalls aufnehmen und sich anhören können.

Man hat dich aufgefordert, das Feld des Lebens mit einer Augenbinde zu betreten. Du weißt nicht, daß es in unregelmäßigen Abständen mit Löchern unterschiedlicher Größe und Tiefe übersät ist. Zu deiner Unterstützung auf deiner Reise erhältst du einen Werkzeugkasten. Du beginnst, auf dem Feld des Lebens zu gehen, und irgendwann stolperst du natürlich in ein sehr tiefes Loch. Die Wände des Lochs sind so hoch, daß du nicht ohne Hilfe herausklettern kannst. Nachdem du eine Weile über deine Situation nachgedacht hast, beschließt du nachzuschauen, ob sich in deinem Werkzeugkasten ein Werkzeug befindet, mit dem du dich aus dem Loch befreien kannst. Zu deiner Bestürzung entdeckst du, daß sich in der Kiste nur eine Schaufel befindet. Entschlossen, dich aus deiner unangenehmen Lage zu befreien, versuchst du, auf verschiedenste Arten zu schaufeln: Du gräbst Tunnel, versuchst, an der Wand des Lochs eine Schräge aufzuhäufen, und schließlich machst du dich daran, Treppenstufen in die Wand zu graben. Doch alle diese Versuche schlagen fehl, und das Loch, in dem du dich befindest, wird immer größer und tiefer. Frustriert versuchst du herauszufinden, wie es dazu kommen konnte, daß du in das Loch gefallen bist, und du wirst wütend auf dich, weil dir so etwas Dämliches passiert ist, wie in ein Loch zu fallen. Dann wirst du noch wütender, weil du denkst, daß andere Menschen auf dem Feld des Lebens wahrscheinlich in sehr flache Löcher fallen und sich ohne große Mühe daraus befreien können.

Inzwischen sitzt du immer noch in dem sehr tiefen Loch fest, obwohl du überzeugt bist, daß du dieses Schicksal eigentlich nicht verdient hast. Deshalb fängst du erneut an zu schaufeln, diesmal noch entschlossener. Du glaubst, da man dir eine Schaufel mit auf den Weg gegeben habe, müsse die Schaufel es dir ermöglichen, dein Problem zu lösen. Du bist fest davon überzeugt, daß es Experten geben muß, die wissen, wie man mit Hilfe einer Schaufel einem tiefen Loch mit steilen Seitenwänden entkommen kann, und daß irgendwann einer von diesen Experten am Rand deines Lochs auftauchen und dir das Geheimnis verraten wird, das dir die Lösung deines Problems ermöglicht. Inzwischen schaufelst du unverdrossen weiter, und das Loch, in dem du dich befindest, wird immer tiefer.

Denken Sie nun darüber nach, was Sie in dieser schwierigen Situation als erstes tun müssen. Schreiben Sie die Antwort in die folgenden Leerzeilen:

____

____

____

____

Erläuterungen. Möglicherweise haben Sie sich in Ihrer Antwort darauf konzentriert, wie Sie die Schaufel auf eine andere, erfolgversprechendere Weise benutzen können. Es ist jedoch nicht besonders sinnvoll, ein Werkzeug zu benutzen, das seinen Zweck nicht erfüllt. Es kann leicht passieren, daß Sie sich auf eine Strategie wie das Graben so sehr versteifen, daß Sie nicht einmal merken, daß jemand kommt und eine Leiter in das Loch hinabläßt. In diesem Fall kann es sogar passieren, daß Ihr reagierender Geist Ihnen empfiehlt, mit einer Leiter zu graben zu versuchen! Doch Sie können soviel graben, wie Sie wollen, Sie werden sich auf diese Weise nicht aus Ihrem Loch befreien. Die Antwort ist, die Schaufel aus der Hand zu legen. Graben verschlimmert das Problem in jedem Fall weiter.

Kreative Hoffnungslosigkeit

Kehren wir noch einmal zu einem von Teds Kommentaren zurück: »Ich weiß selbst, daß ich Dinge tue, die nicht gut für mich sind, aber ich weiß einfach nicht, was ich sonst tun soll. Wenn ich damit aufhöre, wird meine Depression dann völlig außer Kontrolle geraten?« Angefeuert durch seinen reagierenden Geist, befindet sich Ted in einer Fusion mit den Grundregeln der Wohlfühl-Ideologie. Er befürchtet, daß etwas Schreckliches geschehen wird, wenn er seinem reagierenden Geist nicht gehorcht. Obwohl ihn die Auseinandersetzung mit diesem Gefühl der Besorgnis sehr beunruhigt, muß er sich damit konfrontieren, um damit fertig zu werden. Die folgenden Punkte könnten Ihnen helfen, den Mut aufzubringen, den Sie brauchen, um Ihre Furcht zu akzeptieren und die Schaufel fallen zu lassen:

- Solange Sie weiter tun, was Sie bisher getan haben, werden Sie wahrscheinlich die Resultate erzielen, die Sie schon immer erzielt haben.
- Die Zeit und Energie, die Sie auf die Nutzung unzweckmäßiger Verhaltensweisen verwenden, raubt Ihnen Zeit und Energie, die Sie nutzen könnten, um etwas anderes auszuprobieren.
- Sie wissen zwar nicht, wie es sich auf Ihr Leben auswirken wird, wenn Sie aufhören, unzweckmäßige Strategien anzuwenden, aber Ihnen ist klar, wie Ihr Leben im Augenblick aussieht.

Teds Reise in ein erfülltes Leben

Indem Ted seine Situation auf die Zweckmäßigkeit seiner Aktivitäten hin analysierte, wurde ihm klar, daß er sich an Regeln orientierte, die ihm sein Leben raubten. Er schätzte seine Arbeit als Lehrer und war stolz darauf, seinen Schülern ein Vorbild und Mentor sein zu können. Auch der Austausch mit seinen Kollegen gefiel ihm, und durch das Beobachten anderer Lehrer bei der Arbeit hatte er im Laufe der Jahre viele gute pädagogische Techniken erlernt. Er wußte, daß es durch den tagtäglichen Streß an seinem Arbeitsplatz manchmal zu heftigen Wortwechseln kam und daß er lernen mußte, mit solchen Situationen besser fertig zu werden. Besonders unglücklich war Ted über die Entwicklung seiner Ehe. Ihm wurde klar, daß Intimität Streit und Liebe umfaßte, und daß er, weil er den Streit nicht wollte, auch die Liebe nicht bekam.

Ted verpflichtete sich, auch dann zur Arbeit zu gehen, wenn er sich aufgebracht fühlte. Er fing an, sich zu wehren, wenn er das Gefühl hatte, mit unverhältnismäßigen Forderungen konfrontiert zu werden. Und zu seiner Verblüffung machte sein Vorgesetzter ihn zum Leiter eines Komitees, das den Lehrplan für mehrere wichtige Fächer überarbeiten sollte. Außerdem verpflichtete Ted sich, weniger zu trinken und mindestens an fünf Abenden pro Woche mit seiner Frau zusammen zu Abend zu essen. Anfangs kam es infolgedessen zu einigen weniger angenehmen Interaktionen, weil sie einige grundsätzliche Meinungsver-

schiedenheiten bezüglich Geld, Sex und des Umgangs mit angeheirateten Verwandten nie richtig geklärt hatten. Doch Ted »blieb am Ball«, und ihre Gespräche nahmen allmählich eine positive Wende. Schließlich fragte er seine Frau, ob sie mit ihm mindestens einmal pro Woche etwas außer Haus unternehmen wolle. Sie war sofort einverstanden, und so wurden sie Mitglieder in einem Bridge-Club. Einige Monate später fuhren die beiden gemeinsam in Urlaub, und in dieser Zeit kam es zum ersten Mal seit Monaten zwischen ihnen zum intimen Verkehr, wodurch ein Funken Romantik in ihre Beziehung zurückkehrte.

Gelegentlich reagierte Ted immer noch sehr empfindlich auf Kritik, sowohl zu Hause als auch in der Schule. Doch er flüchtete aus solchen Situationen nicht mehr, obwohl sein reagierender Geist ihm dies weiterhin empfahl. Ted war auf dem Weg in ein erfülltes Leben!

Graben oder nicht graben?

Letztlich lautet die für Sie entscheidende Frage: Sind Sie so zufrieden mit Ihrem Leben, daß Sie weiterhin den Empfehlungen Ihres reagierenden Geistes folgen werden, oder sind Sie bereit, die Schaufel fallen zu lassen und etwas Neues auszuprobieren? Wenn Sie die Schaufel fallen lassen, müssen Sie ohne jede Garantie bezüglich dessen, was danach geschehen wird, auskommen. Sie wissen nur, daß das Graben zu nichts führt und daß Sie keine bessere Handlungsmöglichkeit entdecken werden, wenn Sie weiterhin graben. Sie haben die Wahl: Graben oder nicht graben.

Wenn Sie bereit sind, etwas Neues auszuprobieren, laden wir Sie ein weiterzulesen. Wenn Sie sich nicht sicher sind, ob Sie die Schaufel fallen lassen sollen, ist das auch in Ordnung. Vielleicht wollen Sie ja so weiter machen wie bisher, um genauer untersuchen zu können, wie Ihre Strategien sich über einen längeren Zeitraum auswirken. Menschen nähern sich Veränderungen auf unterschiedliche Weisen, und einige von uns brauchen mehr Zeit und müssen Dinge gründlicher untersuchen, bevor sie sich zu einer Veränderung entschließen können. In dieser Hinsicht gibt es kein »richtig« oder »falsch«; nehmen Sie sich also in jedem Fall so viel Zeit, wie Sie zu brauchen glauben. Dieses Buch wird Ihnen auch dann noch helfen, wenn der für Sie richtige Zeitpunkt gekommen ist.

Wenn Sie bereit sind, die Schaufel fallen zu lassen, dann begleiten Sie uns weiter auf einer Reise, die Sie in ein erfülltes Leben führen wird. Im zweiten Teil dieses Buches wird ein neun Schritte umfassender Plan beschrieben, der Ihnen helfen soll, das zu erleben, womit das Leben sie konfrontiert – das Gute, das Schlechte und das Häßliche. Unterdessen werden Sie weiter dem Weg folgen, den die Werte, die Ihnen wichtig sind, Ihnen vorgeben. In jedem Kapitel des zweiten Teils wird eine andere ACT-Strategie vorgestellt, und es werden Übungen beschrieben, die Ihnen helfen, die betreffende Fertigkeit in Ihrem Leben zu nutzen. Fangen Sie also an: Lassen Sie die Schaufel fallen, und lesen Sie weiter!

ACT-Geheimnisse

- Eine Fusion oder die In-Besitznahme durch Gedanken, Gefühle oder Erinnerungen hält Menschen in der Depressionsfalle fest.
- Die Fusion mit kulturspezifischen Regeln darüber, wie man mit belastenden Gedanken, Gefühlen oder Erinnerungen umgehen sollte, führt zu Vermeiden.
- Der erste Schritt auf dem Weg zur Befreiung aus der Depressionsfalle besteht darin, nicht länger mentalen Regeln zu folgen, die unzweckmäßig sind und die Ihre Depression noch verschlimmern.
- Ihr reagierender Geist propagiert grundsätzlich das Befolgen verinnerlichter Regeln; Sie müssen lernen, sich von ihm zu lösen.
- Ihre innere Weisheit hält sich nicht an Regeln; sie stellt einfach nur fest, was seinen Zweck erfüllt und was nicht. Wenn Sie Ihr Leben an der Zweckmäßigkeit von Handlungen im Sinne Ihrer Werte orientieren wollen, müssen Sie lernen, auf Ihre innere Weisheit zu hören.

Der Coach sagt

Nutzen Sie Ihre innere Weisheit, um sich zu vergegenwärtigen, welche Resultate Sie in Ihrem Leben erzielen. Es geht nicht darum, was eigentlich funktionieren »sollte«, sondern um das, was *tatsächlich* funktioniert. Falls die Strategie, mit deren Hilfe Sie Ihre Depression zu bezwingen versuchen, ihren Zweck nicht erfüllt, können Sie aufhören, diese Strategie zu benutzen. Legen Sie die Schaufel weg, und entfernen Sie sich. Tun Sie dies, um die Art von Leben kreieren zu können, die Sie sich wünschen – und die zu erleben Sie verdient haben!

Vorschau

Im nächsten Kapitel werden wir erläutern, was ein erfülltes Leben ermöglicht: Ihre Werte. Um den Teufelskreis der Depression zu durchbrechen, müssen Sie herausfinden, welche Werte für Sie von zentraler Bedeutung sind, denn nur wenn Sie das wissen, können Sie in ein lebenswertes Leben reisen. Wir werden Ihnen dabei helfen.

TEIL 2 | TRETEN SIE AUS DER DEPRESSION IN EIN ERFÜLLTES LEBEN

In diesem zweiten Teil unseres Buches werden wir Ihnen neun Schritte vorstellen, die Sie benutzen können, um auf Ihre Depression einzuwirken. Wenn Vermeiden, Fusion und Mangel an einem an den eigenen Zielen orientierten Leben in die Depression hineinführen, muß der Weg aus ihr heraus darin bestehen, sich mit schwierigen Situaitonen auseinanderzusetzen, statt sie zu vermeiden. Sie müssen sich von der eigenen inneren Wort(erzeugungs)maschine sowie von den unzweckmäßigen Regeln, die sie propagiert, lösen und sich über die eigenen Werte und alles, was Ihnen am Herzen liegt, klarwerden. Wenn Sie ein Leben führen wollen, das wirklich lebenswert ist, müssen Sie bewußt und absichtlich im Sinne Ihrer persönlichen Werte Entscheidungen treffen und Probleme lösen, indem Sie Handlungsweisen wählen, die Ihren Werten gerecht werden. Wenn Sie gelernt haben, die in Teil II beschriebenen Strategien anzuwenden, hat Ihre Depression keine Chance mehr. Die gesteigerte Vitalität wird Ihren Horizont erweitern und die Depression umkehren.

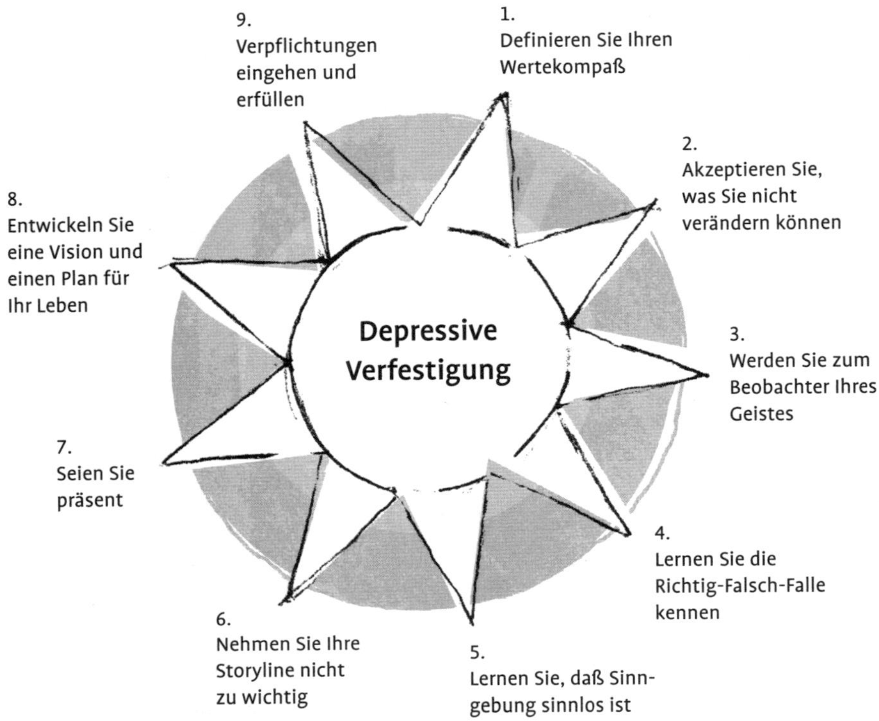

Es folgt nun ein Arbeitsblatt, das Ihnen helfen will, Ihr Selbstvertrauen im Blick zu behalten, während Sie die neun im vorliegenden zweiten Teil des Buches beschriebenen Schritte ausführen. Nach der Lektüre aller Kapitel des zweiten Teils können Sie Ihr Vertrauen darauf, daß Sie das in den einzelnen Kapiteln dargestellte Material wirklich verstanden haben, erneut bewerten. Benutzen Sie dazu wie schon vorher eine von 1 bis 10 reichende Skala, wobei die 1 anzeigt, daß Sie mehr Hilfe benötigen, und die 10, daß Sie den gesamten Stoff verstanden haben. Falls Sie bereits praktische Erfahrungen mit einigen der im folgenden beschriebenen Strategien haben, sollten Sie sich nicht scheuen, der Anwendung dieser Strategien insbesondere zu Beginn viel Energie zu widmen. Am besten arbeiten Sie die Kapitel nacheinander durch, denn einige der späteren Kapitel basieren auf Konzepten und Übungen, die in früheren Kapiteln vorgestellt wurden. Sie können sich aber auch auf die Strategien konzentrieren, die Ihnen persönlich am besten »liegen«. Andere mögen Ihnen als neu und ungewöhnlich erscheinen; vielleicht sind sie verglichen mit dem, was Sie bisher für wahr gehalten haben, sogar wie ein Schlag ins Gesicht. Sollte das der Fall sein, raten wir Ihnen: Versuchen Sie, offen zu bleiben. Wahrscheinlich wird sich später ein »Aha«-Erlebnis einstellen, wenn alles Beschriebene anfängt, sich miteinander zu verbinden.

TEIL II, ARBEITSBLATT SELBSTVERTRAUEN

Brauche mehr Hilfe			kein Selbst- vertrauen			Selbst- vertrauen			Hab's kapiert!
1	2	3	4	5	6	7	8	9	10

Kapitel		Vertrauensstärke
6	Definieren Sie Ihren Wertekompaß	
7	Akzeptieren Sie, was Sie nicht verändern können	
8	Werden Sie zum Beobachter Ihres Geistes	
9	Lernen Sie die Richtig-Falsch-Falle kennen	
10	Lernen Sie, daß Sinngebung sinnlos ist	
11	Nehmen Sie Ihre Storyline nicht zu wichtig	
12	Seien Sie präsent	
13	Entwickeln Sie eine Vision und einen Plan für Ihr Leben	
14	Verpflichtungen eingehen und erfüllen.	

Erläuterungen. Wenn Ihr Selbstvertrauen nach dem Lesen eines Kapitels einen Wert unter 5 erreicht, kann das darauf hinweisen, daß Sie vom nochmaligen Lesen der Teile des Kapitels profitieren würden, die Sie verwirrt haben. Wenn Sie auch nach dem zweiten Lesen eines Kapitels ein geringes Maß an Selbstvertrauen messen, sollten Sie eventuell einen Freund oder einen anderen nahen Bekannten bitten, den Text mit Ihnen zusammen zu lesen und mit Ihnen darüber zu diskutieren. Diese Art von interaktivem Dialog und entsprechender Unterstützung kann Ihre Motivation stärken.

6 Schritt 1 Definieren Sie Ihren Wertekompaß

Wenn dir nicht klar ist, in welche Richtung du dich bewegst,
wirst du dort ankommen, wohin du strebst.

— CHINESISCHES SPRICHWORT

Bisher haben wir uns damit beschäftigt, wie die Depression Sie in eine Falle treibt. Zu dieser Falle gehören Köder, die Sie dazu bringen, Situationen, Ereignisse und Interaktionen zu meiden, die bewirken könnten, daß Sie sich schlecht fühlen. Diese Köder sind in Ihrer sozialen Konditionierung verborgen, weshalb Sie ihren Einfluß wahrscheinlich gar nicht bemerken. Außerdem wirken die Symptome einer Depression manchmal so überwältigend und erschöpfend, daß die Betroffenen unabsichtlich in ein Muster des Vermeidens, der Isolation und des Rückzugs verfallen. Nichts davon tun Sie absichtlich. Sie möchten, daß Ihr Leben nach Ihren Vorstellungen verläuft, und Sie bemühen sich so intensiv wie möglich darum, dies zu erreichen. Doch ihr reagierender Geist verführt Sie zur Anwendung von Strategien, die Ihren tatsächlichen Interessen zuwiderlaufen. Nach unseren Erfahrungen verstehen nur sehr wenige Depressive, wie die Depressionsfalle funktioniert, bis man es ihnen ausführlich erklärt. Zu verstehen und zu beobachten, wie die Falle wirkt, ist ein wichtiger und manchmal schmerzhafter Teil des Durchlebens und Überwindens einer Depression und der Rückkehr ins normale Leben.

Wir hoffen, daß Ihnen nun allmählich klar wird, was der ACT-Ansatz für den Umgang mit einer Depression beinhaltet. Das Leben ist unerbittlich und nimmt keine Gefangenen. Wenn Sie Ihre Zeit und Energie darauf verwenden, Ihre Gefühlslage zu kontrollieren, verlieren Sie die Möglichkeit, Ihr Leben im Sinne Ihrer Werte zu gestalten. Dieser verborgene Teil der Depressionsfalle wirkt langsam und heimtückisch über längere Zeit.

Wir werden Ihnen in diesem Kapitel den ersten Schritt zur Auflösung der Depressionsfalle und zur Rückkehr ins normale Leben erläutern: der Kontaktaufnahme zu den Werten, die Ihnen Ihr Leben lebenswert machen. Wenn Sie Ihrem Leben im Einklang mit Ihren Werten eine neue Richtung geben wollen, werden sich Ihre Gesundheit und Ihr

Wohlbefinden sofort verbessern. Sie verfügen dann über die Motivation, Ihre Probleme zu bekämpfen und Maßnahmen zu ergreifen, die Ihnen ein lebenswertes Leben ermöglichen. Sie werden im folgenden nach Ihren grundlegenden Werten forschen und diese untersuchen. Dies verhilft Ihnen zu der Inspiration und Orientierung, die Sie brauchen, um deprimierende Situationen zu überwinden. Verstehen Sie diese Werte und die Richtung, in die sie Sie führen werden, als Ihren »magnetischen Nordpol«.

ACT als wertebasierter Ansatz

Ein einzigartiges Merkmal der ACT ist, daß wir uns als ACT-Therapeuten nicht gern zu lange mit den negativen Aspekten im Leben von Menschen aufhalten. Zwar ging es im ersten Teil dieses Buches darum, wie eine Depression durch das Vermeiden schwerwiegender persönlicher Probleme verursacht werden kann, doch ist es nicht damit getan, schlicht und einfach das Vermeiden zu unterbinden. Wie in Kapitel 5 erläutert wurde, ist es schwierig, eine wirksame Strategie zu finden, wenn man sich zu intensiv der Anwendung unzweckmäßiger Strategien widmet. Läßt man die »Schaufel« aus unserem obigen Beispiel hingegen fallen, ist man gezwungen, sich um andere Lösungsmöglichkeiten zu bemühen. Nun ist die Zeit gekommen, diese anderen Lösungsansätze eingehender zu betrachten. Im Grunde besteht die Lösung in der Entwicklung einer Anzahl positiver Verhaltensweisen.

Jeder der im folgenden vorgestellten neun Schritte auf dem Weg in ein erfülltes Leben ist ein positives Verhalten. Der positivste unter ihnen ist wahrscheinlich das Definieren der eigenen Werte. Sobald Ihnen klar geworden ist, welche Werte Ihnen am wichtigsten sind, können Sie beginnen, im Sinne dieser Werte zu handeln. Dies bedeutet: Ganz gleich, wie lang Sie schon depressiv sind, am Ende des Tunnels ist ein Licht zu erkennen. Selbst wenn Sie unter einer schmerzlichen persönlichen Situation leiden, bewirkt an Ihren Werten orientiertes Handeln vielfach, daß Sie sich gesund und wohl fühlen. Somit ist auf den eigenen Werten basierendes Handeln ein wirksames Mittel gegen Depression. Wenn Sie sich an Ihren Werten orientieren, sind das Gefühl der Vitalität, Zielgerichtetheit und ein Sinnempfinden nicht weit.

Akzeptieren der mit Veränderung verbundenen Unsicherheit

Möglicherweise taucht nun bei Ihnen als einer der ersten Gedanken die Frage auf: »Warum sollte ich mir so etwas antun?« Das ist tatsächlich eine sehr gute Frage – und eine wichtige. Mahnt unsere Kultur uns denn nicht ständig, wir sollten keine schlafenden Hunde wekken? Warum wir dies nicht riskieren sollten, liegt auf der Hand: Wir könnten unmittelbar mit Angst, Furcht, Traurigkeit, Schuldgefühlen, Scham, Wut, Zurückweisung, Kritik und der Mißbilligung anderer konfrontiert werden. Und unsere Situation könnte noch deutlich schlimmer werden, als sie im Moment ist, bevor sie sich bessert. Die Depression ist uns zumindest vertraut. Sie wissen ganz genau, wie sie sich anfühlt, und vielleicht haben Sie Ihr Alltagsleben so auf die Depression abgestimmt, daß sie als Tatsache fest eingeplant ist. Und natürlich wissen Sie nicht, was geschehen könnte, wenn Sie etwas anderes ausprobieren. Die Situation könnte besser, aber auch schlechter werden. Hingegen wissen Sie sehr gut, was geschehen wird, wenn Sie da bleiben, wo Sie jetzt sind. Wahrscheinlich werden Sie dann weiterhin die gleichen Resultate wie bisher erzielen.

Wie Ihre Situation dann aussehen wird, wissen Sie ganz sicher erst, wenn Sie es erlebt haben. Ihr reagierender Geist weiß ganz sicher nicht, wie die Zukunft aussehen wird, auch wenn er vielleicht voraussagt, daß Sie in irgendeiner Hinsicht versagen oder noch unzufriedener sein werden, als Sie jetzt schon sind. Deshalb möchten wir Sie bitten, zunächst einmal Ihre Wortmaschine darüber zu informieren, daß von nun an Sie und Ihre innere Weisheit bestimmen werden, wohin die Reise geht!

Werte sind der Treibstoff

Ein Grund, aus dem Sie vielleicht bereit sein werden, dies auf sich zu nehmen, ist die simple Tatsache, daß Menschen auf ihr Leben Einfluß nehmen wollen. Durch die Möglichkeit zu wählen*, geben wir unserem Erleben und unserer Orientierung ein Ziel und einen tieferen Sinn. Diese Möglichkeit steht Ihnen offen. Sie ist das angeborene Recht aller Menschen; allerdings heißt das nicht, daß Ihnen dieses Geburtsrecht auf einem silbernen Tablett serviert wird. Sie selbst müssen es sich nehmen. Nur Sie selbst können das tun, und es wird nicht leicht sein. Sie müssen bereit sein, Mißerfolg in Kauf zu nehmen, Traurigkeit und Verlustgefühle zu empfinden, Schuld und Scham zu erleben, belastende Gedanken zuzulassen und sich an unangenehme und beängstigende Erlebnisse zu erinnern – *und* Sie erhalten auf diese Weise die Möglichkeit, ein gesundes und energiereiches Leben zu führen.

Um diesen Schritt in Ihrem Leben vollziehen zu können, müssen Sie zunächst eine von Ihnen als wertvoll eingeschätzte Orientierung definieren – eine Kompaßrichtung – und dieser müssen Sie auf Ihrer Reise folgen. Ihr Wertekompaß wird Ihnen alle erforderlichen Informationen zur Verfügung stellen, die Sie brauchen, um konsequent einer bestimmten

---

* Die Autoren verwenden im vorliegenden Buch die Verben *to choose* und *to decide* teilweise als Gegensätze, was im Deutschen schwierig ist. Wir verwenden in der vorliegenden Übersetzung für *to choose* die deutschen Verben »beschließen« und gelegentlich »wählen« und für *to decide* generell »entscheiden«. Anm. d. Übers.

Richtung zu folgen und sich mit den Barrieren und Schlaglöchern zu befassen, mit denen Sie auf Ihrem Weg unvermeidlich konfrontiert werden. Lösen Sie sich für die Zwecke, die wir hier verfolgen, von allen Vorstellungen darüber, daß Werte auf dem basieren, was unsere Kultur für richtig hält. Welche Werte Sie persönlich für wichtig halten, ist einzig und allein Ihre Sache. Es handelt sich um Ihre persönlichen Überzeugungen bezüglich der Art, wie Sie leben und wofür Sie in Ihrem Leben stehen wollen. Es folgen einige Beispiele für Aussagen über Werte, die ehemalige Klienten uns gegenüber formuliert haben:

- Ich möchte eine gute Ausbildung genießen und mein Wissen dann anderen Menschen vermitteln.
- Ich möchte meinen Kindern ein(e) liebevolle(r), gütige(r) und verantwortungsvolle(r) Mutter/Vater sein.
- Ich möchte ein spirituelles Wesen sein, und ich werde alle Formen von Spiritualität bei anderen Menschen ehren.
- Ich möchte ein liebevoller, mitfühlender und unterstützender Lebenspartner sein.
- Ich möchte mich als Person ständig auf die Probe stellen und mich verbessern.
- Ich möchte durch Akte der Nächstenliebe und ehrenamtliche Tätigkeiten etwas zum Wohl der Gemeinschaft, in der ich lebe, beitragen.
- Ich möchte während meines ganzen Lebens meine körperliche und geistige Gesundheit pflegen.
- Ich möchte für alle Menschen, die mir wichtig sein, da sein können, wenn sie mich brauchen.

Wenn Sie zu Ihren Werten in Kontakt treten, erhalten Sie durch diese sogar mitten in einer Depression die Motivation zum Handeln. Ihre Werte sind ein mentaler Treibstoff, der Sie zu einem sinnvollen Leben führen kann. In nahezu allen Lebenssituationen gibt es keine bessere Möglichkeit, mehr Kraft zu generieren, als wenn Sie für Ihre eigenen Werte einstehen.

Die Gefahr, ohne Treibstoff zu fahren

Wenn Werte der Treibstoff sind, ist ein Leben ohne Werte vergleichbar mit dem Versuch, ein Auto ohne Benzin zu fahren. Ohne Werte verfallen Sie in ein Muster alltäglichen Lebens, das nicht spiegelt, was Ihnen wichtig ist, und Sie stellen fest, daß es Ihnen völlig an Energie und Enthusiasmus mangelt. Nehmen wir beispielsweise an, einer der Werte, die Ihnen am wichtigsten sind, ist eine liebevolle, kooperative und auf gegenseitiger Unterstützung basierende Beziehung. Wenn Ihre wichtigste Beziehung sich in einen »kalten Krieg« verwandelt, wird Sie wahrscheinlich das Gefühl befallen, daß Sie über weniger Lebensenergie verfügen. Sie befinden sich dann in einer Situation, in der Sie nicht im Einklang mit Ihren Werten leben. Die verschiedensten negativen Faktoren können Sie in diese Richtung treiben: Vielleicht haben Sie das Gefühl, mit Ihrer Situation nicht mehr fertig zu werden. Vielleicht haben Sie Angst vor den Konsequenzen, die das Ausdrücken Ihrer Bedürfnisse oder das Eintreten für Ihre Werte für Sie hat. Ihr reagierender Geist wird Sie mit Botschaften bombardieren, die Sie immer wieder auffordern, die Zahl der Konflikte in Ihrem Leben zu verringern. Amys Geschichte veranschaulicht, daß es in einem Konfliktfall sehr schwierig ist, sich im Sinne einer als wertvoll eingeschätzten Handlungsweise zu verhalten oder sich auch nur zu vergegenwärtigen, daß Sie eine bestimmte Art zu handeln als wertvoll einschätzen.

Amys Geschichte

Amy, eine 46-jährige geschiedene Frau, lebt mit ihrer Katze Emma zusammen. Während ihrer 21-jährigen Ehe mit einem Mann, der immer wieder Affären hatte, kämpfte sie mit einer Depression. Da Amy ihren Mann sehr geliebt hatte, verletzten seine Affären sie zutiefst. Mehr als einmal hatte sie angedroht, ihn zu verlassen, und unter seiner Reaktion auf solche Androhungen hatte ihr Vertrauen zu ihm noch stärker gelitten. Er hatte ihr Dinge geantwortet wie: »Ein Glück, daß ich dich dann los bin! Du wirst nie jemanden finden, der so verzweifelt ist, daß er mit dir zusammen sein will, und am Ende wirst du allein bleiben. Probier's doch, wenn du meinst, du wärst so attraktiv – das bist du nämlich ganz bestimmt nicht.« Daraufhin hatte Amy darüber gegrübelt, ob er vielleicht doch recht hätte. Viele Jahre lang hatte sie versucht, sich mit ihm darauf zu einigen, daß sie bei ihm bleiben würde, wenn er verspreche, keine Affären mehr zu beginnen. Mit sich selbst vereinbarte sie, so lange mit ihm zusammen zu bleiben, bis ihre gemeinsamen Söhne sich selbständig gemacht hätten. Nachdem dies geschehen war, gab er der Beziehung den letzten Rest, als sie ihn in flagranti mit einer ihrer Freundinnen erwischte.

Mittlerweile, vier Jahre nach der Scheidung, geht Amy zur Arbeit, sie kümmert sich um Emma, und sie trifft ihre Söhne, wenn diese Zeit haben, sie zu besuchen. Sie arbeitet nach wie vor als Büroleiterin für ein Unternehmen, bei dem sie schon seit achtzehn Jahren beschäftigt ist. Vor Jahren hatte ihr die Arbeit einmal gefallen. Der Beruf war eine Herausforderung für sie, sie hatte das Gefühl, ihre Kreativität nutzen zu können, und sie fühlte sich geschätzt. Doch im Laufe der Jahre ließ ihre Zufriedenheit mit ihrer beruflichen Situation bedingt durch eine Anzahl von Umstrukturierungen des Unternehmens stark nach. Mittlerweile bleibt sie nur deshalb weiter in ihrer Position, weil sie auf das Gehalt angewiesen ist und weil sie ihre Krankenversicherungs- und Pensionsansprüche nicht verlieren will.

Amy hat weder unter Arbeitskollegen noch in ihrem Wohnumfeld enge Freunde. Ihr Ex-Mann hat wieder geheiratet, und er und seine neue Frau haben den Freundeskreis »übernommen«, mit dem auch Amy in der Zeit ihrer gemeinsamen Ehe verkehrt hatte. Sie hat das Gefühl, daß ihre Depression es ihr erschwert, geselligen Umgang zu pflegen, weshalb sie keine neuen Freunde findet. Sie arbeitet oft lange und fühlt sich unfähig, für etwas anderes als ihre Arbeit Energie aufzubringen. Weil sie gehört hat, daß Körpertraining sich günstig auf eine Depression auswirkt, hat sie mehrmals mit Walking-Programmen begonnen, doch ist es ihr nie gelungen, an einem solchen Programm auf Dauer teilzunehmen. Seit ihrer Scheidung hat sie 15 Kilo zugelegt, und das ist ihr peinlich. Auf die kürzliche Frage ihrer Mutter, was sie von neuen Männerbekanntschaften halte, antwortete sie, sie glaube nicht, das noch einmal durchstehen zu können.

Wie Werte im allgemeinen Getümmel des Lebens verloren gehen

Wenn man ein an den eigenen Werten orientiertes Leben für erstrebenswert hält, wird Amys Leben dem sicher nicht gerecht. Sie quält sich eher mühsam daher, weil sie ihre persönlichen Werte kaum zum Ausdruck bringt. Obwohl ihr das klar ist und sie unter der Freudlosigkeit ihres Lebens leidet, tut sie nichts, als von einem Tag zum nächsten zu leben und sich zu bemühen, irgendwie »über die Runden zu kommen«.

Allerdings sollte hier aus Gründen der Fairneß erwähnt werden, daß es heute ganz generell schwierig ist, den eigenen Werten gemäß zu leben. Wir werden von Geburt an trainiert, gesellschaftlichen Anforderungen zu genügen, auch wenn die Interessen der Gesellschaft nicht unbedingt mit denen des Einzelnen übereinstimmen. Der erste Schritt aus der Depression besteht darin, daß Sie sich über Ihre persönlichen Werte klarwerden, daß Sie zu ihnen in Kontakt treten und daß Sie diese Werte in Ihrem Leben zum Ausdruck bringen. Dies sichert Ihnen noch nicht das tägliche Glück, aber wir können Ihnen garantieren: Wenn Sie sich von den Regeln lösen, die Ihnen vorschreiben, wie Sie leben sollen, und wenn Sie sich statt dessen an Ihren persönlichen Werten orientieren, schaffen Sie sich die Möglichkeit, mehr Glück und Zufriedenheit zu erleben. Ein lebenswertes Leben kann man nicht an der Zahl der Chancen messen, die Sie nicht wahrgenommen haben, nicht an den belastenden Augenblicken, die Sie vermieden haben, und auch nicht daran, in welchem Maße sie Regeln darüber befolgt haben, wie man sich verhalten muß, um sich gut zu fühlen. Der entscheidende Maßstab für ein Leben im Einklang mit den eigenen Werten ist vielmehr die Vitalität, die durch ein solches Leben entsteht, und daß Sie bereit sind, sich um Ihrer eigenen Werte willen angenehmen wie belastenden Situationen zu stellen.

Werte und Depression

Wenn wir mit Depressiven über Werte zu reden beginnen, starren sie uns oft an, als seien wir gerade vom Planeten Krypton eingetroffen. Was sollen Werte mit einer Depression zu tun haben? Zielen nicht alle psychotherapeutischen Interventionen darauf, Menschen zu helfen, ihre Depression unter Kontrolle zu bringen, damit sie wieder gut leben können? Diese Sichtweise vernebelt die grundlegende Verbindung zwischen der Art, wie Sie leben, und dem, was Sie bezüglich Ihres Lebens empfinden. Wenn Sie das Gefühl haben, Ihr Leben lasse zu wünschen übrig, dann ist das in der Regel deshalb so, weil Ihr alltägliches Leben Ihnen zu bedeutungslos ist.

Wenn Sie Ihre Werte und wie sie in Ihren Alltagsaktivitäten zum Ausdruck kommen (oder nicht) zu untersuchen beginnen, fühlen Sie sich möglicherweise unwohl. Das ist deshalb so, weil Sie anfangen, sich Gedanken darüber zu machen, was Ihnen wichtig ist. Falls Sie einen Unterschied zwischen dem, was Sie tun, und dem, was Ihnen wichtig ist, bemerken, wird Ihnen das zu denken geben. Wenn Sie es beispielsweise schätzen, ein guter Freund zu sein, Sie aber merken, daß Sie Einladungen zu Treffen mit Freunden häufig nicht wahrnehmen, könnten Sie sich schlecht fühlen, weil Sie nicht im Einklang mit Ihren Werten leben. Diese Art von Unbehagen ist durchaus nützlich, weil es dazu motivieren kann, sich des eigenen Handelns bewußter zu werden und Entscheidungen zu treffen, die mit Ihren Werten im Einklang stehen. Seien Sie geduldig, überstürzen Sie nichts, und versuchen Sie Ihr Unbehagen nicht zu überspielen. Die persönlichen Werte, die Sie mit Sicherheit haben, weisen Ihnen den Weg. Die folgenden Übungen sollen Ihnen helfen, ein permanentes Gefühl dafür zu entwickeln, woran Sie sich im Leben orientieren können und sollten.

ÜBUNG ⋮ Gestrandet

Diese Übung wird Sie in die Stimmung versetzen, ernsthaft an der Klärung Ihrer Werte zu arbeiten. Entspannen Sie sich einfach, und schauen Sie, wohin Sie mit der Übung kommen. Schließen Sie nach dem Lesen der Anweisungen die Augen, damit Sie sich die beschriebene Situation besser vorstellen können. Nehmen Sie den Text möglichst auf, damit Sie ihn sich nicht vollständig zu merken brauchen und statt dessen die Aufnahme abspielen können; das macht das Erlebnis für Sie noch intensiver. Der Text wird deshalb hier in Du-Form wiedergegeben.

Geben Sie sich zehn Minuten ununterbrochener Stille hin, um die Visualisation aufzubauen. Je mehr Energie Sie darauf verwenden, um so mehr werden Sie davon haben. (Diese und die folgende Übung basieren auf Hayes, Strosahl & Wilson 1999/2004, S. 226–229.)

Stelle dir vor, du befindest dich auf einer Reise in den Südpazifik, und während eines Ausflugs in einem kleinen Boot, das du dir gemietet hast, fängt der Motor zu stottern an. Während das Boot auf die Brecher zutreibt, wird dir klar, daß du zu einer Insel in der Nähe schwimmen mußt, um eine Katastrophe zu verhindern. Du schwimmst um dein Leben und gelangst schließlich zum Ufer einer winzigen verlassenen Insel. Du schläfst in der Sonne, und nachdem du dich ausgeruht hast, wachst du auf und schaust dir deine Umgebung genauer an. Du findest einige interessante Dinge, die du essen kannst, und einen geschützten Platz zum Ausruhen. Dir wird klar, daß du keine Möglichkeit hast, anderen Menschen mitzuteilen, wo du bist, denn du hast alles, was du bei dir hattest, in dem gemieteten Boot zurückgelassen. Du hoffst, daß man dich irgendwann finden wird, aber du weißt nicht, wann das geschehen könnte.

Dann wenden sich deine Gedanken deiner Familie und deinen Freunden zu – den Menschen, die du zu Hause zurückgelassen hast. Sie werden hören, daß du verschwunden bist, ohne irgendeine Spur zu hinterlassen, und sie werden annehmen, du seist tot und im Meer versunken. Tränen werden fließen. Sie werden zusammenkommen und über dich und dein Leben sprechen. Sie wissen nicht, daß du lebst und daß du bald wieder bei ihnen sein wirst. Dann beschließen sie, für dich eine Gedenkfeier zu organisieren. Sie vereinbaren, Gedenkreden zu schreiben und diese einander dann zum Gedenken an dich vorzulesen. In Gedenkreden ist gewöhnlich von den dauerhafteren Zügen des Menschen die Rede, dessen gedacht werden soll.

Stelle dir nun vor, daß du an dieser Gedenkfeier unbemerkt teilnehmen kannst, daß du wie ein unsichtbarer Vogel über die Versammelten hinwegfliegst und die von Herzen kommenden Würdigungen hörst. Was sagt dein Partner über dich als Mensch? Was sagt dein bester Freund? Wie wirst du von den Versammelten als Liebender, als Gefährte und als Kamerad beschrieben? Falls du ein Kind oder mehrere hast, welche Worte benutzen sie, um dein Leben und deine Ratschläge fürs Leben zu beschreiben? Wie fassen deine Kinder deine Bemühungen zusammen, sie auf ein Leben ohne dich vorzubereiten? Was sagen deine Freunde, Arbeitskollegen und Nachbarn? Was sagen die Anwesenden über deine Spiritualität? Was hörst du über dein Engagement für die Gemeinschaft, in der du lebst? Wie haben dich die Trauernden hinsichtlich deiner Fähigkeit, Freude zu haben, dich zu entspannen oder deine Freizeit zu verbringen, in Erinnerung?

Arbeiten Sie, nachdem Sie die Visualisation aufgebaut haben, das folgende Arbeitsblatt durch.

Arbeitsblatt zur Übung »Gestrandet«

Was hörte ich, ausgehend von meinem augenblicklichen Leben, in der Gedenkrede ...

meines Partners?

____

____

meiner Kinder?

____

____

meiner engsten Freunde?

____

____

meiner Arbeitskollegen?

____

____

der Mitglieder der Gemeinde, in der ich lebe?

____

____

der Mitglieder der spirituellen Gemeinschaft, der ich angehöre?

____

____

Wenn ich so leben könnte, wie ich wollte, was würde ich dann gern hören ...

____

____

von meinem Partner?

____

____

von meinen Kindern?

____

____

von meinen engsten Freunden?

____

____

von meinen Arbeitskollegen?

____

____

von den Mitgliedern der Gemeinde, in der ich lebe?

____

____

von den Mitgliedern der spirituellen Gemeinschaft, der ich angehöre?

____

____

Erläuterungen. Besteht ein Unterschied zwischen dem, was Sie glauben, das Sie hören würden, wenn die Gedenkfeier heute stattfände, und dem, was Sie gern hören würden? Alle Unterschiede vermitteln Ihnen wichtige Informationen. Schauen Sie sich zunächst an, was Sie aufgrund Ihres gegenwärtigen Lebens hören würden. Wahrscheinlich kämen Ihnen einige herzerwärmende Dinge zu Ohren, denn mit Sicherheit drücken einige Ihrer Handlungen Ihre Werte aus, und einige Menschen werden diese Aktivitäten bemerken. Andererseits ist Ihnen möglicherweise aufgefallen, daß in einem oder mehreren Bereichen Ihres derzeitigen Lebens nicht alles in bester Ordnung ist. Auf diese Dinge müssen Sie achten, denn sie zeigen, in welche Richtung Sie sich bewegen. Und wenn Sie das, was Sie im Moment hören, mit dem vergleichen, was Sie gern bei einer Ihnen zu Ehren stattfindenden Gedenkfeier hören würden, dann fallen Ihnen die Werte auf, die bei Ihnen ein wenig in den Hintergrund gedrängt worden sind. Wichtige Werte können durch Ihr Vermeiden schwerwiegender emotionaler Probleme in den Hintergrund getreten sein.

Stellen Sie, bevor Sie weiterlesen, eine Liste der Werte oder Qualitäten zusammen, die Sie gern gehört hätten, aber nicht gehört haben. Notieren Sie diese auf einer kleinen Karteikarte oder auf einem Blatt Papier; als Titel können Sie »magnetischer Nordpol« darüberschreiben. Bewahren Sie diese Karte in Ihrem Portemonnaie oder an einem anderen Ort auf, wo Sie sie regelmäßig sehen können. Dies ist bei der Entwicklung Ihres Wertekompasses Ihre Ausgangsrichtung. Die folgende Übung hilft Ihnen, die wichtigen Informationen auf der Karteikarte um einige Details zu ergänzen.

ÜBUNG Schreiben Sie eine Inschrift für Ihren Grabstein

Eine Inschrift, die auf den Grabstein geschrieben wird, sollte kurz zusammenfassen, wie der Verstorbene den Hinterbliebenen in Erinnerung geblieben ist. Beispielsweise ist auf dem Grabstein eines Mitgliedes unserer Familie zu lesen: »Er liebte das Leben«. Diese einfache poetische Formulierung wird einem Mann gerecht, dessen Leidenschaft für das Lernen und Erleben scheinbar grenzenlos war. Was für eine unglaubliche Art, in Erinnerung zu bleiben. Auf dem Grabstein eines anderen Familienmitglieds heißt es: »Der Duft der Rose bleibt in der Hand dessen, der sie gibt.« Diese liebevolle Erinnerung feiert das Leben einer Frau, die Barmherzigkeit, Gleichheit und die Schönheit der Natur schätzte. Die Frau traf nie einen Menschen, zu dem sie nicht in Beziehung treten konnte.

Notieren Sie im folgenden Leerraum die Inschrift, die Sie gern auf Ihrem Grabstein sehen würden.

Meine Grabinschrift

____

____

____

____

Erläuterungen. Wie sind Sie mit dieser Übung zurechtgekommen? Vielleicht müssen Sie ein wenig recherchieren, um einen Satz zu finden, der Sie so beschreibt, wie Sie gern in Erinnerung bleiben möchten. Wenn Sie über Ihr augenblickliches Leben nachdenken, entspricht dieses dann in etwa dem, wie Sie auf Ihrem Grabstein beschrieben werden wollen? Welche Bereiche Ihres Lebens entsprechen dem Bild und welche nicht? Denken Sie daran, daß dies *Ihr* Leben ist, daß Sie die Initiative ergreifen und sich in die Richtung bewegen können, die Ihren persönlichen Werten entspricht. Diese Grabstein-Übung verweist auf die äußerst ernste Tatsache, daß wir unser Leben nur einmal leben können (es sei denn, wir glauben an die Reinkarnation) und daß die Uhr tickt.

ÜBUNG ⋮ Ins Schwarze zielen

Diese Übung, die auf einer von Lundgren (2006) entwickelten basiert, wird Ihnen helfen, sich noch wesentlich genauer über Ihre Werte klarzuwerden. Wahrscheinlich wissen Sie, wie eine Zielscheibe aussieht. Beim Zielen auf sie geht es darum, mit einem Schuß oder Wurf dem Schwarzen in der Mitte möglichst nahe zu kommen. Je näher Sie dem Schwarzen kommen, um so mehr Punkte gewinnen Sie. Manchmal verfehlen Sie die Zielscheibe völlig und bekommen keinen Punkt.

Bei der folgenden Übung sollen Sie ihre zentralen Werte in vier Lebensbereichen identifizieren: in den Bereichen Gesundheit, Beziehungen, Beruf und Spiel (bzw. Freizeit). Nachdem Sie sich über Ihre zentralen Werte in diesen vier Bereichen klargeworden sind, werden wir Sie bitten, über die vergangene Woche zu reflektieren und einzuschätzen, in welchem Maße Ihre Alltagsaktivitäten mit Ihren Werten im Einklang standen. Machen Sie sich keine Sorgen, wenn Sie entdecken, daß einige Ihrer Entscheidungen nicht Ihren Werten entsprechen. Falls Sie depressiv sind, ist es schwierig für Sie, mit Ihren Werten in Kontakt zu bleiben, weil es Ihnen dann schon sehr schwer fällt, auch nur jeden einzelnen Tag zu bewältigen. Es ist, als würden Sie sich in einem Nebel bewegen. Indem Sie sich über Ihre eigenen Werte klarzuwerden versuchen, tragen Sie zur Auflösung dieses Nebels bei, so daß Ihr Alltagsfokus verbessert wird und Sie mehr Möglichkeiten erhalten, die Kluft zwischen dem, was Ihnen wichtig ist, und dem, was Sie tatsächlich tun, zu verringern.

Gesundheitsbezogene Werte

Wir empfehlen Ihnen, über Ihre die Förderung Ihrer Gesundheit betreffenden Werte nachzudenken. Oft stellen Menschen sich Gesundheit als einen körperlichen Zustand vor, und gewöhnlich verstehen sie darunter etwas, das der Abwesenheit von Krankheit gleichkommt. Im Sinne dieser Sicht sind Sie gesund, weil und wenn Sie nicht deutlich erkennbar krank sind. Doch Vorstellungen wie die der Gesundheit waren im Laufe der letzten Jahrzehnte zahlreichen Wandlungen unterworfen. Modernere Definitionen verstehen Gesundheit als einen Zustand, der physische, emotionale und soziale Rollen beinhaltet, so wie es in der folgenden Definition zum Ausdruck kommt: »Gesundheit ist ein Zustand, für den anatomische, physiologische und psychische Integrität charakteristisch sind; außerdem die Fähigkeit, von den Betreffenden persönlich geschätzte Rollen in der Familie, im Beruf und in der Gemeinschaft zu übernehmen; weiterhin die Fähigkeit, mit körperlichen, biologischen, psychischen und sozialen Belastungen fertig zu werden; ein Gefühl des Behagens und Freiheit von der Gefahr einer Erkrankung und eines vorzeitigen Todes« (Last 1988, 57).

Diese Definition gefällt uns, weil sie die Gesundheit nicht als einen rein körperlichen, sondern auch als psychischen und sozialen Zustand darstellt. Nur indem Sie Ihre körperliche, emotionale und soziale Gesundheit schützen, können Sie in den Bereichen des Familienlebens, des Berufs, der Freizeit und des Engagements für die Gemeinschaft als wertvoll eingeschätzte Handlungen ausführen. Andererseits bedeutet die Tatsache, daß Sie unter einer körperlichen Beeinträchtigung wie chronischen Schmerzen oder einer chronischen Krankheit wie Diabetes leiden, nicht automatisch, daß Sie *nicht* gesund sind. Sie können Ihre psychische und soziale Gesundheit sogar verbessern, indem Sie weiterhin an als wertvoll eingeschätzten Aktivitäten teilnehmen. Dies kann sich selbst dann günstig auf ihr allgemeines Gefühl der Gesundheit auswirken, wenn Sie ständig unter einem körperlichen Problem leiden.

Die Gesundheit zu fördern bedeutet auch, daß Sie über Fähigkeiten zur Selbstfürsorge verfügen, die es Ihnen ermöglichen, mit den Alltagsbelastungen auf eine Weise umzugehen, die Ihre Fähigkeit, sich in eine positive Richtung zu bewegen, erhält. Zentrale Fähigkeiten der Selbstfürsorge beinhalten gesundheitsfördernde Verhaltensweisen in den Bereichen der Ernährung, des Körpertrainings, der Schlafgewohnheiten, der spirituellen Übung, der Förderung des inneren Wachstums und der Pflege von Hobbys. Der Gesundheit kommt es auch zugute, wenn Sie negative Gewohnheiten generell meiden oder zumindest stark einschränken, beispielsweise den Konsum von Tabak, Koffein, Alkohol oder Drogen. Beschreiben Sie auf dem folgenden Arbeitsblatt, welche Richtung Sie hinsichtlich der Förderung Ihrer Gesundheit einschlagen möchten.

Gesundheitsbezogene Werte

Ernährung: ______________________________

____

____

Körpertraining: ______________________________

____

____

Schlafgewohnheiten: ______________________________

____

____

Lebensgewohnheiten (einschließlich Methoden zur Verringerung von Streß): __________

____

____

spirituelle Übungsweisen: ____________________

____

____

Nachdem Sie Ihre gesundheitsbezogenen Werte notiert haben, denken Sie über Ihre Handlungen im Laufe der letzten Wochen nach. Inwieweit entsprachen Ihre alltäglichen Entscheidungen Ihren gesundheitsbezogenen Werten? Läßt Ihr Eßverhalten das Bemühen erkennen, Ihre Gesundheit zu erhalten und zu verbessern? In welchem Maße haben Sie bewußt Zeit für Körpertraining und Entspannungsübungen aufgewendet? Wieviel und wie gut haben Sie geschlafen? Haben Sie in der vergangenen Woche geraucht oder Alkohol getrunken? Wenn ja, befindet sich dies im Einklang mit Ihren Werten bezüglich der Förderung Ihrer Gesundheit? Denken Sie über diese und andere Verhaltensweisen nach, und beurteilen Sie, in welchem Maße Ihre Entscheidungen Ihren Werten bezüglich Ihrer Gesundheit entsprachen. Markieren Sie auf der folgenden Abbildung einer Zielscheibe mit einem »X« einen Punkt, der anzeigt, in welchem Maße Ihre Aktivitäten Ihren gesundheitsbezogenen Werten entsprachen.

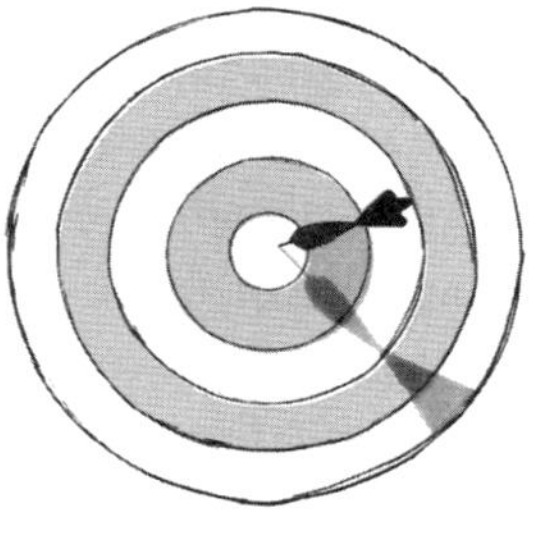

Um Ihnen zu helfen, auf Veränderungsmöglichkeiten im Bereich der persönlichen Gesundheit zu fokussieren, können Sie im folgenden einige Beispiele für Entscheidungen notieren, die mit Ihren Werten im Einklang stehen, sowie einige, die Ihren Werten nicht entsprechen.

Beispiele für Handlungen, die mit meinen Werten eher im Einklang standen:

____

____

____

____

____

____

Beispiele für Handlungen, die mit meinen Werten eher nicht im Einklang standen:

____

____

____

____

____

____

Beziehungswerte

Hinsichtlich der Beziehungswerte gleichen die Menschen einander sehr stark. Die meisten von uns schätzen Ehrlichkeit, Vertrauen, Verläßlichkeit, die Fähigkeit, zu lachen und zu vergeben, das Bemühen um Situationen, in denen alle Beteiligten gewinnen, Sensibilität, Stärke usw. Beziehungen spielen in vielen Bereichen des menschlichen Lebens eine Rolle. Für viele Menschen ist die wichtigste Beziehung die zu ihrem Ehe- oder Lebenspartner. Andere wichtige Beziehungen sind die zu Freunden und Familienangehörigen, einschließlich der Ursprungsfamilie, der erweiterten Familie und der eigenen Kinder. Einige Werte, beispielsweise Ehrlichkeit und Respekt, sind für alle Arten von Beziehungen relevant, wohingegen andere nur für bestimmte Beziehungen wichtig sind, beispielsweise für die zwischen Eltern und ihren Kindern oder zwischen Freunden. Denken Sie bei der Betrachtung verschiedener Arten von Beziehungen, die Sie in Ihrem Leben haben oder zu pflegen wünschen, einmal darüber nach, wie Sie Ihre Werte in jeder einzelnen Situation zur Geltung bringen wollen. Beschreiben Sie auf dem folgenden Arbeitsblatt, in welche Richtung sich Ihre Beziehungen nach Ihren Vorstellungen entwickeln sollten. Beschreiben Sie die Qualitäten, die für Sie bei den einzelnen Arten von Beziehungen jeweils am wichtigsten sind.

BEZIEHUNGSWERTE

Ehe- oder Lebenspartner: ______________________________

____

____

Familie: ______________________________

____

____

Elternrolle: ____

____

____

Freundschaften: ____

____

____

Andere: ____

____

____

Nachdem Sie notiert haben, welche Werte Ihnen in Zusammenhang mit bestimmten Arten von Beziehungen wichtig sind, möchten wir Sie bitten, einmal darüber nachzudenken, wie Sie sich im Laufe der letzten Wochen in Beziehungen verhalten haben. Inwieweit stehen Ihre Alltagsentscheidungen mit Ihren Beziehungswerten im Einklang? Wie stark haben Sie durch Ihr Handeln die Entwicklung von Beziehungen gefördert, in denen sich Ihre Werte spiegeln? Haben Sie durch Ihr Verhalten die Erhaltung Ihrer Beziehungen zu Menschen, die Sie lieben, sowie zu Menschen, die Ihnen weniger nahe stehen, gefördert? Denken Sie über diese und andere Arten von Verhalten nach, und schätzen Sie ein, in welchem Maße Ihre Entscheidungen mit Ihren Beziehungswerten im Einklang standen. Markieren Sie auf der anschließend abgebildeten Zielscheibe durch ein »X« einen Punkt, der veranschaulicht, wie nahe Sie mit Ihren Aktivitäten Ihren Beziehungswerten gekommen sind.

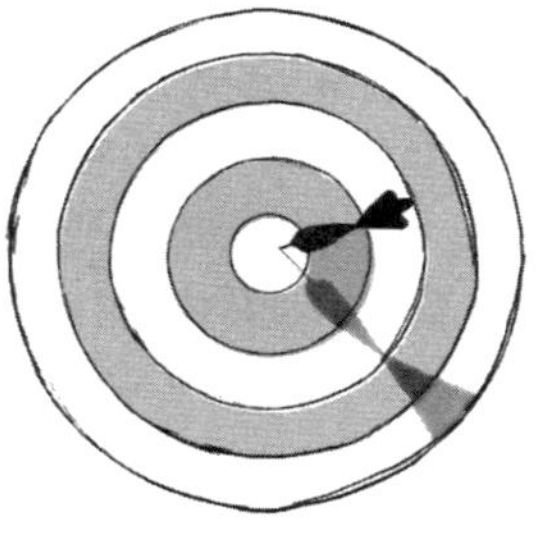

Um Ihnen zu helfen, Veränderungsmöglichkeiten im Bereich der Beziehungen zu nutzen, können Sie im folgenden einige Beispiele für Entscheidungen notieren, die mit Ihren Beziehungswerten im Einklang stehen, sowie einige, die Ihren Beziehungswerten nicht entsprechen.

Beispiele für Handlungen, die mit meinen Werten eher im Einklang standen:

____

____

____

____

____

____

Beispiele für Handlungen, die meinen Werten eher nicht entsprechen:

____

____

____

____

____

____

Berufsbezogene Werte

Beschreiben Sie nun Ihre berufsbezogenen Werte. Berufliche Aktivitäten umfassen alles, was Ihnen regelmäßig das Gefühl gibt, nützlich zu sein, ganz gleich, ob es sich dabei um einen als sinnvoll empfundenen Beruf handelt, ob Sie einen Haushalt führen, für andere Menschen sorgen, Ihre Zeit einer Gemeinschaftsaufgabe widmen oder einer anderen ehrenamtlichen Tätigkeit nachgehen. Beispiele für Werte, die sich auf die berufliche Situation beziehen, sind Zuverlässigkeit, Konzentrationsvermögen, Beharrlichkeit, Kooperationsfähigkeit, Teamfähigkeit, Kreativität und das Verbreiten von Fröhlichkeit. Beschreiben Sie auf dem nächsten Arbeitsblatt, in welche Richtung Sie sich hinsichtlich Ihrer beruflichen Tätigkeit orientieren möchten.

Berufsbezogene Werte

Beruf/Arbeit (schließt das Führen eines Haushalts, das Sorgen für andere Menschen und ehrenamtliche Tätigkeiten ein): ______________________________

____

____

____

Nachdem Sie die Werte notiert haben, die Sie hinsichtlich Ihrer beruflichen Tätigkeit/Arbeit für wichtig halten, möchten wir Sie bitten, über Ihr Handeln in diesem Bereich nachzudenken. Inwieweit standen Ihre alltäglichen Entscheidungen mit Ihren Beruf bzw. Arbeit betreffenden Werten im Einklang? Falls es für Sie ein wichtiger Wert ist, kooperativ oder kreativ zu sein, bitten wir Sie, sich darüber klar zu werden, in welchem Maße ihre Alltagsaktivitäten Ihrem Wunsch nach Kooperation und Kreativität gerecht geworden sind. Markieren Sie in der folgenden Abbildung einer Zielscheibe mit einem »X« einen Punkt, der veranschaulicht, wie nahe Ihre Aktivitäten Ihren Wertvorstellungen hinsichtlich Beruf oder Arbeit kamen.

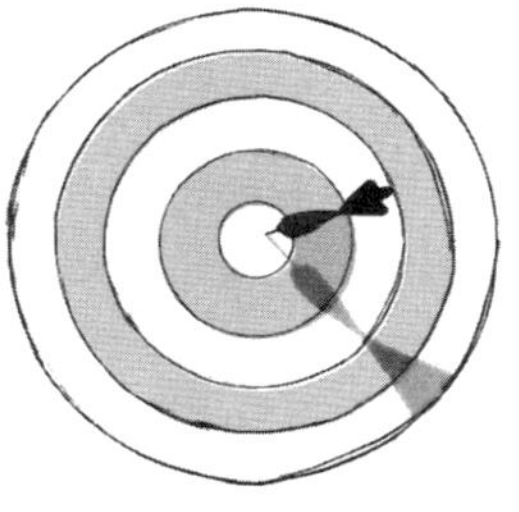

Um Ihnen zu helfen, Veränderungsmöglichkeiten im Bereich des Berufs und der Arbeit zu nutzen, können Sie im folgenden einige Beispiele für Entscheidungen notieren, die Ihren Werten entsprechen oder nicht entsprechen.

Beispiele für Handlungen, die mit meinen berufsbezogenen Werten eher im Einklang stehen:

____

____

____

____

____

____

Beispiele für Handlungen, die meinen berufsbezogenen Werten eher nicht entsprechen:

____

____

____

____

____

____

Spiel und Freizeit betreffende Werte

Beschreiben Sie zum Schluß Ihre Wertvorstellungen im Bereich des Spiels und der Erholung/Freizeit. In diesem Bereich sagen Bilder manchmal mehr als Worte. Einer der Autoren dieses Buches hatte eine sehr lebenslustige Großtante, die sehr laut und hemmungslos lachen konnte und das auch recht oft tat. Wenn andere Anwesende nicht verstanden, worüber sie eigentlich lachte, tat sie dies noch heftiger und hemmungsloser. Bei Vorliegen einer Depression ist es fast immer wichtig, die Umsetzung der eigenen Werte hinsichtlich Entspannung, Freizeit und Freude zu beherzigen. Weil Menschen in depressiver Stimmung gewöhnlich ernst sind, ist es für sie fast unvorstellbar, ihren Spaß zu haben, sich zu entspannen oder sich einer Freizeitaktivität zu widmen. Wir stellen Depressiven immer wieder die simple Frage: »Wie sorgen Sie dafür, daß Sie Ihren Spaß haben?« Fast immer antworten sie darauf: »Nichts.« Wenn Menschen sich nicht entspannen, ihre Freude haben oder einfach ein wenig Zeit vertrödeln können, fällt es ihnen wahrscheinlich sehr schwer, ausgeglichen zu bleiben. Beschreiben Sie im folgenden Arbeitsblatt, welche Werte Sie hinsichtlich Spiel und Freizeit gern umsetzen würden, und notieren Sie dazu auch eventuell wichtige Vorstellungsbilder.

SPIEL UND FREIZEIT BETREFFENDE WERTE

Spaß haben: ______________________________________

____

____

____

____

Entspannungsaktivitäten: ____________________

____

____

____

Erholungsaktivitäten: ____________________

____

____

____

kreative Aktivitäten: ____________________

____

____

____

Nachdem Sie notiert haben, welche Werte Ihnen hinsichtlich Spiel und Freizeit wichtig sind, möchten wir Sie bitten, darüber nachzudenken, wie Sie sich im Laufe der letzten Wochen hinsichtlich solcher Aktivitäten verhalten haben. Inwieweit standen Ihre alltäglichen Entscheidungen mit Ihren Werten bezüglich Spiel/Freizeit im Einklang? Wenn Sie sich spielerischen Aktivitäten gewidmet haben, in welchem Maße kamen dann Ihre entsprechenden Werte in diesen Aktivitäten zum Ausdruck? Markieren Sie in der folgenden Abbildung einer Zielscheibe durch ein »X« den Punkt, der die Nähe Ihrer Aktivitäten zu Ihren Werten bezüglich Spiel/Freizeit anzeigt.

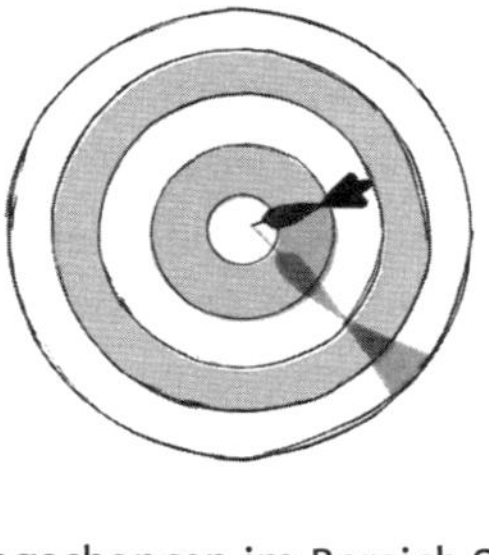

Um Ihnen zu helfen, Veränderungschancen im Bereich Spiel/Freizeit zu nutzen, können Sie im folgenden Beispiele für Entscheidungen notieren, die Ihren Werten entsprechen oder nicht entsprechen.

Beispiele für Handlungen, die mit meinen Spiel/Freizeit betreffenden Werten eher im Einklang standen:

____

____

____

____

____

____

Beispiele für Handlungen, die meinen Spiel/Freizeit betreffenden Werten eher nicht entsprachen:

____

____

____

____

____

____

Erläuterungen. In allen diesen Lebensbereichen – Gesundheit, Beziehungen, Beruf/Arbeit und Spiel/Freizeit – sind Sie entweder mehr oder weniger »auf Kurs« oder nicht. Ganz gleich, wie die Resultate Ihrer Untersuchung ausgefallen sein mögen, sehen Sie diese Übung als eine Chance, sich über Ihre Werte klarzuwerden sowie darüber, in welchem Maße Sie Ihre Werte tatsächlich durch ihr Verhalten umsetzen. Die meisten Menschen schaffen es nicht jeden Tag, hinsichtlich ihrer Werte »ins Schwarze zu treffen«, doch bei entsprechender Übung können Sie Ihre Zielsicherheit im Laufe der Zeit verbessern.

Amys Weg in ein erfülltes Leben

Als Amy mit Hilfe von Übungen, die den im vorliegenden Kapitel beschriebenen ähnelten, Ihre Werte untersuchte, war Sie über das Resultat erschüttert. Insbesondere schaffte sie es nicht, eine Grabinschrift zu verfassen, mit der sie zufrieden war, weil sie nicht das Gefühl hatte, im Einklang mit ihren Werten zu leben. Ihr Entwurf einer Grabinschrift lautete: »Von ihrem Mann verletzt und nie mehr in den Vollbesitz ihrer Kräfte gelangt«. Die Umsetzung ihrer Werte im Bereich Gesundheit war ziemlich weit vom Schwarzen der Zielscheibe entfernt. Ihre größten Probleme waren ihre schlechten Ernährungsgewohnheiten und ihr mangelndes Körpertraining. Sie erklärte, sie fühle sich körperlich und emotional meist nicht gesund genug. Am weitesten vom »Schwarzen« entfernt lag sie hinsichtlich ihrer Beziehungswerte: Sie hatte das entsprechende »X« außerhalb der Zielscheibe plaziert. Ihr wichtigster Wert war, eine intime Beziehung aufzubauen, die auf Vertrauen, Nähe und Gleichheit basierte; doch dachte sie gar nicht daran, mit einem Mann auszugehen oder auch nur die Einladung eines Arbeitskollegen zum gemeinsamen Kaffeetrinken anzunehmen. Bezüglich Ihrer beruflichen Situation notierte Amy, ihr wichtigster Wert sei das Erreichen einer beruflichen Position, in der sie ihre natürlichen Führungsqualitäten zur Geltung bringen könnte – allerdings sage ihr ihre Arbeit selbst ganz grundsätzlich nicht zu. Hinsichtlich des Bereichs Spiel/Freizeit setzte sie ihr »X« an den äußersten Ring der Zielscheibe. Sie beschrieb einige Versuche, sich kreativen Hobbys zu widmen (Nähen und Häkeln), doch sie erklärte, sie beschäftige sich nicht regelmäßig damit.

Die Auseinandersetzung mit Ihren Werten war für Amy ein sehr wichtiger Impuls, aufgrund dessen sie beschloß, sich an einer Abendschule anzumelden, um eine Zusatzqualifikation in Personalführung zu erreichen. Als ihr Vorgesetzter hörte, daß sie eine Abendschule besuchte, rief er sie zu sich und fragte sie, was sie vorhabe. Sie erklärte ihm, ihre Arbeit gefalle ihr nicht, und sie wolle im Bereich der Personalführung arbeiten. Zu Amys Verblüffung bot der Vorgesetzte ihr an, die Weiterbildung finanziell zu unterstützen, sofern sie bereit sei, anschließend im Unternehmen zu bleiben; außerdem versprach er ihr, sie in die Personalabteilung zu versetzen. Weiterhin entwickelte Amy einen Plan für die Verbesserung ihrer Ernährung, der beinhaltete, kurz vor dem Zubettgehen nichts mehr zu essen. Und um ihre Gesundheit zu fördern, machte sie es sich zur Gewohnheit, mit einer Kollegin zusammen in der Mittagspause zu walken. Das Gewicht, das sie zugelegt hatte, verlor sie im Laufe mehrerer Monate allmählich wieder.

Schließlich willigte Amy auch ein, mit ihrem Arbeitskollegen Kaffee zu trinken. In dieser für sie völlig neuartigen Situation war sie zunächst wie versteinert, weil sie die Überzeugung verinnerlicht hatte, daß sie ihrer Angst vor Zurückweisung nur entgehen könne, indem sie konsequent jede Situation miede, die eine Tür zu romantischen Empfindungen hätte öffnen können. Trotzdem hatte sie sich entschieden, sich solch einer Situation in vollem Bewußtsein ihrer Angst zu stellen. Ihr Arbeitskollege wurde für Sie zu einem guten Freund, und romantische Empfindungen spielten in ihrer Beziehung keine Rolle. Dies relativierte Amys von Angst bestimmte Vorstellung, Männer seien im Grunde nur an Sex interessiert und generell unzuverlässig. Dies eröffnete ihr die Möglichkeit, sich für eine Liebesbeziehung zu entscheiden, falls sie den richtigen Mann treffen würde. Amy war auf dem besten Weg, ihre Depression zu überwinden!

Gehen Sie sanft mit sich um

Wenn Sie mit einer Depression kämpfen, ist die Versuchung groß, jede Information, die Sie über Ihren Zustand erhalten, zu Ihrem Nachteil auszulegen. Nach dem Durcharbeiten der Übungen in diesem Kapitel werfen Sie sich möglicherweise vor, nicht im Sinne Ihrer persönlichen Werte zu leben. Davor müssen wir Sie warnen! Wenn Sie sich selbst schlecht machen, motivieren Sie sich nicht dazu, in Ihrem Leben Dinge zu verändern, die unzweckmäßig sind. Betrachten Sie Ihre Situation statt dessen im Geiste des Mitgefühls. Sie tun Ihr Bestes. Sie sind nicht unzulänglich, beschädigt oder ein Schwächling. Das Leben ist kompliziert, und aufgrund unserer gesellschaftlichen Konditionierung können wir sehr leicht in Schwierigkeiten geraten. Wenn Sie den ACT-Ansatz gründlicher kennen- und zu benutzen lernen, werden Sie feststellen, daß Sie Schwierigkeiten mit seiner Hilfe ebenso leicht überwinden können, wie Sie in diese gekommen sind. Das Wichtigste, was dieses Kapitel Ihnen vermitteln will, ist das Gefühl, daß es dort draußen ein Leben gibt, das umfassender ist als dasjenige, das Sie bisher kannten. Zu diesem Leben werden Sie sich mit Hilfe des ACT-Programms hin entwickeln.

ACT-Geheimnisse

- Ihre Werte können im Nebel der Depression in Vergessenheit geraten. Der Weg aus der Depression besteht darin, daß Sie Ihre Werte wiederfinden und Ihr Leben dementsprechend orientieren.
- Andere Menschen werden sich an das erinnern, was Sie in Ihrem Leben bewirken, nicht an das, was zwischen Ihren Ohren vor sich geht.
- Zentrale Werte können zu einer Orientierung ähnlich der eines Kompasses am magnetischen Nordpol verhelfen und Sie durch schmerzhafte Verhaltensänderungen geleiten.
- Auch wenn Ihr Verhalten nicht immer Ihren persönlichen Werten entspricht, kann deren Beschreibung und das Nachdenken über sie den Nebel der Depression vertreiben.

Der Coach sagt

Im Einklang mit den eigenen Werten zu leben ist nicht einfach, und manchmal verursacht es Schmerz, wenn uns etwas wichtig ist. Können Sie es trotzdem? Natürlich können Sie das! Der erste Schritt besteht darin herauszufinden, welche Richtung Sie im Leben einschlagen wollen. Danach können Sie losziehen und für das leben, was Ihnen wichtig ist. Vielleicht kostet es Zeit, Geduld und Beharrlichkeit, aber wir wissen, daß Sie es schaffen können!

Vorschau

Jemand hat einmal gesagt: »Sie können einem Schwein nicht das Singen beibringen. Wenn Sie es versuchen, führt das nur dazu, daß das Schwein wütend wird und Sie frustriert reagieren.« Im nächsten Kapitel werden wir Ihnen helfen herauszufinden, was Sie verändern können und was nicht, und die Weisheit zu entwickeln, das eine vom anderen unterscheiden zu können. Sie werden auch eine Alternative zum Sich-Abmühen kennenlernen, und wir werden Ihnen demonstrieren, wie diese Haltung Sie befähigt, ein lebenswertes Leben zu führen!

7 Schritt 2
Akzeptieren Sie, was Sie nicht verändern können

Wir können den Wind nicht bezwingen,
aber wir können die Segel verstellen.
— Kahlil Gibran

Im vorigen Kapitel haben wir Sie aufgefordert, sich Ihr Leben anzuschauen und sich darüber klarzuwerden, was Ihnen wichtig ist. Sie sollten feststellen, ob sich Ihr Leben mit ihrem »magnetischen Nordpol« im Einklang befindet. Manchmal stellt sich durch diese Art von Selbstbefragung heraus, daß wir in einem oder mehreren Bereichen ziemlich weit von unserem Kurs abgekommen sind. Denken Sie daran, daß es nicht darum geht, sich Vorwürfe zu machen! Atmen Sie statt dessen tief durch, und entwickeln Sie angesichts Ihrer mißlichen Lage ein wenig Mitgefühl. Sie werden im weiteren Verlauf dieses Buches zahlreiche Fertigkeiten kennenlernen und trainieren, die Ihnen ermöglichen, sich Ihren persönlichen Werten gemäß zu verhalten. Dies ist das wirksamste Mittel gegen eine Depression.

In Teil 1 des Buches haben wir erklärt, wie eine Depression durch Vermeiden von Emotionen und Verhaltensweisen verursacht werden kann – durch bewußte oder unbewußte Abschirmung von schmerzhaften Situationen und ihren Auswirkungen. Manchmal bewirkt Vermeiden tatsächlich, daß die begrenzte Energie eines Menschen erhalten bleibt; in anderen Fällen jedoch ist Vermeiden die Folge des Umgangs mit den überwältigenden Gefühlen der Isolation, Wertlosigkeit, Hoffnungslosigkeit und Hilflosigkeit, die für eine Depression charakteristisch sind. Doch Strategien des Vermeidens und des Rückzugs verstärken eine Depression in Wahrheit.

Eine Frage, die häufig gestellt wird, wenn es um den ACT-Ansatz des Umgangs mit einer Depression geht, lautet: »Was bringt Menschen dazu, schmerzhafte persönliche Situationen zu meiden, statt sich mit ihnen auseinanderzusetzen?« Einer der Hauptgründe dafür ist das Bestreben des Menschen, sich von unerwünschten und emotional belastenden Erlebnissen nicht hilflos überrollen zu lassen. In der ACT befassen wir uns mit zwei

Grundformen der Kontrolle: mit der aktiven und der passiven Kontrolle. Die *aktive Kontrolle* beinhaltet, daß wir versuchen, belastende Gefühle, Gedanken, Erinnerungen oder Empfindungen zu unterdrücken und sie so aus unserem Gewahrsein zu verbannen; dies ist beispielsweise der Fall, wenn wir Gedanken an schmerzhafte Kindheitserlebnisse vermeiden oder wenn wir einer Depression durch ausschließliches Zulassen positiver Gedanken den Boden zu entziehen trachten. Wie schon erläutert wurde, führt diese Art von Kontrollbemühungen gewöhnlich dazu, daß genau das Erlebnis verstärkt wird, das wir unterdrücken wollen. Deshalb wird die Zahl der auftretenden schmerzhaften Erinnerungen nicht geringer, sondern zahlreicher. Und je intensiver wir versuchen, eine Depression mit Hilfe positiver Gedanken zu bezwingen, um so zudringlicher werden unsere negativen Gedanken. *Passive Kontrolle* besteht darin, potentiell schmerzhafte Erlebnisse zu vermeiden oder sich von ihnen zurückzuziehen. Diese Form der Kontrolle bezeichnen wir deshalb als passiv, weil die Strategie, die ihr zugrunde liegt, auf Nichtbeteiligung beruht. Doch das Resultat, das auf diese Weise erzielt werden soll, ist das gleiche wie im Fall der aktiven Kontrolle: Es geht stets darum, die eigene Stimmung zu beeinflussen und die Stärke der depressiven Symptome zu verringern.

Akzeptieren: die Alternative zu Kontrolle und Vermeiden

Wahrscheinlich ist Ihnen der Begriff des Akzeptierens schon durch das berühmte Gelassenheitsgebet von Reinhold Niebuhr bekannt, das von den Anonymen Alkoholikern und ähnlichen Selbsthilfegruppen so häufig benutzt wird: »*Gott, gib mir die Gelassenheit, Dinge hinzunehmen, die ich nicht ändern kann, den Mut, Dinge zu ändern, die ich ändern kann, und die Weisheit, das eine vom anderen zu unterscheiden.*« Dieses einfache Gebet wird wohl deshalb so häufig benutzt und hat sich als so wirksam erwiesen, weil es eine wichtige Weggabelung markiert, mit der wir in unserem Bemühen um ein erfülltes Leben immer wieder konfrontiert werden.

Aus ACT-Sicht ist das Erlernen der Fähigkeit, zwischen Dingen, die wir verändern können, und solchen, die wir nicht verändern können, zu unterscheiden, einer der Schlüssel zur Gesundheit. Dinge, die wir verändern können, erfordern eine bestimmte Art von Reaktion, wohingegen der Umgang mit Dingen, auf die wir keinen Einfluß haben, eine völlig andere Vorgehensweise erfordert. Sie werden im folgenden lernen, diese sehr wichtige Unterscheidung zu treffen. Wenn Ihnen klar ist, worauf Sie Einfluß haben, können Sie sich darauf konzentrieren, auf Situationen einzuwirken, die sich verändern lassen. Und wenn Ihnen klar ist, worauf Sie keinen Einfluß haben, ersparen Sie sich, Ihre Energie mit letztlich fruchtlosen Versuchen zu verschwenden.

Wenn Sie zu erkennen vermögen, worauf Sie definitiv keinen Einfluß haben, können

Sie eine völlig andere Strategie anwenden: die des Akzeptierens. *Akzeptieren* ist eine willentliche Handlung, die ein nicht-urteilendes Gewahrsein sowie das Willkommenheißen unerwünschter innerer Erlebnisse erfordert. Statt belastende Emotionen, Gedanken, Erinnerungen oder Empfindungen zu unterdrücken oder zu vermeiden, lassen Sie einfach deren Manifestation zu. Im Sprachgebrauch der ACT bezeichnen wir dies manchmal als »Raum machen« für etwas Belastendes. Indem Sie sich nötigenfalls im Akzeptieren üben, können Sie unglaubliche Mengen an Zeit und Energie befreien, die Sie dann für Aspekte Ihres Lebens, die Ihrem Einfluß unterliegen, verwenden können. Akzeptieren beinhaltet, daß man aufhört, sich in Schwierigkeiten zu bringen. Es besteht in einem Loslassen jedes Drangs, das, was wir in diesem Augenblick vor uns haben, zu vermeiden oder ihm Widerstand entgegenzusetzen. Ihr konkretes Dilemma verschwindet nicht plötzlich, weil Sie es akzeptieren, doch der Akt des Akzeptierens ermöglicht Ihnen, etwas anderes zu tun, als sich in immer größere Schwierigkeiten zu bringen. Das Akzeptieren gibt Ihnen die Möglichkeit, Ihren Wertekompaß zu überprüfen und sich erneut um die Ausrichtung Ihres »magnetischen Nordpols« zu bemühen. Wenn Sie unter Schmerzen leiden, ist es sehr schwierig, sich im Akzeptieren zu üben, doch die Alternative ist, gegen Dinge zu kämpfen, auf die man keinen Einfluß hat. Solch ein Kampf erschöpft nicht nur emotional, sondern verstärkt zudem den persönlichen Schmerz und schadet Ihrer Gesundheit.

Bills Geschichte

Bill ist 51 Jahre alt und leidet unter chronischen Rückenschmerzen und Depression. Vor 15 Jahren hatte er sich beim Heben einer Palette eine Rückenverletzung zugezogen. Nach zweimonatiger Genesungszeit hatte er wieder zu arbeiten versucht, doch waren seine Schmerzen einfach zu stark. Deshalb kündigte er seine Arbeit und beantragte eine permanente Invalidenrente; da ein unabhängiger medizinischer Gutachter jedoch keine Anhaltspunkte für eine Rückenverletzung hatte finden können, wurde sein Antrag auf Unterstützung abgelehnt. Trotzdem litt Bill ständig unter Schmerzen. Man bot ihm eine Umschulung an, doch er lehnte dieses Angebot ab, weil er das Gefühl hatte, er könne wegen seiner immer wieder auftretenden starken Schmerzen keiner Arbeit regelmäßig nachgehen.

Bill suchte mehrere Chirurgen auf und unterzog sich schließlich einer Spinalfusion. Das verringerte seine Schmerzen zwar zunächst, doch später wurden sie noch stärker als jemals zuvor. Bill fühlt sich von seinen Ärzten nicht gut genug behandelt. Zehn Jahre zuvor hatten sie ihm opiathaltige Schmerzmittel verschrieben, von denen er nun abhängig ist, ohne daß diese Mittel seine Schmerzen völlig gebannt hätten. Sein augenblicklicher Arzt hat eine weitere Erhöhung der Dosis des Schmerzmittels abgelehnt, und Bill ist wütend auf ihn, weil er ihm nicht hilft. Bill beschreibt seinen Schmerz als brennend und ste-

chend, so als würde jemand eine Nadel in seinen Rücken rammen. Der Schmerz strahlt ins rechte Bein aus, wo Bill Taubheit und Kribbeln empfindet.

Bill verbringt Tag für Tag viel Zeit auf dem Sofa, weil er sich dort einigermaßen wohl fühlt. Er geht selten aus dem Haus, weil Aktivitäten im aufrechten Zustand für ihn meist mit Schmerzen verbunden sind. Früher besuchte er mehrmals wöchentlich mit seiner Frau eine Kirche, doch nachdem er ein Gemeinschaftsessen der Gemeinde wegen eines akuten Schmerzanfalls hatte verlassen müssen, hatte er die Kirchenbesuche aufgegeben. Die Situation in Bills Familie ist sehr angespannt. Seine Frau klagt, daß er nicht im Haushalt helfe und ihren gemeinsamen Kindern gegenüber kurz angebunden sei. Die Intimität zwischen den Ehepartnern ist sehr stark eingeschränkt, weil Geschlechtsverkehr für ihn stets mit Schmerzen verbunden ist.

Bill glaubt, seine Depression werde durch die chronischen Schmerzen verursacht. Je nachdrücklicher er versucht, seine Schmerzen zu bezwingen, um so wütender und reizbarer wird er. Er denkt oft an den Tag zurück, an dem er sich die Rückenverletzung zugezogen hat, und er grübelt darüber, ob er diese Verletzung hätte verhindern können. Er glaubt nicht so recht, daß sich sein Leben noch jemals zum Positiven verändern könne, solange es nicht auf irgendeine Weise gelingt, den Schmerz auszuschalten. Er ist von sich enttäuscht, weil er nicht gut für das Wohl seiner Familie sorgt, und er fühlt sich schlecht, wenn er ohne triftigen Grund seine Kinder anbrüllt. Mehr als einmal hat er daran gedacht, sich umzubringen, weil er glaubt, seine Familie werde besser ohne ihn zurechtkommen.

ÜBUNG ⋮ Erkennen, was sich nicht verändern läßt

Sicher wird fast jeder, der Bills Geschichte hört, Mitleid mit ihm empfinden. Er verletzte sich, man verweigerte ihm die Invalidenrente, und letztendlich war er praktisch ans Haus gefesselt und nicht mehr in der Lage, ein auch nur einigermaßen normales Leben zu führen. Er wacht jeden Morgen mit Wut im Bauch auf, enttäuscht und verbittert über eine Welt, die ihn nach seiner Auffassung ziemlich ungerecht behandelt hat. Bill ist ein guter Mensch, der seine Frau und seine Kinder liebt, und bis zu seinem Unfall war er auch ein guter Ernährer. Und dann plötzlich wurde durch einen Schicksalsschlag sein ganzes bisheriges Leben zunichte, und die Depression wurde zu seinem ständigen Begleiter.

Wir werden Bills Situation nun aus der Perspektive des Gelassenheitsgebets untersuchen. Weiß Bill, was er in seiner aktuellen Situation beeinflussen kann und was nicht? Übt er sich darin, die Aspekte seines Lebens, auf die er keinen Einfluß hat, zu akzeptieren? Nehmen Sie sich ein paar Minuten Zeit, um sich die im folgenden aufgelisteten Aspekte seiner Situation anzuschauen. Bei Punkten, die Bill nach Ihrer Auffassung nicht verändern kann, kreisen Sie bitte das »A« (für »Akzeptieren«) ein. Und bei Aspekten, die er verändern kann, markieren Sie bitte das »V« (für »Verändern«).

Ereignisse oder Situationen in Bills Leben

A	V	1. Bill hat einen Arbeitsunfall erlitten.
A	V	2. Bill leidet täglich unter Rückenschmerzen.
A	V	3. Bill wurde die Invaliditätsrente verweigert.
A	V	4. Bill denkt, daß seine Schmerzen zu stark sind, als daß er irgendeine Arbeit regelmäßig verrichten könne.
A	V	5. Bill weigert sich, an einer Umschulungsmaßnahme teilzunehmen.
A	V	6. Bill hat sich einer Wirbelsäulenoperation unterzogen, die nicht zum erhofften Resultat führte, und er hat seither noch stärkere Schmerzen als vorher.
A	V	7. Bill verbringt viel Zeit auf seinem Sofa, um mit seinem Schmerz besser fertig zu werden.
A	V	8. Bill geht nicht zur Kirche.
A	V	9. Bill trainiert wegen seiner Schmerzen nicht regelmäßig seinen Körper.
A	V	10. Bill nimmt immer höhere Dosen von Opiaten ein, um seine Schmerzen zu bezwingen.
A	V	11. Bill spürt in seinem Rücken ein Brennen und Stechen.
A	V	12. Bill hat Kribbel- und Taubheitsempfindungen in einem Bein.
A	V	13. Bill ist wütend und gereizt, wenn er Schmerzen hat.
A	V	14. Bill erinnert sich an die Situation, in der er sich die Verletzung zugezogen hat.
A	V	15. Bill denkt darüber nach, wie er die Verletzung hätte vermeiden können.
A	V	16. Bill brüllt seine Kinder an.
A	V	17. Bill ist seiner Frau gegenüber kurz angebunden.
A	V	18. Bill verkehrt nicht mehr sexuell mit seiner Frau, weil er dabei Rückenschmerzen bekommt.
A	V	19. Bill denkt, daß das Leben ihn ungerecht behandelt hat.
A	V	20. Bill denkt, daß er besser tot wäre.

Auflösung. Akzeptieren: 1, 2, 3, 4, 6, 11, 12, 13, 14, 15, 19, 20; Kontrolle: 5, 7, 8, 9, 10, 16, 17, 18

Erläuterungen. Weichen Ihre Antworten von denjenigen in der Auflösung ab? Bill hat einen gewissen Einfluß auf einige Dinge. Er kann entscheiden, wie lange er auf dem Sofa liegt, ob und wie oft er die Kirche besucht, ob er täglich seinen Körper trainiert, ob und in welchem Maße er opiathaltige Schmerzmittel benutzt, wie er sich seiner Frau und seinen Kindern gegenüber verhält, und ob und in welcher Form er seine sexuelle Beziehung zu seiner Frau aufrechterhält. Außerdem könnte er seine Annahmen bezüglich seiner Schmerzen überprüfen, und er könnte versuchen, sich auf einen anderen Beruf umschulen zu lassen.

Erscheinen Ihnen diese Antworten als überraschend? Schauen Sie sich einmal genauer an, auf welche Ereignisse und Erlebnisse Bill keinen unmittelbaren Einfluß hat: nicht nur auf seine körperlichen Empfindungen sondern auch auf die mit seinem Schmerz und seiner persönlichen Geschichte verbundenen spontanen Gedanken, Gefühle und Erinnerungen. Schmerzen führen zu voraussehbaren privaten Erlebnissen, unter anderem zu negativen Emotionen und Gedanken. Unangenehme Gefühle, Gedanken und Bilder treten bei uns allen auf, wenn wir Schmerzen haben – und das passiert häufiger, wenn wir sie zu unterdrükken oder zu vermeiden versuchen.

Was wir akzeptieren müssen

Viele schwierige Lebenssituationen, so Bills Erleben chronischer Schmerzen, erschweren es zu unterscheiden, was man verändern kann und was nicht: eine ungewollte Scheidung, die schwere Erkrankung eines Kindes, der Tod eines engen Freundes, die Diagnose einer schweren Krankheit, usw. Solche schmerzhaften Ereignisse können einen Menschen ohne jede Vorwarnung treffen. Doch wenn Sie versuchen, mit solchen Situationen durch Vermeiden und Rückzug fertig zu werden, um sich vor unerwünschten Gedanken, Emotionen oder Erinnerungen zu schützen, verlieren Sie die Kontrolle über Ihr Verhalten. Wenn Sie jede Verantwortung für eine Situation von sich zu weisen versuchen, erkennen Sie wahrscheinlich nicht mehr, auf welche Aspekte der Situation Sie einen gewissen Einfluß haben. Andererseits vertun Sie Ihre Zeit damit, auf Aspekte Ihres Erlebens Einfluß zu nehmen, auf die Sie definitiv keinen Einfluß haben, beispielsweise auf folgende:

- spontane Gefühle
- spontane Gedanken
- spontan auftauchende Erinnerungen
- einige Körperempfindungen
- objektive Geschehnisse, Schicksalsschläge oder äußere Streßfaktoren
- das Verhalten anderer Menschen
- Ereignisse, die in der Vergangenheit liegen, und Ihre persönliche Geschichte

Die genannten Dinge erleben wir auf eine sehr persönliche und unmittelbare Weise. Was könnte Ihnen näher sein als Ihre eigenen Gedanken, Gefühle, Erinnerungen oder Empfindungen? Was könnte unmittelbarer wirken als die Zurückweisung oder Kritik eines Menschen, den Sie zutiefst lieben, oder als die schwindende Gesundheit eines Ihnen Nahestehenden? Wie Bill fällt es den meisten Menschen schwer, Raum zu schaffen für das Erleben körperlicher oder emotionaler Schmerzen und ihrer unangenehmen Nebenwirkungen. Sie können jedoch lernen, mit Hilfe Ihrer Atmung ein wenig Abstand zwischen Ihnen und diesen Erlebnissen zu schaffen, was Ihnen erleichtert, sie zu akzeptieren.

Folgender zentrale Gedanke wird Ihnen helfen, schwierige Gedanken, Emotionen und Erinnerungen zu akzeptieren: Unerwünschte private Ereignisse schaden nicht. Es mag sich zwar so anfühlen, als ob sie schaden würden, und vielleicht *denken* Sie, sie seien unerträglich, aber tatsächlich sind sie das nicht. Als Mensch sind Sie dazu geschaffen, genau das zu erleben, was Sie in Reaktion auf die aktuelle Situation empfinden. Solche privaten Erlebnisse sind normal, natürlich und gesund, und sie lassen sich nicht verhindern. Sie brauchen nicht verändert zu werden, und es ist auch nicht nötig, sie so »herauszuputzen«, daß sie »gut« aussehen. Sie mögen sich zwar nicht gut »anfühlen«, aber Sie können sie trotzdem gut spüren! Das ist die Bedeutung des Akzeptierens: daß Sie Ihre unbeeinflußbaren und unerwünschten Reaktionen als das empfinden, was sie sind, ohne sie zu werten und ohne gegen sie anzukämpfen. Wenn Sie Ihre Reaktionen einfach so sein lassen, wie sie sind, wirken sie so, wie es von der Evolution vorgesehen ist. Zweifeln Sie nie daran: Ihre Reaktionen schaden Ihnen nicht, aber wenn Sie Ihre Reaktionen durch Unterdrückung und Kontrollbemühungen vermeiden, kann das sehr schädigend wirken.

Als wir dies Bill gegenüber erstmals erwähnten, blieb ihm fast die Spucke weg. Seine erste Reaktion lautete: »Wie kann jemand von mir erwarten, daß ich mehr tue, als ich bisher getan habe, wo ich doch unter so schrecklichem Schmerz leide?« Wir forderten ihn auf, tief zu atmen und sich dann zu fragen, ob sein Schmerz ihn tatsächlich davon abhielte, ein befriedigendes Sexualleben mit seiner Frau zu haben, seinen Körper zu trainieren, zur Kirche zu gehen und mit seiner Familie freundlicher umzugehen. Nachdem er darüber nachgedacht hatte, wurde ihm klar, daß sein Schmerz ihn tatsächlich nicht grundsätzlich daran hinderte, diese Ziele anzustreben. Er wog die Vorteile der gewohnten Lebensweise gegen eine Neuorientierung seines Verhaltens an seinen persönlichen Werten ab und beschloß, sich auf diese Veränderung einzulassen, auch wenn dies für ihn schwierig werden würde.

Was Akzeptieren ist und was nicht

Das Wort »Akzeptieren« hat viele verschiedene Bedeutungen, von denen wir einige hinterfragen wollen. Die Art von Akzeptieren, die zu üben wir Ihnen empfehlen, stellt man sich am besten vor als eine freiwillig und absichtlich eingenommene Haltung nichturteilenden Gewahrseins der Gedanken, Gefühle, Erinnerungen und Empfindungen im Kontext eines ursächlichen Ereignisses. Das Entscheidende an dieser Definition ist, daß Akzeptieren eine absichtlich ausgeführte Handlung darstellt. Akzeptieren beinhaltet, angesichts als belastend empfundener privater Erlebnisse ruhig zu bleiben. Wenn Sie sich im Akzeptieren üben, bleiben Sie angesichts dessen, was im Augenblick geschieht, präsent (bzw. gegenwärtig), statt den Kontakt dazu zu vermeiden. Außerdem beinhaltet Akzeptieren, Urteile und Bewertungen zurückzuhalten. Dabei kommt es nicht darauf an zu untersuchen, ob das, was Sie erleben, gut oder schlecht ist. Es ist einfach das, was Sie erleben, nicht mehr und nicht weniger. Diese Art des Akzeptierens wird häufig »einfaches Gewahrsein« genannt.

Ihre Fähigkeit zu akzeptieren kann sich von Augenblick zu Augenblick ändern. Weil das Akzeptieren eine Aktivität ist, kein Resultat, bleibt es nicht konstant auf einem bestimmten Niveau. Stellen Sie sich das Akzeptieren als Einstellung vor, die Sie sich zu eigen zu machen versuchen, im Gegensatz zu einer Haltung, in der Sie sich permanent befinden. Man kann dies mit einer schwierigen Yoga-Übung vergleichen: Die meisten Menschen können die Haltung, die angestrebt wird, annähernd erreichen, doch nur wenige können längere Zeit in ihr verharren.

Akzeptieren ist nicht Resignieren

Bitte verwechseln Sie Akzeptieren nicht mit Resignieren oder mit Sich-Fügen in ein qualvolles Leben. Wenn das so wäre, käme es der Empfehlung gleich, sich für den Rest des Lebens darauf einzustellen, daß man im Zustand der Depression verbleiben wird – was wir nie befürworten würden. Beispielsweise würden wir eine Frau, die von ihrem Mann mißhandelt wurde, nie auffordern, sich damit abzufinden, daß ihr Mann sie ihr restliches Leben lang regelmäßig schlagen wird. Sie hat in ihrer Situation einen gewissen Einfluß darauf, sich auf Weisen zu verhalten, die mit ihren persönlichen Werten im Einklang stehen. Wenn es für sie ein wichtiger Wert ist, positive Nähe zu erleben, stehen ihr verschiedene Möglichkeiten offen: Sie kann bei ihrem Mann bleiben, ihn verlassen oder etwas tun, das zwischen diesen beiden extremen Möglichkeiten liegt. Allerdings muß sie akzeptieren, daß sie, wenn sie nichts tut, in ihrer Beziehung wahrscheinlich weiterhin die negativen Resultate erleben wird, die sie aus der Vergangenheit kennt.

Akzeptieren bedeutet nicht, daß Sie versagt haben

Akzeptieren ist kein Eingeständnis des Versagens oder einer Niederlage. Wenn Sie aufhören, sich im Kampf gegen unerwünschte private Ereignisse zu erschöpfen, geben Sie etwas auf, das ohnehin nie etwas Positives bewirkt hat. Diese Form des Akzeptierens bedeutet einfach anzuerkennen, daß die betreffende Strategie nie die gewünschte Wirkung entfaltet hat. Das bedeutet nichts anderes, als daß man aufhört, sich selbst zu sabotieren, und es ist im Grunde der Auftakt zum Erfolg – zur Entwicklung einer flexibleren und effektiveren Art, auf die betreffende Situation zu reagieren. Demnach sind das Akzeptieren und der Maßstab der Zweckmäßigkeit eng miteinander verwandt. Wenn die Zweckmäßigkeit in Ihrem Leben einen niedrigen Stellenwert hat, müssen Sie nicht nur akzeptieren, daß der gemessene Wert niedrig liegt, sondern auch, daß das, was Sie bisher getan haben, seinen Zweck nicht erfüllt – und nachdem Sie dies akzeptiert haben, müssen Sie auch das akzeptieren, was zwischen Ihren Ohren auftaucht, sobald Sie aufhören, die alten unzweckmäßigen Reaktionsweisen zu benutzen.

Akzeptieren bedeutet nicht, daß Sie persönliche Schmerzen erdulden müssen

Eine weitere verbreitete falsche Vorstellung über das Akzeptieren ist seine Verwechslung mit dem Tolerieren. Den Unterschied zwischen Tolerieren und Akzeptieren können Sie sich wie folgt klarmachen: »Tolerieren ist eine Art eingeschränkten Akzeptierens.« Sie akzeptieren Leiden nur in einem bestimmten Maße. Wir alle üben uns im Tolerieren, wenn wir zum Zahnarzt gehen: Wir tolerieren den Schmerz und das Unbehagen der großen Nadel oder des Bohrers, weil ein generelles Vermeiden von Zahnarztbesuchen letztendlich wesentlich üblere Folgen hätte als das, was wir im Moment der Behandlung erleben. Gleichzeitig können Sie einen Schmerz, dessen Stärke den Wert 7 auf einer Skala von 1-10 überschreitet, als nicht mehr akzeptabel definieren. Geht der Schmerz, der bei der Zahnbehandlung entsteht, über den Wert 7 hinaus, geben Sie dem Zahnarzt ein Zeichen, Ihnen eine Spritze zu geben, oder Sie tun selbst etwas, um auf den Schmerz einzuwirken, und wenn Sie den Behandlungsraum verlassen! Sie können den akuten Schmerz aber auch akzeptieren und sich schwören, nie mehr zu diesem Zahnarzt zu gehen – was bedeutet, daß Sie einen Plan für zukünftiges Vermeiden entwickeln. Tolerieren ist also eine Art des Akzeptierens, aber nicht mit Akzeptieren grundsätzlich identisch.

Akzeptieren ist eine Einstellung

Wir werden häufig gefragt: »Woran erkenne ich, ob ich etwas akzeptiere oder nicht?« Auf diese Frage gibt es keine generell gültige korrekte Antwort, aber es gibt Anhaltspunkte, die erkennen lassen, ob Sie sich diese Einstellung tatsächlich zu eigen gemacht haben. Ein wichtiger Anhaltspunkt ist, wie Sie mit sich selbst kommunizieren, wenn Sie mit etwas fertig zu werden versuchen, das sie schmerzt. Wenn Ihnen Sätze wie die folgenden durch den Kopf gehen, ist Ihre aktuelle Einstellung wahrscheinlich nicht die des Akzeptierens:

- Ich muß dies einfach hinter mich bringen.
- Ich möchte diese Gefühle, Gedanken oder Erinnerungen los werden.
- Ich möchte über meine augenblicklichen Gefühle hinwegkommen.
- Ich muß die Vergangenheit Vergangenheit sein lassen.
- Ich muß besser darüber Bescheid wissen, woher diese Gedanken kommen.
- Ich möchte meine Gefühle kontrollieren können.

Die obigen Aussagen beinhalten praktisch alle, daß man schmerzhafte private Erlebnisse irgendwie überwinden muß. Doch wahrscheinlich ist Ihnen mittlerweile klargeworden, daß Sie diese Schlacht mit Sicherheit verlieren werden, weil Sie dabei entweder gegen ihren Schmerz ankämpfen oder Situationen vermeiden müssen, die Schmerzen erzeugen könnten. Hingegen sind Selbstaussagen wie die folgenden ein guter Anhaltspunkt für eine Einstellung des Akzeptierens:

- Ich bin bereit, dies durchzustehen.
- Ich weiß, daß meine Reaktionen ein gutes Zeichen sind, auch wenn sie mir nicht gefallen.
- Ich kann Raum schaffen für die Art, wie ich mich fühle.
- Ich bin bereit, mit meiner Vergangenheit zu leben.
- Ich werde mich mit dieser Situation auseinandersetzen und das Bestmögliche daraus machen.
- Ich bin in der Lage, mich so zu fühlen und zu tun, was in jedem Fall zu tun ist.

Nach unseren Erfahrungen fördert diese Art von Selbstaussagen einen Zustand des Akzeptierens, der es wesentlich wahrscheinlicher macht, daß Sie im Sinne des Akzeptierens handeln, wenn Sie sich in einer belastenden Situation oder Interaktion befinden. Wenn Sie diese Art von Aussagen des Akzeptierens im Geiste üben, stehen sie Ihnen bei der Auseinandersetzung mit Ihrem reagierenden Geist zur Verfügung und ermöglichen es Ihnen, bei einer akzeptierenden Einstellung zu verweilen.

Exzessives Leiden

Die ACT macht einen wichtigen Unterschied zwischen Leiden und exzessivem Leiden. Leiden und exzessives Leiden zusammen machen Ihr persönliches Erleben eines negativen Ereignisses oder einer entsprechenden Situation oder Interaktion aus. Leiden ist das ursprüngliche Unbehagen in Reaktion auf ein reales Ereignis. Es fühlt sich zwar nicht angenehm an, ist aber ein natürliches und letztendlich gesundes Erlebnis, wenn es nicht unterdrückt oder vermieden wird. Exzessives Leiden hingegen ist der Schmerz, den Sie erleben, wenn Sie sich damit abmühen, das ursprüngliche Leiden Ihrer Kontrolle zu unterwerfen, es zu eliminieren oder zu vermeiden.

Bill produziert exzessives Leiden, indem er wichtige Aspekte seines Alltagslebens vermeidet, um mit seinem chronischen körperlichen Schmerz fertig zu werden. Deshalb erlebt er das exzessive Leiden einer spannungsreichen Beziehung zu seiner Frau und seinen Kindern sowie chronische Wut, Reizbarkeit und negative Gedanken. Während das ursprüngliche Leiden natürlich ist und oft wichtige Signale übermittelt, die uns helfen können, Entscheidungen zu treffen, die unserer Gesundheit und unserem Wohlergehen förderlich sind, bewirkt exzessives Leiden, daß wir uns traumatisiert und emotional erschöpft fühlen. Ließe man Menschen die Wahl, würden die meisten wohl wieder zu ihrem ursprünglichen Leiden zurückkehren, wenn sie sich auf diese Weise von ihrem exzessiven Leiden lösen könnten.

ÜBUNG ⋮ Leiden und exzessives Leiden

Diese Übung wird Ihnen helfen einzuschätzen, welche Rolle Leiden und exzessives Leiden in Ihrem Leben spielen. Wenn Sie das weiter unten abgebildete Arbeitsblatt ausfüllen, dann nehmen Sie sich zunächst ein paar Minuten Zeit, um sich an eine schwierige Situation zu erinnern, die Sie kürzlich erlebt haben. Versuchen Sie, diese so detailliert wie möglich zu beschreiben. Schildern Sie als nächstes das ursprüngliche Leiden, das eine natürliche Folge dieses Problems ist. Und beschreiben Sie im Anschluß daran, wie Sie in dieser Situation möglicherweise exzessives Leiden erzeugen. Beschreiben Sie Ihre Verhaltensweisen in der Situation und die Art exzessiven Leidens, die Sie erleben, beispielsweise Wut, Groll, Schuldgefühle, Scham, Schädigung von Beziehungen usw. Betrachten Sie schließlich die Gesamtmenge beider Arten von Leiden als insgesamt hundert Prozent, und teilen Sie diese Prozentpunkte unter den beiden Arten von Leiden auf. Das Verhältnis zwischen beiden Zahlen ermöglicht Ihnen, den Ursprung des größten Teils Ihres Schmerzes festzustellen. Sie können das Arbeitsblatt kopieren, um es mehrfach benutzen und auch andere Probleme damit analysieren zu können.

ÜBUNG ⋮ Analyse von Leiden und exzessivem Leiden

Diese Übung hilft Ihnen einzuschätzen, wie Leiden und exzessives Leiden sich in Ihrem Leben niederschlagen. Nehmen Sie sich beim Ausfüllen des folgenden Arbeitsblatts zunächst ein paar Minuten Zeit, um sich an eine schwierige Situation zu erinnern, die Sie kürzlich erlebt haben. Versuchen Sie, diese Situation so präzise wie möglich zu beschreiben. Beschreiben Sie anschließend das ursprüngliche Leiden, das eine natürliche Folge dieses Problems ist. Und notieren Sie dann, wie Sie in dieser Situation exzessives Leiden produzieren könnten. Beschreiben Sie die Verhaltensweisen, die Sie benutzen, und die Art von exzessivem Leiden, das Sie erleben, beispielsweise Wut, Groll, Schuldgefühle, Scham oder geschädigte Beziehungen. Schätzen Sie schließlich ein, zu wieviel Prozent diese beiden Arten von Leiden vertreten sind, wobei sich am Ende eine Summe von 100 Prozent ergeben soll. Auf diese Weise können Sie feststellen, woher der größte Teil des Leidens stammt. Wenn Sie wollen, können Sie das Arbeitsblatt kopieren, damit Sie es auch für die Analyse anderer Probleme benutzen können.

Analyse von Leiden und exzessivem Leiden

schwierige Situation		
		Prozent
ursprüngliches Leiden		
exzessives Leiden		

Erläuterungen. Diese Übung wird von einigen als sehr schwierig empfunden, weil sie hohe Anforderungen an die Ehrlichkeit stellt. Was haben Sie entdeckt? Handelte es sich bei Ihrem Leiden überwiegend um ursprüngliches oder exzessives Leiden? Wenn es Ihnen so ergeht wie den meisten Depressiven, macht das exzessive Leiden den größten Teil aus. Stellen Sie fest, welchen Teil Ihres Leidens Sie als besonders traumatisch empfinden, weil er Ihnen am meisten zu schaffen macht. In den meisten Fällen führen Versuche, das ursprüngliche Leiden oder Dinge, die an dieses erinnern, zu unterdrücken, unter Kontrolle zu bringen oder zu vermeiden, zu exzessivem Leiden. Falls das auch bei Ihnen so ist, sollten Sie bedenken, daß Sie nicht als einzige/r der von der herrschenden Kultur geförderten Überzeugung anhängen, daß mit Ihrem Leben irgend etwas nicht in Ordnung ist, wenn Sie leiden. Damit Sie einen Eindruck davon gewinnen, wie sich dies im Leben anderer unter einer Depression leidender Menschen niederschlägt, wollen wir uns nun Bills Reaktionen auf die vorige Übung anschauen.

Analyse von Bills Leiden und exzessivem Leiden

schwierige Situation	*Ich leide unter chronischen Schmerzen und kann deshalb nicht tun, was ich früher getan habe.*	
		Prozent
ursprüngliches Leiden	*Ich habe fast ständig Schmerzen, und ich fühle mich traurig und frustriert, weil ich nicht in der Lage bin zu tun, was ich früher tun konnte.*	*20*
exzessives Leiden	*Ich bin nicht bereit, all die schrecklichen Dinge zu akzeptieren, die dieser Schmerz mir angetan hat; statt dessen grüble ich darüber, wie schlecht mich die Ärzte und mein Arbeitgeber während dieses ganzen Alptraums behandelt haben. Meine Ängste wegen Arbeitsunfähigkeit haben mich davon abgehalten, wieder zu arbeiten. Und das Schlimmste ist: Ich habe zugelassen, daß mein Schmerz mich daran hindert, meine Beziehung zu meiner Frau und zu meinen Kindern so zu gestalten, wie ich es will; deshalb fürchte ich, daß sie mich nicht mehr lieben.*	*80*

Kommentar. Bills Antworten zeigen, daß eine zwar unglückliche, aber keineswegs seltene Lebenssituation durch die Einstellung, die Betroffene zu ihrem Leiden entwickeln, zu einem traumatischen Erlebnis wird. Auch hier geht es um das Paradox des Vermeidens: Je weniger Sie Ihr Leiden akzeptieren, um so hartnäckiger versuchen Sie, es zu unterdrücken oder unter Kontrolle zu bringen; doch je stärker Sie das Leiden zu unterdrücken versuchen, um so traumatischer wirkt das auf diese Weise entstehende exzessive Leiden. Denken Sie einmal über folgendes nach: Wenn Sie lernen könnten, exzessives Leiden zu erzeugen, müßten aber, um hierzu in der Lage zu sein, das ursprüngliche Leiden zulassen, wären Sie dann bereit, sich auf diesen Handel einzulassen? Falls diese Möglichkeit Sie interessiert, empfehlen wir Ihnen weiterzulesen, denn wir werden Ihnen erklären, wie Sie diesen Handel zustande bringen können.

Bereitschaft: Eine Alternative zum Vermeiden

Die ACT sieht die Konzepte Bereitschaft und Akzeptieren gleichsam als »Bettgenossen« an. Sie können sich Bereitschaft als die Entscheidung vorstellen, sich in eine schwierige Situation mit der Absicht hineinzubegeben, im Sinne einer akzeptierenden Einstellung zu handeln statt aus einer Haltung des Vermeidens und der Unterdrückung heraus. Bereitschaft ermöglicht Ihnen die Konfrontation mit dem, wovor Sie sich fürchten. Akzeptieren ist das, was Sie tun, wenn Sie sich in der gefürchteten Situation befinden. Bereitschaft ist eine freiwillige, absichtliche Handlung; das muß sie sein, denn Sie sind ja durchaus gewitzt genug und in der Lage, Situationen zu meiden, die Sie lieber nicht erleben wollen. Gewöhnlich entspricht ein geringes Maß an Bereitschaft einem hohen Maß an exzessivem Leiden.

ÜBUNG Plan zur Förderung von Bereitschaft und Akzeptieren

Mit Hilfe dieser Übung werden Sie einen Plan für die Nutzung von Bereitschaft im Alltagsleben entwickeln. Er basiert auf den Resultaten der vorigen Übung. Es geht darum, den Prozentanteil der Kategorie »exzessives Leiden« zu verringern und den der Kategorie »ursprüngliches Leiden« zu erhöhen, indem Sie sich in Situationen, die exzessives Leiden erzeugen, in Bereitschaft und Akzeptieren üben.

Kopieren Sie zunächst Ihre Beschreibungen ursprünglichen und exzessiven Leidens aus der vorigen Übung auf das im folgenden abgebildete Arbeitsblatt, und notieren Sie die jeweiligen Prozentwerte aus dem ersten Arbeitsblatt unter der Rubrik mit der Überschrift »Tag 1». Beschreiben Sie anschließend im untersten Bereich des Arbeitsblatts einige Ihrer spezifischen Verhaltensweisen, die die Einstellung der Bereitschaft (Sie treffen die Wahl, in die Situation einzutreten) und des Akzeptierens (Sie lassen einfach auftauchen, was sich in Ihrem Gewahrsein manifestiert) zum Ausdruck bringen. Beschreiben Sie außerdem, auf welche Faktoren Sie in der betreffenden Situation Einfluß haben und worauf nicht, damit klar ist, was Sie zu akzeptieren bereit sein müssen.

Nachdem Sie den Plan eine Woche lang umgesetzt haben, wiederholen Sie die Übung und notieren neue Prozentwerte für das ursprüngliche und das exzessive Leiden. Sie werden dann – so ist zu hoffen – Fortschritte registrieren. Wenn nicht, sollten Sie vielleicht einmal mit einem Freund darüber sprechen. Manchmal ist nichts weiter als Übung erforderlich, in anderen Fällen muß der Plan überarbeitet werden.

Plan zur Förderung von Bereitschaft und Akzeptieren

		Prozent	
		Tag 1	Tag 7
ursprüngliches Leiden			
exzessives Leiden			
Plan zur Förderung von Bereitschaft und Akzeptieren			

Erläuterungen. Welche Resultate haben Sie nach der ersten Übungswoche erzielt? Haben sich einige Ihrer Prozentpunkte vom exzessiven Leiden auf das ursprüngliche Leiden verlagert? Falls nicht, scheuen Sie sich nicht, mit anderen Strategien zu experimentieren. Es folgt Bills ausgefüllter Arbeitsplan, der zeigt, wie es jemandem mit dieser Übung ergangen ist.

BILLS PLAN ZUR FÖRDERUNG VON BEREITSCHAFT UND AKZEPTIEREN

		Prozent	
		Tag 1	Tag 7
ursprüngliches Leiden	*Ich habe ständig Schmerzen, und ich fühle mich traurig und frustriert, weil ich Dinge, die ich früher tun konnte, nicht mehr tun kann.*	*20*	*35*
exzessives Leiden	*Ich bin nicht bereit, all die schrecklichen Dinge zu akzeptieren, die dieser Schmerz mir angetan hat; stattdessen grüble ich darüber, wie meine Ärzte und Arbeitgeber mich in dieser ganzen alptraumartigen Zeit falsch behandelt haben. Ich habe mich durch meine Ängste vor Arbeitsunfähigkeit hindern lassen, wieder mit der Arbeit zu beginnen. Das Schlimmste ist: Ich habe zugelassen, daß ich wegen meiner Schmerzen zu meiner Frau und meinen Kindern nicht auf die Weise in Beziehung trete, wie ich es gern möchte; und ich fürchte, daß sie mich deshalb nicht mehr lieben.*	*80*	*65*

Plan zur Förderung von Bereitschaft und Akzeptieren	*Ich werde an einem Kurs für Menschen mit chronischen Schmerzen teilnehmen, den mein Arzt mir empfohlen hat. Beim ersten Zusammentreffen dieser Gruppe werde ich allen Teilnehmern meine Aussagen über Werte vorlesen.*

Kommentar. Bill zweifelte stark daran, ob ein Kurs ihm wirklich weiterhelfen würde. Trotzdem beschloß er, es damit einmal zu versuchen. Obwohl er wußte, daß es ihm schwerfallen würde, ließ er sich auf den Versuch ein, den Prozentwert seines exzessiven Leidens zu verringern, indem er die Teilnehmer beim ersten Treffen der Gruppe über seine Werte informieren wollte. Dies würde seine Werte nicht nur bestärken, sondern ihn vielleicht auch dazu bringen, sich intensiver für sie einzusetzen, so wie es oft geschieht, wenn wir uns öffentlich zu unseren Zielen bekennen. Er erhielt viel unterstützendes Feedback von anderen Kursteilnehmern, die sich für seine Experimente mit dem Plan zur Förderung von Bereitschaft und Akzeptieren interessierten. Dies erinnerte Bill daran, daß er in seinem Beruf früher einmal eine Führungspersönlichkeit und ein kreativer Denker gewesen war.

ÜBUNG ⁝ Tagebuch für Bereitschaft, Depression und Vitalität

Wenn Sie das Maß Ihrer Bereitschaft untersuchen, werden Sie merken, daß es sich von Minute zu Minute verändert. Die Realität des heutigen Lebens macht es äußerst schwierig, im Augenblick auf so komplexe Vorgänge fokussiert zu bleiben, obgleich eben dies ein wichtiges Element eines erfüllenden Lebens ist. Und weil das so ist, müssen Sie auf irgendeine Weise üben, Ihr Bereitschaftsniveau täglich zu beobachten. Dabei kann Ihnen die im folgenden beschriebene Tagebuchform helfen. Kopieren Sie das unausgefüllte Formular, damit Sie das Tagebuch über einen längeren Zeitraum führen können.

Machen Sie Ihre Eintragungen in das Formblatt jeweils am Abend, damit Sie die Möglichkeit haben, über den vergangenen Tag nachzudenken. Dokumentieren Sie Ihre Bereitschaft in der Spalte, über welcher der Buchstabe »B« steht, Ihre Depression in der mit einem »D« überschriebenen Spalte und Ihre Vitalität in der Spalte mit dem Buchstaben »V«. Schätzen Sie die einzelnen Positionen anhand einer von 1 bis 10 reichenden Skala ein, wobei der Wert 1 »nicht existent« und 10 für »extrem hoch« steht. Schätzen Sie zunächst Ihre Bereitschaft ein, unerwünschte und eventuell belastende Ereignisse zu erleben, so wie sie sich im Laufe des ganzen Tages darstellte. Führen Sie in der Spalte für die Anmerkungen sämtliche Faktoren auf, die möglicherweise zur Erhöhung oder Verringerung Ihrer Bereitschaft beigetragen haben. Die dritte Einschätzung, die Sie vornehmen sollen, ist die wichtigste. Notieren Sie in dieser Spalte eine Zahl, die möglichst genau spiegelt, in welchem Maße Sie das Gefühl hatten, daß Ihre Aktivitäten im Laufe des Tages zweckmäßig und sinnvoll waren, und beschreiben Sie in der Spalte für Kommentare, was am betreffenden Tag Ihr Gefühl der Vitalität gestärkt oder geschwächt hat. Notieren Sie insbesondere spontane, natürliche Augenblicke, in denen Ihre Bereitschaft oder Vitalität stark war. Wie haben Sie in den betreffenden Situationen Ihre Bereitschaft oder Vitalität gestärkt?

Mein Tagebuch für Bereitschaft, Depression und Vitalität

Tag	B	Notizen	D	Notizen	V	Notizen
1						
2						
3						
4						
5						
6						
7						

B = Bereitschaft (1–10); D = Depression (1–10); V = Vitalität (1–10)

Erläuterungen. Was haben Sie hinsichtlich der Beziehung zwischen dem Niveau Ihrer täglichen Bereitschaft, Ihrer Depression und Ihres Vitalitätsempfindens beobachtet? Ist Ihnen aufgefallen, daß Ihre Werte für Bereitschaft und Vitalität von Tag zu Tag fluktuieren? Das ist normal, wenn Sie anfangen, sich in der Entwicklung von Bereitschaft zu üben. Welche Ereignisse haben allem Anschein nach Ihre Bereitschaft und Vitalität gestärkt? Welche Faktoren haben Ihre Bereitschaft verringert? Wenn Sie Faktoren bemerken, die Ihre Bereitschaft verringern, können Sie eventuell einen neuen Plan zur Förderung von Bereitschaft und Akzeptieren entwickeln und diesen benutzen, wenn die betreffenden Faktoren wirksam sind.

Um Ihnen einen Eindruck davon zu vermitteln, wie diese tägliche Praxis sich bei einem Menschen auswirken kann, werden wir uns nun Bills Reaktionen anschauen. An diesem Beispiel werden Sie merken, wie viele Informationen Sie sammeln können, indem Sie diese Übung eine einzige Woche lang konsequent ausführen.

Bills Tagebuch für Bereitschaft, Depression und Vitalität

Tag	B	Notizen	D	Notizen	V	Notizen
1	*1*	*Viele Zweifel, Schmerzen waren sehr stark, war hart mir selbst gegenüber.*	*10*	*Habe fast den ganzen Tag auf der Couch gelegen.*	*3*	*Habe über meine Werte nachgedacht, in einem Gedichtband und in der Bibel gelesen.*
2	*3*	*Habe darüber nachgedacht, was ich sogar mit Schmerzen tun kann.*	*7*	*War vor- und nachmittags draußen; in der Sonne zu sein hat mir gut getan.*	*4*	*Habe wieder Gedichte gelesen, habe selbst eines geschrieben, habe meiner Frau angeboten, im Garten zu arbeiten.*
3	*4*	*Habe wieder etwas über meine Werte aufgeschrieben.*	*7*	*Habe mich entschlossen, an einem Schmerzkurs teilzunehmen.*	*4*	*Habe meiner Frau und meinen Kindern von dem Kurs erzählt.*
4	*5*	*Habe meinen Kindern und meiner Frau gesagt, welche Werte mir bezüglich der Familie wichtig sind.*	*6*	*Kursteilnehmer haben mich unterstützt und mir zugesagt, für mich da zu sein.*	*5*	*Habe meiner Frau von dem Kurs erzählt und sie gebeten, mir zu helfen, dran zu bleiben.*
5	*4*	*Wieder stärkere Schmerzen, wütend auf das Leben und die Ärzte, weil sie mich vermurkst haben.*	*8*	*Habe fast den ganzen Tag ferngesehen, mich gelangweilt und das Gefühl gehabt, daß das Leben eine Sackgasse ist.*	*3*	*Habe versucht, nicht an den Schmerz zu denken und die Dinge positiv zu sehen.*
6	*8*	*Habe beschlossen, meinen Tagesablauf zu planen und Walking, Aktivität und Aufenthalt im Freien darin einzubeziehen.*	*2*	*War morgens und nachmittags draußen, habe einen Freund angerufen.*	*7*	*Ich kann selbst entscheiden, wohin ich mich in meinem Leben bewegen will; ich bin kein Gefangener.*

7	9	Habe jemanden aus dem Kurs angerufen und mich mit ihm zum Kaffee verabredet; habe meine Frau zu einem Kinobesuch eingeladen.	2	War morgens und nachmittags draußen, habe weniger Schmerzmittel gebraucht und hatte Gefühl der Zugehörigkeit.	8	Lange Umarmung mit meiner Frau; mir war eingefallen, daß ich das tun könnte.

Kommentar. Bills Tagebuch zeigt, daß sich seine Werte für Bereitschaft, Depression und Vitalität in bestimmten Mustern im Einklang miteinander verändern. Steigt sein Wert für Bereitschaft, sinkt der Wert für Depression, und der Wert für das Vitalitätsgefühl wird ebenfalls erhöht. Zwar ist ein gewisser Trend zur Besserung zu erkennen, doch gibt es in Bills Tagebuch einen Tag, an dem sein Wert für Bereitschaft sinkt und der für Depression steigt. Das kommt häufig vor, und zeitweilige Rückschläge lassen sich praktisch nicht vermeiden. Man muß Bill zugutehalten, daß er nicht aufgibt und daß er seine Erfahrung nutzt, um wirksame Strategien zur Wiederherstellung seiner Bereitschaft zu entwickeln.

Bills Reise in ein erfülltes Leben

Als Bill anfing, seinen Plan zur Förderung von Bereitschaft und Akzeptieren umzusetzen, merkte er, daß der soziale Kontakt zu den übrigen Teilnehmern des Schmerzkurses ihm gut tat und daß sein Schmerz abnahm, wenn er auf den Kurs fokussierte. Überrascht stellte er fest, daß er ins Kino gehen und sich einen ganzen Film anschauen konnte, ohne danach unter starken Schmerzen zu leiden, so wie es ihm in den ersten Jahren mit chronischen Schmerzen ergangen war. Ihm fiel auf, daß er vorher allein ins Kino gegangen war, und er fragte sich, ob er anders auf die Situation reagiert hatte, weil er zusammen mit seiner Frau gegangen und weil er bereit war, den Schmerz zu akzeptieren, falls er aufträte; sein Motiv war, etwas Positives für die Beziehung zu tun. Bill fing nun auch an, Alltagsaktivitäten zu planen, die seine Aufmerksamkeit auf jene Bereiche seines Lebens lenken würden, die er weiterentwickeln wollte, beispielsweise indem er sich intensiver um seine Kinder kümmerte. Er fand heraus, daß er in der Lage war, mit den Kindern einen Park zu besuchen, sofern er dies gleich morgens tat. Danach konnte er sich ganz bewußt ausruhen, um seine körperliche Kraft zu regenerieren.

Bill fing auch an, regelmäßig einige Male täglich Dehnübungen auszuführen, um mit seinem Schmerz besser fertig zu werden; gleichzeitig akzeptierte er es als gegeben, daß er wahrscheinlich sein ganzes Leben lang Schmerzen haben würde. Noch immer kämpfte er gelegentlich mit seiner Wut über sein Schicksal, insbesondere an Tagen, an denen sein Schmerz wieder aufflammte. Seine Beziehung zu seiner Frau besserte sich so stark, daß sie ihm irgendwann sagte, es sei, als ob er ein neuer Mensch geworden wäre. Bill war eindeutig auf dem Weg aus der Depression!

ACT-Geheimnisse

- Einer der schwierigeren Aspekte des Bemühens, den eigenen Werten gemäß zu leben, ist, sich darüber klarzuwerden, was man verändern kann und was nicht.
- Dinge, die sich nicht verändern lassen, muß man akzeptieren.
- Gewöhnlich nicht beeinflussen kann man innere Ereignisse wie spontan auftretende Gefühle, Gedanken, Bilder und Körperempfindungen; auch die persönliche Geschichte kann man nicht beeinflussen und ebensowenig die Handlungen und Einstellungen anderer Menschen.
- Den größten Einfluß haben wir auf die Entscheidung, in jeder Lebenssituation so zu handeln, daß es der Umsetzung unserer persönlichen Werte dient.
- Die Bereitschaft, im Dienste unserer Werte zu leiden, statt das Leiden zu vermeiden, kann die Entstehung exzessiven Leidens verhindern.
- Wenn Sie die Beziehung zwischen Bereitschaft, Depression und Vitalität verstehen, können Sie mit Hilfe Ihres Willens Ihr tägliches Bereitschaftsniveau und damit auch Ihr Vitalitätgefühl erhöhen.
- Wenn Sie sich auf die Anwendung von Bereitschaft und Akzeptieren im Interesse eines erfüllten Lebens konzentrieren, hat Ihre Depression keine Chance, sich festzusetzen!

Der Coach sagt

Beziehen Sie klar Stellung, indem Sie formulieren, wer Sie sind und wer Sie werden wollen. Bleiben Sie bei Ihrem Standpunkt, atmen Sie ein und aus, und machen Sie sich bereit, die Segel der aktuellen Situation anzupassen. Sie befinden sich auf einer großen Reise, und der Wind weiß, wohin er Sie führen wird, wenn Sie ihn nur lassen!

Vorschau

Im nächsten Kapitel werden wir Ihnen erklären, wie Ihr Geist Sie verführt, die Haltung des Akzeptierens und der Bereitschaft aufzugeben. Wir werden uns nochmals mit der Thematik des reagierenden Geistes und der inneren Weisheit beschäftigen und vergleichen, wie beide sich Ihren Umgang mit den schwierigsten Situationen Ihres Lebens wünschen würden. Sie werden Strategien erlernen, die Ihnen ermöglichen, die mentalen Tricks Ihres reagierenden Geistes zu erkennen, so daß Sie Ihre innere Weisheit bewußt und wirksam nutzen können.

8 Schritt 3 Werden Sie zum Beobachter Ihres Geistes

Wenn du lange in einen Abgrund blickst, blickt der Abgrund auch in dich hinein.

— Friedrich Nietzsche,
Jenseits von Gut und Böse, Aphorismus 146

Im vorigen Kapitel haben wir uns mit einer Alternative zum Vermeiden beschäftigt, weil Vermeiden eine Depression verursachen kann. Die Alternative besteht darin, die Dinge, die man nicht verändern kann, zu akzeptieren, statt gegen sie anzukämpfen. Wir haben uns auch genauer damit auseinandergesetzt, welche Arten von Dingen man verändern kann und welche nicht. Den größten Einfluß haben wir auf unser eigenes *Verhalten* bzw. darauf, wie wir handeln; wir können »mit den Füßen abstimmen«, wie man sagt. Weniger Einfluß haben wir auf in schwierigen Situationen spontan auftretende Gedanken, Gefühle, Erinnerungen und Körperempfindungen. Und fast keinen Einfluß haben wir auf die Meinungen, Überzeugungen oder Handlungen anderer Menschen, auch wenn die Betreffenden uns sehr nahe stehen und uns wichtig sind. Wenn Sie etwas nicht beeinflussen können, akzeptieren Sie es am besten als das, was es ist: etwas, das zu erleben schmerzhaft sein mag, das aber Bestandteil eines gesunden und erfüllten Lebens ist.

Regeln befolgen: Der Erzfeind des Akzeptierens

So simpel der Gedanke klingen mag, sich eine Haltung der Bereitschaft und des Akzeptierens zu eigen zu machen, ist es doch schwer, ihn zu realisieren. Sie können sich mit der Absicht in eine Situation begeben, diese zu akzeptieren, doch dann entdecken Sie, daß

Sie in das Unterdrücken oder Eliminieren unerwünschter innerer Erlebnisse zurückfallen. Obwohl Ihr Geist sehr nützlich ist, indem er Ihnen hilft, sich mit Herausforderungen und Problemen in der äußeren Welt auseinanderzusetzen, kann er gewaltige Kämpfe und großes Leid verursachen, wenn er bei Ereignissen in Ihrem Inneren aktiv wird. Er kann Ihr schlimmster Feind sein, wenn es um persönliche Probleme und Ihren eigenen Schmerz geht.

Beispielsweise könnten Sie davon träumen, noch einmal ein College oder eine Berufsfachschule zu besuchen, um einen anderen Beruf zu ergreifen, weil Ihre augenblickliche Arbeit Ihnen nicht gefällt. Allerdings haben Sie in der Vergangenheit schon einmal versucht, in Ihrer Freizeit eine Schule zu besuchen, und damals hatten Sie Schwierigkeiten, genügend Zeit zum Lernen aufzubringen. Wenn Sie sich nun wieder in solch eine Situation begeben, besteht Sie Gefahr, daß Sie erneut scheitern. Sind Sie depressiv, legt Ihr reagierender Geist Ihnen wahrscheinlich nahe, besser keine Schule mehr zu besuchen, sondern ein weniger hochgestecktes Ziel zu verfolgen, damit Sie den Schmerz nicht zu erleben brauchen, der mit dem Bemühen um Weiterbildung wahrscheinlich verbunden sein wird. Wenn Sie dem Rat Ihres reagierenden Geistes folgen, wird Ihre Lebensweise irgendwann nicht mehr Ihren persönlichen Werten entsprechen. Natürlich ersparen Sie sich, wenn Sie dem Rat des reagierenden Geistes folgen, einen eventuellen Mißerfolg, doch andererseits verzichten Sie auch darauf, Ihrem Leben eine Richtung zu geben, die Sie selbst als wertvoll empfinden.

Die Aktivität des reagierenden Geistes hat bestimmte Eigenschaften, die Sie in solchen Situationen unklug handeln lassen. Sie neigen dann dazu, sich automatisch zu schützen, indem Sie jedem eventuell schmerzhaften Erlebnis ausweichen. Damit meinen wir nicht, daß Sie in solchen Situationen überhaupt nicht denken, sondern daß Ihr Denken vom Festhalten an provozierenden und starren Regeln über (häufig übertrieben dargestellte) Gefahren bestimmt wird, die sich in Form belastender Gedanken, Gefühle, Erinnerungen und anderer unerwünschter innerer Erlebnisse zeigen. Wenn Sie sich vom reagierenden Geist und seinen Regeln nicht lösen können, werden Sie Schwierigkeiten haben, flexibel zu reagieren. Der ACT-Begriff für diese mentale Falle ist »Regeln befolgen«. Wenn Sie sich im Befolgen von Regeln verfangen haben, benutzen Sie Strategien, die wirken *sollten*, statt solcher, die *tatsächlich* wirken.

In diesem und den drei folgenden Kapiteln werden Sie zu erkennen lernen, wie Ihr Geist Sie dazu verleitet, in das Befolgen von Regeln zurückzufallen. Wir werden versuchen, Ihnen zu helfen, sich gegen die Tendenz zur Verstrickung in die Aktivitäten Ihres Geistes zur Wehr zu setzen, damit Sie in der Gegenwart verweilen, wirksame Verhaltensweisen benutzen und die Qualität Ihres Lebens verbessern können.

Ihr Geist phisht Sie!

Wenn Sie nicht während des letzten Jahrzehnts in einer Höhle gelebt haben, benutzen Sie wahrscheinlich regelmäßig das Internet. Das durch das Internet eingeleitete Informationszeitalter hat unsere Möglichkeiten, uns Informationen zu beschaffen, Wissen zu übermitteln und eine echte Weltgemeinschaft aufzubauen, in starkem Maße und großenteils positiv verändert. Allerdings hat das Internet auch eine dunkle Seite. Identitätsdiebstahl ist zu einer gewaltigen Gefahr geworden, und eine der wichtigsten zu diesem Zweck benutzten Taktiken ist das Phishing. Es beinhaltet, daß jemand Ihnen eine email schickt, die Ihnen eine hochinteressante (»Sie haben soeben eine Reise für zwei Personen in ein tropisches Paradies gewonnen! Wir übernehmen alle Kosten.«) oder sehr schlechte persönliche Nachricht (»Wir haben Grund anzunehmen, daß Ihre Kreditkarte von jemand anderem benutzt wurde.«) übermittelt. Mit dieser Nachricht ist die Aufforderung verbunden, dem Absender persönliche Informationen zu übermitteln. Hauptsächlich geht es beim Phishing darum, eine starke Emotion zu wecken, die Sie dazu verleitet, bedenkenlos persönliche Informationen preiszugeben. Dies ist ein Paradebeispiel für automatisches Handeln. Natürlich ist es ein komplexer Vorgang, wenn Sie dem Absender der Nachricht die gewünschten Informationen übermitteln, doch Sie tun dies automatisch, also ohne ein angemessenes Gewahrsein.

Wie das Internet ist auch Ihr Geist ein sehr positiver Bestandteil des Werkzeugkastens, der Ihnen als Mensch zur Verfügung steht. Aufgabe des Geistes ist es, Ihnen permanent Erkenntnisse zu übermitteln, die Ihnen bei der Sicherung Ihres Überlebens nützlich sein können und die Ihren Interessen dienlich sind. Obwohl uns keine fundierten wissenschaftlichen Untersuchungen darüber vorliegen, wie viele Gedanken, Gefühle, Erinnerungen und Empfindungen sich bei einem Mensch im Laufe eines Tages gewöhnlich manifestieren, ist diese Zahl mit Sicherheit astronomisch groß. Im Hintergrund Ihres Gewahrseins sortieren Sie diese riesige Informationsmenge automatisch und kontinuierlich und entscheiden aufgrund dieser Prüfung, was davon wichtig und nützlich ist und was nicht. Wenn Sie ständig jede Information auf ihre Bedeutung hin einschätzen müßten, würden Sie durch Informationsüberlastung gelähmt. Deshalb müssen Sie als Empfänger der Aktivität Ihres Geistes die nützlichsten Informationen aussortieren und den Rest ignorieren.

Viele der Informationen, die Ihr Geist Ihnen zugänglich macht, sind unmittelbar für Ihr Überleben von Nutzen, beispielsweise wenn er Ihnen empfiehlt zu warten, bis ein Auto vorübergefahren ist, bevor Sie eine Straße überqueren. Wenn Sie solche Informationen ignorieren, werden Sie wahrscheinlich nicht lange leben. Das ist das Heikle an der Tatsache, daß Sie einen Geist haben. In vielen Situationen im realen Leben ist es wichtig, die Ratschläge des Geistes zu beherzigen, und manchmal sollte man sich nicht einmal die

Zeit nehmen zu analysieren, worauf er hinaus will. Aber leider liegt der Geist mit seinen Einschätzungen nicht immer und in jedem Fall richtig – und was noch schlimmer ist: Er äußert sich auch dann, wenn er definitiv weniger nützlich ist, beispielsweise in Situationen, die stark von Emotionen bestimmt sind. Und in solchen Situationen kann Ihr Geist Sie »phishen«: Er kann Sie dazu bringen, an einem Gedanken, einem Gefühl, einer Erinnerung oder einer Empfindung festzuhalten und dadurch die Negativität zu verstärken. Die automatischen Reaktionen, zu denen Sie dann verleitet werden, sind nicht gut für Sie.

Ein ausgezeichnetes Beispiel dafür, wie Menschen dazu gebracht werden können, sich durch ihr eigenes Tun tiefer in eine Depression hineinzumanövrieren, ist, daß sie dazu verleitet werden, darüber zu grübeln, warum sie depressiv sind und warum es ihnen nicht gelingt, ihrer Depression zu entrinnen. Das ist für viele Depressive ein Problem. Ins Grübeln können Sie verfallen, wenn Sie bei einem der drei folgenden Köder anbeißen: 1.) Ihr Geist sagt Ihnen, aufgrund Ihrer Depression seien Sie nicht wie jeder andere Mensch. 2.) Ihr Geist sagt Ihnen, Sie sollten Ihre Normalität unter Beweis stellen, indem Sie von einem depressiven in einen positiven Zustand wechseln – und Sie seien dazu in der Lage. Gelingt es Ihnen nicht, Ihre Stimmung durch Willenskraft zu beeinflussen, versucht Ihr Geist, Sie mit Hilfe eines dritten Köders zu fangen: mit dem Gedanken, daß irgend etwas mit Ihnen absolut nicht in Ordnung sein könne und daß Sie analysieren müßten, wie diese persönliche Schwäche zustande gekommen ist.

Phishen zwecks Fusion

Wenn Ihr Geist Sie phisht, wird Ihnen nahegelegt, darauf zu reagieren, als sei das, was Ihr Geist Ihnen verkündet, die absolute Wahrheit. Wie beim Phishing im Internet versucht Ihr Geist Sie mit Hilfe der emotionalen Implikationen der Information, die Sie erhalten, zu ködern. Um Ihrer Erinnerung auf die Sprünge zu helfen: Dies ist das Phänomen der Fusion. Im Zustand der Fusion sind Sie nicht in der Lage, zwischen sich selbst und Ihrem Geist zu unterscheiden. Sie werden mit Ihren Gedanken, Gefühlen, Erinnerungen, Vorstellungsbildern und Körperempfindungen eins. Es bleibt kein *Du* übrig, das die Produkte Ihres Geistes untersuchen und feststellen könnte, was davon – wenn überhaupt irgend etwas – bei der Festlegung Ihrer Handlungsweise im Hier und Jetzt von Nutzen ist. Ohne diese Haltung des Bezeugens ist es fast unmöglich, sich im Akzeptieren zu üben. Statt dessen tun Sie, was Ihr Geist Ihnen vorgibt, selbst wenn Sie mit der betreffenden Handlungsweise schon in der Vergangenheit noch nie Erfolg erzielt haben. Weil eine Fusion mit Ihrer inneren Worterzeugungsmaschine bedeutet, daß Sie Ihre Gedanken »für bare Münze nehmen«, ohne sie wirklich geprüft zu haben, wird es für Sie sehr schwierig, sich in einer affektbelasteten Situation in Bereitschaft und Akzeptieren zu üben.

Anzeichen für das Phishing Ihres Geistes

Eine Strategie, die zur Vermeidung von Phishing im Internet oft mit Erfolg eingesetzt wird, ist auch bei Phishing-Versuchen Ihres Geistes nützlich: Treten Sie vom aktuellen Geschehen zurück, beobachten Sie nur, und widerstehen Sie dem Drang, sich impulsiv ins Getümmel zu stürzen. Untersuchen Sie die Botschaft, die Sie empfangen haben, auf Anzeichen für einen Betrugsversuch. Nachdem Sie einen gewissen Abstand vom Geschehen hergestellt haben, können Sie die folgenden Warnzeichen dafür, daß Ihr Geist Sie mit falschen Informationen zu ködern versucht, für Ihre Zwecke nutzen:

- Ihr Geist übermittelt Ihnen eine negative Botschaft über Sie als Person: »Ich bin ein Verlierer«, »Ich bin dick und häßlich«, »Ich bin nicht liebenswert«, »Ich bin generell unzulänglich.«
- Ihr Geist hält Ihnen vor, was zu denken, fühlen, erinnern oder spüren Sie sich leisten können und was nicht: »Ich kann auf meinen Ehepartner nicht wütend werden, wenn ich will, daß wir uns nahe bleiben«, »Ich kann mir nicht erlauben, über meine Kindheit nachzudenken, wenn ich glücklich sein will«, »Ich darf nicht darüber nachdenken, wie ich zu Hause die Erfüllung meiner Bedürfnisse erreichen könnte, denn das wäre egoistisch.«
- Ihr Geist sagt voraus, was geschehen wird, wenn Sie sich mit einem persönlichen Problem auseinandersetzen und es lösen: »Meine Kinder werden mich hassen, wenn ich sie bestrafe«, »Ich werde zurückgestuft oder entlassen, wenn ich wegen dieses Problems meinen Vorgesetzten anspreche«, »Ich werde in diesem Streit mit meinem Freund den Kürzeren ziehen, genauso wie es bei meinem letzten Versuch, mit ihm über diese Angelegenheit zu reden, gelaufen ist.«
- Ihr Geist versucht den augenblicklichen realen Erfolg Ihrer Bemühungen, im Leben zurechtzukommen, und Ihre Vorstellungen darüber, wie Ihnen dies *eigentlich* gelingen sollte, miteinander zu vergleichen: »Weil ich in meinem Leben soviel Gutes bekommen habe, müßte ich eigentlich glücklicher sein, als ich bin«, »Ich habe einen großen Teil meines Lebens damit vergeudet, mit meinen Gefühlen zu kämpfen, und fühle mich immer noch nicht gut«, »Ich komme in meinem Beruf nicht zu Potte und habe mein Potential vergeudet.«
- Ihr Geist vergleicht Ihre persönlichen Erfolge mit dem, was andere Menschen in ihrem Leben erreicht haben: »Andere Menschen sind doch auch nicht ständig depressiv; weshalb dann ich?« – »Alle anderen haben anscheinend in ihrem Leben eine Orientierung; warum habe ich keine?« – »Beziehungen zu pflegen scheint anderen Menschen leichter zu fallen als mir.«

- Ihr Geist fokussiert auf Fehler, die Sie in der Vergangenheit gemacht haben, um zu beweisen, daß Sie nie ein erfülltes Leben führen werden: »Ich könnte mir niemals verzeihen, daß ich meine beiden Kinder meinem Ex-Mann überlassen habe«, »Ich bin zu lange mit meinem gewalttätigen Mann zusammen geblieben; deshalb bin ich so stark geschädigt, daß ich wohl niemals mehr einen Lebenspartner finden werde«, »Ich kann mir einfach nicht verzeihen, daß ich zehn Jahre lang Alkoholiker war.«
- Ihr Geist beharrt darauf, daß anderen Menschen völlig klar ist, wie schlecht Sie Ihre Sache machen und daß Sie sich von ihnen keine Unterstützung erhoffen sollten: »Auf einer Party würden die anderen Gäste sofort merken, daß ich depressiv bin«, »Es ist besser, wenn ich meine Freunde nicht besuche, damit ich sie nicht mit meinen Problemen belaste«, »Ich empfinde es als demütigend, wenn ich zur Kirche gehe und riskiere, daß alle merken, wie unglücklich ich bin.«

Jeder dieser Köder hat bestimmte Eigenschaften, die Sie zu erkennen lernen sollten. Erstens sind die Informationen, die Ihr Geist Ihnen gibt, in der Regel Schwarzweißbilder mit einer stark negativen Tendenz und einer übertriebenen Darstellungsweise. Zweitens legen diese Botschaften Ihnen nahe, Situationen des realen Lebens zu vermeiden. Drittens, und dies ist am wichtigsten, werden die Informationen in Form von Ich-Aussagen übermittelt, wodurch der Eindruck erweckt wird, daß Sie die Instanz sind, die da spricht. In Wahrheit jedoch spricht Ihr Geist zu Ihnen und versucht dies so zu vertuschen, daß es aussieht, als ob Sie selbst zu sich sprechen. Ihr Geist präsentiert Ihnen auf eine bestimmte Weise aufbereitete Informationen, und Sie können seine Ratschläge entweder befolgen oder ignorieren. Doch wenn Sie geködert werden, kann diese Option sehr unklar werden oder sogar völlig im Nebel verschwinden. Es ist in jedem Fall von Nutzen, wenn es Ihnen gelingt, einige Lieblingsköder Ihres Geistes zu identifizieren; dies erleichtert es Ihnen, diese Köder auch in sehr unklaren Situationen zu erkennen.

ÜBUNG ⋮ Erkennen von Phishing-Versuchen Ihres Geistes

Nehmen Sie sich ein wenig Zeit, um über frühere und aktuelle Situationen nachzudenken, in denen Ihr Geist Sie durch Phishing-Versuche wie die soeben beschriebenen hinters Licht geführt haben könnte. Notieren Sie die spezielle Form, in der diese »Informationen« Ihnen präsentiert wurden, so genau wie möglich. Lassen Sie die Spalte für Spitznamen vorerst leer; wir werden später darauf zurückkommen.

Phishing-Versuche meines Geistes

Informationen über meine negativen persönlichen Eigenschaften und meine Unzulänglichkeiten:	Spitzname:
Informationen darüber, was zu denken, fühlen, erinnern oder spüren ich mir leisten kann und was nicht:	Spitzname:
Informationen über zukünftige negative Folgen, falls ich versuchen sollte, mich mit einem bestimmten persönlichen Problem auseinanderzusetzen:	Spitzname:
Informationen, die vergleichen, wie ich im Leben zurechtkomme und wie gut ich eigentlich zurechtkommen sollte:	Spitzname:
Informationen darüber, was ich in meinem Leben geschafft habe, verglichen mit dem, was andere Menschen geschafft haben:	Spitzname:
Informationen über meine persönlichen Fehler und darüber, wie sie mich hindern, ein erfülltes Leben zu führen:	Spitzname:

Informationen, die beweisen, daß andere Menschen deutlich erkennen können, wie schlecht meine Leistungen sind:	Spitzname:
Informationen, die plausibel machen, weshalb ich andere Menschen mit meinen Problemen nicht belasten sollte:	Spitzname:

Erläuterungen. Was haben Sie beim Durcharbeiten dieser Übung entdeckt? Sind bestimmte Themen in verschiedenen Kategorien aufgetaucht? Haben Sie sich manchmal bei dem Einwand erwischt, daß bestimmte Köder der Wahrheit entsprechen könnten? Es ist nämlich typisch für Köder, diesen Eindruck zu erwecken. Sie bringen Sie dazu, sie zu schlucken, und wenn Sie dann erst einmal angebissen haben, kämpfen Sie damit. Und je stärker Sie kämpfen, um so tiefer setzt sich der Haken fest.

Helens Geschichte

Helen ist eine 27-jährige Afroamerikanerin. Als sie dreizehn Jahre alt war, starb ihre Mutter, und sie verbrachte den Rest ihrer Jugend bei ihrem Vater, der Autoverkäufer war und ein Alkoholproblem hatte. Nachdem auch seine zweite Frau gestorben war, wurde er sehr reizbar und isolierte sich zu Hause. Mit 16 Jahren fing Helen an, stark zuzunehmen, und ihr Vater machte sich über sie lustig, oft sogar im Beisein ihrer Familie und ihrer Freunde. Er empfahl ihr dann, wie alle anderen Sport zu treiben und nicht mehr alles aufzuessen, was in ihre Reichweite kam. Auch als Helen sich zu einer Diät durchrang und daraufhin tatsächlich etwas abnahm, kritisierte er ihr Eßverhalten weiterhin, indem er beispielsweise bemerkte, sie sei »kräftig gebaut« oder sehe »gedrungen« aus. In dieser Zeit traten bei Helen erstmals Symptome einer Depression auf, und sie kämpft bis heute mit diesen Problemen.

Weil Helen in der High-school keine besonders guten Zensuren erreichte, gelangte sie zu der Überzeugung, sie sei nicht intelligent genug, um ein College zu besuchen. Sie hatte mit Anfang zwanzig zweimal intime Beziehungen und wurde beide Male von ihren Partnern verlassen. Einer von ihnen hatte sie sehr stark verbal beleidigt und sich mehr als ein-

mal negativ über ihre körperliche Erscheinung geäußert. Vier Jahre bevor ich sie kennenlernte, hatte sie aufgehört, mit Männern auszugehen. Sie arbeitet als Kassiererin, und ihre Arbeit gefällt ihr, doch andererseits macht sie sich Sorgen, weil sie die Möglichkeiten, in ihrem Beruf ein wenig weiterzukommen, für sehr begrenzt hält. Beim Durcharbeiten des ACT-Arbeitsblattes zu Phishing-Versuchen des Geistes machte Helen einige interessante Entdeckungen darüber, wie Ihr Geist sie zu ködern versuchte.

Helens Arbeitsblatt zu Phishing-Versuchen ihres Geistes

Informationen über meine negativen persönlichen Eigenschaften und meine Unzulänglichkeiten: *Am schwersten komme ich mit dem Vorwurf meines Geistes zurecht, daß ich dick und nicht viel wert bin. Außerdem lasse ich mich durch den Vorwurf ködern, daß ich nicht besonders intelligent sei. Ich kämpfe ständig gegen diese Botschaften an.*
Informationen darüber, was zu denken, fühlen, erinnern oder spüren ich mir leisten kann und was nicht: *Es erschüttert mich wirklich sehr, wenn durch irgend etwas Erinnerungen an meine Kindheit aktiviert werden, insbesondere wenn mir all das, was mein Vater gesagt hat, und der Tod meiner Mutter mir wieder bewußt werden. Ich gebe mir große Mühe, die Dinge weiter positiv zu sehen und nicht wieder in jene Erinnerungen zurückzufallen. Wenn mir das nicht gelingt, sehe ich wieder vor mir, wie mein Vater mich angeekelt anschaut, und ich höre ihn sogar sagen, daß ich zu dick bin.*
Informationen über zukünftige negative Folgen, falls ich versuchen sollte, mich mit einem bestimmten persönlichen Problem auseinanderzusetzen: *Was ich mir insgeheim in meinem Leben am meisten wünsche, ist, einen Mann zu finden, der mich liebt und für den ich da bin. Wenn ich darüber nachdenke, daß ich mich um eine Beziehung zu einem Mann bemühen könnte, verstricke ich mich in den Gedanken, daß ich für jeden in Frage kommenden Mann zu dick bin und daß mich jeder zurückweisen wird oder, was noch schlimmer wäre, daß er mich zwar so mag, wie ich bin, aber dann bald stirbt und mich allein zurückläßt. Diese Gedanken erscheinen mir als völlig plausibel, und sie ängstigen mich zu Tode.*
Informationen, die vergleichen, wie ich im Leben tatsächlich zurechtkomme und wie gut ich eigentlich zurechtkommen sollte: *Ich lasse mich von dem Gedanken ködern, daß ich mittlerweile längst verheiratet sein sollte. Was ist so schlecht an mir, daß ich deswegen keinen Partner finde? Ich bin offenbar einfach nicht in der Lage, glücklich zu werden, und daran gebe ich auch noch mir selbst die Schuld. Wer würde im Ernst auch nur daran denken, mit mir eine Beziehung zu beginnen, wenn ich immer traurig bin?*

Informationen darüber, was ich in meinem Leben geschafft habe, verglichen mit dem, was andere Menschen geschafft haben: *Es bringt mich wirklich ins Grübeln, wenn ich sehe, daß die meisten meiner Arbeitskollegen verheiratet sind und Kinder haben. Ich beneide sie. Sie scheinen mit ihrem Leben so glücklich und zufrieden zu sein. Ich lasse mich durch mein Gefühl fertig machen, daß ich im negativen Sinne anders bin als sie – daß ich nie in der Lage sein werde, ein erfülltes Leben zu führen –, daß ich einfach immer schlechte Karten habe und es völlig egal ist, wie ich sie ausspiele.*
Informationen über meine persönlichen Fehler und darüber, wie sie mich daran hindern, ein erfülltes Leben zu führen: *Ich lasse mich dadurch ködern, daß ich mich selbst beschuldige, weil ich dick geworden bin und weil ich mich nie um mein Gewichtsproblem gekümmert habe. Ich glaube, daß es entstanden ist, weil ich über den Tod meiner Mutter so traurig war. Ein anderer großer Fehler war, daß ich mich in der High-school nicht genug um gute Zensuren gekümmert habe. Außerdem machen mir Vorstellungsbilder davon zu schaffen, daß ich mit meinem Job auf einem Abstellgleis gelandet bin und daß ich niemals mehr eine bessere Arbeit bekommen werde. Der wahrscheinlich übelste Köder ist für mich jedoch, daß ich selbst den Verlust meiner Mutter verschuldet habe.*
Informationen, die beweisen, daß andere Menschen deutlich sehen können, wie schlecht meine Leistungen sind: *Ich lasse mich davon fertig machen, daß ich glaube, andere Menschen würden merken, daß ich nicht glücklich bin. Ich habe ein paarmal während der Arbeit geweint und mußte dann auf die Toilette gehen, um die Fassung wiederzufinden und die Spuren meines Weinens zu beseitigen. Ich bin mir sicher, daß alle anderen Kassiererinnen das gemerkt haben. Wahrscheinlich reden sie über mich, wenn ich nicht dabei bin. Wenn ich zu einer Hochzeit eingeladen werde, denke ich immer: Sollte ich jemals heiraten, würden mich alle Gäste bedauern, weil ich keine Mutter habe und weil meine Beziehung zu meinem Vater schlecht ist.*
Informationen, die plausibel machen, weshalb ich andere Menschen mit meinen Problemen nicht belasten sollte: *Das spielt bei mir keine große Rolle. Ich habe eigentlich niemanden, mit dem ich rede. Und selbst wenn ich jemanden hätte, wüßte ich nicht, wie der Betreffende mir helfen könnte. Was mir mehr ausmacht, ist mein Gefühl, allein zu sein.*

Kommentar. Helens Antworten sind typisch für einen Menschen, der auf verschiedenen Ebenen von seinem Geist geködert worden ist. Sie reagiert auf Informationen darüber, daß sie nicht nur als Person unattraktiv ist, sondern auch beruflich in einer Sackgasse gelandet und hoffnungslos einsam ist. Ihr reagierender Geist malt ihr eine düstere Zukunft aus, und weil sie die Köder schluckt, erlebt sie eine Vielfalt negativer Gefühle, Empfindungen und Erinnerungen.

Fusion erzeugt Fusion

Einer der heimtückischsten Aspekte des Phishing ist, daß nach Einsetzen der Fusion mit dem Geist der Fusionsprozeß an Geschwindigkeit und Intensität stetig zunimmt, ähnlich jener Kettenreaktion, die eine atomare Explosion so unvorstellbar potenziert. Hitze, Leuchtkraft und Explosionsintensität werden immer stärker. Auf den Prozeß der mentalen Fusion übertragen entsteht ein »Anheizeffekt« *(ratcheting effect)*. Nachdem der Prozeß der Fusion einmal in Gang gesetzt worden ist, gewinnt er an Geschwindigkeit, und es wird immer schwieriger, ihn zu stoppen, und erst recht, ihn umzukehren. Je stärker die Fusion ist, die Sie mit Ihrem Geist eingegangen sind, um so stärker drängt Ihr Geist, darauf, die Fusion mit Ihnen weiter zu intensivieren.

Der Geist als Kind, das einen Wutanfall bekommt

Stellen Sie sich vor, Sie sind mit einem kleinen Jungen in einem Kaufhaus. Zunächst verhält er sich ruhig, und Sie vergewissern sich nur gelegentlich, wo er gerade ist; doch dann sieht er irgendwo ein Spielzeug, das er unbedingt haben will. Auf seine Bitte, es ihm zu kaufen, sagen Sie nein. Daraufhin bekommt er einen Wutanfall, wobei er alle Register zieht, indem er weint, brüllt, auf- und abspringt und mit Gegenständen um sich wirft. Daraufhin wechseln Sie aus dem Beobachtungsmodus in den Kontrollmodus. Sie fordern Ihn auf, den Wutanfall zu beenden, doch er reagiert darauf, indem er noch wütender wird. Danach nähern Sie sich ihm und fordern ihn so streng, wie Sie können, auf, mit dem Gelärme aufzuhören. Sein Widerstand wird noch erbitterter. Er brüllt, läuft auf Sie zu und dann wieder von Ihnen weg. Um ihn zu bändigen, heben Sie ihn hoch, und Sie merken, daß Sie selbst allmählich rot anlaufen, während er mit Armen und Beinen um sich schlägt und tritt und versucht, sich aus Ihrem Griff zu befreien. Wegen dieser Auseinandersetzung tun Sie nicht mehr, was Sie eigentlich tun wollten: einkaufen.

Manchmal gleicht Ihr Geist einem Kind, das einen Wutanfall bekommt. Zuerst konfrontiert es Sie mit einem provozierenden Inhalt, um Ihre Aufmerksamkeit zu fesseln. Ebenso wie es Eltern ergeht, die versuchen, ein Kind, das einen Wutanfall bekommen hat, durch Zureden, Drohen, Überzeugen oder Trösten zu beruhigen, kann das bloße Fokussieren der Aufmerksamkeit auf das Verhalten des Geistes genau die Dinge belohnen oder verstärken, die Sie Ihrer Kontrolle unterwerfen oder unterbinden möchten. Wenn

Ihr Geist merkt, daß Sie eine Fusion mit einer belastenden Information eingehen, versorgt er Sie mit mehr von dieser Art von »Wutanfall«, beispielsweise mit mehr Informationen über die gleiche Art von Problemen. Deshalb springen Sie, wenn Sie sich in einer tiefer in die Depression führenden Spirale befinden, von einem negativen Gedanken oder Gefühl, von einer negativen Erinnerung oder Empfindung zum oder zur nächsten.
Was könnte einer solchen negativen Entwicklung entgegenwirken? Wenn Sie mit dem Wutanfall eines Kindes konfrontiert werden, lassen Sie sich auf einen Machtkampf mit dem Kind, so wie er weiter oben beschrieben wird, am besten nicht ein. Entfernen Sie das Kind besser möglichst schnell aus dem Kaufhaus, und setzen Sie es in Ihr Auto, damit sein unerwünschtes Verhalten nicht auch noch belohnt wird. Sie selbst sollten möglichst im Freien bleiben und Ihr Kind durch das Autofenster beobachten. Dieser Auszeitkontext gibt ihm die Möglichkeit, sich zu beruhigen. In einer solchen Auszeitsituation nehmen Sie als Erwachsener das Kind sehr genau gewahr, aber Sie verstärken unzweckmäßiges Verhalten nicht, indem Sie dagegen ankämpfen.

Die gleichen Prinzipien gelten für die Fusion mit einem mentalen Wutanfall. Falls dieser Prozeß ausufert, können Sie Ihrem Geist eine Auszeit verordnen. Als der Mensch in dieser Situation werden Sie merken, daß Ihr Geist weiter ziemlich schnell vor sich hin plappert (so wie ein Kind, wenn es zu einer Auszeit gezwungen wird, während der ersten Minuten oft noch etwas lauter wird, als es ohnehin schon war). Während Sie dies beobachten, können Sie sich Aktivitäten widmen, die sich für Sie in der Situation, die Ihren Geist übermäßig stark aktiviert hat, positiv auswirken.

Nehmen wir zur Veranschaulichung einmal an, Sie streiten mit Ihrem Partner über den Mangel an Intimität in Ihrer Beziehung. Vielleicht weist Ihr Geist Sie dann darauf hin, daß Sie sich angesichts Ihrer zahlreichen persönlichen Unzulänglichkeiten glücklich schätzen können, überhaupt eine Beziehung zu haben. Anschließend droht er Ihnen mit dem Gedanken, daß Ihr Partner Sie verlassen wird, wenn Sie weiterhin solche unzumutbaren Forderungen stellen. Dann brüllt er Sie an, wenn Sie Ihren jetzigen Partner verließen, würden Sie niemals mehr eine Beziehung aufbauen können, weil sie häßlich und nicht liebenswert seien. Inmitten dieses ganzen Getöses richten Sie Ihren Fokus wieder auf Ihre Werte bezüglich Intimität und bemühen sich weiterhin, Klarheit darüber zu gewinnen, was Sie wollen. In diesem Beispiel geht es für Sie als menschliches Wesen darum, unbedingt zu vermeiden, daß der Wutanfall Ihres Geistes verstärkt wird, und diesem eine Auszeit zu verordnen, bis er sich wieder beruhigt hat. In den nächsten Übungen werden Sie einige Strategien kennenlernen, die Ihnen helfen, Ihrem Geist eine Auszeit zu verordnen, wenn er einen Wutanfall bekommt.

ÜBUNG : Der Bahnübergang

Wahrscheinlich haben Sie schon einmal an einem Bahnübergang warten müssen, bis ein Zug vorübergefahren war. Wenn Sie das noch einmal erleben, dann achten Sie darauf, was Sie in dieser Situation tun. Die meisten Menschen fixieren die Aufmerksamkeit in solchen Fällen auf einen bestimmten Eisenbahnwaggon und verfolgen seine Fahrt durch ihr Sehfeld, senken ihren Blick dann und richten die Aufmerksamkeit auf einen anderen in ihrem Blickfeld auftauchenden Waggon. Was bringt Sie dazu, Ihre Aufmerksamkeit auf einen bestimmten Waggon zu fixieren? Der Grund könnte die Form oder Farbe des betreffenden Waggons sein oder ein Schriftzug auf der Waggonwand. Vielleicht sieht der Waggon auch einfach anders aus als die anderen in seiner Umgebung. Beim Vorüberfahren eines Zuges verfolgen die meisten Beobachter das Vorbeiziehen der Waggons, ohne sich auf einen bestimmten zu fixieren oder gar neben dem Zug herzulaufen, um den betreffenden Waggon nicht aus dem Auge zu verlieren.

In der nun folgenden Übung sollen Sie sich Ihre Gedanken, Gefühle, Erinnerungen und Körperempfindungen als Eisenbahnwaggons vorstellen, die durch Ihr mentales »Gesichtsfeld« fahren. Lassen Sie die verschiedenen Waggons vorüberfahren, ohne mit den Gedanken, Gefühlen, Erinnerungen oder Empfindungen, welche für die einzelnen Waggons stehen, eine Fusion einzugehen. Mit Hilfe dieser Übung können Sie lernen, die Inhalte Ihres Geistes einfach nur zur Kenntnis zu nehmen – mentale Ereignisse wahrzunehmen, ohne sich in sie zu verstricken. Begeben Sie sich an einen ruhigen Ort, und lesen Sie die folgende Anleitung durch. Atmen Sie danach ein paarmal tief ein und aus, und lassen Sie sich auf das beschriebene Erlebnis ein.

Stelle dir vor, dein Auto steht direkt vor einer geschlossenen Eisenbahnschranke, und ein langer Zug fährt sehr langsam vorüber. Es ist die Zeit der Abenddämmerung, und du bist auf dem Weg nach Hause. Du bist nicht in Eile. Weil du direkt vor der Schranke stehst, kannst du praktisch nur den Zug sehen. Nun stelle dir vor, daß die Waggons alle sehr unterschiedlich aussehen. An Ihren Seitenflächen befinden sich lange Tafeln, die dich förmlich einladen, sie mit einer Botschaft zu versehen. Solche Botschaften können Gedanken, Gefühle, Erinnerungen oder Körperempfindungen sein, die dir beim Betrachten des Zuges einfallen. Oder es handelt sich um Bilder, die dir in den Sinn kommen. Wenn du irgendein mentales Ereignis bemerkst, dann bringe es auf dem Waggon vor dir an. Lasse jedes mentale Ereignis mit dem Waggon vorüberziehen, der sich auf seinem weiteren Weg allmählich wieder von dir entfernt. Registriere das nächste mentale Ereignis, das dein Geist produziert, und plaziere es auf der Seitenfläche des nächsten vorüberfahrenden Waggons. Wenn du merkst, daß du die Fahrt der Waggons nicht mehr verfolgst und die auftauchenden mentalen Ereignisse nicht mehr auf den Seitenflächen plazierst, dann registriere einfach, daß du von der Übung abgekom-

men bist, und richte deine Aufmerksamkeit wieder auf den Bahnübergang. Fahre mit dieser Übung mindestens fünf Minuten lang fort, und richte deine Aufmerksamkeit nötigenfalls immer wieder auf den Bahnübergang.

Erläuterungen. Was ist Ihnen beim Ausführen dieser Übung aufgefallen? Den meisten Menschen fällt es schwer, beim bloßen Beobachten mentaler Ereignisse zu bleiben. Sind Ihnen Gedanken wie »Ich mache das nicht richtig« oder »Ich versuche, mentale Ereignisse auf den Waggonseiten zu plazieren, aber sie wollen nicht dort hin« gekommen? Der Trick besteht darin, auch *diese* Gedanken auf den Seitenflächen der Waggons zu plazieren, so daß sie ebenso wie die übrigen Erlebnisse vorüberziehen können. Sind bei Ihnen bestimmte Gedanken, Gefühle, Erinnerungen oder Empfindungen aufgetaucht, die Sie völlig aus der reinen Beobachterposition herausgebracht haben? Das passiert, wenn Ihr Geist Sie ködert. Wenn Sie mit einem privaten Ereignis – einem Gedanken, einer Erinnerung oder einem Gefühl – eine Fusion eingehen, verlieren Sie Ihre Beobachterperspektive und werden anfällig für automatisches Handeln, und oft ist dieses Handeln nicht zu Ihrem Besten.

ÜBUNG | Auf dem Pfad

Diese Übung baut auf der vorigen auf, ist aber ein wenig schwieriger. Schauen Sie sich noch einmal Ihre Antworten in der Übung »Phishing-Versuche meines Geistes« an, und denken Sie sich für jeden Köder einen Spitznamen aus. In der ACT werden Sie grundsätzlich aufgefordert, für gefürchtete und unerwünschte Erlebnisse einen Spitznamen zu erfinden. Dadurch schaffen Sie ein wenig mentalen Abstand zum Komplex der Gedanken, Gefühle, Erinnerungen und Empfindungen, mit denen Sie leicht in eine Fusion eintreten könnten. Spitznamen sind häufig übertreibende Beschreibungen, manchmal recht humorvolle. Wenn Sie merken, daß ein unangenehmes Erlebnis aufgetaucht ist, dann heißen Sie es willkommen, indem Sie es mit seinem Spitznamen begrüßen. Beispielsweise könnte für den Gedanken »Ich werde mich nie mit anderen messen können, weil meine Mutter mich geschlagen hat und weil mein Vater Alkoholiker war« der Spitzname »geborener Verlierer« lauten. Seien Sie kreativ im Erfinden solcher Spitznamen, damit Ihnen diese Aktivität ein wenig Freude macht. Frohsinn und Humor sind gute Heilmittel gegen Phishing.

Nachdem Sie allen bei Ihnen wirksamen Ködern Spitznamen gegeben haben, schreiben Sie diese auf die Vorderseite einer kleinen Karteikarte; die Rückseite lassen Sie zunächst unbeschrieben. Begeben Sie sich wie bei der vorigen Übung an einen ruhigen Ort, und lesen Sie die folgenden Anweisungen. Atmen Sie einige Male tief, und lassen Sie sich auf das beschriebene Erlebnis ein.

Nimm dir die Zeit, die du brauchst, um den gleichen langsam vorüberfahrenden Zug erneut zu beobachten. Dann suche dir einen der Spitznamen aus, und vergegenwärtige dir die Gedanken, Gefühle, Erinnerungen, Empfindungen oder Bilder, die du mit diesem Spitznamen in Verbindung bringst, und plaziere dieses mentale Ereignis auf der Seitenwand des Waggons, der genau vor dir steht. Lasse ihn anschließend in einer beliebigen, von ihm selbst gewählten Geschwindigkeit vorüberfahren. Der Zug kann kurz anhalten und dann stetiger weiterfahren. Respektiere die Geschwindigkeit des Zuges, und registriere sie so, wie sie ist. Versuche nicht, sie zu beeinflussen. Nimm anschließend den nächsten Köder, und verfahre mit ihm genauso. Wenn auf die Präsentation eines Köders hin eine negative Emotion oder ein entsprechender Gedanke auftaucht, dann plaziere diesen Gedanken oder diese Emotion auf dem nächsten Waggon. Fahre so fort, bis du alle Köder auf dem Zug untergebracht hast. Wenn du merkst, daß du von einem anderen Geistesinhalt geködert wirst, dann plaziere auch diesen auf der Wand eines Waggons. Bleibe in deinem Auto, beobachte den Zug, und denke daran, daß du in deinem Leben ein anderes Ziel verfolgst als der Zug.

Erläuterungen. Ist Ihnen aufgefallen, daß die beiden Übungen unterschiedlich schwierig sind? Hatten Sie bei bestimmten Ködern größere Schwierigkeiten, sie auf Waggons zu plazieren? Möglicherweise versucht Ihr Geist Sie bei dieser Übung mit mehr Nachdruck zu ködern, und Sie verlieren deshalb Ihre Aufgabe schneller aus dem Blick. Haben Sie sich während der Übung in der Aktivität Ihres Geistes verfangen? Waren Sie manchmal versucht aufzugeben? Die meisten Menschen berichten, ihre Aufmerksamkeit sei immer wieder von der Übung abgeschweift. Falls es auch Ihnen so ergangen ist, sollten Sie sich deswegen keine Vorwürfe machen, sondern sich aufgrund dieser Erfahrung noch nachdrücklicher vor Augen führen, wie wichtig es ist, sich täglich in der Kunst des reinen Beobachtens – der Achtsamkeit – zu üben. Mentale Übungen dieser Art helfen Ihnen, besser zwischen sich selbst und Ihrem Geist zu unterscheiden. Wenn Sie dazu in der Lage sind, können Sie sich willentlich aus einem Zustand der Fusion zurückziehen, sobald Sie erkennen, daß Ihr Geist Sie zu ködern versucht. Sie werden die Karteikarten mit den Spitznamen für die verschiedenen Köder im nächsten Kapitel noch einmal brauchen; bewahren Sie sie deshalb so auf, daß Sie sie leicht wiederfinden können.

ÜBUNG ⋮ Danken Sie Ihrem Geist

Weil Sie Ihren Geist nicht davon abhalten können, zu denken, zu fühlen, zu erinnern und zu empfinden, ist es wichtig, daß Sie lernen, sich von ihm zu distanzieren, wenn er Sie provoziert. Nach unseren Erfahrungen ist eine der wirksamsten Methoden, Distanz zu schaffen und zu halten, daß Sie ihm für die Informationen, die er Ihnen gibt, laut danken. Auf diese

Weise können Sie freiwillig auf die Äußerungen Ihrer Worterzeugungsmaschine reagieren, statt Ködern zum Opfer zu fallen und eine Fusion zu entwickeln. Diese Strategie erfordert auch, daß Sie noch etwas anderes sehr Wichtiges tun: daß Sie Ihren mentalen Erlebnissen einen Namen geben.

Gehen Sie wie folgt vor: Wenn Sie merken, daß sich ein unangenehmes mentales Ereignis ankündigt, sagen Sie einfach: »Danke, Geist, daß du mir [den Gedanken, das Gefühl, die Erinnerung, die Empfindung] gibst, die [hier folgt der Spitzname für den betreffenden Köder] genannt wird.« Versuchen Sie, dies jedesmal zu tun, wenn Ihr Geist Sie zu ködern versucht. Helen dankte ihrem Geist wie folgt:

- *Danke, Geist, daß du mir den Gedanken mit Namen »dickes häßliches Mädchen« gegeben hast.*
- *Danke, Geist, daß du mir den Gedanken mit Namen »Du bist vermurkst« gegeben hast.*
- *Danke, Geist, daß du mir die Erinnerung mit Namen »Mein Vater findet mich ekelhaft« gegeben hast.*
- *Danke, Geist, daß du mir die Gefühle mit den Namen »traurig« und »verängstigt« gegeben hast.*
- *Danke, Geist, daß du mir die Empfindung mit Namen »Brustschmerz« gegeben hast.*
- *Danke, Geist, daß du mir das Gefühl mit Namen »Einsamkeit« gegeben hast.*

Kommentar. Indem Sie die Köder beschreiben, mit deren Hilfe Ihr Geist Sie zu phishen versucht, und indem Sie Spitznamen für sie erfinden, entwickeln Sie die Fähigkeit, die Informationen, die Ihr Geist Ihnen anbietet, zu überprüfen und sich darüber klarzuwerden, ob diese Informationen nützlich sind oder nicht. Ein weiterer Vorteil dieses Ansatzes ist: Er sorgt dafür, daß Sie den Aktivitäten Ihrer Worterzeugungsmaschine nicht nur einfach ohne besondere Aufmerksamkeit folgen. Dies ist ein wichtiger Schritt auf dem Weg zur Entwicklung einer Haltung der Bereitschaft und des Akzeptierens in stark affektbelasteten Situationen.

ÜBUNG Dort und dann, wenn und wann

Diese Übung hilft Ihnen, sich die Köder anzuschauen, mit denen Ihr Geist Sie zu phishen versucht. Außerdem werden Sie darin üben, Ihrem Geist gegenüber Dankbarkeit dafür auszudrücken, daß er so ist, wie er ist. Im allgemeinen ist unser Geist nicht besonders gut in der Lage, das Hier und Jetzt zu erleben; deshalb hören Sie ihn wahrscheinlich im Hier und Jetzt über Ihr »Dort und Dann« (Ihre Vergangenheit) und Ihr »Wenn und Wann« (Ihre Zukunft) plappern. Darin verbirgt sich die Gefahr, daß Sie aus dem gegenwärtigen Augenblick geführt werden und daß Ihre Reaktionen auf aktuelle Situationen uneffektiver werden.

Eine der größten Schwierigkeiten beim Bemühen um Achtsamkeit ist, daß man provozierende Geistesinhalte entschärfen können muß. Mit Hilfe der folgenden Übung lernen Sie zu erkennen, wann Sie dazu verführt werden, sich in das »Dort und Dann« oder in das »Wenn und Wann« zu begeben. Dadurch werden Sie geübter darin, flexibel auf Situationen im Hier und Jetzt zu reagieren. Außerdem erleichtert Ihnen dies herauszufinden, welche Ihrer Handlungen ihren Zweck erfüllen und welche nicht. Die folgende Übung fokussiert auf Köder, bei denen frühere negative Erlebnisse eine Rolle spielen, sowie auf solche, die eine negative Zukunft voraussagen. Sie können gern mehr als nur einen Köder für jede Kategorie notieren.

Arbeitsblatt dort und dann, wenn und wann

Danke, Geist, für Köder, die sich auf Dort und Dann beziehen, beispielsweise …

der Gedanke namens

____

das Gefühl namens

____

die Erinnerung namens

____

die Körperempfindung namens

____

Danke, Geist, für Köder, die sich auf Wenn und Wann beziehen, beispielsweise …

der Gedanke namens

____

das Gefühl namens

____

die Erinnerung namens

____

die Körperempfindung namens

____

Erläuterungen. Was geschah, als Sie anfingen, Ihrem Geist für bestimmte problematische Gedanken, Gefühle, Erinnerungen und Körperempfindungen zu danken? Hat sich Ihr Erleben verändert, als Sie Ihrem Geist für seine Arbeit dankten und während dessen in der Beobachterposition blieben? Vorher sind Sie mit diesem Material vermutlich entweder in eine Fusion getreten, oder Sie haben versucht, es zu ignorieren, zu vermeiden oder zu unterdrücken. Die Haltung des Willkommenheißens, daß Sie Ihrem Geist danken (und gleichzeitig die Einladung zur Fusion mit ihm ablehnen), ist eine sehr wichtige Eigenart eines vom Akzeptieren bestimmten Reaktionsstils.

ÜBUNG Gehen Sie mit Ihrem Geist spazieren

Es ist wichtig, daß Sie sich darin üben, zu Ihrem Geist und seinen unablässigen Bemühungen, Ihnen Falschinformationen unterzuschieben, auf neuartige Weisen in Beziehung zu treten. Weil verschiedene Menschen nun einmal unterschiedliche Techniken als nützlich oder wichtig empfinden, bieten wir Ihnen verschiedene Möglichkeiten an, unter denen Sie diejenigen auswählen können, die Ihnen am besten gefallen. Die Übung (die auf Hayes, Strosahl & Wilson 1999/2004, dt. S. 172–173 basiert), hilft Ihnen, selbst dann Entscheidungen zu treffen, wenn Ihr Geist unablässig auf Sie einredet. Dies können Sie leichter erlernen, wenn keine starken Emotionen involviert sind. Sie werden die Übung in Form eines Rollenspiels zusammen mit einem Partner ausführen, wobei jeweils ein Teilnehmer die Rolle der betroffenen Person und der andere die ihres Geistes spielt. Es macht Spaß, die Übung mit einem engen Freund, dem Lebenspartner oder jemand anderem auszuführen, der genau weiß, wie er Sie am besten provozieren kann. Falls Ihr Übungspartner Sie weniger gut kennt, sollten Sie ihm Ihre Aufzeichnungen über Ihre wichtigsten Köder geben, damit er sich ein Bild von Ihnen machen kann. Das erfordert zwar von Ihrer Seite ein wenig Mut, macht die Übung aber auch wirksamer.

In dieser Übung geht es um einen Spaziergang, wobei Sie in der Rolle der Person darüber entscheiden, wie und wohin Sie gehen wollen. Sie können schnell, langsam sowie auf Händen oder Knien gehen, wenn Sie wollen. Sie können vorwärts, seitwärts oder rückwärts gehen. Sie können jederzeit und ohne jeden Grund die Richtung wechseln. Das Ziel ist, daß die Person, nicht der Geist, über jede Einzelheit des Spaziergangs entscheidet.

Gehen Sie zusammen mit Ihrem Partner etwa zwanzig Minuten lang. In den ersten zehn Minuten ist der eine von Ihnen die Person und der andere der Geist. Letzterer geht hinter der Person her, ganz gleich, welchen Weg die Person einschlägt. Aufgabe des Geistes ist, die Person mit Hilfe der wirksamsten Köder zu phishen (natürlich ohne ihr zu große Schmerzen zu bereiten). Dies kann bedeuten, daß jede Entscheidung der Person in Frage gestellt wird oder daß der Geist sich beispielsweise darüber lustig macht oder kritisiert, wie die Person geht – was auch immer erforderlich ist, um die Person zu einem Streit mit dem Geist zu provozieren oder dazu, sich auf andere Weise mit ihm zu beschäftigen und mit dem Gehen aufzuhören. Wenn die Person dem Geist auf irgendeine Weise antwortet, sagt sie, sobald sie dies bemerkt: »Mach' dir nichts draus, Geist!« (engl.: *»Never mind, my mind!«*) Die Aufgabe der Person besteht darin, einen Spaziergang zu machen, in dessen Verlauf sie über jede Einzelheit entscheidet – während der Geist sie ständig belästigt. Nach zehn Minuten werden die Rollen getauscht, und das Ganze wird wiederholt.

Erläuterungen. Wenn die Übung beendet ist, sollten Sie miteinander darüber reden, was Sie beide als die Person erlebt haben und wie es für Sie war, die Rolle des Geistes zu spielen. Sie könnten feststellen, daß Sie und Ihr Partner in der Rolle der Person teilweise die gleichen Schwierigkeiten gehabt haben. Vielleicht haben Sie genau in dem Moment kurz »abgeschaltet«, als Ihr Geist einen Ihrer Schwachpunkte provoziert hat. Sollte das der Fall gewesen sein, dann stellen Sie nur fest, weshalb Sie an diesem Punkt so allergisch reagiert haben, und danken Sie Ihrem Geist später dafür, daß er Sie mit diesem Köder konfrontiert hat. Es ist sinnvoll, diese Übung regelmäßig auszuführen. Im Grunde handelt es sich um eine Art Gehmeditation, bei der Ihr Partner Ihnen beibringt, die Aktivitäten des Phishing-Meisters zu erkennen.

ACT-Geheimnisse

- Der Geist jedes Menschen versucht die betreffende Person auf die immer gleiche Weise zu ködern bzw. zu phishen.
- Wenn Sie als die Person von Ihrem Geist geködert werden, verlieren Sie Ihr Gefühl, in der Gegenwart zu verweilen, und in Verbindung damit auch einen Teil Ihres flexiblen Reaktionsvermögens in problematischen Situationen.
- Durch Übungen, die Ihnen helfen, Ihre privaten mentalen Ereignisse zu erkennen (Gedanken, Gefühle, Erinnerungen, Empfindungen, Bilder usw.), können Sie sich im Entlarven von Falschinformationen und in der Distanzierung von ihnen üben.
- Das Ersinnen von Spitznamen für Köder, die Ihr Geist oft benutzt, wird Ihnen helfen zu lernen, diese zu identifizieren und sich schneller von ihnen zu lösen.
- Übungen wie die, Ihrem Geist laut zu danken, können in Reaktion auf die Köderversuche Ihres Geistes besonders wirksam sein, und sie erzeugen sowohl Leichtigkeit als auch Raum.
- Physische Übungen wie die, mit dem Geist spazierenzugehen, können Ihnen helfen, besser zu verstehen, daß Sie nicht mit Ihrem Geist identisch sind.

Der Coach sagt

Die beste Verteidigung gegen Phishing ist ein guter Angriff. Üben Sie Ihre Fertigkeiten im Akzeptieren. Entwickeln Sie einen Plan für die Ausführung der Waggon-Übung; schreiben Sie Ihrem Geist einen Dankesbrief, und lesen Sie sich diesen einige Wochen lang täglich vor. Suchen Sie sich auch einen Partner, der bereit ist, Ihnen einen Monat lang jede Woche zu helfen, mit Ihrem Geist spazierenzugehen.

Vorschau

Im nächsten Kapitel werden Sie lernen, Ihre innere Weisheit als Mittel gegen Ihren reagierenden Geist zu nutzen. Wir werden Ihnen erklären, wie Ihr reagierender Geist Sie dazu verleitet, im Sinne von Urteilen zu handeln und starren Regeln bezüglich der Lebensführung zu folgen. Zwar mögen Ihnen einige dieser Regeln als logisch, plausibel und gar als »gesund« erscheinen, doch lassen sie sich nicht gut mit den Gegebenheiten der realen Welt vereinbaren. Des weiteren werden wir Ihnen die »vier Giftpillen« der Depression vorstellen und Ihnen Mittel gegen ihre giftige Wirkung an die Hand geben.

9 Schritt 4
Lernen Sie die Richtig-und-Falsch-Falle kennen

Zu erwarten, daß das Leben Sie gut behandeln wird, weil Sie ein guter Mensch sind, ist so, als würden Sie erwarten, daß ein wütender Stier Sie nicht angreifen wird, weil Sie Vegetarier sind.

— Shari R. Barr

Im vorigen Kapitel haben wir erklärt, warum die Fusion der Erzfeind des Akzeptierens und der Bereitschaft ist. Wenn Sie sich im Zustand der Fusion mit den Gedanken, Gefühlen, Erinnerungen und Empfindungen Ihres reagierenden Geistes befinden, ist es für Sie schwierig, wenn nicht sogar unmöglich, diese Erlebnisse als das zu sehen, was sie sind (nämlich nichts weiter als mentale Ereignisse), statt sie als das zu sehen, als was sie sich selbst hinstellen (als *wirklich wichtige Angelegenheiten*, auf die Sie sofort reagieren müssen). Wir haben Ihnen erklärt, wie Ihr Geist Sie in diese Verstrickungen lockt und woran Sie erkennen können, daß er sie zu ködern versucht. In diesem Kapitel werden Sie einige weitere Fertigkeiten erlernen, die Sie im Fall eines Phishing-Versuchs Ihres reagierenden Geistes benutzen können.

Das Zerren des reagierenden Geistes

Eine der größten Schwierigkeiten, mit denen Sie konfrontiert werden, wenn Sie versuchen, in einer akzeptierenden Haltung zu verharren, sind die ständigen Versuche Ihres reagierenden Geistes, Ihre Fusion mit unsinnigen Lebensregeln zu erreichen. Als Sie zu sprechen und zu denken lernten, erwarben Sie damit auch die Fähigkeit, Dinge zu kategorisieren, zu analysieren, zu beurteilen und vorauszusagen. Dies zu können hat durchaus Vorteile, unter anderem den nicht zu unterschätzenden, daß es uns einen Platz fast ganz oben in der Nahrungskette sichert. Andererseits können sich diese mentalen Funktionen verheerend auf unsere Zufriedenheit im Leben auswirken, wenn wir mit ihrer Hilfe ein irriges Resultat anzusteuern versuchen. Der reagierende Geist ist hyperaktiv, und er ist ständig damit beschäftigt, zu plappern, zu reden, zu beurteilen und abzustempeln. Er engagiert sich so stark, um Ihr Erleben zu beeinflussen, daß er nicht vor Wahrnehmungsverzerrungen zurückscheut. Diese gefährliche Eigenart des menschlichen Denkens ist den Weltreligionen seit Jahrhunderten bekannt und wahrscheinlich keiner in stärkerem Maße als dem Buddhismus. In Kapitel 5 wurde bereits erwähnt, daß es dem Buddhismus unter anderem darum geht, durch Nutzung der ausgleichenden Funktionen der inneren Weisheit die wütenden, außer Kontrolle geratenen Wirkungen des reagierenden Geistes zu neutralisieren.

Die innere Weisheit betrachtet von Affekten geprägte Situationen distanzierter als der reagierende Geist, aber keineswegs völlig distanziert. Sie ist gleichzeitig präsent und still. Sie ist eine starke Quelle der Intuition und anderer Arten präverbalen Verstehens, ohne zudringlich zu sein. Vor allem jedoch ist die innere Weisheit voller Mitgefühl, sowohl bezogen auf Sie selbst als auch gegenüber den Menschen, mit denen Sie Kontakt haben und hatten. Der reagierende Geist und die innere Weisheit sind im Alltagsleben von großem Wert. Beide erfüllen wichtige, aber unterschiedliche Funktionen, und zwischen ihnen muß ein Gleichgewicht bestehen, damit sich Ihr Leben harmonisch gestalten kann.

Warum ist die Unterscheidung zwischen dem reagierenden Geist und der inneren Weisheit für die Überwindung einer Depression und für den Aufbau eines erfüllenden Lebens so wichtig? Untersuchungen über Denkstile und Depression haben immer wieder gezeigt, daß Depressive dazu neigen, auf stark von negativem Affekt geprägte und selbstkritische Art zu denken (Alloy *et al. 2006*). Für depressives Denken ist ein starrer, zur Schwarzweißzeichnung neigender, moralisierender und »katastrophierender« Ton charakteristisch. Und viele Ansätze der Behandlung von Depression konzentrieren sich darauf, der Tendenz zu übertriebener Selbstkritik entgegenzuwirken. Kurz gesagt ist eine der wichtigsten Ursachen von Depression ein starkes Ungleichgewicht zwischen reagierendem Geist und innerer Weisheit. Wenn Sie sich in besonders starkem Maße depressiv fühlen, bewegt sich Ihr reagierender Geist in der Regel mit Siebenmeilenstiefeln, und Sie können kaum etwas anderes tun, als ihm hinterherzuhecheln. Weil Ihr reagierender Geist soviel Lärm macht, können Sie Ihre innere Weisheit nicht hören.

Gedanken haben, Gedanken festhalten und Gedanken »für bare Münze nehmen«

Der ACT-Ansatz geht von etwas anderen Vorstellungen darüber aus, wie man mit depressivem Denken umgehen sollte. Die ACT konzentriert sich nicht darauf sicherzustellen, daß alle Ihre Gedanken logisch und rational sind, weil der reagierende Geist manchmal zu unlogischen und irrationalen Äußerungen neigt. Wir wissen, daß sich ein hoher Anteil der negativen Gedanken, Gefühle und Erinnerungen auf diejenigen bezieht, die diese Gedanken produzieren (»Ich bin häßlich«, »Ich fühle mich schrecklich«, »Ich muß ständig an meine tote Mutter denken« usw.). Offenbar neigt die »Worterzeugungsmaschine« des Menschen generell dazu, negative, provozierende Informationen zu produzieren. Warum? Höchstwahrscheinlich ist unsere Intelligenz entstanden, weil sie uns helfen sollte, Gefährdungen unseres physischen Überlebens zu erkennen, vorauszusagen und zu eliminieren. Dem menschlichen Körper ist es wesenseigen, auf diese Warnzeichen mit Kampf, Flucht oder Erstarren zu reagieren. Dies hatte in der prähistorischen Welt, in der Menschen mit vielen physischen Gefahren konfrontiert wurden, eine Funktion, doch verglichen damit ist die heutige Welt relativ sicher. Natürlich gibt es auch heute Verbrechen, betrunkene Autofahrer und andere Gefahren, mit denen wir fertig werden müssen, aber das ist verglichen mit dem Alltag der prähistorischen Menschen ziemlich harmlos.

Nun ist unser Leben zwar generell wesentlich sicherer und angenehmer geworden, und wir leben wesentlich länger als unsere Vorfahren, doch ist für uns eine andere Gefahrenquelle entstanden: Wir haben zuviel Zeit, um über Dinge nachzudenken. Weil wir lebensgefährdenden Situationen kaum noch ausgesetzt sind, richtet unser reagierender Geist seine Aufmerksamkeit aus purer Langeweile darauf, uns vor jeder vorstellbaren Art von innerer Gefahr zu warnen; beispielsweise: »Du bist nicht attraktiv oder klug genug« oder: »Dinge, die in der Vergangenheit geschehen sind, beweisen, daß du ein Verlierer bist; deshalb wirst du wahrscheinlich auch diesmal versagen.« Ein häufig zitierter Spruch der Zen-Lehre lautet: »Der Geist ist ein wilder Denker!« Ebenso wie Ihre Leber, Ihre Lunge und Ihr Herz ist auch das Organ, das auf Ihren Schultern ruht, Tag und Nacht aktiv – weshalb beim Aufwachen aus einem beängstigenden Traum das Herz heftig pochen kann und Sie sogar Tränen in den Augen haben können.

Wir können unseren reagierenden Geist nicht ausschalten, weil wir ihn brauchen, um in der physischen Welt zu überleben; außerdem können und sollten wir ihn nicht davon abhalten, negative Gedanken, Gefühle, Erinnerungen und Empfindungen zu erzeugen. Ein lebenswertes Leben ist uns nur möglich, wenn wir der Versuchung widerstehen, den reagierenden Geist zu identifizieren und mit ihm zu kämpfen, und wenn wir statt dessen Gedanken einfach als Gedanken sehen, Gefühle als Gefühle, Erinnerungen als Erinnerungen usw. Sie dürfen Ihre Gedanken also nicht zu wichtig nehmen, statt sie schlicht als Tatsachenbeschreibungen anzusehen. Der richtige Umgang mit Gedanken besteht darin, daß Sie die Präsenz Ihres reagierenden Geistes erkennen und ihm gegenüber eine Beobachterhaltung einnehmen.

Schauen wir uns dies anhand einer Situation an, in der eine Mutter versucht, mit ihrem heranwachsenden Sohn über seine schlechter werdenden Schulzensuren und seinen zunehmenden Drogenkonsum zu sprechen. Eltern, die sich in solch einer Situation befinden, werden mit ziemlicher Sicherheit von unzähligen Gedanken darüber, was sie tun sollen, heimgesucht, weiterhin von emotionalen Reaktionen, die durch die wutentbrannten Äußerungen des Jugendlichen ausgelöst werden, außerdem von physischer Erregung infolge der hitzigen Interaktion und sogar von Erinnerungen an ähnliche eigene Erlebnisse im entsprechenden Alter. In diesem riesigen Konglomerat privater Reaktionen verbergen sich einige provozierende Gedanken über die Rolle der Wut und darüber, was in solch einer unangenehmen Situation ein positives Resultat sein könnte. Ein solches Resultat könnte beispielsweise beinhalten, dafür zu sorgen, daß der Teenager nach der Festlegung der Konsequenzen und Gegenmittel für sein Fehlverhalten nicht mehr wütend auf seine Mutter ist. Wenn die Mutter diese Regel »kauft« (unhinterfragt umsetzt), sieht sie die beschriebene Auffassung nicht als Gedankensequenz, sondern als »die« Wahrheit, und vermutlich wird sie ihr Ziel dann nicht mehr darin sehen, Grenzen zu setzen und Konsequenzen für deren Überschreitung festzulegen, sondern darin, die Wut des Teenagers zu besänftigen.

Versteht die Mutter die provozierenden Gedanken statt dessen als Gedanken, kann sie die Situation wie folgt sehen: »Einerseits ist da dieser Gedanke, dem zufolge ein gutes Ende dieses Konflikts darin besteht, daß mein Sohn nicht mehr wütend auf mich ist. Andererseits habe ich den Gedanken, daß es sehr wichtig ist, ihm klarzumachen, daß seinem Fehlverhalten gewisse Grenzen gesetzt sind und daß es für mich ein wichtiger Wert ist, die Konsequenzen für das Überschreiten dieser Grenzen durchzusetzen, auch wenn er dann wütend auf mich wird.« In diesem Szenario ist die Mutter sich der Konkurrenz zwischen verschiedenen Gedanken bewußt, statt eine Fusion mit einem bestimmten auftauchenden Gedanken vorbehaltlos zu akzeptieren. Wenn Sie in der Lage sind, einem Gedanken, einem Gefühl, einer Erinnerung oder einer Empfindung einfach nur Raum zu geben, statt sie gleich als »die« Wahrheit zu verstehen, haben Sie die Möglichkeit, sich für eine Handlungsweise zu entscheiden, die mit Ihren Werten im Einklang steht.

Gedanken nur Raum zu geben ist leichter gesagt als getan, weil Ihr reagierender Geist ständig auf Sie einredet und weil das Raumgeben bei einigen privaten Ereignissen leichter ist als bei anderen – und dies gilt insbesondere für mit starken negativen Affekten belastete innere Ereignisse. Und das ist genau die Art von mentalen Ereignissen, mit der Depressive oft kämpfen. Wie bereits erwähnt wurde, ist der reagierende Geist zur Selbstkontrolle nicht in der Lage: In Situationen, über die er nichts weiß, erklärt er sich nicht als inkompetent. Er formuliert Urteile, Meinungen oder Voraussagen über alles und jedes.

Ein weiterer problematischer Aspekt des reagierenden Geistes ist die Unmittelbarkeit des Prozesses der Geistesaktivität (engl.: *minding process*). Ihr Geist signalisiert Ihnen nicht im voraus, daß er in Kürze einen provozierenden Gedanken bzw. eine entsprechende Vorstellung oder Erinnerung hervorbringen wird. Sie haben nur einen Sekundenbruchteil Zeit, um festzustellen, was vor sich geht, und darüber zu entscheiden, ob die eintreffende Botschaft für Sie wichtig ist. Da Sie nicht genügend Zeit haben, um dies bei jedem neu auftauchenden Gedanken festzustellen, müssen Sie für die Identifikation verdächtiger Botschaften allgemeine Regeln entwickeln.

Regeln über das Leben

Wir neigen dazu, die Welt im Sinne von Urteilen und Voraussagen darüber, wie die Dinge sein »sollten«, zu sehen. Diese Annahmen sind so tief in unserer Alltagssprache verborgen, daß wir sie gewöhnlich gar nicht als das erkennen, was sie sind: Einschätzungen, die der reagierende Geist heimlich eingeschleust hat, um sie als »die« Wirklichkeit hinzustellen. Nehmen wir beispielsweise an, Sie glauben, daß Ihre Chefin Sie »auf dem Kieker« hat – obwohl Sie mit ihr gar nicht über ihre Einstellung zu Ihnen gesprochen haben. Aufgrund Ihrer Annahme verhalten Sie sich so, daß Ihre Chefin Ihnen nicht das geringste vorwerfen kann. Es könnte aber auch sein, daß Sie nebenbei nach einer neuen beruflichen Position Ausschau halten oder daß Sie versuchen, sich in eine andere Abteilung versetzen zu lassen. Alle diese Verhaltensweisen basieren auf Ihrer ursprünglichen Annahme. Achten Sie auch auf einen weiteren wichtigen Aspekt eines verborgenen Urteils: Es kann völlig frei erfunden sein. Wenn Sie eine solche Einschätzung als »die« Realität ansehen, beeinflußt sie Ihr Verhalten selbst dann, wenn sie völlig aus der Luft gegriffen oder absolut falsch ist. Einer der wirksamsten Köder des reagierenden Geistes besteht darin, Ihnen sorgfältig getarnte Einschätzungen über das Leben und seine Komplexität zu präsentieren, beispielsweise des Inhalts, daß Ihr Verhalten nicht mit Ihren wohlverstandenen Interessen im Einklang steht. Wir werden Ihnen im weiteren Verlauf des Textes erklären, wie Ihr reagierender Geist Sie mit unsinnigen Annahmen ködert – und was Sie dagegen tun können.

Eine Möglichkeit, einige Ihrer Grundannahmen zu erkennen, besteht darin, einen Blick auf die Redensarten zu werfen, die Sie häufig benutzen. Beispielsweise ist im Englischen die Redensart »No pain, no gain« (»Ohne Schmerz kein Gewinn«) sehr beliebt. Man könnte nun meinen, dies bedeute, daß Sie unter Schmerzen leiden müßten, um irgendeine Art von positiver Wirkung zu erleben. Heißt das, daß Sie sich jeden Tag eine Tür auf Ihre Hand fallen lassen sollten, damit Sie so starke Schmerzen haben, daß Sie in den Genuß des verheißenen Gewinns kommen? Natürlich nicht! Vielmehr handelt es sich hier um eine Metapher, die eine allgemeingültige Lebensregel vermitteln soll. Die Regel beinhaltet hier, daß Sie nur dann persönlich wachsen und reifen, wenn Sie schmerzhaften Lebenssituationen nicht ausweichen, und daß solcher Schmerz unvermeidlich ist. Dies bereitet Sie auf schmerzhafte Situationen vor und ermöglicht Ihnen, diese besser zu ertragen und in ihnen das Potential für persönlichen Wissenszuwachs zu erkennen. Vielleicht haben auch Sie schon einmal im Sinne der obigen Redensart gehandelt, wenn Sie unter starkem emotionalem Schmerz litten.

ÜBUNG Bevorzugte Redensarten

Diese Übung besteht aus drei Aufgaben. Schreiben Sie in die linke Spalte des Arbeitsblatts fünf Ihrer bevorzugten Redensarten, entweder populäre Klischees oder weniger bekannte Redensarten, die Ihnen wichtig sind. Stellen Sie als nächstes fest, in welchem Lebensbereich die betreffende Regel Gültigkeit hat: ob sie sich darauf bezieht, wie man andere Menschen behandeln sollte, wie man mit Schmerzen oder anderen persönlichen Problemen umgehen sollte, wie man von anderen Menschen behandelt werden sollte, usw. Notieren Sie dies in der mittleren Spalte. Und schreiben Sie schließlich in die rechte Spalte eine metaphorische Anweisung, die in der Redensart enthalten ist, so wie wir es mit »No pain, no gain« gemacht haben. Falls die Übung Ihnen Schwierigkeiten bereitet, können Sie sich Josés Beispiel anschauen, das auf der nächsten Seite wiedergegeben ist.

Meine Lieblingsredensarten

Redensarten über das Leben	betreffender Lebensbereich	Aufforderung zu welcher Handlungsweise?

Erläuterungen. Schauen Sie sich nun die notierten Redensarten noch einmal aus einer anderen Perspektive an. Erinnern Sie sich noch an die Situation, in der Sie die Redensart das erste Mal gehört haben? Haben Sie sie von Ihrer Mutter, Ihrem Vater oder von einem anderen Familienmitglied gehört? Oder von einem Lehrer in der Schule, den Sie verehrten, oder einem Freund, mit dem Sie oft zusammen waren? Wie oft haben Sie die Redensart benutzt, um schwierige oder komplizierte Situationen durchzustehen? Falls Sie eine bestimmte Redensart besonders häufig benutzt haben, warum war das dann nach Ihrer Einschätzung so? Hatten Sie das letzte Mal, als Sie diese Redensart benutzten, den Eindruck, daß sie Ihnen geholfen hat, mit der betreffenden Situation fertig zu werden, oder war sie eher ein Hindernis? Manchmal sind Annahmen in Form von Redensarten sehr nützlich; in anderen Fällen führen Sie zu Frustration und Mißerfolg. Wie bei anderen Geistesprodukten sollte Ihnen auch hier immer klar vor Augen stehen, daß eine Redensart Ihrem reagierenden Geist entstammt. Verstehen Sie sie deshalb nicht als »die« Wahrheit, und handeln Sie nicht in ihrem Sinne, ohne vorher überprüft zu haben, ob sie in der aktuellen Situation wirklich angemessen ist.

Josés Geschichte

José, ein 36jähriger verheirateter Mann mit drei Kindern, hatte als Feuerwehrmann gearbeitet. Eine Depression war bei ihm erstmals aufgetreten, nachdem er sich beim Basketballspiel in der Feuerwache eine schwere Knieverletzung zugezogen hatte. Eine Operation wurde notwendig, und danach sagte man ihm, er werde nie mehr Sport treiben können. Seit dem Unfall hat er täglich Knieschmerzen. Wegen seiner Verletzung kann er nicht mehr als Feuerwehrmann arbeiten, und er erhält eine bescheidene Unfallrente, die für seine Familie kaum die Grundkosten abdeckt. Vor dem Unfall war er sportlich sehr aktiv gewesen und hatte sich immer für Aktivitäten in freier Natur begeistert; doch nun konnte er weder laufen noch springen und nur noch stark hinkend gehen. Die Aussichten, daß sich sein Zustand längerfristig bessern könnte, sind bestenfalls bescheiden.

José leidet in zunehmendem Maße unter Depression und Wut, und er zieht sich immer stärker zurück. Er wird wegen Kleinigkeiten wütend auf seine Frau und seine Kinder und verharrt dann stundenlang in diesem Zustand. In seiner Rolle als Vater und Ehemann hält er sich für einen Versager. In letzter Zeit trinkt er auch mehr als vorher, und manchmal fährt er unter Alkoholeinfluß. Als José sich seine Lieblingsredensarten genauer anschaute, fielen ihm einige interessante Dinge auf.

JOSÉS LIEBLINGSREDENSARTEN

Redensarten über das Leben	betreffender Lebensbereich	Auffoderung zu welcher Handlungsweise?
Wenn du etwas nicht gut kannst, dann tue es besser gar nicht.	*Die Ausführung jeder Art von Aufgabe*	*Was nicht perfekt ist, ist nicht akzeptabel, und man sollte sich nie mit weniger zufrieden geben.*
Das Wahrzeichen eines Mannes ist seine Familie.	*Mein öffentliches und privates Bild*	*Nichts ist so wichtig, wie ein guter Vater und Ehemann zu sein.*
Der Apfel fällt nicht weit vom Stamm.	*Meinen Kindern ein Vorbild sein*	*Meine Kinder werden mir einmal sehr ähneln; deshalb muß ich ihnen ein gutes Vorbild sein. Wenn sie Mist machen, bin ich dafür verantwortlich.*
Wo ein Wille ist, ist auch ein Weg.	*Hindernisse überwinden*	*Wenn man an sich selbst glaubt, kann man im Leben alles erreichen.*
Wer zaudert, ist verloren.	*Wichtige Entscheidungen treffen*	*Man kann sich nicht alles ständig wieder anders überlegen, sondern man muß entschieden handeln; tut man das nicht, wird man nie Erfolg haben.*

Kommentar: Josés Redensarten zeigen, daß der Einfluß einiger seiner verborgenen Lebensregeln ihn dazu bringen könnte, unter bestimmten Bedingungen zu stolpern. Seine fehlende Bereitschaft, hinsichtlich seiner Vaterrolle etwas weniger als perfekt zu machen, zeigt, daß er Schwierigkeiten damit haben wird, zu akzeptieren, daß er mit seinen Kindern keinen Sport mehr treiben kann. Völlig an die Macht des Willens zu glauben kann sich für ihn als gefährlich erweisen, wenn es um seine körperliche Genesung geht. Dieser Glaube könnte ihn dazu bewegen, sich so stark anzutreiben, daß er sich eine weitere, schwerere Verletzung zuzieht; und wenn er seine Ziele nicht mit Willenskraft erreicht, könnte es sein, daß er alle weiteren Bemühungen aufgibt und sich als Versager sieht. Seiner impliziten Weltsicht gemäß hat nur der Starke Erfolg und ist es schon eine Form von Mißerfolg, wenn man weniger stark ist.

Die implizite Weltsicht

Ihr reagierender Geist kann auch in Form der impliziten Weltsicht Urteile verbreiten, die Sie in Schwierigkeiten bringen können. Wie die in Kapitel 5 erwähnten impliziten Assoziationen ist auch Ihre implizite Weltsicht nicht leicht zu erkennen. Sie prägt im Verborgenen Ihre Sichtweise. Es ist, als trügen Sie eine getönte Sonnenbrille und hätten dies vergessen. Weil die Tönung Ihnen so vertraut geworden ist, merken Sie nicht mehr, daß dadurch bestimmte Schattierungen und Farben hervorgehoben und andere abgeschwächt werden.

Ihre implizite Weltsicht ist ein Produkt Ihres reagierenden Geistes, und sie gelangt in Form von Einschätzungen, Kategorien und Voraussagen zum Ausdruck. Kindern wird eine bestimmte implizite Weltsicht antrainiert, weil diese die Grundlage der menschlichen Moral ist. Eine implizite Weltsicht ist unverzichtbar, wenn Sie als normales Mitglied Ihrer Kultur (und im Einklang mit ihr) leben wollen. Problematisch ist, daß der reagierende Geist weit über das Notwendige hinausgeht und daß er diese Weltsicht nutzt, um ein umfassendes Bild davon zu entwickeln, wie das Leben und sogar das Universum organisiert ist. Dieses Bild unterliegt dem Einfluß zahlreicher kulturspezifischer Botschaften, z. B. dem jener Art von Redensarten, mit denen wir uns in der vorigen Übung beschäftigt haben. Dieses umfassende, aber verborgene Bild ist die Grundlage dessen, was Sie vom Leben erwarten, und diese Erwartung ist oft die Ursache starken Leidens. Ein Depressiver sagte einmal: »Ich habe alle möglichen Vorstellungen darüber, wie der große Poker-Dealer im Himmel die Chips verteilen müßte, und dann werde ich doch jedesmal verarscht!«

Josés Schwierigkeiten, mit seinem Schicksal fertig zu werden, basierten zu einem erheblichen Teil auf seiner impliziten Weltsicht, der zufolge das Leben Menschen belohnte, die stark sind und bereit, sich an Regeln zu halten. Weil er das Gefühl hatte, sich an die Regeln gehalten zu haben, erschien ihm die starke Einschränkung seiner körperlichen Fähigkeiten als unfair, so als hätte das Leben ihn betrogen. Wie wir im folgenden sehen werden, kann Ihre implizite Weltsicht die Ursache für einige der schädlichsten Formen des Beurteilens sein, denen Sie zum Opfer fallen können.

ÜBUNG Regeln über das Leben

In dieser Übung werden wir Sie mit einer Anzahl von Äußerungen über das Leben konfrontieren, die wir im Laufe der Jahre von depressiven Menschen gehört haben. Weil keine Aussage dieser Art jemals völlig wahr oder völlig falsch ist, können Ihre Beurteilungen nur darauf basieren, wie Sie die jeweilige Äußerung meist beurteilen. Lesen Sie jeden Satz genau, und entscheiden Sie dann aufgrund Ihrer Überzeugungen, ob Sie ihn eher bestätigen oder eher verneinen würden.

Aussage über das Leben	eher richtig	eher falsch
Wenn du im Leben alles richtig machst, kannst du davon ausgehen, daß sich die Dinge zu deinen Gunsten entwickeln.		
Wenn einem Menschen etwas Negatives widerfährt, hat er das negative Resultat wahrscheinlich durch etwas, das er getan hat, verdient.		
Wenn jemand dir in irgendeiner Hinsicht Unrecht zufügt, wird er dafür wahrscheinlich zahlen müssen.		
Wenn du zu anderen Menschen immer freundlich bist, ist es unwahrscheinlicher, daß sie dich übervorteilen werden.		
Wenn du unter einem Trauma leidest, auf das du keinerlei Einfluß hast – beispielsweise weil du als Kind mißbraucht/mißhandelt worden bist oder weil dein Körper defomiert ist –, sollte das Leben dir dafür einen Ausgleich gewähren, indem es dir ein wenig Ruhe gönnt.		
Es gibt in der Welt gute und schlechte Menschen, und der Unterschied zwischen ihnen ist leicht zu erkennen.		
Wenn du anderen nichts Positives geben kannst, behältst du das, was du hast, besser für dich.		
Wenn du bei der Arbeit an einer Aufgabe nicht dein Bestes gibst, brauchst du dir nicht viel davon zu erhoffen.		
Wie man in den Wald ruft, so schallt es heraus. Üblen Menschen werden unvermeidlich üble Dinge passieren.		
Du kannst im Leben jedes Hindernis überwinden, wenn du dir nur genügend Mühe gibt.		
Wenn du etwas nicht schaffst, das man dir anvertraut hat, oder wenn du nicht erfüllst, was von dir erwartet wird, mußt du damit rechnen, daß du leiden wirst.		
Menschen, die andere übervorteilen, verdienen alles Üble, was sie ernten.		
Wenn du anderen gegenüber großzügig und mildtätig bist, werden sie dich mögen und dich fair behandeln.		
Alles, was dir im Leben widerfährt, geschieht aus einem Grund, auch wenn du den Grund nicht erkennst.		

Erläuterungen. Erinnern einige dieser Aussagen Sie an Dinge, die Sie selbst schon gesagt haben? Ist Ihnen aufgefallen, daß einige dieser Aussagen bei Ihnen stärkere Emotionen hervorrufen als andere? Falls Sie solche Reaktionen bemerken, handelt es sich eventuell um einen Teil Ihrer impliziten Weltsicht. Wie viele der Aussagen erscheinen Ihnen als eher richtig? Wenn Sie viele der Aussagen als Ihren Ansichten über das Leben entsprechend markiert haben, sind Sie möglicherweise anfälliger für Phishing-Versuche Ihres reagierenden Geistes in einer emotional schwierigen Situation. Denken Sie über Situationen aus der jüngeren Vergangenheit nach, in denen Ihre das Leben betreffenden Überzeugungen aktiviert worden sind. Konnten Sie in diesen Situationen effektiv reagieren, oder hatten Sie das Gefühl, erschöpft zu sein? Die Wahrscheinlichkeit, daß Ihre implizite Weltsicht aktiviert wird, ist um so größer, je provozierender eine Situation ist. Sie sollten die Signale erkennen können, die anzeigen, daß dieses oft verborgene System aktiv ist.

Vier Giftpillen: Wie Ihre Urteile Sie leiden lassen

Ihr reagierender Geist kann Sie zwar auf zahllose Arten leiden lassen, doch sind vier Bereiche für Depressive offenbar besonders gefährlich. Diese nennen wir die *vier Giftpillen.* In allen vier Fällen geht es um Urteile: richtig oder falsch, gut oder schlecht, fair oder unfair und die Einschätzung von Verantwortung und Schuld. Im Grunde handelt es sich immer um Variationen des Themas richtig oder falsch. Wenn Sie merken, daß irgendwo diese Ausdrucksformen des reagierenden Geistes vorliegen, müssen Sie dafür sorgen, daß Sie Ihre Gedanken keinesfalls als »die« Wahrheit ansehen und sich entsprechend verhalten, sondern zu ihnen auf Distanz bleiben. Wir werden uns die einzelnen Giftpillen nun genauer anschauen und anschließend einige Strategien erforschen, die Ihnen helfen könnten, schädliche Urteile zu entdecken und abzuwehren.

Richtig und falsch

Die Überzeugung, daß etwas nicht richtig ist, impliziert, daß ein Unrecht geschehen und jemand das Opfer dieses Unrechts ist. Es gibt einige unanzweifelbare Beispiele für Unrecht, beispielsweise daß ein Mensch körperlich mißhandelt oder sexuell mißbraucht worden ist. Doch in vielen Fällen ist leider weitaus weniger klar, was richtig und was falsch ist. Ein erstklassiges Beispiel hierfür sind Erwartungen bezüglich der Art, wie andere Menschen mit Ihnen umgehen sollten. Sie haben eigene Regeln darüber entwickelt, was die Voraussetzungen dafür sind, daß Sie eine Beziehung als »richtig« empfinden. Die andere beteiligte Person hat selbst natürlich auch solche Regeln aufgestellt. Wenn Sie zu dem Urteil gelangen, daß Ihnen unrecht geschehen ist, weil jemand gegen Ihre Regeln verstoßen hat, impliziert dies, daß Sie Ihre Regeln als die maßgeblichen ansehen. Vorsicht! Da ist Ihr reagierender Geist am Werk, der Sie mit dem Gedanken zu ködern versucht, daß er weiß, wie es in den Beziehungen zwischen Menschen grundsätzlich zugehen muß, welche Absichten die anderen verfolgen, und daß Sie das Recht haben, als Richter, Geschworener und Henker zugleich aufzutreten.

Wenn Sie die Giftpille des richtig und falsch schlucken, wird Ihr Handeln mit größerer

Wahrscheinlichkeit von Ihrer Wut und Ihrem Wunsch nach Rache bestimmt. Obwohl Sie anderen gegenüber wahrscheinlich liebevoll und respektvoll auftreten möchten, kann Ihre Einschätzung von richtig und falsch Sie dazu bringen, Dinge zu sagen oder zu tun, die gemein und verletzend sind. Die andere Seite der Münze ist, daß Sie anfangen, sich selbst als Opfer zu sehen. Wenn das der Fall ist, ziehen Sie sich wahrscheinlich zurück, verhalten Sie sich passiv, und unterstellen Sie Ihrem Gegenüber üble Absichten. Seien Sie sehr vorsichtig, wenn Sie Gedanken bemerken wie: »Das ist nicht richtig« oder: »So etwas brauche ich mir nicht bieten zu lassen.«

Gut und schlecht

Die Wörter gut und schlecht beschreiben die Qualitäten eines Objektes oder Ereignisses im Hinblick darauf, wie erstrebenswert es ist. Wenn Sie sagen, daß Sie ein »guter Mensch« sind, bedeutet das, daß Sie *alle* Ihre persönlichen Eigenschaften als positiv beurteilen. Wenn Sie über jemanden sagen: »Er ist ein schlechter Mensch«, dann sagen Sie damit praktisch, daß *alle* Eigenschaften des Betreffenden negativ sind. Diese sehr grundlegende Form von Einschätzung verbirgt sich in unserer Alltagssprache, und eine der raffiniertesten Methoden des reagierenden Geistes, diese Giftpillen zu verteilen, sind Wörter mit negativem Beigeschmack: Verlierer, unzulänglich, langweilig, nicht vertrauenswürdig, Lügner, hoffnungsloser Fall, leer, nicht liebenswert, häßlich und dergleichen. Wörter dieser Art tauchen in unseren Gesprächen und in unserem Denken ständig auf. Der emotionale Sog von Begriffen wie gut und schlecht ist sehr stark, und wir alle möchten nicht mit etwas assoziiert werden, das »schlecht« ist (nicht liebenswert, ein Verlierer, häßlich), weil das ungesund ist (noch eine Gut-schlecht-Beurteilung). Wir möchten nur mit dem, was gut ist, in Verbindung gebracht werden (liebenswert, Gewinner, attraktiv). Das Problem ist, daß die meisten Ereignisse im menschlichen Leben sich nicht ohne weiteres in dieses Kategoriensystem einordnen lassen. Sie sind weder ganz und gar gut noch ganz und gar schlecht. Vielmehr handelt es sich meist um Kombinationen aus gut und schlecht.

Fair und unfair

Die Einschätzung von fair und unfair hat ihre speziellen Tücken. Fair impliziert, daß Sie ein bestimmtes Resultat verdient haben. Wenn etwas als unfair bezeichnet wird, bedeutet dies, daß sie willkürlich bestraft worden sind oder daß Ihnen etwas vorenthalten wurde, das Sie eigentlich verdient haben. Diese spezielle Art von Einschätzung kann in Situationen, die zielgerichtetes Handeln erfordern, sehr hinderlich sein. Wenn jemand das Gefühl hat, unfair behandelt worden zu sein, bewegt sich der Betreffende gewöhnlich nicht mehr von der Stelle, und er gerät in eine Wut, die sich auf sein ganzes Leben bezieht. Leider haben andere an der Situation Beteiligte eine andere Sicht. Menschen, die mit einer anhaltenden Depression kämpfen, verstehen die Einschätzung, daß das Leben ihnen gegenüber nicht fair war, oft als verbindliche Wahrheit. Nun ist es aber leider der Lauf der Welt, daß man einfach nicht damit rechnen kann, hauptsächlich positive Empfindungen und Erlebnisse zu haben, weil man sich an bestimmte Regeln hält, die einem Menschen angeblich ein gutes Leben sichern sollen. So funktioniert das Leben einfach nicht. Es ist weder fair noch unfair. Und außerdem ist es ihm völlig egal, ob Sie es für fair oder unfair halten. Die Zeit und Energie, die Sie unter dem Einfluß dieser Giftpille vergeuden, würden Sie besser darauf verwenden, auf ein an Ihren Werten orientiertes Leben hinzuarbeiten.

Verantwortung und Schuld

Die vierte Kategorie besonders toxischer Einschätzungen beinhaltet das Bemühen herauszufinden, wer oder was für ein unerwünschtes Resultat verantwortlich ist. Das Verantwortlichmachen erscheint vielen Menschen, die mit negativen Resultaten konfrontiert werden, als äußerst wichtig. Um zu veranschaulichen, wie gefährlich die Nebenwirkungen dieser Giftpille sein können, möchten wir Ihnen vorschlagen, sich einmal vorzustellen, daß eine depressive Frau denkt: »Wenn ich nicht so dominant gewesen wäre, hätte mein Mann sich nicht mit dieser anderen Frau eingelassen.« Die Frau schreibt sich selbst die Verantwortung für das Handeln ihres Mannes zu – und für das Handeln der anderen Frau. Doch im Grunde ist es nicht besonders wahrscheinlich, daß sie dafür verantwortlich ist, oder? Diese Art von Einschätzung ist deshalb giftig, weil sie die Frage der Verantwortung in den Vordergrund stellt und darüber hinweggeht, daß es im Leben von Menschen immer einige Dinge gibt, auf die sie selbst keinen Einfluß haben. Das Denken von Depressiven kreist oft um die Vorstellung, daß sie auf irgendeine Weise für Ereignisse verantwortlich sind (oder daß sie diese verschuldet haben), die nicht völlig ihrem Einfluß unterliegen: der unerwartete Tod eines geliebten Menschen, eine Scheidung, die Drogenprobleme eines Kindes usw. Auch wenn Sie zu antworten in der Lage sind (»response-able«), haben Sie nicht unbedingt Schuld (d. h., Einfluß auf das Resultat).

ÜBUNG | Giftpillen

In dieser Übung sollen Sie einige Ihrer Triggersituationen identifizieren und sich damit beschäftigen, wie diese angeheizt werden könnten, wenn Sie Urteile für »die« Wahrheit halten und sich so in eine unzweckmäßige Position manövrieren. Beschreiben Sie in der linken Spalte der folgenden Tabelle eine Ihrer Triggersituationen – eine Situation, ein Ereignis oder eine bestimmte Art von Interaktion, die bei Ihnen starke Emotionen aktiviert. Nehmen Sie sich ein wenig Zeit, um darüber nachzudenken, welche der Giftpillen bei Ihren Reaktionen auf diese Situation im Spiel sein könnte: richtig oder falsch, gut oder schlecht, fair oder unfair, Verantwortung oder Schuld. Notieren Sie dann die Giftpillen, um die es in Ihrem Fall geht, in der mittleren Spalte, jeweils in einer separaten Zeile. Beschreiben Sie schließlich in der rechten Spalte die privaten Erlebnisse (Gedanken, Gefühle, Erinnerungen usw.), die auftreten, weil Sie die verschiedenen Einschätzungen, die Sie in der mittleren Spalte aufgeführt haben, als »die« Wahrheit ansehen. Sobald sie diese Analyse für die erste Triggersituation durchgeführt haben, verfahren Sie mit einigen weiteren genauso. Es empfiehlt sich, diese Übung auf einer Kopie des Formulars auszuführen, damit Sie sie später wiederholen können. Falls Sie mit der Übung Schwierigkeiten haben, können Sie sich zunächst mit dem Beispiel Glorias beschäftigen, das später in diesem Kapitel wiedergegeben wird.

Arbeitsblatt Giftpillen

Triggersituation	Giftpille	private Erlebnisse (Gedanken, Gefühle, Erinnerungen, Empfindungen usw.)

Erläuterungen. Was haben Sie entdeckt, als Sie die Lebenssituationen untersuchten, die für Sie als Triggersituationen fungieren? Haben Sie bemerkt, daß Ihre Triggersituationen gegen bestimmte Annahmen darüber, wie das Leben ist oder zu sein hat, verstießen? Taucht eine bestimmte Giftpille häufiger auf? Wenn Sie sich die Situationen anschauen, die Sie auf die Palme bringen, können Sie dann Ähnlichkeiten zwischen ihnen feststellen? Handelt es sich beispielsweise hauptsächlich um Intimitätskonflikte oder um Interaktionen mit Kollegen im Beruf? Welche Arten von privaten Erlebnissen sind in solchen Fällen im Spiel? Haben Sie in solchen Situationen viele provozierende Gedanken oder starke Emotionen? Werden Sie von Erinnerungen an frühere ähnliche Situationen überschwemmt?

Denken Sie daran, daß es hier nicht um eine Übung in Selbstkritik oder Selbstbeschuldigung geht. *Jeder* Mensch hat bestimmte Trigger, weil jeder einen reagierenden Geist hat. Wir wollen Ihnen hier ermöglichen, sich die Topographie dieser Situationen aus einer Beobachterperspektive anzuschauen. Wenn Sie in der Lage sind, giftig wirkende Urteile zu entdekken, können Sie lernen, diese nicht zu ernst zu nehmen und dadurch den dringend erforderlichen Raum zwischen sich selbst und Ihrer Worterzeugungsmaschine zu schaffen.

Glorias Geschichte

Gloria, eine 56jährige verheiratete Frau mit vier erwachsenen Kindern, hatte seit ihren Teenagerjahren mehrmals depressive Episoden erlebt. Sie war im Alter von sieben Jahren mehr als zwei Jahre lang von ihrem älteren Bruder sexuell mißbraucht worden. Als sie sich schließlich dazu durchrang, ihrer Mutter davon zu erzählen, glaubte diese ihr nicht. Statt dessen fragte sie den Bruder, ob er es getan habe, und als er sie anlog, glaubte sie ihm. Gloria hat ihrer Mutter dies nie verziehen, und sie sprechen auch nie darüber.

Gloria legt in ihren Beziehungen sehr großen Wert auf Loyalität und Vertrauen. Sie war mit ihrem zweiten Ehemann, dem Vater ihrer beiden jüngeren Kinder, fünfzehn Jahre lang verheiratet, und hatte während der ganzen Ehe mit ihrer Depression gekämpft. In dieser ganzen Zeit hatte es außerdem Probleme wegen der zusammengesetzten Familie gegeben. Aus Glorias Sicht hatte ihr Mann ihren beiden älteren Kindern gegenüber nie eine so intensive Beziehung entwickelt wie gegenüber seinen eigenen, obwohl er ihr versprochen hatte, allen ihren Kindern ein guter Vater zu sein. Gloria fühlt sich von ihrem Mann in dieser Hinsicht verraten, und sie hat nicht das Gefühl, daß sie ihm vertrauen kann, wenn er ihr bezüglich anderer Dinge, die ihr wichtig sind, Versprechungen macht. Ihre intime Beziehung hat unter diesen Vertrauensproblemen gelitten. Sie hat nicht viel Kontakt zu anderen Menschen und fühlt sich in Gesellschaft nicht besonders wohl. Sie ist sich nicht sicher, ob andere Menschen sie mögen oder nicht, und sie fühlt sich in Gegenwart Fremder ängstlich.

GLORIAS ARBEITSBLATT GIFTPILLEN

Triggersituationen	Giftpillen	private Erlebnisse
Mein Mann scheint unseren gemeinsamen Kindern mehr Aufmerksamkeit zu schenken als meinen Kindern.	richtig oder falsch	Damit verstößt er gegen das Versprechen, das er mir vor unserer Ehe gegeben hat. Ich bin wütend und fühle mich ihm fern. Ich werde ihm nicht sagen, warum ich wütend bin. Ich fühle mich schon wieder von ihm betrogen. Wenn er mich lieben würde, würde er halten, was er versprochen hat. Er ist ein Lügner.
	fair oder unfair	Womit haben meine Kinder eine solche Behandlung verdient? Ich muß sie davor schützen, von ihm vernachlässigt zu werden, weil sie als Erwachsene darunter leiden werden. Und was habe ich getan, daß ich das verdient hätte? Ich behandle ihn gut, und zum Dank dafür setzt er sich über meine Gefühle hinweg.
	Verantwortung und Schuld	Ich hätte es wissen müssen und hätte ihm besser nicht vertraut. Jetzt geraten meine Kinder schon wieder in solch eine schwierige Situation; sie werden schon wieder verletzt, und das ist meine Schuld.
Abendessen mit meiner eigenen Familie einschließlich meines Bruders am letzten Wochenende	gut oder schlecht	Ich kann einfach nicht glauben, was für ein Ekel er ist. Er schwindelt meine Mutter ständig an. Ich kann mich nicht dazu durchringen, jovial zu sein und Konversation zu betreiben; ich muß ihn ständig anstarren. Er und ich kennen die Wahrheit darüber, wie schrecklich er ist.
	fair oder unfair	Meine Mutter ist regelrecht in ihn verliebt, und für mich hat sie überhaupt keine Zeit. Daß ich mißbraucht worden bin, ist ihr offenbar völlig egal, und sie gibt sich nicht die geringste Mühe, es wieder gut zu machen. Ich fühle mich traurig und einsam.
Mein Mann kommt in unserem Schlafzimmer zu mir und will Sex.	gut oder schlecht	Ich habe versucht, gut zu ihm zu sein, aber er will nur Sex von mir; im Grunde bin ich ihm ziemlich gleichgültig. Wenn ich nicht auf seine Avancen eingehe, geht er einfach weg. Ich denke dann: »Gut, daß ich ihn los bin!«
	fair oder unfair	Ich sollte mich mit solchen Angeboten gar nicht abgeben; schließlich hat ihn nie interessiert, was ich will und brauche.

Kommentar: Gloria befindet sich eindeutig in einem Zustand starker Fusion mit ihrem reagierenden, urteilenden Geist, und sie hält viele ihrer negativen und provozierenden Gedanken für »die« Wahrheit. Einige ihrer Urteile basieren auf ihrer impliziten Weltsicht, und insofern erschweren sie es ihr wahrscheinlich, ihre augenblickliche Situation zutreffend einzuschätzen. (Beispielsweise ist der Satz »Ich behandle ihn gut, und zum Dank dafür ignoriert er meine Gefühle« ein Verstoß gegen die Sichtweise »Wenn du anderen gegenüber gütig und freigebig bist, werden sie dich ebenso behandeln.«) Es ist, als hätte sie eine Brille auf, durch die sie alles im Sinne der Frage »Kann ich dir vertrauen? Wirst du mich verstehen und mir glauben?« filtert. Ihr reagierender Geist ist so sehr damit beschäftigt, Interaktionen in diesem Sinne umzudeuten, daß es für sie sehr schwierig wäre, sich ihrem Mann, ihrer Mutter oder ihrem Bruder in einer Haltung des Mitgefühls oder des Verstehens zu nähern.

Als wir Gloria fragten, ob sie in der Lage wäre, sich mit diesen Gedanken weniger stark zu identifizieren, fragte sie bekümmert: »Wollen Sie damit etwa sagen, daß ich *nicht* sexuell mißbraucht worden bin? Meinen Sie, daß irgend jemand, der das erlebt hat, was ich erlebt habe, *nicht* nach einem vertrauenswürdigen Menschen Ausschau halten würde?« Mit diesen zwei *sehr* unterschiedlichen Fragen werden wir uns nun beschäftigen.

Beschreibung oder Beurteilung?

Das Gefährliche am reagierenden Geist ist, daß er Beschreibungen von Ereignissen oder Situationen mit Urteilen über dieselben vermengt. Eine Beschreibung ist eine objektive, faktische Aussage über die Eigenschaften einer Sache oder Situation, und sie basiert auf Informationen, die wir von unseren primären Sinnen (Sehen, Hören, Riechen, Schmekken und Fühlen) erhalten. Wenn Sie sich eine Vase mit Blumen anschauen, können Sie beschreiben, wie die Vase aussieht (ihre Form, Oberflächenstruktur, Farbe, Größe usw.) und wie die Blumen aussehen (ihre Größe, Form und Farbe; ob die Stiele glatt oder dornig sind; usw.). Wenn wir zehn Personen auffordern, die mit Blumen gefüllte Vase zu beschreiben, werden die verschiedenen Beschreibungen wahrscheinlich viele Übereinstimmungen hinsichtlich der primären Attribute aufweisen. Die für die Sinne wahrnehmbaren Aspekte von Situationen, Objekten oder Ereignissen sind die primären Eigenschaften, die ein integraler Bestandteil des jeweils beschriebenen Ereignisses oder Objekts oder der betreffenden Situation sind.

Urteile beinhalten Eigenschaften, die jemand einer Beschreibung beifügt. Ein Urteil verwandelt eine klare Kristallvase mit gelben langstieligen Rosen in eine elegante Vase mit wunderschönen gelben Blumen, die kunstvoll angeordnet sind. Wenn wir die gleichen zehn Personen wie zuvor bitten würden, ihre Eindrücke über die mit Blumen gefüllte Vase aufzuschreiben, würden ihre Antworten wohl deutlich unterschiedlicher ausfallen. Vielleicht erklären einige sogar, daß sie den Anblick widerwärtig finden; oder sie geben an, daß sie gezüchtete Blumen grundsätzlich nicht mögen; oder ihnen gefallen Schnittblumen nicht. Wenn wir den wertenden, reagierenden Geist auch nur auf ein einfaches Objekt »loslassen«, werden die Resultate grundsätzlich erheblich subjektiver.

Nun können wir zu Glorias beiden Fragen zurückkommen. Ja, es ist wahr, daß sie sexuell mißbraucht wurde, und sie konnte jede erlebte Mißbrauchsepisode konkret hinsichtlich ihrer primären Attribute beschreiben: die Situation, was geschah usw. Doch bei der zweiten Frage stoßen wir auf ein Problem: Sie implizierte, daß ein Mensch, der ein Ereignis dieser Art erlebt hat, dieses im Hinblick auf Vertrauen beurteilen und daß er sich von diesem Zeitpunkt an auf Vertrauensprobleme in Zusammenhang mit dem Erlebten konzentrieren muß. Natürlich kann kein Mensch solche Kindheitserlebnisse auf die leichte Schulter nehmen. Aber Einschätzungen wie: »Das bedeutet, daß ich niemandem mehr vertrauen kann« und: »Niemand glaubt mir oder versteht mich jemals« müssen nicht zwangsläufig mit den ursprünglichen Eigenschaften des Ereignisses verbunden werden. Vielmehr hat Gloria sie selbst hinzugefügt; *sie* hat diese Einschätzungen zum Zeitpunkt des Geschehens entwickelt, und sie wendet sie seither auf die meisten Situationen ihres Lebens an, ohne sich darum zu kümmern, daß diese neuen Situationen mit der ursprünglichen nur wenig gemein haben.

Und da liegt das Problem: Es ist nicht möglich, *keine* Urteile über Objekte, Ereignisse, Interaktionen usw. zu entwickeln, weil das nun einmal die normale alltägliche Aktivität des reagierenden Geistes ist. Eigentlich problematisch ist, daß wir oft eine Fusion mit unseren Einschätzungen entwickeln, als handle es sich bei diesen um Beschreibungen. Sobald Sie eine Beurteilung für eine Beschreibung halten, können Sie nicht mehr zwischen dem, was tatsächlich ein natürlicher Bestandteil der Situation ist, und dem, was Sie in die Situation hineinprojizieren, unterscheiden. Beides ist dann für Sie so fest miteinander verbunden, daß eine Trennung der Beschreibung von der Beurteilung fast unmöglich ist. Und wenn es bei den Beurteilungen um richtig oder falsch, gut oder schlecht, fair oder unfair oder um die Zuschreibung von Verantwortung oder Schuld geht, dann haben Sie es mit den Giftpillen zu tun, die äußerst schädliche Nebenwirkungen hervorrufen können, so wie es bei Gloria der Fall war. An einem bestimmten Punkt erzeugt sie in ihren Beziehungen sogar selbst aktiv Mißtrauen, weil ihre Urteile so fest mit ihren Beschreibungen verbunden sind.

ÜBUNG ⋮ Beobachten Sie Ihre Urteile

In dieser Übung trainieren Sie, zwischen dem Beschreiben und dem Beurteilen von Dingen zu unterscheiden. Zu diesem Zweck werden Sie sich mit einem Objekt, einer Person und einem Ereignis beschäftigen. Sie sollen im Hinblick auf alle drei Ihren reagierenden Geist bei seinen Versuchen, Sie zu ködern, beobachten. Registrieren Sie einfach, daß er das tut, und sagen Sie (laut): »Danke, Geist, daß du mir das Urteil ___________ gegeben hast.« Diese Übung ähnelt derjenigen aus Kapitel 8 mit Namen »Danken Sie Ihrem Geist« aber im vorliegenden Fall müssen Sie das Wort »Urteil« einfügen, wenn Sie Ihrem Geist danken. Außerdem ermöglicht die Übung Ihnen, Ähnlichkeiten und Unterschiede in den Reaktionen Ihres reagierenden Geistes auf Objekte, Menschen und Ereignisse zu erkennen. Sie können zur Ausführung der Übung normales (unbeschriebenes) weißes Papier verwenden.

1. Wählen Sie ein Objekt, auf das Sie einige Minuten lang Ihre Aufmerksamkeit richten wollen: eine Teetasse, ein Möbelstück, ein Bild, ein Blumenarrangement, was immer Sie wollen. Schauen Sie sich um, wählen Sie ein bestimmtes Objekt, und fokussieren Sie dann einige Minuten auf dieses, wobei Sie sich ausschließlich auf die Beschreibung, nicht auf die Beurteilung des Objekts konzentrieren. Notieren Sie auf dem weißen Blatt Papier Ihre Beschreibung des Objekts. Als nächstes notieren Sie die eventuell aufgetauchten Urteile über das Objekt. Danken Sie schließlich Ihrem Geist für jede dieser Beurteilungen.
2. Verfahren Sie mit einer Person ebenso. In diesem Fall können die sich aufdrängenden Urteile die Gemütsverfassung der Person betreffen, was Sie glauben, das diese über Sie denkt, oder was Sie selbst an ihr für gut oder schlecht halten. Nachdem Sie Ihre Beschreibung verfaßt und Ihre Urteile notiert haben, danken Sie Ihrem Geist für jedes Urteil.
3. Verfahren Sie schließlich genauso mit einem schwierigen Ereignis in Ihrem Leben. Das kann ein Ereignis aus Ihrer Kindheit, Ihren Teenagerjahren oder Ihrem Erwachsenenleben sein. Wählen Sie etwas, das für Sie wegen der emotionalen Reaktionen, die es ausgelöst hat, problematisch ist. Richten Sie Ihr inneres Auge einige Minuten lang auf dieses Ereignis, bis Sie sicher sind, daß Ihnen das Bild samt allen Einzelheiten vor Augen steht, und notieren Sie dann Ihre Faktenbeschreibung des Geschehens. Notieren Sie anschließend alle aufgetauchten Urteile. Dazu kann zählen, wie das Ereignis Sie heute tangiert, wie es Ihr Leben verändert hat, sowie Einschätzungen als richtig oder falsch, gut oder schlecht, beispielsweise »ekelhaft« oder »traumatisch«. Danken Sie auch in diesem Fall anschließend Ihrem Geist für seine Urteile.

Erläuterungen. Was ist Ihnen während dieser Übung aufgefallen? Oft produziert der reagierende Geist mehr Urteile, wenn die Emotionen stärker werden. Eine Tasse anzuschauen ist ein völlig anderes Erlebnis, als sich eine schmerzliche persönliche Erinnerung zu vergegenwärtigen. Vielleicht ist Ihnen aufgefallen, daß Sie sich an das schmerzliche Ereignis *primär* im Sinne von Urteilen erinnerten. Bei einigen Menschen sind die Urteile so fest verwurzelt, daß es ihnen schwerfällt, zum ursprünglichen Ereignis zurückzukehren und es faktisch und objektiv zu beschreiben.

Achten Sie auf Ihre Beurteilungen, und wählen* Sie, was Ihnen wichtig ist

Wir sind nicht der Auffassung, daß das Urteilen generell eine gefährliche Aktivität ist (obwohl wir dies oft vermuten). Die Gefahr liegt darin zu vergessen, daß es ein Ich gibt, das diese Urteile vom Geist empfängt. Wenn Sie eine Fusion mit Urteilen entwickeln und Sie diese so verstehen, als wären sie mit der Realität identisch, geraten Sie dadurch in eine Situation, in der Ihre Möglichkeiten eingeschränkt sind, auf Ereignisse so, wie sie sich darstellen, zu reagieren (statt so, wie Sie sie beurteilen). Wenn Sie in der Lage sind, von Ihren Urteilen Abstand zu nehmen, ist Ihnen eine sehr wirksame Reaktion möglich: fürsorgliches Handeln. Normalerweise sehen wir liebevolle Fürsorge als ein Verhalten an, das auf einen anderen Menschen bezogen ist, so wie wenn Sie für Ihre Eltern oder für Ihr Kind sorgen. Doch fürsorgliches Verhalten können wir auch als eine Investition in etwas oder jemanden – unter anderem auch in Sie selbst – verstehen. Beim fürsorglichen und liebevollen Verhalten sind Ihre Werte im Spiel, und Sie versuchen, Ihre Handlungen mit Ihren Werten in Einklang zu bringen. Liebevolle Fürsorge ist in jeder Situation eine hochwirksame und Energie mobilisierende Haltung.

Liebevolle Fürsorge bezieht sich auch auf private Ereignisse wie negative Gedanken, schmerzhafte Gefühle, belastende Erinnerungen oder beunruhigende Körperempfindungen. Sie können beschließen, solchen Ereignissen gegenüber liebevolle Fürsorge zu entwickeln – sich diesbezüglich zu engagieren –, was ziemlich sicher dazu führen wird, daß Sie mit ihnen ringen und deshalb leiden werden. Eine andere Strategie besteht darin, diese Ereignisse einfach sein zu lassen (bzw. zuzulassen), während Sie beschließen, auf was Sie in der betreffenden Situation Ihre fürsorgliche Haltung richten wollen. Ein Beispiel hierfür ist, daß Ihr Geist Ihnen ein Urteil präsentiert wie: »Wenn du mit deinen Freunden zum Essen gehst, werden Sie merken, daß du depressiv bist, und sie werden dich für einen Schwächling halten.« Nun könnten Sie beschließen, diesen Gedanken so wichtig zu nehmen, daß Sie auf das gemeinsame Essen verzichten. Oder Sie beschließen, dem Gedanken Raum zu geben und auf eine Weise zu handeln, die Ihren Werten hinsichtlich Freund-

* Siehe hierzu auch die Anmerkungen auf S. 138 und S. 325. Anm. d. Übers.

schaft gerecht wird. Sie können sich sagen: »Mir ist klar, daß mich dieser Gedanke heute Abend plagen wird, und ich könnte mich die ganze Nacht lang wegen des Gedankens sorgen. Aber weil es mir eigentlich sehr wichtig ist, mit meinen Freunden zusammen zu sein, nehme ich an dem geplanten gemeinsamen Essen teil.« Diese Form der liebevollen Fürsorge uns selbst gegenüber beinhaltet, daß Sie das negative Urteil »Deine Freunde werden dich für einen Schwächling halten« mit zu dem Essen nehmen. Sie müssen sich nicht in diesen Gedanken hineinversetzen und brauchen sein Auftauchen während des Essens nicht zu unterbinden zu versuchen. Letztlich läuft es ohnehin darauf hinaus, zu akzeptieren, was geschieht. Was Ihre Freunde tatsächlich über Sie denken, darauf haben Sie keinen Einfluß. Am wichtigsten ist, daß Sie sich dafür entscheiden, auf eine Weise zu handeln, die zeigt, worum es Ihnen hinsichtlich Ihrer Werte wirklich geht.

ÜBUNG | Was ist Ihnen wichtig?

Für diese Übung brauchen Sie die kleinen Karteikarten aus Kapitel 8, auf die Sie die Namen für Ihre Köder geschrieben haben. Diese Übung ist ein wenig kompliziert, aber Sie werden das Entscheidende daran verstehen, wenn Sie weiterlesen. Hier die Beschreibung:

1. Nehmen Sie eine der Karteikarten, und vergegenwärtigen Sie sich den Köder, für den der Spitzname steht. Nehmen Sie sich anschließend die Zeit, sich eine für Sie wichtige Lebenssituation vorzustellen, die den Köder aktivieren könnte.
2. Lesen Sie den Text der Karte noch einmal, und stellen Sie sich vor, daß Ihr Geist Ihnen in dieser Lebenssituation diese private Botschaft übermittelt.
3. Drehen Sie die Karteikarte auf die Rückseite, und schreiben Sie auf diese, auf was Sie in der vorgestellten Situation Ihre liebevolle Fürsorge richten wollen. Anders ausgedrückt: Wenn Sie beschließen würden, im Einklang mit Ihren persönlichen Werten zu handeln, was würden Sie dann tun, während Ihnen der negative Gedanke, das Gefühl, die Erinnerung oder die Empfindung vor Augen stünde, die der Köder repräsentiert? Streiten Sie nicht mit dem Inhalt des Köders, kämpfen Sie nicht gegen ihn, und versuchen Sie nicht, ihn zu vernichten oder sich vorzustellen, daß er nicht da ist.
4. Verfahren Sie so mit jedem Ihrer Köder.

Erläuterungen. Wenn Sie diese Übung für alle Ihre Köder ausgeführt haben, dann schauen Sie sich noch einmal die Vorder- und Rückseiten Ihrer Karteikarten an, und stellen Sie sich für jede folgende Frage: »Gibt es einen Grund, aus dem ich die belastenden Gedanken, Gefühle, Erinnerungen oder Empfindungen, die diesen Köder bilden, nicht haben könnte, während ich gleichzeitig die Handlung ausführe, die auf der Rückseite dieser Karte beschrieben ist?« Wenn Sie Ihre Gedanken für »die« unanzweifelbare Wahrheit halten, kann es Ihnen so erscheinen, als hindere Sie der Köder, der auf der Vorderseite der Karte beschrieben wird, daran, die auf der Rückseite beschriebene als wertvoll eingeschätzte Handlung auszuführen; aber ist das wirklich so?

Dies ist der Haken, den Urteile in Ihnen verankern. Wenn Sie den Köder als »die« Wahrheit beurteilen, werden Sie wahrscheinlich glauben, daß Sie die als wertvoll eingeschätzte Handlung nicht ausführen sollten oder können. Vielleicht ziehen Sie sich sogar völlig aus der betreffenden Situation zurück. Obwohl es Ihnen so erscheinen mag, als ob Sie sich vor emotionalen Verletzungen zu schützen versuchten, geht es in Wahrheit um das Vermeiden der Handlung, die Sie emotional schädigt. Warum? Wenn Sie Ihre als wertvoll eingeschätzten Handlungen unterminieren, unterminieren Sie das, woran Sie glauben.

Glorias Reise in ein erfülltes Leben

Für Gloria führte die Fusion mit den Regeln, die ihr reagierender Geist ihr bezüglich ihrer Bemühungen, sich selbst zu schützen und Verrat zu erkennen, aufzudrängen versuchte, im Grunde genau zu den Resultaten hinsichtlich ihrer Beziehungen, vor denen sie sich am meisten fürchtete. Weil sie nicht in der Lage war, Situationen oder Interaktionen als das zu sehen, was sie tatsächlich waren, nahm sie stets an, ihre miteinander verflochtenen Urteile bezüglich Verrat, Zurückweisung und Täuschung seien »die« Wahrheit. Nachdem sie gelernt hatte, einen Schritt zurückzutreten und sich von ihren Urteilen zu distanzieren, wurde ihr klar, daß sie selbst an der Entstehung dieser Situation beteiligt gewesen war und daß sie die Möglichkeit hatte, eine Wahl zu treffen. Was war ihr wirklich wichtig? Wollte sie das Zutreffen ihrer negativen Voraussagen darüber, daß andere Menschen generell nicht vertrauenswürdig seien und zum Betrug neigten, beweisen? Oder war ihr wichtiger, auf die Umsetzung ihrer Werte bezüglich Intimität und persönlichen Beziehungen hinzuarbeiten?

Als Gloria an der Klärung ihrer Werte arbeitete, formulierte sie sehr klar, was sie hinsichtlich zwischenmenschlicher Beziehungen wollte. Sie wünschte sich eine intime Beziehung zu ihrem Lebenspartner, die von gegenseitigem Respekt geprägt war. Und sie wünschte sich eine von Liebe, Sicherheit und Respekt geprägte familiäre Situation. Trotzdem hatte sie es vorgezogen zu beweisen, daß ihre negativen Voraussagen der Wahrheit entsprachen. Als sie schließlich merkte, daß zwischen ihren Werten und dem Verhalten, für das sie sich entschieden hatte, keinerlei Verbindung bestand, war das für Gloria ein wichtiges Aha-Erlebnis. Ihr wurde klar, daß sie mit ihrem Mann und ihren Kindern aus einer Haltung des Akzeptierens heraus Umgang pflegen wollte. Sie waren so, wie sie waren.

Statt weiter an der Einschätzung festzuhalten, ihr Mann bevorzuge die Kinder, die er mit ihr zusammen hatte, beschloß Gloria, ihren Mann direkt auf die Sache anzusprechen. Er reagierte auf Glorias Verdacht völlig überrascht und erklärte, er liebe alle seine Kinder und sehe auch ihre Kinder als die seinen. Dann fragte sie, ob er bereit sei, ihre Kinder zu adoptieren, und er bejahte das. Er sagte, für Glorias Kinder der Vater zu sein, sei für ihn so schwer, weil er das Gefühl habe, alles, was er tue, sei in ihren Augen nicht gut genug, und weil sie übermäßig beschützend und aggressiv reagiere, wenn er versuche, ihren Kindern gegenüber als Vater aufzutreten.

Als Gloria das hörte, reagierte sie defensiv und entwickelte die Überzeugung, sie könne ihrem Mann nicht nahe kommen, weil er sich als Betrüger erweisen, sie sexuell ausbeuten und sie schließlich fallenlassen werde. Statt dieses Urteil für wahr zu halten, gelang es ihr, es als Gedanken zuzulassen. Sie merkte auch, daß sie sich fürchtete, und ließ auch dieses Gefühl einfach zu. In Verbindung mit der Furcht tauchte bei ihr das Bild auf, daß ihr Bruder sie am Boden festhielt und sie sexuell belästigte. Gloria hielt diese Erinnerung aus, obwohl es ihr sehr schwerfiel. Nach einiger Zeit merkte sie, daß dieses Bild von ihrer Vergangenheit für die aktuelle Interaktion keinerlei Bedeutung hatte.

Gloria und ihr Mann gingen an diesem Abend gemeinsam essen und schliefen zum ersten Mal seit Monaten im gleichen Bett. Gloria wollte nicht zu übereilt wieder mit körperlicher Intimität beginnen, und ihr Mann akzeptierte das. Er hielt sie in dieser Nacht nur in seinen Armen, und sie fühlte sich ihm zum ersten Mal seit Jahren wieder nahe. Gloria befand sich auf dem Weg in ein erfülltes Leben!

Die ultimative Richtig-falsch-Falle: Selbstmord und selbstschädigende Handlungen

Wir müssen uns noch mit einem sehr heiklen Thema befassen, das bei Depression oft eine Rolle spielt: der Umgang mit der Gefahr eines Selbstmordes und anderer selbstschädigender Verhaltensweisen wie des Zufügens von Schnittverletzungen, des wiederholten Einnehmens von Medikamentenüberdosen sowie des übermäßigen Konsums von Drogen und Alkohol. Berichte über Selbstmorde Depressiver stellen gewöhnlich den tragischen Aspekt solcher Situationen in den Vordergrund, sie geben jedoch meist kaum Aufschluß über die wahren Ursachen selbstschädigender Handlungen. Soweit wir wissen, sind Menschen die einzige Spezies, in der Einzelne absichtlich ihre eigene Existenz beenden. Wie kann ein Mensch seines Alltags so überdrüssig werden, daß es ihm als attraktiver erscheint, nicht mehr zu existieren.

Nach unserer Auffassung sind Selbstmordgedanken und entsprechende Handlungen weniger Symptome einer Depression als Reaktionen darauf. Wahrscheinlich wird der Gedanke, daß es besser ist zu sterben, als weiterzuleben, durch zwei primäre Faktoren gespeist. Diese hängen mit Vermeiden und Fusion zusammen, den Sirenengesängen, die Sie in die Depression führen können. Ebenso wie in der griechischen Mythologie können sie auch bewirken, daß Menschen beschließen, sich selbst zu vernichten. Die erste primäre Ursache für die Ausführung eines Selbstmordes ist das Erleben von starkem emotionalem Schmerz, der von den Betroffenen als unerträglich, unaufhörlich und unentrinnbar empfunden wird. Diese Art von Schmerz gehört meist zur Kategorie exzessives Leiden, und sie entsteht wahrscheinlich, wenn Menschen hinsichtlich einer Situation, die sehr unangenehme Gefühle erzeugt, nicht die Haltung der Bereitschaft und des Akzeptierens einnehmen. Weil Versuche, negative Gefühle zu unterdrücken, unter Kontrolle zu bringen oder zu vermeiden, die ständige Selbstverstärkung der Depression fördern, bekommen die Betroffenen das Gefühl, ihnen werde in emotionaler Hinsicht immer stärker der Boden entzogen. Der Selbstmord mag ihnen dann als der einzige Ausweg erscheinen. Letztendlich ist dies jedoch die ultimative Form des Vermeidens.

Eine zweite Ursache für das Auftreten der Tendenz zum Selbstmord besteht darin, daß der Betroffene sich auf eine Fusion mit »Giftpillen«-Beurteilungen hinsichtlich Triggersituationen einläßt, wobei es insbesondere um Fair-unfair-Beurteilungen geht. Einschätzungen, die suizidale Handlungen auslösen, sind oft mit einem tiefen Gefühl verbunden, im Leben betrogen worden zu sein oder von einem anderen Menschen ein Unrecht erlitten zu haben, verbunden mit dem Gefühl, daß der Betreffende es verdiene, für seine Freveltat bestraft zu werden. Der vielleicht ultimative Sirenengesang ist die Fusion mit einer Vision der eigenen Person als tot in einem friedlichen Zustand, frei von allem Leiden. Tatsächlich jedoch wissen wir schlicht und einfach nicht, wie es sich anfühlt, tot zu sein. Die Vorstellung, Totsein sei ein friedlicher Zustand, ist ein weiteres Beispiel für einen Rat des reagierenden Geistes in einer Angelegenheit, über die er absolut nichts weiß.

Falls Sie schon einmal an Selbstmord gedacht oder sogar einen Versuch unternommen haben, sich umzubringen, möchten wir, daß Sie sich mit dem Prozeß beschäftigen, der Sie an diesen Punkt gebracht hat, und daß Sie sich einmal fragen: »Wenn ich in die Situation, die meine Selbstmordtendenzen ausgelöst hat, eine Haltung der Bereitschaft und des Akzeptierens hineinnehmen würde, was geschähe dann mit meinem Gefühl des Leidens? Würde ich auch dann exzessives Leiden erleben, wenn ich bereit wäre, innezuhalten und mein ursprüngliches Leiden zu akzeptieren? Füge ich der Situation schädliche Einschätzungen hinzu, die es mir unmöglich machen, die ursprünglichen Fakten von meinen Urteilen über diese Fakten zu trennen? Lasse ich mich auf eine Fusion mit einem Bild des Todes als eines friedlichen Zustandes ein, obwohl ich keine konkrete Erfahrung damit habe, wie es ist, tot zu sein?« Wir garantieren Ihnen: Wenn Sie die Zeit aufwenden, die erforderlich ist, um sich ernsthaft mit dieser Frage auseinanderzusetzen, werden Sie wahrscheinlich erkennen, daß es einen anderen Ausweg aus dieser Plackerei gibt. Ein altes Sprichwort trifft das, worauf wir hinaus wollen, besser, als wir es jemals formulieren könnten: Selbstmord ist eine permanente Lösung zu einem zeitweiligen Problem.

ACT-Geheimnisse

- Die Wurzel exzessiven Leidens, wozu auch Depression zählt, ist oft mit Urteilen über uns selbst und andere Menschen verbunden, die wir in der Vergangenheit, Gegenwart und Zukunft fällen.
- Die implizite Weltsicht Ihres reagierenden Geistes trübt Ihre Sicht der Welt, so wie sie wirklich ist; Sie sehen die Welt statt dessen als von willkürlichen Regeln und Erwartungen geprägt.
- Ihr reagierender Geist webt Beurteilungen in alles ein, was Sie erleben – Dinge, Menschen und Ereignisse –, und er stellt diese Urteile als unanfechtbare Wahrheiten hin.
- Sie können selbst beschließen, wofür Sie sich einsetzen wollen: für Ihre Urteile oder für Handlungen, die Sie für wertvoll halten.
- Sie können Ihre Urteile begrüßen, sie als das sehen, was sie sind, und durch Ihr Handeln ein Leben aufbauen, das zu leben Ihnen als lohnend erscheint.

Der Coach sagt

Die Urteile unseres Geistes über uns selbst und andere Menschen sind *nicht* generell unverzichtbar. Sie sind oft unzutreffend und schädigen uns selbst. Sobald Ihnen klargeworden ist, wie Sie Ihren reagierenden Geist außer Funktion setzen, können Sie sich dem zuwenden, was Ihnen in Ihrem Leben wirklich wichtig ist: Ihren Werten gemäß zu leben, Ihre Vitalität zu verbessern und ein Ziel zu verfolgen, das Ihnen als der Mühe wert erscheint.

Vorschau

Im nächsten Kapitel werden Sie eine andere gefährliche Form des Urteilens kennenlernen: die Begründungen, mit denen Sie Ihr Verhalten zu erklären versuchen. Wir werden Ihnen erklären, wie das Gründe-Erfinden genau die Resultate erzielt, die Sie im Leben vermeiden wollen. Außerdem werden Sie verstehen, warum es so wichtig ist, bezüglich der Gründe, mit denen Sie sich selbst und anderen Ihre Handlungen zu erklären pflegen, sehr skeptisch zu sein.

10 Schritt 5 Lernen, daß Sinngebung sinnlos ist

Wie ein Dieb schlich sich der Geist [Verstand] ein und setzte sich zwischen die Liebenden, begierig darauf, ihnen Rat zu geben. Da sie nicht auf ihn hören wollten, küßte er ihnen die Füße und ging seiner Wege.

— Rumi

Im vorigen Kapitel haben wir Sie auf die Probleme hingewiesen, die mit der Fähigkeit des reagierenden Geistes verbunden sind, insgeheim Urteile über Ereignisse, Situationen und Interaktionen zu injizieren und sie wie unbestreitbare Wahrheiten erscheinen zu lassen. Solche Regeln verurteilen Sie zum Leiden, wenn Situationen, Interaktionen oder Ereignisse sich anders entwickeln, als Sie es gehofft hatten. Wir haben auch die vier Giftpillen beschrieben, die gefährlichsten Arten verborgener Einschätzungen: richtig oder falsch, gut oder schlecht, fair oder unfair und die Zuschreibung von Verantwortung und Schuld. Wenn Sie Ihre Urteile für »die« Wahrheit halten, verstärken Sie durch Ihr Handeln möglicherweise Ihre Depression und schwächen Ihre Vitalität. Gegen die Giftpillen und gegen andere Arten von Urteilen wirkt, daß Sie sich von Ihrer inneren Weisheit führen lassen. Wenn Sie merken, daß Sie in die Depression hineingezogen werden, können Sie Raum für den Ausdruck Ihrer inneren Weisheit schaffen, indem Sie einfach Ihre Urteile und Annahmen als das sehen, was sie sind: mentale Ereignisse, nicht »die« Wirklichkeit.

Im vorliegenden Kapitel werden wir uns auch damit beschäftigen, wie Sie ein weiteres eventuell gefährliches Merkmal des reagierenden Geistes erkennen und überwinden können. Dabei müssen Sie ein gesundes Mißtrauen gegen Erklärungen entwickeln, die Ihr Verhalten erklären sollen. Auf der untersten Ebene entwickeln wir Erklärungen für bestimmte Dinge, die wir täglich tun oder nicht tun: »Warum ich vorige Woche nicht zur Kirche gegangen bin«, »Warum ich heute mein Kind angebrüllt habe«, »Warum ich heute nicht zur Arbeit gehe« usw. Dieser unablässige Prozeß des Entwickelns von Urteilen über uns selbst ist für die Feststellung der Qualität unseres Lebens sowohl in positiver als auch in negativer Hinsicht von großer Bedeutung. Wenn wir Ereignisse, Situationen und Interaktionen nicht erklären könnten, hätten wir große Schwierigkeiten, überhaupt irgend etwas zustande zu bringen. Dieses wichtige geistige Werkzeug hilft uns, die unterschiedlichsten Probleme zu lösen. Doch wenn wir diesen mächtigen analytischen Prozeß auf das richten, was in unserem Inneren vor sich geht, kann er zu einer echten Gefahr werden.

Die meisten Depressiven können selbst einfachen Erklärungen von Verhaltensweisen einen negativen Dreh geben: »Ich bin nicht zur Kirche gegangen, weil es in meinem Leben nichts gibt, wofür es sich zu beten lohnen würde«, »Ich habe meine Kinder angebrüllt, weil ich ein schlechter Vater bzw. eine schlechte Mutter bin«, »Ich bin nicht zur Arbeit gegangen, weil ich dort sowieso nur wieder Mist gebaut hätte.« Dies kann dramatisch Ihr Selbstvertrauen und Ihre Bereitschaft zu lebensfördernden Verhaltensweisen beeinträchtigen, insbesondere in mit negativem Affekt belasteten Situationen. Das Problem ist, daß die Prozesse des Schlußfolgerns und Erklärens in Ihrem reagierenden Geist stattfinden und daß Sie, der Mensch, mit den Begründungen interagieren, die dieser Geist tagtäglich entwickelt. Deshalb müssen Sie zu erkennen lernen, wann es nützlich ist, Begründungen und Erklärungen zu entwickeln, und wann nicht.

Wir werden Ihnen in diesem Kapitel demonstrieren, daß die Erklärungen Ihres reagierenden Geistes für bestimmte Arten von Ereignissen, Situationen oder Interaktionen nicht nur unzutreffend sind, sondern Sie in Ihrem Streben nach einem erfüllten Leben auch in die Irre führen können. Sich genau anzuschauen, wie Ihr reagierender Geist Dinge, die Sie und Ihre Welt betreffen, erklärt, ist ungefähr die stärkste Annäherung an ihn, die Sie zustande bringen können. Ihr reagierender Geist wird sich sehr aufregen, wenn Sie jetzt weiterlesen, denn Ereignisse zu erklären ist ein ungeheuer wichtiger Bestandteil seiner typischen Aufgaben, und er identifiziert sich mit dieser Rolle sehr stark. Folglich müssen Sie damit rechnen, daß er im Hintergrund ziemlich zetern wird, wenn wir uns daran machen, systematisch die Illusionen bloßzustellen, die er entwickelt, um zu erklären, warum Sie sich so und nicht anders verhalten. Diese Widerrede kann die Form annehmen, daß er Sie auffordert, nichts von dem zu glauben, was wir Ihnen hier erklären. Vielleicht werden Sie denken, daß Ihre Situation völlig anders ist als das, was hier beschrieben wird, und daß Sie schon wissen, warum Sie tun, was Sie tun. Vielleicht werden Sie sogar auf uns wütend werden, weil wir zu behaupten wagen, daß Ihre Sicht Ihrer Lebensgeschichte Erinnerungsfehler aufweist, daß Sie Ereignisse selektiv ausfiltern und daß Ihre Annahmen über Ursache und Wirkung fragwürdig sind. Wie Gloria glauben Sie vielleicht, wir wollten abstreiten, daß Sie Dinge erlebt haben, die für Sie sehr hart waren. Falls Sie merken, daß etwas derartiges bei Ihnen im Gange ist, dann danken Sie Ihrem Geist dafür, daß er Ihnen diese Urteile über das, was Sie lesen, gibt, und fahren Sie dann mit dem Lesen fort, so gut es Ihnen möglich ist. Denken Sie stets daran, daß wir Ihnen zu einem Leben verhelfen wollen, das von den depressionsfördernden Manövern ihrer Worterzeugungsmaschine so weit wie möglich frei ist.

Sinn schaffen

Sinn zu schaffen bedeutet, zu erklären, warum Sie tun, was Sie tun, warum andere tun, was sie tun, und warum die Dinge so geschehen, wie sie geschehen. Im Alltagsgeschehen findet das Sinn-Schaffen in Form des Erklärens der jeweils aktuellen Handlungen und des Deutens der Handlungen anderer statt. In der ACT bezeichnen wir diesen unablässigen täglichen Analyseprozeß als »Gründe-Erfinden« oder »Begründen« *(reason giving)*. Weil Gründe unserem Sprachsystem entstammen und weil die Sprache und der reagierende Geist so zusammenarbeiten, wie sie es nun einmal tun, nämlich indem sie Dinge zu Gruppen einander ähnlicher Objekte zusammenfassen, formieren Begründungen sich zu Themenkomplexen, die Wochen, Monate oder sogar Jahre umfassen können. Wir könnten dies auch als Ihre fortlaufende Lebenserzählung bezeichnen, wobei es sich im Grunde um nichts anderes handelt als Ihre Erklärung dessen, wer Sie sind und wie Sie so geworden sind, wie Sie sind. In der ACT nennen wir dies *Storyline* (Plot). Diese Form des Gründe-Erfindens ist so wichtig, daß wir ihr das gesamte nächste Kapitel widmen werden. Im hier vorliegenden Kapitel werden wir uns auf den grundlegenden Prozeß des Gründe-Erfindens konzentrieren, der beinhaltet, daß Sie zu verstehen versuchen, warum Sie tun, was Sie tun, und warum andere tun, was *sie* tun. Wir werden noch sehen, daß Depressive unablässig mit dieser Art sinnstiftender Aktivität beschäftigt sind. Wenn Sie beispielsweise zu analysieren versuchen, warum Sie depressiv sind und warum Sie Ihr Leben nicht ebenso genießen können wie andere Menschen, versuchen Sie, Ihrer Situation einen Sinn zuzuschreiben.

Das Problem ist, daß das Bemühen um Sinn im Falle bestimmter Arten von Problemen den Eindruck entstehen läßt, es gäbe nur eine einzige, ganz spezifische Antwort (»Ich bin depressiv, weil meine Arbeit mir alle Energie raubt«), wohingegen es tatsächlich noch viele andere, ebenso plausible Erklärungen geben könnte (z. B.: »Ich bin depressiv, weil ich meinen Körper nicht mehr trainiere«, »… weil ich mich von Junk-Food ernähre«, »… weil ich mich mit den Problemen, die ich mit meiner Tochter habe, nicht auseinandersetze«, usw.). In den meisten Lebenssituationen, die Schmerzen verursachen, ist es gefährlich, ihnen einen Sinn zuzuschreiben, weil das auf eine falsche Fährte führen kann. Bestimmte Arten von Begründungen, die Ihnen dabei einfallen mögen – beispielsweise frühere Erlebnisse als Erklärung für Ihre Depression (»Ich bin depressiv, weil mein Vater mich ständig kritisiert hat«) –, nageln Sie in einer auswegslosen Situation fest. Weil Sie Ihre persönliche

Geschichte nicht auslöschen können, läßt Ihnen eine solche Erklärung kaum Möglichkeiten, Ihre Depression zu überwinden.

Gründe erfinden

Wie bereits erwähnt, beinhaltet das Begründen oder Gründe-Erfinden den Versuch, zwischen zwei potentiell miteinander verbundenen Faktoren eine Ursache-Wirkungs-Beziehung herzustellen. Nehmen wir einmal an, ein Mann hat seiner Frau versprochen, sie nach der Arbeit mit dem Auto abzuholen. Nun vergißt er diese Vereinbarung und taucht zum verabredeten Termin nicht auf. Die Frau ist darüber ziemlich verärgert und fragt ihn, warum er nicht gekommen sei. Sie fordert ihn also auf, eine bestimmte Art von Ursache-Wirkungs-Beziehung herzustellen: Auskunft darüber zu geben, weshalb er nicht gekommen ist, um sie abzuholen. Wir werden von unserer Kindheit an darauf gedrillt, gesellschaftlich akzeptable Antworten zu produzieren (»Ich bin nicht gekommen, weil ich meinen Terminkalender zu Hause liegen gelassen hatte und mich nicht mehr daran erinnern konnte, daß ich dich abholen wollte«) und keinesfalls Gründe anzuführen, die Verstöße gegen soziale Normen beinhalten (»Ich hab's vergessen« oder: »Ich habe zwar daran gedacht, daß ich dich abholen wollte, aber ich habe mich dann entschlossen, es nicht zu tun«).

Das Begründen ist ein Hilfsmittel, mit dem Sie Ihre Handlungen (und diejenigen anderer Menschen) sowohl erklären als auch rechtfertigen können – vor sich selbst und vor anderen. Begründungen entstammen stets Ihrem reagierenden Geist. Doch in der ACT pflegen wir zu sagen: »Wenn du etwas denkst, bedeutet das nicht unbedingt, daß es tatsächlich so ist.« Nur weil Ihr reagierender Geist in der Lage ist, Erklärungen für Ereignisse und Interaktionen in Ihrem Leben zu entwickeln, sind diese Erklärungen nicht in jedem Fall zutreffend! Um zu verstehen, weshalb das so ist, wollen wir uns einmal anschauen, wie Begründungen im reagierenden Geist entstehen, wie sie in der sozialen Welt wirken und warum es gute Gründe dafür gibt, gegenüber den Begründungen Ihres Geistes mißtrauisch zu sein.

Die Illusion von Ursache und Wirkung

Ursache-Wirkungs-Beziehungen zu definieren ist eine Grundeigenschaft menschlichen Denkens, die uns anderen Arten gegenüber beträchtliche Vorteile verschafft. Stellen Sie sich beispielsweise vor, Sie verbringen an einem strahlenden Sommertag einige Stunden in der Sonne. Sie handeln sich einen starken Sonnenbrand ein und lernen dadurch, daß Sonnenbäder zu einem Sonnenbrand führen, der sehr schmerzhaft ist. Um das Zustandekommen dieser Ursache-Wirkungs-Beziehung in Zukunft zu verhindern, entwickeln

Sie eine Ursache-Wirkungs-Regel, die Ihnen empfiehlt, beim nächsten längeren Aufenthalt in der Sonne entweder den ganzen Körper mit Kleidung abzudecken oder Ihre Haut mit Sonnencreme zu schützen. Wenn Sie diese Regel *nicht* befolgen, bekommen Sie beim nächsten Aufenthalt in der Sonne wieder einen Sonnenbrand. Dies ist ein Beispiel für die Entwicklung einer *Spur* oder eines *Track*, einer mentalen Regel, die eine physische Beziehung zwischen Ihnen und der äußeren Welt korrekt abbildet. Tracks sind sehr nützlich, um unser Verhalten in der physischen Welt zu organisieren.

Es gibt allerdings auch Fälle, in denen eine allem Anschein nach offensichtliche Ursache-Wirkungs-Beziehung in Wahrheit eine Illusion ist. Gute Beispiele hierfür sind Sonnenaufgang und Sonnenuntergang. Für den unwissenden Betrachter sieht es so aus, als ob der Sonnenaufgang durch die Aufwärtsbewegung der Sonne und durch ihr Auftauchen über dem östlichen Horizont und der Sonnenuntergang durch das Absteigen der Sonne unter den westlichen Horizont verursacht werde. Viele Jahrhunderte lang glaubten die Menschen, dies sei tatsächlich so, und die Sonne (ebenso wie der Mond und die Sterne) kreise um die Erde. Natürlich ist das eine Täuschung. Tatsächlich entsteht der Anschein der Bewegung der Himmelskörper durch das Rotieren der Erde um ihre Achse. Auf kosmischer Ebene betrachtet bewegt sich das gesamte Sonnensystem mit unvorstellbarer Geschwindigkeit durch den Raum. Direkt können wir nichts von alldem wahrnehmen, weil wir uns in einem sehr eingeschränkten Bezugsrahmen bewegen.

In der Welt zwischen unseren Ohren gibt es viele illusorische Beziehungen – und in dieser Welt wimmelt es nur so von symbolischer Aktivität, die sich in einem ständigen Hin und Her von Ebbe und Flut befindet. Das menschliche Gehirn hat im Laufe seiner Entwicklung seine Fähigkeit weiterentwickelt, Tracks zu erzeugen, in Lebensbereiche ausgedehnt, in denen Tracks ihre Aufgabe nicht gut erfüllen. Wenn Sie beispielsweise eine Party besuchen und dort so starke Angst bekommen, daß Sie sich entschließen, sich früh zu verabschieden, haben Sie möglicherweise eine Begründung wie die folgende entwickelt: »Die Party hat bei mir starke Angst geweckt; wenn ich verhindern will, daß ich diese Angst noch einmal erlebe, muß ich solche Partys in Zukunft generell meiden.« Oberflächlich ähnelt diese Schlußfolgerung derjenigen, die wir nach einem Aufenthalt in der Sonne und dem anschließenden Erleben eines Sonnenbrands entwickeln. Doch während wir mit begründeter Entschiedenheit behaupten können, daß von der Sonne ausgehende ultraviolette Strahlen, die auf ungeschützte Haut treffen, Sonnenbrand verursachen, steht die Behauptung, die Teilnahme an einer Party habe bei uns Angst entstehen lassen, auf einem wesentlich unsichereren Fundament.

Unsere Angst könnte auch zahlreiche andere Ursachen haben. Von diesen sind einige recht plausibel, beispielsweise Schlafmangel, zu hoher Kaffeekonsum oder das Miterleben eines Unfalls auf dem Weg zur Party. Andere hingegen sind komplexer. Vielleicht hatten Sie Angst, Sie könnten Ihre Ex-Frau treffen; oder dies war die erste Büro-Party, an der Sie in Ihrer neuen Firma teilnehmen wollten, und Sie wollten um jeden Preis einen guten Eindruck hinterlassen. Obwohl sich zweifellos eine ziemlich lange Liste potentiell ursächlicher Faktoren zusammenstellen ließe, fällt auf: Der Track (»ein Partybesuch erzeugt Angst«) impliziert, daß es eine Hauptursache gibt. Dies ist ein sehr ernstes Problem: Wenn der reagierende Geist unbedingt einen einfachen Grund für eine komplizierte Situation finden will, ist die Chance, daß diese Erklärung zutreffend oder erschöpfend ist, sehr gering.

Gründe ermöglichen die Aufrechterhaltung der sozialen Kontrolle

Nach der ACT-Theorie ist das Gründe-Erfinden eine grundlegende soziale Fertigkeit, die für die Aufrechterhaltung der gesellschaftlichen Ordnung notwendig ist. Unsere Fähigkeit, unser Verhalten zu rechtfertigen, ist ein Grundbestandteil unserer Rolle in der Gesellschaft. Wenn in der Vorschule ein Kind ein anderes schlägt, fragt der Lehrer: »Warum hast du Johnny geschlagen?« Nennt das Kind dann einen sozial gebilligten Grund für sein Verhalten – beispielsweise: »Ich habe Johnny geschlagen, weil er mir meine Malkreide weggenommen hat«, reagiert der Lehrer darauf deutlich positiver, als wenn das Kind etwas sagt wie: »Ich habe Johnny geschlagen, weil er klein ist und weil ich ihm einfach gern ins Gesicht schlage.« Dieses soziale Training im Begründen beginnt schon sehr früh und wird während des ganzen Lebens fortgesetzt. Angenommen, Sie sind einen Tag nicht zur Arbeit gegangen, und Ihr Chef fragt sie, warum sie nicht gekommen sind. Wahrscheinlich sagen Sie dann nicht: »Weil mir nicht danach war«, auch wenn genau das der wahre Grund ist. Ihnen ist klar, daß Sie etwas sagen müssen wie: »Ich war krank« oder: »Mein Kind war sehr krank und hatte 40 Grad Fieber.«

Gründe lassen sich leicht einprogrammieren

Wie Sie gelernt haben, vermag der reagierende Geist Gründe für fast alles zu (er)finden, womit er konfrontiert wird. Ein offensichtlich lächerliches Beispiel für diesen Vorgang ist der Satz »Die braune Einkaufstüte hat mich dazu gebracht, von der Straße abzukommen«, die als Grund dafür angeführt wird, daß jemand gegen einen Baum gefahren ist. Sobald Sie diese Erklärung lesen, denkt sich Ihr reagierender Geist verschiedene Arten aus, auf die eine braune Einkaufstüte bewirken könnte, daß jemand beim Autofahren von der Straße abkommt. Vielleicht hatten Sie die Fensterscheiben heruntergedreht, die Tüte füllte sich mit Luft, landete auf dem Armaturenbrett und verstellte Ihnen so die Sicht. Achten Sie darauf, wie Ihr Geist, während Sie die Erklärung lesen, ein inneres Bild von der Szene entwickelt, das Ihnen als plausibel erscheint. Würden wir Sie auffordern, noch drei weitere Erklärungen dafür zu entwickeln, wie eine braune Einkaufstüte einen Menschen beim Autofahren von der Straße abbringen könnte, würden Sie auch die problemlos finden.

Ihr reagierender Geist ist dazu programmiert, auf alle Ursache-Wirkungs-Beziehungen so zu reagieren, als ob sie plausibel wären. Das ist deshalb so, weil es in der äußeren Welt zahllose Ursache-Wirkungs-Beziehungen gibt, und weil Ihr Geist in der Lage sein muß, diese Beziehungen ständig zu berücksichtigen. Oft gibt es gute Möglichkeiten, Ursache-Wirkungs-Beziehungen zu überprüfen. Wenn Sie nicht glauben, daß eine Sonnencreme einen Sonnenbrand verhindert, können Sie sich einfach in die Sonne stellen, ohne eine entsprechende Creme aufgetragen zu haben, und so die These überprüfen. Geht es hingegen um die Welt zwischen Ihren Ohren, so ist es kaum möglich, das Zutreffen mutmaßlicher Ursache-Wirkungs-Beziehungen zu erhärten.

Kehren wir nun noch einmal zum Beispiel des Kindes zurück, das Johnny geschlagen hatte. Seine Erklärung läßt sich praktisch auf folgende Aussage reduzieren: »Weil Johnny mir meine Malkreide weggenommen hat, habe ich ihn auf den Kopf geschlagen.« Bei genauer Betrachtung erweist sich diese Erklärung als absurd. »Johnny hat mir meine Malkreide abgenommen« hat den Jungen schließlich nicht physisch dazu *veranlaßt*, seine Hand zu erheben und ihn zu schlagen. Dabei können alle möglichen anderen Kräfte im Spiel gewesen sein. Vielleicht war er müde und gereizt. Vielleicht war er einfach hungrig. Vielleicht hatte er gerade einem anderen Kind ein Spielzeug geliehen und es nicht zurückbekommen. Dutzende von Dingen könnten bei dieser simplen Handlung zusätzlich im Spiel gewesen sein. Doch das Kind hatte irgendwie gelernt, daß eine Antwort, die auf einer gesellschaftlich gebilligten Ursache-Wirkungs-Konstruktion basiert, ihm den größten Nutzen bringt. Als Kinder lernen wir schnell, daß es nicht annähernd so wichtig ist, unsere Handlungen wirklichkeitsgemäß zu beschreiben, als daß wir gesellschaftlich gebilligte Gründe dafür angeben. Weil Ihr Geist dazu konditioniert worden ist, nicht unbedingt zutreffende Gründe anzuführen, ist es durchaus möglich, daß er genauso mit der Welt zwischen Ihren Ohren verfährt.

Der Mythos, nach dem Emotionen die Gründe für Ihr Handeln sind

Wir werden die Situation nun noch etwas komplizierter machen. Wenn Sie das Kind sind, das sich in Schwierigkeiten befindet, müßten Sie, damit der Lehrer Sie wirklich in Ruhe läßt, Ihrer Ursache-Wirkungs-Darstellung als Vermittler zwischen Johnny, der Ihre Malkreide weggenommen hat, und Ihnen, der oder die Johnny schlägt, einen mentalen Zustand hinzufügen. Wenn dem Lehrer klar ist, daß Sie wütend waren, weil Ihnen jemand die Malkreide weggenommen hat, wird das Schlagen dadurch zwar nicht zu einer zulässigen Reaktion, doch der Lehrer hat dann eine plausible Erklärung dafür, warum Sie getan haben, was Sie getan haben. Nun denken Sie einmal über folgendes nach: War die Wut wirklich die Ursache dafür, daß das andere Kind Johnny auf den Kopf geschlagen hat? Oder liegt dieser Handlung vielleicht letztendlich doch eine Wahl zugrunde? Ein Ereignis (etwa daß ihm die Malkreide gestohlen wurde) oder einen Geisteszustand (Wut) zu beschreiben ist nicht das gleiche wie zu erklären, wodurch das Verhalten (Johnny zu schlagen) entstanden ist. Obgleich er vielleicht tatsächlich wütend wurde, als Johnny ihm die Malkreide abnahm, besteht zwischen diesen Ereignissen und der Entscheidung, Johnny zu schlagen, keine Ursache-Wirkungs-Beziehung. Tatsächlich waren in der Situation viele verschiedene Reaktionen möglich.

ÜBUNG ⁝ Schauen Sie sich Ihre Begründungen an

Wie das obige Beispiel zeigt, werden Ursache-Wirkungs-Erklärungen oft zur Rechtfertigung sozial inakzeptabler Handlungen benutzt. Weil eine Depression oft mit dem Verweigern von der Gesellschaft erwarteten Verhaltens oder mit dem Vermeiden solcher Handlungen verbunden ist, waren Sie wahrscheinlich schon häufig in Situationen, in denen Sie rechtfertigen mußten, warum Sie etwas taten oder nicht taten, das von Ihnen erwartet wurde. Lesen Sie nun die folgenden Aussagen, die Depressive häufig zur Erklärung ihres Verhaltens anführen, und denken Sie darüber nach, ob Sie zur Begründung Ihrer Handlungen (oder Ihres Nicht-Handelns) jemals ähnliche Dinge verwendet haben:

- Ich war zu müde zum Walking.
- Ich bin nicht zur Arbeit gegangen, weil ich zu depressiv war.
- Ich werde mit meinen Kindern nicht fertig, weil ich zu depressiv bin.
- Weil ich keinerlei Motivation habe, sitze ich nur herum.
- Ich würde mich besser ernähren, wenn ich nicht ständig in so schlechter Stimmung wäre.
- Ich kann nicht aufhören zu rauchen, weil meine Stimmung einfach ständig unter aller Kanone ist.
- Ich gehe nicht mit Männern aus, weil ich immer noch versuche, über meine Scheidung hinwegzukommen.
- Ich trinke Alkohol, weil ich depressiv bin.
- Ich streite mich nicht mit meinem Partner, weil ich dann nur noch depressiver werde.
- Ich habe an dem Treffen mit meinen Freunden nicht teilgenommen, weil ich mich so schrecklich fühlte.
- Ich bin nicht in die Kirche gegangen, weil die Leute, die ich dort treffe, nicht verstehen, wie es ist, depressiv zu sein.

Kommentar. Kommen Ihnen einige dieser Aussagen bekannt vor? Wahrscheinlich werden Sie einige wiedererkennen, weil sie denjenigen ähneln, die Sie selbst oft benutzen, um Ihr depressives Verhalten zu erklären. Das ist kein Grund, sich Vorwürfe zu machen! Vergegenwärtigen Sie sich einfach, daß wir alle dazu erzogen worden sind, unsere Handlungen auf eine bestimmte Weise zu erklären. Analysieren wir einmal, was die Sätze enthalten: Erstens ist da ein negatives Verhalten, beispielsweise das Vermeiden des Zusammenseins mit Freunden, das Vermeiden von Verabredungen mit potentiellen Partnern, übermäßiges Trinken oder Essen – und dieses Verhalten muß irgendwie erklärt werden. Es folgt also eine Begründung bzw. ein Grund für das Verhalten. Dieser Grund wird als Ursache des Verhaltens hingestellt; in unserem Fall ist der Grund Ihre Depression. Äußerungen wie die aufgeführten besagen praktisch, daß Ihre Depression Ihr Verhalten und Ihre Handlungen verursacht.

Wagen und Pferd

Wenn Sie die Begründungssequenz, die wir gerade analysiert haben, umkehren, stoßen Sie auf ein sehr grundlegendes Problem, mit dem sich die meisten Depressiven herumschlagen, wenn sie versuchen, etwas an ihrer Situation zu ändern. In den ersten Jahren der ACT waren wir verblüfft über die Tendenz Depressiver, fast alles, was in ihrem Leben geschah, mit ihrer Depression zu erklären. Es kam uns so vor, als säße ein kleiner Mann oder eine kleine Frau mit Namen Depression an dem Platz in der Kontrollzentrale, von der aus das Leben des Betreffenden gesteuert wurde, und drückte ständig auf die falschen Knöpfe. Als wir den Prozeß des Begründens und wie er die Depression anheizt, gründlicher untersuchten, stellten wir uns irgendwann die Frage, ob die Depression das Handeln (oder Nicht-Handeln) der Betreffenden oder ob ihr Handeln (oder Nicht-Handeln) die Depression verursachte.

Erinnern Sie sich noch an José, den arbeitsunfähigen Feuerwehrmann aus dem vorigen Kapitel? Nachdem er die vorige Übung ausgeführt hatte, wurde ihm klar, daß er seine Fähigkeit, Gründe zu (er)finden, auf eine ziemlich komplexe Weise zur Erklärung seines Dilemmas benutzte: »Ich spiele nicht mehr mit meinen Kindern, weil ich aufgrund meiner Knieverletzung nicht mehr so mit ihnen laufen kann, wie ich es vorher getan habe. Und da ich nicht mehr so wie vorher mit ihnen spielen kann, wären sie sowieso enttäuscht, wenn ich es versuchen würde. Und wenn ich das erleben müßte, fühlte ich mich wie ein großer Versager.« Im Grunde lief Josés Argumentation darauf hinaus, daß seine Entscheidung, nicht mit seinen Kindern zu spielen, praktisch durch den Gedanken verursacht werde, daß er ein Versager sei, wenn seine Kinder aufgrund seiner (mangelnden) physischen Fähigkeiten enttäuscht wären.

Wenn Sie sich Josés Situation anschauen, sehen Sie die Falle des Begründens sehr klar. José wartet auf ein Wunder, das sein Knie wieder heilt und ihn wieder zu dem Mensch macht, der er einmal war. Er bezeichnet seine Verletzung als Ursache seiner Depression und gibt dieser die Schuld daran, daß er zu Hause oft wütend und mürrisch ist und sich zurückzieht. Seinen Rückzug von seiner Familie begründet er damit, daß er seine Frau und seine Kinder nur enttäuschen kann, wenn er nicht mehr so ist, wie er vorher war. Doch aufgrund dieses Mangels an Anteilnahme versagt er als Ehemann und Vater, obwohl ihm genau dieser Bereich am wichtigsten ist. José ist in einer komplizierten Sequenz des Begründens gefangen, die ihn dazu bringt, anders zu handeln, als er es aufgrund seiner Werte eigentlich tun müßte.

Ein altes englisches Sprichwort lautet: »Spanne den Karren nicht vor das Pferd.« Es weist uns darauf hin, daß Strategien, die ihren Zweck erfüllen, auf Klarheit über Ursache und Wirkung basieren. Wenn Sie versuchen, mit einem Wagen ein Pferd zu ziehen, werden Sie damit nicht besonders weit kommen. Bei Bemühungen, depressives Verhalten zu erklären, ist dieses Bild keineswegs weit hergeholt. Wenn Sie Ihre Depression als Ursache Ihres Handelns oder Nicht-Handelns ansehen, würde Ihr Pfad zur Genesung etwa wie folgt aussehen: zuerst müssen Sie Ihre Depression auflösen; dann, und erst dann können Sie effektiv handeln. Erzeugt hingegen das Handeln oder Nicht-Handeln die Depression, sieht der Weg aus der Depression wie folgt aus: Zuerst bemühen Sie sich um effektives Handeln, und anschließend stellen Sie einen Rückgang der Depression fest.

Tatsächlich glauben die meisten Betroffenen, eine Depression verursache Ineffektivität des Handelns, weshalb es ihnen als naheliegend erscheint, die Depression aufzulösen. Um diesen weit verbreiteten Mythos zu zerstreuen, wollen wir uns dem zuwenden, was drei Jahrzehnte psychologischer Forschung über Depression uns gelehrt haben. Die wissenschaftliche Sicht der Depression beinhaltet das genaue Gegenteil dieser weit verbreiteten Überzeugung bezüglich der Depression. Tatsächlich verursacht ein ständig umfassender werdendes Muster des Vermeidens die Depression. Man könnte auch sagen, die Depression sei nicht die Ursache, sondern das Resultat dessen, daß sich im Handeln oder in der Lebensweise eines Menschen seine Werte nicht spiegeln. Dies legt nahe, daß wir die Depression völlig anders zu überwinden versuchen: indem wir uns auch im depressiven Zustand schwierigen Situationen nähern und uns Aktivitäten widmen, die mit unseren Werten in Einklang stehen.

Leider erleben Menschen, die sich an der von der westlichen Kultur gestützten Sicht der Entstehung einer Depression orientieren, keinen Rückgang ihrer Depression, sondern deren Zunehmen. In der ACT nennen wir dies *unworkable change agenda* (»unzweckmäßiger Veränderungsplan«). Wenn Sie darauf warten, daß Ihre Depression nachläßt, und dies zur Vorbedingung für effektiveres Verhalten machen, werden Sie sich weiterhin nicht für positive Verhaltensweisen engagieren, und Sie werden in ihrer Depression gefangen bleiben. Bei José bedeutet dies: Je verzweifelter er hofft, wieder so zu werden, wie er einmal war, um so geringer wird die Chance, daß ihm dies tatsächlich gelingt. Der Ausweg besteht darin, daß er sich auf eine Weise, die er selbst als wertvoll empfindet, für seine Frau und seine Kinder engagiert, auch wenn das bedeutet, daß er sich anders verhalten muß als bisher, und auch wenn er völlig andere Dinge als vorher tun muß. Dies gibt ihm die Möglichkeit, seine Vitalität zurückzuerlangen.

Was kann an Begründungen »faul« sein?

Wie wir gesehen haben, führt die Kultur des Begründens zum Rechtfertigen von Verhalten statt zu seiner korrekten Erklärung. Schauen Sie sich die Aussage »Ich bin nicht zur Kirche gegangen, weil ich mich zu depressiv dazu fühlte« an. Tatsächlich gehen ständig Depressive zur Kirche; dies zeigt, daß eine Depression kein zwingender Grund dafür ist, nicht zur Kirche zu gehen. Korrekter wäre die Aussage »Ich habe mich entschieden, nicht zur Kirche zu gehen, und zum Zeitpunkt dieser Entscheidung habe ich das Gefühl erlebt, das Depression genannt wird.« Es geht hier nicht um den Vorwurf, daß Sie absichtlich versuchen, sich selbst zu täuschen. Sie tun nichts weiter, als Ihr Leben zu leben und zu versuchen, sich den Gepflogenheiten der Kultur, in der Sie leben, anzupassen. Man hat Ihnen beigebracht, Begründungen zu entwickeln, wenn eine Situation nicht günstig ist und andere Menschen wissen wollen, wie es Ihnen geht. Das Problem ist, daß diese Art von Sinnzuschreibung so häufig benutzt wird, daß wir unsere eigenen Begründungen für wahr zu halten beginnen, statt ihnen zwar Raum zu geben, sie aber auf Abstand zu halten.

Die meisten Ursachen liegen außerhalb des Gewahrseins

Seit über drei Jahrzehnten akzeptiert die Psychologie es als gesichert, daß Menschen die Ursachen ihres Verhaltens nicht sehen und nicht zu beschreiben vermögen. Dies wurde in zahlreichen Laborexperimenten über das menschliche Denken demonstriert (Nisbett & Wilson 1977). Wir haben nicht nur keinen bewußten Zugang zu wichtigen Ursachen, sondern wir beschreiben diese oft auch unzutreffend. Denken Sie an das Priming-Experiment mit College-Studenten zurück, das in Kapitel 5 beschrieben wurde (Bargh, Chen & Burrows 1996). Nicht ein einziger Untersuchungsteilnehmer bezeichnete die Beeinflussung durch verborgene Reizwörter, die ihm unter dem Deckmantel der angeblichen Erinnerungsaufgabe präsentiert wurden, als Ursache für seine Reaktion. Allen war absolut nicht klar, wie ihr Verhalten manipuliert worden war. Das beinhaltet letztendlich, daß Sie den Begründungen, die Sie für Ihr Verhalten angeben, grundsätzlich sehr skeptisch gegenüberstehen sollten, insbesondere wenn es sich um wichtige Verhaltensweisen handelt. Wie alle Menschen sind auch Sie sich nicht über das volle Spektrum möglicher Ursachen im klaren. Natürlich hält dies Ihren reagierenden Geist nicht davon ab, Sie mit einfachen Ursache-Wirkungs-Erklärungen zu ködern; zu etwas anderem ist er einfach nicht in der Lage. Wenn solche Erklärungen einen negativen, selbstherabsetzenden Ton annehmen, dann lassen Sie sich von Ihrer inneren Weisheit daran erinnern, daß diese Erklärungen im Grunde auf sozialer Konditionierung basierende Reaktionen sind, also keineswegs wissenschaftlich fundierte Wahrheiten.

Vorbewußte Tendenzen

Erinnern Sie sich noch an den *Racial Implicit Association Test*, der in Kapitel 5 beschrieben wurde? Mittlerweile gibt es einen ähnlichen Ansatz, der sich mit der impliziten Selbstachtung befaßt (Franck, de Raedt & de Houwer 2007). Wie der Begriff *implizite Selbstachtung* vermuten läßt, beinhaltet er das vorbewußte Priming (Initiieren) negativer oder positiver Einschätzungen der Stärke des Selbstwertgefühls. Sie können sich die implizite Selbstachtung als reflexhafte Reaktion hinsichtlich Ihres Selbstwertgefühls oder des Mangels daran vorstellen. Die Reaktion beeinflußt augenblicklich die Grundstimmung Ihres bewußten Denkens, obwohl Sie sich gar nicht darüber im klaren sind. Wenn Sie darauf präpariert worden sind, sich selbst negativ zu beurteilen, erkennen Sie ebensowenig wie die College-Studenten in dem zuvor beschriebenen Experiment, daß Sie durch getönte Brillengläser schauen.

Ein Themenkomplex für Untersuchungen über die implizite Selbstachtung ist die Erforschung der Unterschiede, die zwischen depressiven und nicht depressiven Menschen bestehen. Bei den entsprechenden Untersuchungen stellte sich heraus, daß Depressive Aufgaben, bei denen sie negative auf sie selbst bezogene Adjektive wie »nutzlos«, »häßlich« und »wertlos« sortieren müssen, wesentlich schneller ausführen, als wenn es sich um positive Selbstbeschreibungen wie »liebenswert«, »nett« und »attraktiv« handelt. Letztendlich bedeutet dies: Wenn Sie depressiv sind, wurden Sie dazu programmiert, wesentlich intensiver auf negative Informationen über Sie selbst zu achten. Außerdem existiert dann bei Ihnen ein Filter, der es Ihnen erschwert, positive Informationen zu akzeptieren. Kaum überraschend ist, daß sich dieser Filter in Ihrem reagierenden Geist befindet.

Die depressive Asymmetrie

Ein gut erforschtes Modell der Depression, die *Attributionstheorie*, besagt, daß von Vorurteilen bestimmtes Begründen ein wichtiger Faktor für die Aufrechterhaltung einer Depression ist (Alloy *et al.* 2006). Eine *Attribution* ist die Begründung, die für eine bestimmte Art von Situation, Ereignis oder Interaktion angegeben wird. Eine Art von Attribution ist die *interne*, bei der eine persönliche Handlung oder Eigenschaft als Ursache für ein bestimmtes Ereignis bezeichnet wird. Eine interne Attribution beinhaltet also, daß Sie die Verantwortung für ein bestimmtes Ereignis oder Resultat sich selbst zuschreiben. Eine andere Art von Attribution ist die *externe*, bei der ein Ereignis auf äußere Faktoren zurückgeführt wird, beispielsweise auf Aktivitäten anderer oder auf Zufall. Eine externe Attribution beinhaltet also, daß Sie ein Ereignis oder Resultat den Aktivitäten anderer zuschreiben.

Nun kann man alle Ereignisse im Leben von Menschen auf einer Skala von extrem positiven bis zu extrem negativen Erscheinungen anordnen. Als Menschen entwickeln wir automatisch Begründungen für alle Ereignisse auf diesem Kontinuum, weil das unsere Art ist, der Welt einen Sinn zuzuschreiben; allerdings sind unsere Begründungen oft verzerrt. So wie ein voreingenommener Richter sich schon eine Meinung über die Schuld eines Angeklagten gebildet hat, bevor er irgendwelche Fakten kennt, beinhaltet eine negative Voreingenommenheit beim Entwickeln von Begründungen, die Tendenz, ohne Rücksicht auf die Fakten negative Begründungen zu entwickeln. Jede Information, die auf das Gegenteil deuten würde, wird entweder ignoriert oder heruntergespielt.

Untersuchungen über die Begründungen, die Depressive entwickeln, zeigen übereinstimmend, daß diese Personengruppe zur Selbstzuschreibung der Verantwortung für negative Ereignisse oder Resultate neigt, wohingegen sie ihre Beteiligung an positiven Ereignissen oder Resultaten im allgemeinen herunterspielt. In der ACT nennen wir dies »depressive Asymmetrie« *(depressive skew)*. Dabei wenden die Betroffenen das Begründen ohne es zu merken zu ihren eigenen Ungunsten an. Um zu veranschaulichen, wie das im Alltagsleben vor sich geht, werden wir es bezogen auf ein paar typische Alltagsereignisse darstellen. Dabei wird jeweils eine unvoreingenommene Sicht und eine Beschreibung im Sinne der depressiven Asymmetrie vorgestellt.

Situation	**unvoreingenommene Sicht**	**depressive Asymmetrie**
Beförderung nach einer Leistungsbeurteilung	*Ich arbeite sehr hart und mache meine Arbeit sehr gut; meine Vorgesetzten haben das erkannt, und sie schätzen es.*	*Wenn sie wüßten, wie viele Fehler ich bei meiner Arbeit mache, würden sie mich niemals befördern. Wahrscheinlich haben sie sonst niemanden, der bereit ist, diese Position zu übernehmen.*
Ihre Partnerin schlägt Ihnen vor, mit ihr essen zu gehen und anschließend gemeinsam einen Film anzuschauen.	*Meine Partnerin möchte mit mir zusammen sein, weil es ihr Freude macht und weil ich etwas von Filmen verstehe.*	*Sie versucht nur, nett zu mir zu sein; wahrscheinlich hat ihre Freundin keine Lust, mit ihr in diesen Film zu gehen.*
Jemand, den Sie gern näher kennenlernen wollen, lehnt es ab, sich mit Ihnen zum Kaffee zu verabreden.	*Er hat sehr viel um die Ohren und im Moment wahrscheinlich wenig freie Zeit. Ich werde ihn in einem Monat noch einmal fragen.*	*Was ist nur mit mir los, daß die Leute keine Lust haben, mit mir zusammen zu sein? Sie müssen wohl merken, daß ich ein Verlierer bin.*

Wie Sie sehen, kann die depressive Asymmetrie auch dann aktiv sein, wenn etwas Positives geschieht. Ihr reagierender Geist drängt Ihnen in solchen Fällen den Gedanken auf, daß dieses positive Ereignis ein glücklicher Zufall ist und daß das Resultat nicht das Geringste mit Ihnen zu tun hat. Handelt es sich um ein negatives Ereignis, fordert Ihr reagierender Geist Sie dazu auf, dies als endgültigen Beweis dafür anzusehen, wie unattraktiv, wertlos oder unzulänglich Sie sind. Wenn Sie diesen Vorgang bemerken, dann danken Sie Ihrem Geist für die herrlichen Gedanken, die er produziert hat, schaffen Sie Raum für Ihre innere Weisheit, und gehen Sie weiter den Aktivitäten nach, mit denen Sie Ihre Werte zum Ausdruck zu bringen versuchen.

ÜBUNG ⋮ Spiel mit Begründungen

Nachdem Sie über die vielen Nachteile des Begründens informiert worden sind, möchten wir Ihnen eine Übung vorstellen, in der Sie den Wechsel aus der Perspektive des reagierenden Geistes in die Perspektive der inneren Weisheit üben können. Denken Sie daran, daß Begründungen Ereignisse meist nicht zutreffend erklären, sondern daß sie nichts weiter als Produkte des reagierenden Geistes sind. Demnach ist nichts von dem, was Sie im Rahmen dieser Übung aufschreiben, im wissenschaftlichen Sinne zutreffend; es handelt sich also nicht um eine exakte Ursache-Wirkungs-Analyse, die alle potentiell wichtigen Faktoren einbezieht. Sie werden aber etwas über die Zweckmäßigkeit verschiedener Arten von Begründungen erfahren. Da letztlich alle Begründungen willkürlich konstruiert sind, werten wir diejenigen, die in Ihrem Leben zu unzweckmäßigen Resultaten führen, als schlechte Begründungen, wohingegen wir diejenigen, die zu positiven Resultaten führen, als zweckmäßige Begründungen bezeichnen!

Mit Hilfe dieser Übung können Sie sich damit auseinandersetzen, daß Sie in wichtigen Augenblicken Ihres Lebens der depressiven Asymmetrie Ihres reagierenden Geistes zum Opfer fallen. Wählen Sie zunächst vier Lebenssituationen aus, in denen Sie im Augenblick Schwierigkeiten haben – Dinge, die Sie getan haben und die eine Begründung erfordern, beispielsweise Fernbleiben von der Arbeit, Vermeiden von Intimität, Vermeiden einer Chance zum Anknüpfen sozialer Kontakte oder die Schädigung Ihrer Gesundheit durch übermäßiges Essen, Trinken oder Rauchen. Beschreiben Sie die vier gewählten Situationen kurz in der linken Spalte. Falls es Ihnen schwerfällt, spezifische Situationen zu identifizieren, empfehlen wir Ihnen, sich in Kapitel 3 noch einmal Ihre Antworten zur Übung »Bestandsaufnahme von Verhaltensweisen in den Bereichen Gesundheit, Beziehungen, Beruf und Spiel/Erholung« anzuschauen. Notieren Sie die ausgewählten vier problematischen Situationen in der ersten Spalte des Arbeitsblatts.

Beschreiben Sie anschließend für jede der vier Situationen in der rechten Spalte Ihre aktuellen Begründungen für das Auftreten des jeweiligen Problems und dafür, weshalb Sie sich so und nicht anders verhalten. Beschreiben Sie schließlich in der mittleren Spalte die Situation aus der unverzerrten Perspektive der inneren Weisheit. Wir bezeichnen dies gern als Anschauen der Situation mit »sanftem (gelöstem) Blick«. Um das Problem mit sanftem Blick sehen zu können, müssen Sie sich von Ihren Begründungen und Urteilen lösen und diese als das sehen, was sie sind (Begründungen und Urteile), und sich der Situation anschließend mitfühlend und verständnisvoll (insbesondere sich selbst gegenüber) nähern. Achten Sie währenddessen auf eventuelle Köder, die Ihr reagierender Geist Ihnen zuwirft, um Sie dazu zu bringen, die unverzerrte Sicht der inneren Weisheit aufzugeben. Falls Sie auf einen Köder anbeißen, empfehlen wir Ihnen, dies einfach zu registrieren und Ihre Aufmerksamkeit anschließend wieder darauf zu richten, Ihre innere Weisheit zu Wort kommen zu lassen.

Arbeitsblatt Spiele mit Begründungen

Situation	unverzerrte Sicht	depressive Asymmetrie

Erläuterungen. Was ist Ihnen beim Ausführen dieser Übung aufgefallen? Ist es Ihnen leichter gefallen, selbstbeschuldigende Begründungen zu entwickeln und aufzuschreiben? Ist dies der Fall, haben Sie unmittelbar miterlebt, wie Ihr reagierender Geist Sie geködert hat. Er möchte den Sinn von Dingen auf eine ganz bestimmte Weise darstellen, die für Sie zweckmäßig sein kann oder auch nicht. Wie ist es Ihnen beim mitfühlenden Sehen der Situation ergangen? Ist Ihnen aufgefallen, daß Sie sich bei der Suche nach selbstbeschuldigenden Begründungen anders fühlten als bei der Suche nach von Mitgefühl geprägten Begründungen? Dies ist eine Möglichkeit, die Zweckmäßigkeit der Begründungen, die Sie zur Erklärung Ihres Verhaltens anführen, einzuschätzen. Wenn Ihre Begründungen Ihr Behagen fördern, ist es nicht gefährlich, sie gelten zu lassen. Scheinen sie jedoch schädlich zu wirken, sollten Sie auf der Hut sein.

Josés Reise in ein erfülltes Leben

José wurde klar, daß er in einem Teufelskreis gefangen war, da seine Begründungen ihn immer tiefer in die Depression hineinführten, und daß viele seiner Begründungen auf starren Regeln über eine gesunde Lebensführung basierten. Ihm wurde klar, daß er akzeptieren mußte, daß sein Knie nie mehr so gesund werden würde, wie es einmal gewesen war, und daß er seine Aufgaben als Ehemann und Vater trotzdem erfüllen konnte. Weil seine Kinder sehr gern mit einem seiner Brüder zum Angeln gingen, beschloß José, sich von diesem eine Angelausrüstung zu besorgen und mit seiner Familie zu einem See in der Nähe zu fahren. Das machte allen viel Freude, und José stellte fest, daß er seinen Spaß daran hatte, seine Kinder umherlaufen zu sehen, auch wenn er dies nicht mit ihnen zusammen tun konnte.

Außerdem erklärte er sich schließlich bereit, mit seiner Frau über ihre finanzielle Situation zu sprechen, die beiden Kopfzerbrechen bereitete. Seine Frau hatte als Anwaltssekretärin gearbeitet, aber dann ihre Stelle aufgegeben, um sich auf den Haushalt und die Kindererziehung zu konzentrieren. Sie bot an, wieder in ihren Beruf zurückzukehren, weil José dies ja offensichtlich nicht mehr konnte. Vielleicht könnte er die Rolle des »Hausmannes« übernehmen. José war sichtlich angetan von der Idee, seine Vaterrolle auf eine völlig neuartige Weise übernehmen zu können, und sie einigten sich darauf, diese neue Rollenaufteilung ein Jahr lang auszuprobieren. José befand sich auf dem Weg in ein erfülltes, sinnvolles Leben!

Achten Sie auf Begründungen – und seien Sie vor ihnen auf der Hut

Wir haben Ihnen bereits dringend angeraten, Ihrem reagierenden Geist in bestimmten Situationen nicht zu vertrauen. In den meisten Fällen dieser Art geht es um Ereignisse oder Interaktionen, die eine negative Wirkung auf Sie haben können. Eine depressive Asymmetrie ist vielleicht eine der schädlichsten Arten, auf die Ihr Geist Sie ködern kann, mit der Folge, daß Sie alles in einem negativen und verzerrten Licht sehen: Ihre eigenen Handlungen und Motive ebenso wie die Handlungen und Motive anderer Menschen. Im Fall einer depressiven Asymmetrie filtert Ihr Geist definitiv dysfunktional, weil er allem Negativen Beachtung schenkt und alles Positive außer Acht läßt. Das einzige Gegenmittel, das in solchen Fällen wirksam ist, besteht darin, daß Sie sich von Ihren Erklärungen lösen und Sie sie als das sehen, was sie sind (Köder), nicht als das, was sie zu sein scheinen (»die« Wahrheit).

Die gleiche Strategie, mit der sich der unkontrollierbare Hang zum Beurteilen eingrenzen läßt, erfüllt auch im Falle einer depressiven Asymmetrie ihren Zweck. Aufgabe Ihres reagierenden Geistes ist es, Ihnen plausible Ursache-Wirkungs-Erklärungen zu liefern, und diese Aufgabe erfüllt er gut – und das gleiche gilt für das Entwickeln von Urteilen. Wenn Sie innehalten, um Ihre mentalen Prozesse zu beobachten, werden Sie stets feststellen, daß diese Art von mentaler Aktivität im Gange ist. Doch Sie können angesichts dieses Prozesses eine sehr effektive Maßnahme ergreifen: Geben Sie Ihren Begründungen Raum, und sehen Sie sie als Produkte Ihres Geistes. Sie brauchen die Begründungen Ihres reagierenden Geistes nicht für buchstäblich wahr zu halten, nur weil Ihr Geist sie produziert hat. Wie wir bereits früher festgestellt haben, ist etwas, das Ihr Geist denkt, nicht allein deshalb, weil er es denkt, zwingend wahr. Danken Sie Ihrem Geist einfach dafür, daß er Ihnen diese Begründungen geliefert hat, und ermöglichen Sie anschließend Ihrer inneren Weisheit, sich zu äußern.

ACT-Geheimnisse

- Sie haben keinen Einblick in alle potentiellen Ursachen Ihres Verhaltens; die meisten von diesen sind in der Welt Ihres Geistes verborgen.
- Das Begründen hat die Aufgabe, Ihr Handeln oder Nicht-Handeln zu rechtfertigen; aber Gründe sind nicht das gleiche wie Ursachen.
- Ihre Depression ist nicht die Ursache dafür, daß Sie irgend etwas tun; Sie selbst entscheiden darüber, ob und wie Sie handeln oder nicht handeln, unabhängig von Ihrer jeweiligen Stimmungslage.
- Indem Sie Raum für die Sicht Ihrer inneren Weisheit schaffen, können Sie der verzerrten Sicht Ihres reagierenden Geistes entgegensteuern und sich dadurch ermöglichen, etwas zu wählen, das für Sie zweckmäßig ist.
- Vergessen Sie nie: Etwas, das Sie denken, ist nicht schon allein deshalb zwingend wahr!

Der Coach sagt

Die schlechte Nachricht lautet: Sie können die Depression nicht mehr als Grund dafür anführen, daß Sie sich auf eine Weise verhalten oder nicht verhalten, die für Sie zweckmäßig ist. Die gute Nachricht lautet: Ihre Depression entscheidet nicht darüber, was Sie tun oder nicht. Sie selbst entscheiden darüber! Wenn Sie lernen, von Ihren Begründungen Abstand zu nehmen und sie als das zu sehen, was sie sind, können Sie Ihrer inneren Weisheit die Führung überlassen. Wenn Sie dies tun, werden Sie in ein energiereiches, zielgerichtetes und sinnvolles Leben treten, das auf Sie wartet.

Vorschau

Im nächsten Kapitel werden wir Sie mit dem Kronjuwel Ihres reagierenden Geistes bekannt machen: mit Ihrer Storyline. Sie werden dort erfahren, daß unsere Geschichte über unser Leben oft durch selbstschädigende Verzerrungen und Fehlinformationen belastet ist, und Sie werden lernen, die destruktiven Auswirkungen Ihrer Storyline zu neutralisieren – jetzt und in Zukunft.

11 Schritt 6
Nehmen Sie Ihre Storyline nicht zu wichtig

Die wahre Entdeckungsreise besteht nicht in der Suche nach neuen Landschaften, sondern darin, mit neuen Augen sehen zu lernen.

— Marcel Proust

Im vorigen Kapitel haben wir Sie mit den vielen Problemen bekannt gemacht, die mit Ihren Versuchen, Ihr eigenes Verhalten zu verstehen, verbunden sind. Wir haben dieser sinnzuschreibenden Aktivität des reagierenden Geistes einen Namen gegeben – Begründen bzw. Gründe-Erfinden –, und wir haben erklärt, daß Gründe, die entwickelt werden, um Ursache-Wirkungs-Beziehungen herzustellen, gewöhnlich unzutreffend und illusorisch sind. Eine besonders destruktive Art des Begründens besteht darin, Stimmungen wie die der Depression als Ursache für ein Verhalten oder ein Nicht-Verhalten hinzustellen. Dieses Problem wird im Fall der Depression durch die depressive Asymmetrie oder die Verzerrung ins Negative verschärft, die bewirkt, daß die Welt unter Hervorhebung des Negativen wahrgenommen oder erinnert wird. Auch in diesem Fall empfehlen wir ein Gegenmittel, das Ihnen mittlerweile hinlänglich bekannt sein dürfte: Treten Sie vom Geplapper des reagierenden Geistes zurück, und ermöglichen Sie der Sicht der inneren Weisheit, sich zu manifestieren.

Es ist eine Sache, Ihr Verhalten in einer bestimmten Situation zu erklären, beispielsweise warum Sie heute nicht trainiert oder warum Sie am Morgen Ihre Kinder angebrüllt haben, aber eine völlig andere, eigens zu diesem Zweck eine bestimmte Erzählung über Ihr Leben zu entwickeln. Aber genau das ist die Aufgabe des reagierenden Geistes. Aufgrund der Macht sprachlicher Beziehungen fangen bestimmte Arten von Gründen an, »gesellschaftlichen Umgang zu pflegen«. Diese Gründe bilden insgesamt eine sehr grundlegende Sichtweise, die häufig *Selbstkonzept (self-concept)* genannt wird. In der ACT bezeichnen wir dies als unsere *Storyline.*

Der reagierende Geist hat sich über Jahrtausende entwickelt, um diese Art von Ich-Identität zu konstruieren, und er erfüllt diese Aufgabe sehr gut. Weil unsere Sozialisation uns darin trainiert hat, Logik, Analyse und Ursache-Wirkungs-Denken zu verehren, können wir eine sehr innige Verbindung zu der Storyline entwickeln, die der reagierende Geist uns anbietet. Doch wenn Ihre Storyline Sie als unzulänglich und beschädigt erscheinen läßt, leiden Sie, sobald Sie zu ihr in Kontakt treten; noch schlimmer ist, daß sie wie eine sich selbst erfüllende Prophezeiung wirkt. Wenn Sie Ihre Storyline für korrekt und »in Stein gemeißelt« halten, laufen Sie Gefahr, mit ihr eine Fusion einzugehen und sich mit ihr zu identifizieren. Wenn das der Fall ist, kann sie in Ihr Erleben der Gegenwart eindringen, es färben und, was noch schlimmer ist, sie kann auf subtile oder auch weniger subtile Weise Ihre Zukunft beeinflussen. In diesem Kapitel werden wir die Storyline als das darstellen, was sie ist: eine ungenaue, verzerrte und selektiv gefilterte Darstellung mit unzähligen Auslassungen und Inkonsistenzen. Wenn Sie zurücktreten und Ihre Geschichte als genau das sehen – eine Geschichte –, haben Sie gute Chancen, eine Handlungsweise entwickeln zu können, die Ihnen die Art von Leben ermöglicht, die Sie leben wollen.

Die Warnung, die wir schon zu Beginn des vorigen Kapitels ausgesprochen haben, gilt auch hier: Ihr reagierender Geist wird über das, womit wir uns beschäftigen werden, sehr aufgebracht sein. Wir betreten sein Schloß und nehmen ihm seine Kronjuwelen ab. Machen Sie sich also auf notorisches geistiges Geschwätz gefaßt, wenn wir Ihnen zeigen, daß der Kaiser keine Kleider anhat.

Ihre Storyline: die Macht der Sinnzuschreibung

In einem gewissen Sinne ist Ihre Storyline Ihre persönliche Geschichte bis in die Gegenwart hinein. Sie soll Ihnen ermöglichen, anderen Ihre Existenz zu erklären; und weil wir sie so häufig benutzen, ist sie fast immer die dominierende Form des Selbstgewahrseins. Mit »dominierend« meinen wir, daß sie Ihr Verhalten im gegenwärtigen Augenblick und folglich auch Ihre Zukunft stark beeinflußt. Ihre Storyline erscheint Ihnen als glaubwürdig, weil Sie sie so oft gehört haben. Und aufgrund jener Kultur des Begründens, mit der wir uns im vorigen Kapitel beschäftigt haben, ist es wahrscheinlich, daß auch andere Ihre Storyline als glaubwürdig ansehen werden und daß sie deshalb Ihren Glauben an das Zutreffen Ihrer Geschichte bestätigen. Dies ist der schädliche Aspekt Ihrer Storyline; wenn Sie eine Fusion mit ihr beginnen, orientieren Sie Ihr Verhalten an Ihrer Storyline – und dann treten tatsächlich genau die Resultate ein, die Ihrem Plot entsprechen. Wir würden sogar noch weiter gehen und behaupten, daß die Fusion mit der eigenen Storyline eine der wichtigsten Ursachen menschlichen Leidens und der dadurch manchmal entstehenden Depression ist.

Doch wenn Sie zurücktreten und sich anschauen, wie Ihre Story entsteht und wirkt, werden Sie eine Menge Lücken entdecken, die Ihnen vorher nicht aufgefallen sind. Die

Storyline ist anfällig für Fehler, die wir machen, weil wir etwas als Tatsache ansehen, weil wir finden, daß es richtig »klingt«, statt festzustellen, ob etwas wirklich als gesichert oder belegt gelten kann. Geschichten, die diesen »Klang der Wahrheit« haben, entstammen gewöhnlich der mentalen Sprachverarbeitung, nicht dem unmittelbaren Erleben. Wenn Sie mehr Übung darin entwickeln, mit Ihrem Geist zu arbeiten, werden die Geschichten zwar weiterhin in Erscheinung treten, doch sie werden nicht mehr mit der gleichen Dringlichkeit Ihre Aufmerksamkeit beanspruchen, als würden Sie unterschiedslos alle Gedanken, die Ihr reagierender Geist Ihnen anbietet, für wahr halten. Beispielsweise ist die Darstellung »Ich werde immer unter Depression leiden, weil meine Eltern sich haben scheiden lassen, als ich noch klein war, weil mein Vater Alkoholiker war und gestorben ist, als ich ein Teenager war, und weil mein erstes sexuelles Erlebnis eine Vergewaltigung war« weniger zwingend, wenn man sie als Bestandteil der persönlichen Geschichte sieht, die eben das ist: Geschichte.

Wie Storylines wirken

Eine wichtige Eigenschaft von Storylines ist, daß sie eine große Menge von Informationen zu einer wesentlich kleineren Zahl einfacher aussagekräftiger Botschaften verdichten. Ein Beispiel hierfür ist das Neue Testament, das größtenteils zwei- bis dreihundert Jahre nach den darin beschriebenen Ereignissen verfaßt wurde. Die verschiedenen Zeugnisse, die es umfaßt, enthalten eine stark zusammengefaßte Darstellung dessen, was Jesus gesagt und getan hat, betrachtet aus verschiedenen Perspektiven. Eine vollständige, jede Sekunde erfassende Beschreibung des Lebens Jesu würde ein Buch füllen, das mehrere tausendmal umfangreicher wäre als die Bibel, einmal vorausgesetzt, daß man es überhaupt schreiben könnte. Einige andere Darstellungen, deren Existenz mittlerweile als erwiesen gilt, etwa das Judas-Evangelium, wurden von hochrangigen Würdenträgern der Kirche systematisch aus dem Neuen Testament ausgeschlossen – was auf ein zweites wichtiges Merkmal von Geschichten verweist: sie schließen Informationen aus, die der geplanten Storyline nicht entsprechen.

Ebenso ist auch Ihre Storyline eine verdichtete und vereinfachte Darstellung Ihres Lebens. Es wäre Ihnen nicht möglich, sich an jeden einzelnen Augenblick Ihres Lebens seit der Entstehung Ihres Bewußtseins zu erinnern. Ein Buch, das alle diese Informationen enthielte, müßte mindestens eine Million Seiten haben. Deshalb müssen Sie sich Informationen über Ereignisse, Interaktionen, Ihre Emotionen und Verhaltensweisen usw. selektiv merken. Damit eine plausible Beschreibung dessen, wer Sie sind, wo Sie in Ihrem Leben stehen, und wie Sie dort hingekommen sind, zustande kommt, umfaßt Ihre Geschichte eine Kombination aus beschreibenden Elementen (objektiver Informationen über Geschehnisse) und Ursache-Wirkungs-Elementen (Ihre Erklärungen dazu, wie diese Ereignisse sich auf Ihr Leben ausgewirkt haben). Diese beiden Aspekte liefern Ihnen eine beschränkte Anzahl einfacher und überzeugender Botschaften darüber, wer Sie sind. Wenn Ihre Storyline den Eindruck hinterläßt, daß Sie grundsätzlich unzulänglich oder mit Mängeln behaftet sind, besteht die sehr reale Gefahr, daß Sie an Situationen grundsätzlich mit der Erwartung herangehen, daß Sie versagen werden, daß man Sie zurückweisen wird oder daß Sie davon enttäuscht sein werden. Sie verhalten sich dann wie jemand, der geradezu erwartet, daß negative Dinge geschehen werden, und natürlich geschehen diese dann auch tatsächlich.

Wenn Sie allmählich einen Eindruck davon entwickeln, was der ACT-Ansatz beinhaltet, beschäftigen Sie sich wahrscheinlich schon mit einigen wichtigen Fragen: »Wenn ich die wahren Ursachen meines Verhaltens im gegenwärtigen Augenblick nicht exakt beschreiben kann, wie kann ich dann Ursache-Wirkungs-Beziehungen für Ereignisse erklären, die vor vielen Jahren stattgefunden haben?« – »Wie kann ich erkennen, wann meine Storyline aktiv ist?« – »Wie kann ich herausfinden, ob meine Storyline zutrifft?« – »Wie kann meine Storyline zutreffen, obwohl ein so großer Teil der Informationen darin fehlt?« Im weiteren Verlauf dieses Kapitels werden wir versuchen, Ihnen bei der Beantwortung dieser wichtigen Fragen zu helfen und Sie so mit Ihrer Geschichte in Kontakt zu bringen, daß Sie diese als das erkennen, was sie ist.

Was an Erinnerungen problematisch ist

Das Gedächtnis ist der wichtigste Bestandteil Ihrer Storyline. Wenn Sie kein Gedächtnis hätten, könnten Sie keine Storyline entwickeln. Das Gedächtnis wird seit Jahren gründlich studiert, und wir wissen mittlerweile viel über seine Funktionsweise und darüber, wie sich eine Depression darauf auswirkt. Schauen wir uns einige dieser Untersuchungen einmal genauer an.

Grübeln und Erinnerungsunterdrückung

Eine sehr interessante Untersuchung beschäftigt sich mit der Wirkung des Grübelns auf das Gedächtnis Depressiver. Grübeln als Begleiterscheinung einer Depression beinhaltet die Tendenz, die Aufmerksamkeit auf die Symptome der Depression zu richten, sie zu analysieren und sich ständig mit der Wirkung der Symptome auf das eigene Leben zu beschäftigen (Nolen-Hoeksema 2000). Weil das Grübeln ein sehr unangenehmer mentaler Zustand ist, versuchen Depressive, negative Gedanken und Erinnerungen zu unterdrükken, um das Grübeln zu unterbinden. Leider bewirken solche Bemühungen das genaue Gegenteil dessen, was eigentlich beabsichtigt ist, und die Betroffenen werden infolgedessen mit noch mehr negativen und zudringlichen Erinnerungen konfrontiert. Dies wird manchmal als »Effekt der Erinnerungsunterdrückung« *(memory suppression effect)* (Dalgleish & Yiend 2006) bezeichnet. Je intensiver Sie versuchen, zwecks Verbesserung Ihrer Stimmungslage negative Erinnerungen zu unterdrücken, um so mehr negative Erinnerungen tauchen auf. Was bedeutet dies für Ihre Fähigkeit, sich zutreffend an Ihre Vergangenheit zu erinnern? Generell bewirkt der Effekt der Erinnerungsunterdrückung, daß wir uns in stärkerem Maße an negative als an positive Ereignisse erinnern. Weil Ihre Storyline auf Erinnerungen basiert, ist sie insofern verzerrt, als sie mehr negative als positive Ereignisse berücksichtigt. Das Problem ist, daß Ihnen diese Filterung entgeht, weil sie im Hintergrund (bzw. außerhalb) des Bewußtseins stattfindet.

Mängel des autobiografischen Gedächtnisses

Eine zweite Art von Untersuchungen hat sich mit dem sogenannten autobiografischen Gedächtnis (Williams 1996) befaßt, der Fähigkeit, sich an bestimmte Ereignisse im eigenen Leben sehr detailliert zu erinnern. Wir brauchen das autobiografische Gedächtnis, um eine Erzählung über unser Leben entwickeln zu können; wir müssen uns an Ereignisse erinnern können, um sie in eine Storyline oder Geschichte integrieren zu können. Bei einem typischen Experiment zur Untersuchung des autobiografischen Gedächtnisses werden die Probanden aufgefordert, sich eine Anzahl negativer Wörter (wie zurückgewiesen, hilflos, beschämt und schuldig) und positiver Wörter (wie begeistert, freundlich, erstaunt und hoffnungsvoll) anzuschauen und sich dann bestimmte Erinnerungen zu vergegenwärtigen, die aufgrund der Erwähnung der verschiedenen Wörter aufgetaucht sind, und dann jeweils etwas über diese Erinnerungen aufzuschreiben. In unserem Beispielfall würden Sie also acht Geschichten über reale Ereignisse aus Ihrem Leben aufschreiben, wobei vier negativen und vier positiven Charakter hätten.

Wie sich herausgestellt hat, tritt bei Depressiven ein Phänomen auf, das »übermäßig pauschalisierende Erinnerung« *(»overly general memory«)* genannt wird, damit ist gemeint, daß die Betreffenden dazu neigen, Erinnerungen zu reaktivieren, die im Grunde Beschreibungen sich ständig wiederholender Situationen sind, also keine Darstellungen eines ganz bestimmten Ereignisses. Als beispielsweise Anna aus Kapitel 2 versuchte, sich an eine Situation zu erinnern, in der sie zurückgewiesen worden war, schrieb sie: »Meine Mutter hat mich ständig kritisiert und zurückgewiesen, und das war besonders schlimm, wenn bei uns Freunde zu Besuch waren. Ich erinnere mich noch gut daran, wie wütend ich mich fühlte, wenn sie das tat, und wie unfair es war. Ich konnte mich in solchen Situationen nie wehren, weil sie mich dann bestraft hätte.« Anna beschreibt hier eindeutig keine spezifische Situation, in der ihre Mutter sie zurückgewiesen hat, sondern zusammenfassend eine bestimmte Art von Situationen, an denen sie und ihre Mutter beteiligt waren und in denen es um das genannte allgemeine negative Thema ging, zusammengefaßt und wie eine einzige Erinnerung behandelt.

Was bedeutet dies für Sie, wenn Sie sich im Zustand der Depression befinden? Grundsätzlich erinnern Sie sich in diesem Zustand nur verschwommen an Ereignisse, und Sie neigen dazu, Erinnerungen abstrakt in Form der sich wiederholenden Themen darzustellen, die in ihnen zum Ausdruck gelangen. Wenn Sie nicht in der Lage sind, sich die konkreten Fakten eines Ereignisses zu vergegenwärtigen, woher wollen Sie dann wissen, ob Sie sich richtig erinnern? In diesem Zusammenhang ist aber noch eine andere Tatsache von Interesse: Wenn Depressive Achtsamkeitsstrategien erlernen (womit wir uns im nächsten Kapitel beschäftigen werden, also lesen Sie weiter!), die ihnen ermöglichen, sich aus der Fusion mit dem reagierenden Geist zu lösen, grübeln sie weniger und schneiden bei der Ausführung von Aufgaben, die sich auf das autobiografische Gedächtnis beziehen, ebenso gut ab wie nicht-depressive Probanden (Williams *et al.* 2000). Dies bedeutet, daß ein Mangel an spezifischen autobiografischen Erinnerungen kein Defekt des Gehirns oder der Intelligenz eines bestimmten Menschen ist, sondern daß es sich um eine Nebenerscheinung der im Fall einer Depression auftretenden Verzerrung des Erinnerungsvermögens handelt.

Diese Studien zeigen, daß die Storyline durch Überbewertung negativer Ereignisse verzerrt wird und daß sie gleichzeitig sehr wenige spezifische Informationen enthält, an denen Sie sich im gegenwärtigen Augenblick orientieren könnten. Das ist ungefähr so, als würden Sie mit einem Rückspiegel, der im Winkel von 45 Grad gedreht ist, Auto fahren. Sie sehen dann zwar ein Bild von dem, was hinter Ihnen vor sich geht, aber dieses Bild führt Sie in die Irre, was die reale Position Ihres Autos auf der Straße betrifft, und erschwert es Ihnen deshalb, richtig zu fahren.

ÜBUNG Das Rad der Lebensgeschichte

In der populäreren Spielshow *Wheel of Fortune* lassen die Kandidaten am Ende der Show das Glücksrad kreisen, um festzustellen, welchen Preis sie in der Finalrunde gewinnen werden. Dies ist ein sehr wirksamer Köder, der die Spannung in diesem Spiel stark erhöht. In der folgenden Übung geht es um eine ähnliche Art von Spiel, doch sind die Preise etwas anderer Art. Sie müssen dabei anhand einer zufälligen Zusammenstellung von Wörtern eine neue Storyline entwickeln. Das Rad der Lebensgeschichte enthält lauter beurteilende Wörter, die Ihren Geist wahrscheinlich dazu animieren werden, eine Geschichte zu ersinnen.

Eine Möglichkeit, mit dem Spiel zu beginnen, besteht darin, daß Sie die Augen schließen, einen Finger auf das Rad setzen und dann Ihre Geschichte mit dem Wort beginnen, das Ihrem Finger am nächsten ist. Sie können aber auch eine kleine Münze auf das Rad rollen lassen und schauen, wo diese landet. Nachdem Sie (sozusagen) das Rad »gedreht« und auf diese Weise ein Wort gefunden haben, beginnen Sie mit Ihrer Geschichte: »Ich bin [setzen Sie hier das Wort ein, auf das die Wahl gefallen ist]«, und lassen Sie Ihren Geist weitere Einzelheiten hinzufügen. Wahrscheinlich erzielen Sie die besten Resultate, wenn Sie die Geschichte möglichst schnell schreiben. Falls Ihre Hand beim Schreiben ins Stocken gerät, schreiben Sie den ersten Satz noch einmal (»Ich bin [was auch immer]«), und fahren dann fort. Schreiben Sie mindestens einen oder zwei Absätze auf, bevor Sie die Fragen des folgenden Arbeitsblatts beantworten. Die Antworten können einfach ja oder nein lauten, aber auch ausführlicher ausfallen, so wie bei Ruth im folgenden Beispiel. Nachdem Sie das Arbeitsblatt für die erste Lebensgeschichte ausgefüllt haben, können Sie nach dem Zufallsprinzip ein anderes Wort wählen und die gesamte Prozedur damit wiederholen. Verfahren Sie so mit vier oder fünf der Wörter.

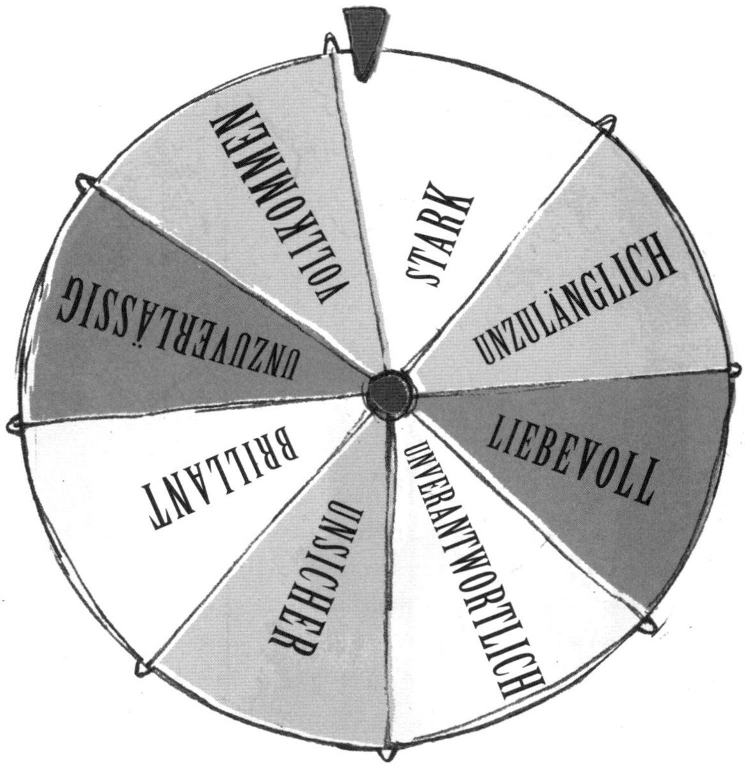

Arbeitsblatt Rad der Lebensgeschichte

Story-Wort	War es leicht, die Story zu schreiben?	War die Story vertraut?	Wie glaubhaft war die Story?

Erläuterungen. Ist es Ihnen gelungen, vier oder fünf Storys zu entwickeln, die auf nur einem einzigen Wort basierten? Für die meisten Menschen ist das überhaupt nicht schwierig. Dies führt Ihnen die Macht Ihres »inneren Geschichtenerzählers« vor Augen. Wie glaubhaft erscheinen Ihnen die einzelnen Geschichten? Meist ist es möglich, eine sehr glaubhafte Geschichte zu entwickeln, obwohl diese völlig spontan entstanden ist. Sind Ihnen die auf negativen Wörtern basierenden Geschichten als glaubhafter erschienen als die auf positiven Wörtern basierenden? Wenn ja, sind Sie wahrscheinlich von Ihrem reagierenden Geist geködert worden. Das Problem ist, daß Sie das Spiel gar nicht hätten ausführen können, wenn Ihr reagierender Geist nicht präsent gewesen wäre, weil er die Instanz des Selbstgewahrseins ist, die für Erklärungen, Begründungen und das Entwickeln von Geschichten zuständig ist.

Ruths Geschichte

Ruth war in ihrer Kindheit sexuell mißbraucht worden, und sie hatte das Gefühl, dies werde in ihrem weiteren Leben ihre Fähigkeit, gute Beziehungen zu Männern aufzubauen, einschränken. Ihr Problem war noch verschärft worden, weil sie als Teenager kurz nach der Scheidung ihrer Eltern vergewaltigt worden war. In ihrer College-Zeit war sie mehrere Jahre mit einem jungen Mann ausgegangen, mit dem sie sogar fast ein Jahr lang zusammengelebt hatte; sie hatte aber nie Freude an der Intimität mit ihm gehabt. Sie hatte bewußt jede Auseinandersetzung mit der Frage einer längerfristigen Bindung vermieden, und so hatten sie sich allmählich auseinandergelebt. Den Voraussagen ihrer Storyline entsprechend gelangte sie zu der Überzeugung, sie sei zu einer dauerhaften Beziehung einfach nicht in der Lage, und deshalb hörte sie völlig auf, auch nur zu versuchen, zu einem Mann eine Beziehung aufzubauen. Auch sonst hatte sie kaum soziale Kontakte, und sie war sehr oft allein. Sie dachte häufig an ihre Mißbrauchs- und Vergewaltigungserlebnisse, und sie grübelte viel darüber, wie sehr ihr diese geschadet hatten. Allmählich entwickelte sie in ihrer Arbeitssituation, wo sie mit männlichen und weiblichen Kollegen Umgang pflegen mußte, ständige latente Angst. Ihr war klar, daß die Kollegen, mit denen sie zusammenarbeitete, die besten Absichten hegten, aber sie fühlte sich unter ihnen trotzdem nicht sicher, weil ihr immer wieder der Gedanke kam, sie könnte erneut ausgenutzt werden. Allmählich wurde ihre Depression so stark, daß sie sich wegen Krankheit beurlauben lassen mußte, um ihre Lebenssituation wieder in Ordnung zu bringen.

Als Ruth die Münze auf das Glücksrad fallen ließ, traf sie nacheinander die Wörter »unzulänglich«, »perfekt«, »brillant« und »unzuverlässig«, und sie schrieb daraufhin folgende Absätze.

Unzulänglich *Ich bin unzulänglich. Mir fehlen die Voraussetzungen, die man braucht, um in einer intimen Beziehung zu leben. Was ich in meinem Leben erlebt habe, ist für mich eine große ständige Belastung. Jim, mit dem ich relativ lange befreundet war, war geduldig und liebevoll, und ich glaubte, er liebe ich. Aber ich habe die Beziehung zu ihm einfach nicht erhalten können. Ich konnte nicht locker sein und unsere Sexualität genießen. Ich war witzig, wenn ich mit ihm zusammen war, und auch er genoß unser Zusammensein, aber das hat nicht gereicht. Ich frage mich, ob ich mir mehr Mühe hätte geben können, aber das glaube ich nicht. Ich war dieser Beziehung einfach nicht gewachsen.*

Ich bin unzulänglich. Ich bin nicht stark genug, um mich mit meinen Ängsten auseinanderzusetzen. Meine Eltern konnten das auch nicht – wie hätte ich in Anbetracht dessen erwarten können, selbst dazu in der Lage zu sein? Ich bin unzulänglich. Ich bin vergewaltigt worden, von einem Strolch auf der Straße. Ich bin »verdorbene Ware«. Wer würde mich noch wollen?

Perfekt *Ich bin perfekt. Na klar! Ich würde gern in irgendeiner Hinsicht perfekt sein. Schauen wir einmal ... Ich bin eine Reinlichkeitsfanatikerin, und ich kann ausgezeichnet organisieren. Besucher machen mir immer Komplimente wegen der Einfachheit, Sauberkeit und Behaglichkeit meiner Wohnung. Das ist es also wahrscheinlich. Ich bin die Anwärterin für den Titel der Sauberkeits- und Organisationsperfektionistin. Andererseits bin ich deshalb möglicherweise ein lästiger Partner, denn in einer unordentlichen Umgebung fühle ich mich unwohl.*

Ich bin perfekt. Das ist schwierig. Ich fühle mich sehr unwohl mit dem Satz »Ich bin perfekt«. Es ist, als wollte mein Geist automatisch sagen: »Oh nein, du bist es nicht!« und dann eine Geschichte darüber erzählen, wie wenig perfekt ich bin.

Brillant *Ich bin brillant. Ich bin außergewöhnlich begabt im Umgang mit Farben. Bei fast jedem Projekt, das ich in Angriff nehme, machen meine Vorgesetzten und Kunden mir Komplimente wegen meiner Sensibilität und Kreativität im Hinblick auf Farben. Ich bin brillant. Ich bin in meinem Beruf sehr organisiert, und ich bleibe mit meinen Projekten stets im Zeitrahmen. Meine Leistungsberichte sind immer gut. Brillant. Das ist auch so ein starkes Wort. Es bedeutet »besser als der Durchschnitt« – fast wie »ganz oben«, wobei ich mir nicht sicher bin, ob ich wirklich ganz oben stehe, nicht einmal wenn es um Farben geht. Das ist schwierig. Warum fällt es mir so schwer, positive Dinge über mich selbst auszusagen?*

Ich bin brillant. Ich habe einmal einen kleinen Blumengarten gepflegt, und allen hat er gefallen. Eigentlich wußte ich gar nicht viel über Blumen. Ich las nur während des ganzen Winters über Blumen, und dann bestellte ich mir per Internet die Pflanzen. Okay, vielleicht war das ja brillant. Im nächsten Jahr, nachdem ich hierhin gezogen war, habe ich keinen Blumengarten geplant.

Unzuverlässig *Ich bin unzuverlässig. Okay, das Wort ist für mich schwer zu akzeptieren. Ich nehme an, daß ich deshalb unzuverlässig bin, weil ich etwas brillant erledigen kann, so wie ich es bei dem Blumengarten gemacht habe, und es dann einfach liegen lasse. Was sagt das über mich aus? Vielleicht bin ich deshalb unzuverlässig, weil ich nicht alles so gut mache, wie ich es eigentlich machen könnte. Aber wenn das der Maßstab ist, ist jeder unzuverlässig!*

Ich bin unzuverlässig. Ja, sicher. Hier meine Geschichte: Meine Freunde wollen mich oft mit Männern bekannt machen, die noch frei sind, und ich tue dann immer so, als ob ich interessiert wäre. Doch oft finde ich eine Entschuldigung, damit ich nicht zu einer Party oder einem anderen Anlaß, bei dem ich einen dieser Männer treffen könnte, gehen muß. Das ist unzuverlässig, denke ich.

RUTHS ARBEITSBLATT RAD DER LEBENSGESCHICHTE

Story-Wort	War es leicht, die Story zu schreiben?	War die Story vertraut?	Wie glaubhaft war die Story?
unzulänglich	*Ja, floß mir leicht aus der Feder. Und nein, machte mich traurig. Deshalb war es schwer, bei der Sache zu bleiben.*	*Sehr vertraut.*	*Vielleicht weniger als ich geglaubt habe. Ich werde es wahrscheinlich ein wenig stärker in Frage stellen, wenn ich es auf Papier vor mir sehe.*
perfekt	*Nein, es fällt mir sehr schwer, mich als perfekt zu sehen.*	*Nein.*	*So einigermaßen.*
brillant	*So mittel.*	*Nein.*	*So einigermaßen.*
unzuverlässig	*Nein. Ich würde das Wort »unzuverlässig« niemals benutzen, um mich selbst zu beschreiben.*	*Nein.*	*Ich glaube den Teil darüber, daß es verrückt ist, sich ständig Entschuldigungen zu überlegen.*

Kommentar. Als Ruth sich ihre Antworten noch einmal anschaute, merkte sie, daß es ihrem Geist leichter fiel, Geschichten zu erzählen, die auf Wörtern mit negativer Bedeutung basierten. Andererseits fand sie es auch interessant, daß selbst ihre positiven Geschichten (die sie nur selten in ihrem inneren Dialog erlebte) ihr als plausibel erschienen.

ÜBUNG ⁞ Schreiben Sie Ihre Autobiographie

Die beste Möglichkeit, sich die eigene Storyline zu vergegenwärtigen, besteht darin, sich ein wenig Zeit zu nehmen und eine zusammengefaßte Version der eigenen Lebensgeschichte aufzuschreiben, eine Art Autobiographie. Weil eine vollständige Autobiographie zu schwierig zu schreiben wäre, möchten wir Sie um eine kürzere Fassung bitten. Aber tun Sie dies nicht halbherzig. Nehmen Sie sich ein wenig Zeit, um über alles, was in Ihrem Leben geschehen ist, und darüber, wie diese Ereignisse Sie nach Ihrem Empfinden geformt haben, nachzudenken. Nehmen Sie sich anschließend noch einmal eine halbe Stunde Zeit, und schreiben Sie eine ein bis zwei Schreibmaschinenseiten lange Autobiographie. Vielleicht erscheint es Ihnen als nützlich, einige separate Ereignisse aufzuschreiben, bevor Sie die Autobiographie zusammenstellen. Es folgt eine Liste der Dinge, die Sie in Ihrer Autobiographie berücksichtigen könnten:

- Formende Ereignisse in Ihrem Leben und wie diese Sie beeinflußt haben
- Highlights in Ihrem Leben
- Besonders schmerzliche Erlebnisse
- Beziehungen zu Eltern, Geschwistern und anderen Familienangehörigen
- Wichtige intime Beziehungen und Freundschaften und was sie Ihnen bedeutet haben
- spezifische Traumata oder negative Erlebnisse, die eine bestimmte Wirkung auf Sie hatten

Garys Geschichte

Gary, ein 42jähriger Mann, ist seit sechs Monaten arbeitslos. Vor drei Jahren, während er sich nach sieben Ehejahren gerade von seiner Frau scheiden ließ, war er aus einer Arbeitsstelle entlassen worden, in der er neun Jahre lang gearbeitet hatte. Gary glaubt, er sei entlassen worden, weil er mit dem durch seine Scheidung verursachten Streß nicht fertig geworden sei. Er hatte mit seiner Frau einen erbitterten Kampf um das Sorgerecht geführt, wobei er schließlich hatte durchsetzen können, daß er für seine Tochter der primäre Elternteil wurde. Seither war er aufgrund von Problemen mit Kollegen und Vorgesetzten aus zwei weiteren Arbeitsverhältnissen entlassen worden. Seit seiner Scheidung, die von seiner Frau in die Wege geleitet worden war, hatte er stark unter Depression gelitten. Er schrieb folgende Autobiographie.

»Ich war in unserer Familie das einzige Kind. Mein Vater war beim Militär, und wir zogen oft um. Ich glaube, die längste Zeit, die ich in einer Schule verbracht habe, waren einmal zwei Jahre. Mein Vater war streng und hatte nicht viel Zeit für mich. Ich hatte kaum enge Freunde, weil mir klar war, daß wir sowieso wieder umziehen würden. Ich war ständig das »neue Kind«; deshalb bekam ich mit meinen Klassenkameraden immer wieder Probleme. Mein Vater hat mir beigebracht, mir nie etwas von anderen gefallen zu lassen; deshalb war ich oft in Prügeleien verwickelt. Einmal bin ich wegen einer Prügelei von der Schule geflogen, obwohl ich diese nicht einmal angefangen hatte. Mein Vater hat mir damals Schläge auf den Allerwertesten gegeben, an die ich mich immer noch gut erinnere. Ich war ein ziemlich guter Schüler, doch ich habe mich nie richtig in die Klassengemeinschaft einpassen können. Weil ich so oft allein war, war ich sehr schüchtern und unsicher, und das macht mir auch heute noch zu schaffen. Mein wichtigstes Vorbild war meine Mutter. Sie hat mir beigebracht, mit dem Alleinsein zurechtzukommen, weil sie auch allein war. Sie erledigte alles nach »Schema F« und hatte für die verschiedensten Dinge bestimmte »Standardvorgehensweisen« entwickelt. Ich habe ihre Selbstdisziplin und ihre Liebe dazu, Dinge auf die richtige Weise zu erledigen, geerbt. Ich kann es nicht ertragen,

etwas dilettantisch zu erledigen, und ich verhalte mich genau so auch im Umgang mit meinen Freunden.

Ich bin mit achtzehn Jahren aufs College gekommen, und es war dort sehr schwierig für mich. Ich habe zu den anderen Studenten keinen Kontakt bekommen. Keine der Frauen, für die ich mich interessierte, interessierte sich für mich; deshalb war ich dort ziemlich einsam. Ich nehme an, aufgrund meines Mangels an Erfahrung wußte ich nicht so recht, wie man sich als Freund oder Liebhaber verhält. Das größte Highlight in meinem Leben war die Situation, in der ich in meiner ersten beruflichen Anstellung bei einem Telekommunikationsunternehmen meine Frau kennengelernt habe. Sie war die erste Liebe meines Lebens, obwohl ich damals schon 26 Jahre alt war. Sie schien mich zu verstehen und hat es geschafft, mich aus meinem Schneckenhaus herauszulocken. Der größte Schlag, der mich in meinem bisherigen Leben getroffen hat, war unsere Scheidung vor drei Jahren. Als sie unser Kind bekam, schien sich die Situation zu verändern. Sie fing an, immer häufiger mit ihren Freunden auszugehen, und manchmal kam sie über Nacht gar nicht nach Hause. Sie äußerte sich in fast jeder Hinsicht immer kritischer über mich. Ich konnte ihr nichts recht machen. Ich glaubte, daß sie absichtlich auf mir herumhacken würde, um mir an die Kehle springen zu können.

Als sie mich schließlich mit dem Scheidungsantrag konfrontierte, war ich völlig deprimiert. Als sie vor Gericht zog, um mir anzuhängen, ich sei nicht in der Lage, gegenüber meiner Tochter die Vaterrolle zu übernehmen, war das so, als hätte mir jemand einen Schlag in den Magen verpaßt. Die einzige Person, der ich in meinem Leben jemals nahe gewesen war, war der Überzeugung, daß ich als Ehemann und Vater nichts taugte. Obwohl ich das Sorgerecht letztendlich bekam, habe ich durch dieses Erlebnis gelernt, mich niemals mehr in eine Situation zu begeben, in der ich verletzlich wäre. Die ganze Angelegenheit lehrte mich, niemandem zu vertrauen, weil jeder plötzlich und ohne jeden Grund durchdrehen konnte. Ich habe mir die Einstellung zu eigen gemacht, die schon mein Vater hatte: Ich werde mir nicht gefallen lassen, daß irgend jemand mir so einen Mist zumutet.«

Das erste, was an Garys Autobiographie auffällt, ist, wie zusammenhängend sie wirkt. Die Ursache-und-Wirkungs-Beziehungen ergeben sich fast wie von selbst, und seine Darstellung wirkt sehr vernünftig. Wenn man den Text liest, erscheint er einem als logisch und einleuchtend. Seine augenblickliche Einstellung beruht darauf, daß er von der einzigen Person, der er sich jemals wirklich nahe fühlte, zurückgewiesen wurde und nicht respektiert wird. Er schlägt einfach mit der Faust auf den Tisch und erlaubt niemandem, ihn zu übervorteilen, genau so, wie sein Vater es ihm beigebracht hat.

Mit ein wenig Hilfe gelang es Gary, seine Geschichte so zu analysieren, daß er in der Lage war, Beschreibungen und Ursache-Wirkungs-Erklärungen voneinander zu trennen. Es folgt ein Beispiel für einige der Resultate dieser Übung.

GARYS ARBEITSBLATT FÜR DIE AUFSCHLÜSSELUNG SEINER AUTOBIOGRAPHIE

Beschreibung	Ursache-und-Wirkungs-Zusammenhang
Ich war das einzige Kind in meiner Familie.	*Dadurch habe ich gelernt, allein zurechtzukommen.*
Meine Familie ist oft umgezogen.	*Ich habe nie viele Freunde gehabt, weil ich wußte, daß wir sowieso wieder umziehen würden. Ich habe gelernt, anderen Menschen nicht zu nahe zu kommen, weil es einem ziemlich schlecht geht, wenn man enge Freunde hat und sich dann wieder von ihnen trennen muß.*
Mein Vater war beim Militär und hatte keine Zeit für mich.	*Er hat mir beigebracht, mir von anderen Menschen nichts gefallen zu lassen und anderen Menschen nicht zu nahe zu kommen.*
Meine Mutter blieb zu Hause und war mein wichtigstes Vorbild.	*Sie hat mir beigebracht, wie man mit dem Alleinsein fertig werden kann. Sie hat alles nach festen Regeln erledigt und mir beigebracht, wie man Dinge richtig macht und wie man Selbstdisziplin übt.*
Ich habe viele verschiedene Schulen besucht, hatte nicht viele Freunde und kam leicht in Schwierigkeiten, weil ich immer das »neue Kind« war.	*Ich hatte nie das Gefühl, irgendwo hineinzupassen. Ich bin schüchtern und meiner selbst nicht sicher, weil es mir an Erfahrung mit Freundschaften und mit der Liebe fehlt.*
Als ich mit achtzehn Jahren aufs College kam, war ich sehr einsam.	*Aufgrund von Erfahrungsmangel weiß ich nicht, wie man sich als Freund oder Geliebter verhält.*
Meine Frau zu heiraten war das herausragendste Ereignis in meinem Leben.	*Sie hat mich aus meinem Schneckenhaus geholt, obwohl ich schüchtern und unsicher war.*
Ich habe mich vor drei Jahren scheiden lassen und habe nach einer längeren gerichtlichen Auseinandersetzung das Sorgerecht für meine Tochter bekommen.	*Der einzige Mensch, dem ich jemals nahe war, kam zu der Überzeugung, daß ich als Ehemann oder Vater nicht geeignet sei. Deshalb beschloß ich, mich nie mehr in die Gefahr zu begeben, verletzt zu werden, und mir von anderen Menschen nichts mehr gefallen zu lassen.*

Kommentar. Haben Sie beim Lesen von Garys Geschichte gemerkt, wie wenige Ereignisbeschreibungen darin enthalten sind, verglichen mit der Zahl der Ursache-Wirkungs-Beschreibungen? Und haben Sie bemerkt, daß in den Ursache-Wirkungs-Beschreibungen eine sehr kleine Zahl von Themen immer wieder auftaucht? Die wichtigsten Themen sind, daß Gary Intimität vermeidet, weil andere Menschen ihn im Stich gelassen haben, und daß er immer wieder nicht »hineinpaßt« oder dazu gehört. Dies zeigt, daß sein reagierender Geist sich selektiv an Ereignisse erinnert hat, die sehr einfache, aber hochwirksame Lebensbotschaften enthalten. Er erinnert sich an seine Scheidung als an *die* Verkörperung seiner Storyline: Wenn du zuläßt, daß zwischen dir und einem anderen Menschen Nähe entsteht, wird der Betreffende dir übel mitspielen und dich verletzen.

ÜBUNG ⋮ Analysieren Sie Ihre Autobiografie

Nun sind Sie an der Reihe, Ihre Storyline in die Grundbestandteile zu zerlegen. So wie wir es mit Garys Geschichte gemacht haben, sollen nun auch Sie die Aussagen in Ihrer Biografie zwei Kategorien zuordnen: Beschreibungen und Ursache-Wirkungs-Zusammenhängen. Kopieren Sie das unausgefüllte Arbeitsblatt, bevor Sie mit der Übung beginnen, denn Sie sollen das gleiche Formular auch in der nächsten Übung benutzen. (Sie können das Blatt auch nach dem Ausfüllen der linken und vor dem Ausfüllen der rechten Spalte kopieren.)
Notieren Sie in der linken Spalte Äußerungen, bei denen es sich um Tatsachenbeschreibungen von Ereignissen handelt – Dinge, die Sie getan oder erlebt haben. Das können Dinge sein wie: »Mein Vater starb, als ich vierzehn Jahre alt war« oder: »Ich habe mit 22 Jahren meinen College-Abschluß mit Auszeichnung geschafft.«

Notieren Sie in der rechten Spalte Äußerungen über die Wirkungen der Ereignisse, die Sie in Ihren Beschreibungen geschildert haben. Dies sind die Ursache-Wirkungs-Zusammenhänge, die Sie mit den objektiven Tatsachen Ihres Lebens verbinden, beispielsweise: »Nach dem Tod meines Vaters hat meine Mutter mich emotional vernachlässigt, und ich habe aufgehört, anderen Menschen zu vertrauen«, »Ich stand während der Streitigkeiten meiner Eltern wegen der Alkoholprobleme immer machtlos zwischen ihnen und lernte so, Frieden zu stiften« oder: »Wegen des sexuellen Mißbrauchs, den ich erlebt habe, hatte ich das Gefühl, ich sei grundsätzlich schlecht, und Promiskuität sei die einzige gefahrlose Art, mit Sex umzugehen.«

Arbeitsblatt für die Analyse meiner Autobiographie

Beschreibung	Ursache-und-Wirkungs-Zusammenhang

Erläuterungen. Stellen Sie fest, zu wieviel Prozent der Text Ihrer Storyline aus Beschreibungen und zu wieviel Prozent er aus Ursache-Wirkungs-Zusammenhängen besteht. Sehen Sie eine Ähnlichkeit zwischen Ihrer analysierten Geschichte und derjenigen, die Gary geschrieben hat? Möglicherweise werden Sie entdecken, daß sich Ihre Geschichte auf zwei oder drei Hauptthemen konzentriert, ebenso wie es in Garys Geschichte der Fall war. Das ist für Geschichten typisch: In der Regel enthalten sie relativ wenige objektive Tatsachen und wiederholen ständig eine kleine Zahl einfacher aber aussagekräftiger (und oft destruktiver) Botschaften.

ÜBUNG Schreiben Sie Ihre Autobiografie um

Die Themen Ihrer Geschichte sind in den Bedeutungen oder in den Ursache-Wirkungs-Zusammenhängen enthalten, die Sie mit den in Ihrer Geschichte beschriebenen Ereignissen assoziieren. Es folgt nun ein Experiment, bei dem Sie bewußt einige Minuten aus Ihrer existierenden Storyline heraustreten müssen. Sie benötigen dazu die Kopie des Arbeitsblatts für die vorige Übung. Die Beschreibungen der tatsächlichen Geschehnisse bleiben unverändert, doch sollen Sie sich neue Ursache-Wirkungs-Zusammenhänge für die verschiedenen Ereignisse ausdenken. Dabei ist es uns egal, wie Sie die realen Ereignisse neu beurteilen. Ihre neue Version kann die negative Wirkung eines Ereignisses als stärker oder geringer darstellen oder ihm einen völlig anderen Sinn zuschreiben. Beispielsweise könnte die Äußerung, daß das Erlebnis des sexuellen Mißbrauchs »mir das Gefühl vermittelt hat, ich sei schlecht, und Promiskuität sei die einzige ungefährliche Art des Umgangs mit Sex« verändert werden zu: »hat mich sensibler gegenüber anderen Menschen gemacht, die auf irgendeine Weise zu Opfern geworden sind, und mein Interesse an sozialer Arbeit verstärkt« oder »mich zu jemand Besonderem gemacht« oder »mich zu einem Filmfanatiker gemacht«.

Erläuterungen. Ist es Ihnen gelungen, den gleichen Fakten andere Bedeutungen zuzuordnen? Die meisten Menschen halten das für relativ einfach; falls Sie jedoch Schwierigkeiten damit hatten, könnte Ihr reagierender Geist Sie so stark geködert haben, daß er es Ihnen unmöglich gemacht hat, sich mit anderen potentiellen Bedeutungen auch nur zu beschäftigen. Haben Sie etwas gedacht wie: »Ich kann zwar dies oder das aufschreiben, aber das ist doch alles nicht wahr. Nur meine ursprüngliche Geschichte ist wahr!« Wahrscheinlich handelt es sich um die Geschichte, die Sie sich seit langer Zeit immer wieder erzählen, aber deshalb muß sie das Geschehene nicht unbedingt besonders wahrheitsgetreu beschreiben. Das meinen wir, wenn wir von Scheinwahrheiten *(truthiness errors)* in der Storyline sprechen. Etwas, das uns vertraut ist, weil wir es oft geübt haben und weil es eine gewisse Logik hat, ist deshalb nicht unbedingt zutreffend.

Wie viele Geschichten haben Sie?

Wenn Sie wollten, könnten Sie Ihre Storyline ausgehend von den immer gleichen objektiven Tatsachen tausendmal umschreiben und jedem realen Ereignis in jeder dieser Versionen eine andere Bedeutung zuschreiben. Wenn Sie uns das nicht glauben, dann führen Sie die vorige Übung noch fünf- bis zehnmal aus, um sich ein Bild davon zu machen, wie kreativ Ihre Geschichtenproduktionsmaschine tatsächlich ist! Geschichten haben folgendes wichtige Merkmal: Wenn Sie die Übung des Umschreibens Ihrer Autobiographie ernst nehmen, werden Sie feststellen, daß jede der Geschichten, die Sie erfinden, auf ihre Weise durchaus vernünftig und logisch ist.

Könnte Ihr reagierender Geist beim Entwickeln Ihrer Storyline ähnlich willkürlich verfahren wie Sie in der vorigen Übung, daß er das Geschehen also keineswegs völlig korrekt darstellt? Wenn in Ihrer Storyline immer wieder Ausbeutung und Mißbrauch thematisiert werden, könnte Ihr reagierender Geist dann eine reale Situation ausfiltern, in der ein anderer Mensch Sie respektiert und Ihnen großzügig etwas geschenkt hat? Und wenn in Ihrer Story ein Mißerfolg nach dem anderen beschrieben wird, läßt Ihr reagierender Geist dann möglicherweise keinen Raum für Situationen, in denen Sie erfolgreich waren?

Geschichten entwickeln leicht ein Eigenleben, und wenn das passiert, kann es sein, daß in Ihrem Leben die Prophezeiungen über Mißerfolg, Verrat, Enttäuschung oder persönliche Unzulänglichkeit zum Ausdruck gelangen, die in Ihrer Lebenserzählung beschrieben werden. Wenn Ihre Aufmerksamkeit auf Ihre Storyline fixiert ist, dann ist das so ähnlich, wie wenn Sie versuchen, mit auf den Rückspiegel fixiertem Blick Auto zu fahren; das ist bestenfalls ineffektiv und meist eindeutig gefährlich. Natürlich brauchen Sie einen Rückspiegel, um bestimmte Informationen zu bekommen, doch Sie werden Ihr Ziel niemals erreichen, wenn Sie sich ständig ausschließlich damit befassen, was der Rückspiegel Ihnen zeigt. In der ACT sagen wir: Das gefährlichste an der Geschichte über Ihre Vergangenheit ist, daß Sie es zu einer Geschichte über Ihre Zukunft machen können.

Vier giftige Storylines

Obgleich wir alle mit einem individuellen reagierenden Geist auf dem Planeten Erde wandeln, scheinen in den Storylines Depressiver bestimmte Themen immer wieder aufzutauchen. Ebenso wie die vier Giftpillen der Urteile gibt es auch vier giftige Storylines, vor denen Sie sich hüten müssen. Und ebenso wie es möglich ist, eine Defusion von giftigen Urteilen zu erreichen, können Sie sich auch von einer giftigen Storyline lösen und sie als das akzeptieren, was sie ist: eine unter Tausenden möglichen Erzählungen, die Sie aufgrund des vorliegenden Faktenmaterials entwickeln können.

Viktimisierung

Wenn Sie in der Kindheit sexuellen Mißbrauch sowie verbale oder körperliche Mißhandlungen oder ein anderes schreckliches Trauma erlebt haben, konstruiert Ihr reagierender Geist wahrscheinlich eine Geschichte, die dem Erlebten einen Sinn zuzuschreiben versucht. Im Mittelpunkt dieser Darstellung steht dann das erlebte Trauma und wie es Sie als Person geformt hat. Der entscheidende traumatische Aspekt bei Mißbrauch und

Mißhandlungen ist ein ungeheuerlicher Vertrauensbruch, der oft in einer Situation stattfindet, in der Sie sowohl verletzlich als auch hilflos sind. Kinder verlassen sich darauf, daß Erwachsene ihre Verletzlichkeit nicht ausnutzen, und wenn sie das trotzdem tun, wird in der Lebensbeschreibung der Betroffenen eine sehr grundlegende Botschaft verankert: Die größte Gefahr besteht für sie, wenn sie besonders verletzlich sind. Die Folge ist, daß Ihre Storyline immer dann besonders aktiv wird, wenn Sie versuchen, irgendeine Art von intimer, enger Beziehung zu einem anderen Menschen aufzubauen, sei es ein Liebespartner, ein Freund oder ein Helfer. Ihr reagierender Geist untersucht solche Situationen dann im Hinblick auf die Möglichkeit, daß sie eine erneute Viktimisierung verursachen.

Die Gefahr besteht darin, daß Sie im Fall Ihrer Fusion mit dieser Geschichte in Situationen kommen können, in denen Sie automatisch in die Opferrolle gedrängt werden, statt auf gesunde Weise Ihre Verletzlichkeit zu erleben. Paradoxerweise sind manchmal genau die Menschen, die Ihnen einen »Freibrief« dafür geben, daß Sie sich verletzlich fühlen »dürfen«, später auch diejenigen, die Sie ausbeuten. Wie kommt es dazu? Um unerwünschte Emotionen zu vermeiden, die mit dem Gefühl der eigenen Verletzlichkeit verbunden sind, versuchen Sie, nur solche Beziehungen entstehen zu lassen, die unangenehme Reaktionen dieser Art nicht hervorrufen. Nun gibt es aber eine unter allen denkbaren Umständen »sichere« Beziehung nicht, da gesunde Beziehungen Vertrauen erfordern und weil Vertrauen nur entstehen kann, wenn man bereit ist, die eigene Verletzlichkeit zuzulassen. Wir haben mit vielen Depressiven gearbeitet, die eine Traumavorgeschichte hatten, und es ist schmerzlich zu sehen, wie viele von ihnen von einer für sie schädlichen Beziehung in die nächste wechseln, während sie ständig darüber reden, daß sie das Gefühl brauchen, sich bei ihren Partnern sicher zu fühlen. Die Storyline solcher Menschen beinhaltet, daß sie sich sicher fühlen müssen, doch wenn sie sich an ihr orientieren, werden sie immer erneut zum Opfer. Das größte Problem bei dem Bemühen, eine Viktimisierung zu überwinden, besteht darin zu erkennen, daß Ihre Verletzlichkeit nicht Ihr Feind ist. Vielmehr ist sie das, was Sie zu einem liebenden und liebenswerten menschlichen Wesen macht, das es verdient hat, eine wahrhaft auf Gegenseitigkeit basierende Beziehung zu erleben. Sie können Ihre Angst und Ihre Bilder der Vergangenheit haben – und gleichzeitig in die Gegenwart eintreten und sich verletzlich machen.

Stilles Martyrium

Manche Kinder wachsen in einer Familie auf, die ihre Aufgaben so unzureichend erfüllt, daß Kinder für ihre Geschwister als Elternersatz fungieren oder diese Rolle sogar ihren leiblichen Eltern gegenüber spielen müssen. In solchen Familien ist häufig mindestens ein Elternteil Drogen- oder Alkoholabhängig. Die Erledigung der für die Alltagsbewältigung erforderlichen Aufgaben bleibt einem Kind überlassen, das als Ersatzelternteil fungieren kann. Um dazu in der Lage zu sein, muß das Kind lernen, die körperlichen und emotionalen Bedürfnisse aller anderen Familienmitglieder, die von ihm abhängig sind, vorauszusehen und ihnen Rechnung zu tragen. Da niemand der Person, die diese Rolle übernimmt, emotionale Nahrung gibt, lernen sie, für ihre Fürsorglichkeit keinerlei Belohnungen zu erwarten. Sie kümmert sich einfach still und ohne zu klagen um andere.

Die simple Botschaft, die in solchen Fällen fest in Ihre Storyline eingebaut wird, lautet: Ihre Aufgabe in Beziehungen und Lebenssituationen unterschiedlichster Art besteht darin, sich um alle anderen zu kümmern und dafür keinerlei Gegenleistung zu erwarten. Sie ziehen Menschen an, die sich gern umsorgen lassen möchten, die aber nicht unbedingt darauf aus sind, Ihnen selbst etwas Gutes zu tun. Sie fühlen sich von Arbeitssituationen angezogen, in denen Sie nicht nur Ihre eigene Arbeit erledigen, sondern außerdem auch Aufgaben übernehmen, die eigentlich andere erledigen müßten. Weil Ihre Storyline Ihnen voraussagt, daß Ihr Beitrag unbemerkt bleiben wird, verharren Sie in Situationen, die Ihnen nur sehr wenig zu bieten haben, darunter auch völlig einseitige Beziehungen. Statt die betreffenden Situationen entweder zu verändern oder sich aus ihnen zurückzuziehen, leiden Sie still. Die größte Herausforderung für schweigende Märtyrer ist, Anerkennung, Wertschätzung und Zuwendung einzufordern. Wenn Sie dies täten, wäre es ein Anzeichen dafür, daß Sie in die Welt realer Beziehungen eintreten wollen, in der Sie Ansehen verdienen und erwarten können.

Das selbstauferlegte Exil

Jeder Mensch kann im Laufe seines Lebens ein überwältigendes emotionales Trauma erleben, beispielsweise eine schreckliche Scheidung, den Verlust des Sorgerechts aufgrund von Drogensucht oder aufgrund des Todes eines Kindes. Unter solchen Umständen kann es sein, daß die Betroffenen nicht mehr am Leben teilnehmen, so wie es Maria (aus Kapitel 2) erging, nachdem sie ihr Baby Martha wegen plötzlichem Kindstod verloren hatte. Sie ziehen sich dann oft von Freunden und Familienangehörigen zurück, vermeiden Intimität, oder ihre beruflichen Leistungen und ihr Engagement im Privatleben nehmen ab. Menschen, deren Storyline diese Charakteristik aufweist, beschreiben ihr Leben als rein mechanisches Ausführen der immer gleichen altbekannten Bewegungen. Sie leben zwar, aber irgendwie ist Ihre Persönlichkeit nicht präsent und greifbar.

Die Grundbotschaft in dieser Storyline lautet, daß man nichts als wichtig empfinden sollte, weil einem alles weggenommen werden kann, wenn man eine Beziehung dazu entwickelt hat. Um von dem Schmerz verschont zu bleiben, etwas zu verlieren, das einem wirklich wichtig ist, muß man sich aus dem Bild entfernen. Allerdings ist der Versuch, Dinge nicht wichtig zu nehmen, selbst eine Form von Fürsorglichkeit. Es erfordert viel Energie, das, was geschieht, nicht besonders wichtig zu nehmen und sich davon fern zu halten. Es ist harte Arbeit und kann die gesamte Lebensenergie aufzehren. Man muß sich dann nämlich sehr stark dafür engagieren, daß man sich im Leben *nicht* engagiert. Ihr reagierender Geist versucht in solch einem Fall, Sie davon zu überzeugen, daß Sie, indem Sie so leben, weitere Verluste verhindern können. Tatsächlich jedoch verleitet er Sie dazu, den größten überhaupt denkbaren Verlust zu akzeptieren: den Verlust jeder Möglichkeit, ein erfülltes und an einem Sinn orientiertes Leben zu führen. Wenn Sie sich im Bann dieser Storyline befinden, ist das Schwierigste, was Sie schaffen müssen, sich klarzumachen, daß es Ihnen wichtig ist, fürsorglich zu sein. Sich um das zu kümmern, was Ihnen wichtig ist, ist die einzige sinnvolle Methode, mit einem Leben umzugehen, das nichts verspricht und Ihnen nicht garantieren kann, daß sie jemals von Schmerzen frei sein werden.

Rechtschaffene Entrüstung

Es gibt in unserem Leben Ereignisse, die uns einfach nicht als fair erscheinen, beispielsweise daß wir im Testament unserer Eltern nicht berücksichtigt werden, obwohl wir uns am Ende ihres Lebens am intensivsten um sie gekümmert haben. Weitere Beispiele dieser Art sind, daß unser Arbeitgeber uns wegen eines Fehlers, den ein Kollege gemacht hat, entläßt, oder daß wir unsere Elternrechte verlieren, weil der Richter unseren Partner bevorzugt. Manche Dinge, die wir erleben und die sich tiefgreifend auf unser Leben auswirken, erscheinen uns als völlig ungerecht, beispielsweise der Verlust eines Körpergliedes durch einen Unfall oder daß eines unserer Kinder von einem Verwandten sexuell belästigt wurde. Solche Ereignisse können eine Storyline aktivieren, die zu einer völligen Neueinschätzung dessen führt, was Sie in Ihrem Leben als richtig und falsch einschätzen.

Das primäre Lebensthema, das in solchen Fällen auftauchen kann, beinhaltet, daß Ihr Leben aufgrund der Dinge, die Sie erlebt haben, niemals »funktionieren« wird. Sie werden sich demnach vorzugsweise in Situationen und Interaktionen engagieren, in denen Sie sich sicher sein können, daß Sie fair behandelt werden. Doch je intensiver Sie sich damit beschäftigen, ob Sie tatsächlich fair behandelt werden, desto weniger fair erscheint Ihnen alles. Wenn Sie derart intensiv nach Anzeichen für unfaires Verhalten Ausschau halten, beurteilen Sie wahrscheinlich die meisten Situationen im Sinne von richtig oder falsch sowie fair oder unfair. Da die alltägliche Welt im Grunde recht grau ist, also keineswegs schwarz und weiß, existiert echte Fairness nur sehr selten – und deshalb müssen Sie ständig so reagieren, als ob Sie unfair behandelt würden. Die wichtigste Herausforderung, mit der Sie konfrontiert werden, wenn Sie in diesem Teufelskreis selbstschädigender Gedanken und Handlungen gefangen sind, besteht darin, sich folgende Frage zu stellen: »Was ist für mich wichtiger: recht zu haben oder authentisch zu sein?« Tatsache ist, daß das Leben nicht fair ist – allerdings ist es auch nicht unfair. Schlechte Menschen können gute Dinge und gute Menschen üble Dinge erleben. Das ist unser Los als Menschen.

Garys Reise in ein erfülltes Leben

Nachdem Gary die autobiographischen Übungen ausgeführt hatte, fühlte er sich noch depressiver als vorher. Während er seine Geschichte aufschrieb, entwickelte er eine Fusion mit seiner Storyline. Dann bemerkte er etwas Seltsames: Er verhielt sich in der aktuellen Situation genau so, wie er es seiner eigenen Darstellung gemäß tun mußte: Er fühlte sich einsam, isoliert und vor der Welt auf der Hut. Ihm wurde klar, daß seine Erzählung ihm nichts weiter brachte als ein Gefühl der Selbstgerechtigkeit und daß es sich in seiner Ehe genauso verhielt. Wenn er sich von seiner Frau kritisiert fühlte, reagierte er mit aggressiven Äußerungen, die zur Folge hatten, daß sie sich von ihm zurückzog. In solchen Augenblicken entwickelte er eine Fusion mit seiner Storyline, und er deutete ihre Reaktion als Beweis dafür, daß sie sich von ihm trennen würde. Daraufhin zog er sich entweder selbst in sein Schneckenhaus zurück, oder er warf ihr genau das vor, was er sich am allerwenigsten wünschte: daß sie ihn nicht mehr liebte. Ihm war klar, daß dies nichts anderes als eine neue Variante von dem war, was er in seinem gesamten bisherigen Leben getan hatte: Er hatte in Beziehungen immer das Gefühl, er sei es nicht wert, eine solche Beziehung zu haben, hielt ständig nach Anzeichen für die Richtigkeit seines Gefühls Ausschau und verteidigte sich dann aggressiv gegen wahrgenommene Verletzungen, wenn er auch nur das geringste Anzeichen von Kritik oder Zurückweisung entdeckte.

Nachdem Gary akzeptiert hatte, daß seine Ehe vorüber war und daß seine Tendenz zur Fusion mit seiner Storyline zu diesem Resultat beigetragen hatte, verpflichtete er sich, neue Kontakte anzuknüpfen und Beziehungen aufzubauen, um eine neue Hypothese zu erproben: daß er es wert sei, geliebt zu werden, und daß er einem anderen Menschen nahe sein könne. Wenn er mit neuen Bekanntschaften ausging, mußte er üben, sich von seiner Storyline zu distanzieren, die anfangs ziemlich oft aktiviert wurde. Gary reagierte nicht immer im Sinne seiner Werte, doch er bemühte sich darum und entwickelte eine neue Strategie. Er gab seiner Storyline einen Namen (»ängstlicher kleiner Junge«); und wenn er merkte, daß seine Angst ihn ergriff, begrüßte er die Storyline mit diesem Namen. Das verhinderte, daß er in eine Fusion geriet. Weil er in Beziehungen Vertrauen, Aufrichtigkeit und Kameradschaft schätzte, verpflichtete er sich dazu, sein Handeln mit diesen Werten in Einklang zu bringen, statt sich vom negativen Rat des »ängstlichen kleinen Jungen« leiten zu lassen. Im Laufe der Zeit merkte Gary, daß er sich trotz der manchmal verwirrenden und unangenehmen Reaktionen, die er in seinen neuen Beziehungen erlebte, körperlich und emotional gesünder fühlte. Seine alte Storyline verschwand keineswegs, doch er ging keine Fusion mehr mit ihr ein und reagierte nicht mehr so stark auf wahrgenommene Kritik oder Zurückweisung. Trotz der Schmerzen, die er wegen des Verlustes seiner Ehe hatte, wuchs seine Hoffnung auf die Zukunft, weil er nicht mehr ständig in einer Defensivhaltung leben mußte. Gary war auf dem Weg, der ihn aus der Depression herausführte!

ACT-Geheimnisse

- Ihre Storyline ist eine Erzählung, die aus stark gefilterten Lebensthemen und Zukunftsvoraussagen besteht, also kein exakter Bericht darüber, wer Sie sind.
- Eine Fusion mit Ihrer Storyline kann sich sehr negativ auf Ihr Verhalten in der Gegenwart auswirken.
- Das Phänomen der negativen Erinnerungsverzerrung beinhaltet, daß Sie sich nie sicher sein können, ob Ihre Storyline tatsächlich zutrifft.
- Im Zustand der Depression filtert Ihr reagierender Geist positive Informationen aus und fokussiert auf das Negative, was eine übertrieben negative Selbstsicht zur Folge hat.
- Ihre Storyline entsteht hauptsächlich aufgrund gesellschaftlicher Einflüsse; sie ist keine im wissenschaftlichen Sinne korrekte Darstellung.
- Wenn Sie von Ihrer Storyline zurücktreten und diese als Erzählung sehen, können Sie aktiv werden und Ihre Lebenskraft wecken.

Der Coach sagt

Letztendlich bestimmt nicht Ihre Storyline, was in Ihrem Leben geschieht, sondern Sie! Wenn Sie aufgrund Ihrer Storyline leiden, dann spielen Sie mit ihr, denn Geschichten sind immer nur Geschichten. Und wo wir gerade bei diesem Thema sind, sollten Sie vielleicht einmal über folgendes nachdenken: Wenn alle Geschichten erfunden sind, warum wählen Sie dann ausgerechnet eine Geschichte aus, die Sie zum Mißerfolg verurteilt? Warum wählen Sie keine aus, die Ihre Zwecke eher erfüllt – eine, die Sie als grundsätzlich liebenswert darstellt und als berechtigt zu einem erfüllten und zielgerichteten Leben, das heute beginnt?

Vorschau

Im nächsten Kapitel stellen wir Ihnen das dauerhaft zuverlässige Gegengift zu einem Leben im Sinne Ihrer Storyline vor: das Leben im gegenwärtigen Augenblick, das ohne Fusion mit den Voraussagen Ihrer Storyline auskommt. Wir werden Ihnen zeigen, wie die Achtsamkeitsübung Ihnen die Tür zu dem Leben, das Sie leben wollen, öffnen kann.

12 Schritt 7
Präsent sein

Lasse nicht zu, daß das Gestern zuviel vom Heute verbraucht.
— Sprichwort der Cherokee

Im vorigen Kapitel haben wir die Form von Selbstgewahrsein vorgestellt, die nach Auffassung der ACT für die Förderung eines Gefühls der Lebendigkeit am wenigsten förderlich ist: die Fusion mit Ihrer Storyline und ihren das Negative betonenden, häufig stark gefilterten Vergangenheitserklärungen und Zukunftsvoraussagen. Je stärker Ihre Fusion mit Ihrer Storyline ist, um so weniger Kontakt haben Sie zu gesundheitsfördernden Formen des Selbsterlebens. Ein Hauptziel der ACT und das Hauptthema dieses Kapitels ist, daß Sie lernen, regelmäßig zu diesen gesundheitsfördernden Formen des Selbsterlebens in Kontakt zu treten.

Eines der besten Mittel gegen das übertriebene Festhalten an Ihrer Storyline besteht darin, zum für Sie stets erreichbaren Erleben des gegenwärtigen Augenblicks zurückzukehren. Dieser ist das Reich der inneren Weisheit, und wenn Sie lernen, sich dort häufiger aufzuhalten, kommen Sie in den Genuß von Vitalität sowie eines Gefühls von Sinn und Bedeutung Ihres Lebens. Denken Sie einmal über die folgenden Weisheitsworte von Agnes Baker Pilgrim nach, der Vorsitzenden des *International Council of Thirteen Indigenous Grandmothers* und spirituellen Ältesten des *Confederate Tribe of Siletz*:

> Gestern ist Geschichte,
> Morgen ist Geheimnis,
> Heute ist die Gabe,
> die wir weise nutzen sollten. (Schaefer 2006, 16)

Dieses Kapitel beschäftigt sich hauptsächlich mit einem weniger bekannten, aber sehr wertvollen Aspekt des menschlichen Potentials: mit dem Erleben im gegenwärtigen Augenblick. Das Tor zum Erleben im gegenwärtigen Augenblick wird häufig Achtsamkeit genannt. In diesem Kapitel werden die zentralen Merkmale der Achtsamkeit beschrieben, und wir werden uns mit Beweisen für ihre Nützlichkeit beschäftigen, insbesondere im Hinblick auf die Möglichkeit, mit ihrer Hilfe eine Depression zu überwinden. Durch die Erschließung von zwei Formen des Selbstgewahrseins, Repräsentanten Ihrer inneren Weisheit, werden Sie verschiedene Möglichkeiten der Kontaktaufnahme zum gegenwärtigen Augenblick kennenlernen: Gemeint sind der *innere Beobachter (observer self)* und das *schweigende* oder *stille Selbst (silent self)*. Einige der Übungen, die in diesem Kapitel vorgestellt werden, können als Grundlage für eine tägliche Achtsamkeitsübung benutzt werden. Wir nennen dies Achtsamkeits*übung*, weil es Ihnen um so besser gelingen wird, mit dem gegenwärtigen Augenblick in Kontakt zu bleiben, je intensiver Sie sich der Achtsamkeitsübung widmen. Achtsamkeit gibt Ihnen auch Aufschluß darüber, was Ihnen in Ihrem Leben wichtig ist. Deshalb werden wir Ihnen auch Übungen vorstellen, mit deren Hilfe Sie sich Ihre Ziele in den Bereichen Gesundheit, Arbeit und Spiel vergegenwärtigen können.

Die längste Reise

Das Erlernen der Fähigkeit, willentlich Kontakt zum gegenwärtigen Augenblick herzustellen, kann man sich als eine Reise vorstellen – eine Reise vom Kopf zum Herzen, von dem, was sein sollte, zu dem, was einfach ist. Nach den Lehren des Buddhismus gelangen wir zu einem erfüllten Leben, wenn wir im gegenwärtigen Augenblick verweilen können, uns selbst und anderen gegenüber Mitgefühl zeigen und geistige Illusionen und unser Festhalten an Dingen als das sehen, was sie sind. Wenn wir erleben können, was einfach nur ist, handeln wir eher so, daß wir uns in Richtung unseres magnetischen Nordpols bewegen – in Richtung der Werte, die Sie in Kapitel 6 durch die Entwicklung Ihres Wertekompaß identifiziert haben. Tatsächlich findet diese Reise in einer Sequenz von gegenwärtigen Augenblicken statt, die unser gesamtes Leben einschließt. Wenn Sie lernen, in diesen Augenblicken präsent zu sein, wird Ihr Erleben dadurch in ungeheurem Maße bereichert. Leider ist es nicht ganz so einfach, wie es klingen mag, so zu leben zu lernen. Ihr reagierender Geist, der Sie ständig zu ködern versucht, lauert am Wegesrand darauf, daß sich eine Gelegenheit ergibt, Sie zu überfallen. Er will Sie in das künstliche Reich der Selbstbeurteilungen und der unzweckmäßigen Lebensregeln zurückholen. Es wird sich kaum vermeiden lassen, daß Sie manchmal seinen Ködern zum Opfer fallen. Falls das geschieht, können Sie nichts weiter tun, als weiterzugehen und sich klar zu machen, daß niemand in der Lage ist, diesen Pfad vollkommen zu begehen.

Achtsamkeit

Achtsamkeit fördert die Bereitschaft, sowohl die positiven als auch die negativen Aspekte Ihrer mentalen Aktivität zu erleben. Im Zustand der Achtsamkeit kann man diese Aktivität beobachten, ohne am Beobachteten zu haften oder es zu beurteilen. Da Achtsamkeit sich nicht spontan Tag für Tag manifestiert, müssen wir sie üben, damit wir bewußt auf sie zurückgreifen können, wenn eine Situation dies erfordert. Jon Kabat-Zinn definiert Achtsamkeit wie folgt: »Achtsamkeit ist ein nicht-urteilendes Gewahrsein von Augenblick zu Augenblick, das wir kultivieren können, indem wir auf eine bestimmte Weise aufmerksam (im gegenwärtigen Augenblick) sind und dabei so wenig reaktiv, so wenig urteilend und so offenherzig wie möglich« (Kabat-Zinn 2005, 108).

Denken Sie einen Augenblick lang darüber nach, welche persönlichen Erfahrungen Sie mit der Achtsamkeit haben. Wahrscheinlich haben Sie Augenblicke müheloser Achtsamkeit erlebt, die bei jedem Menschen vorkommen. Vielleicht haben Sie diese beim Beobachten der Aktivitäten oder der sprachlichen Äußerungen eines Kindes oder Enkelkindes erlebt oder während Sie sich in einem Zustand echter Liebe und des Akzeptierens befanden. Vielleicht haben Sie einen solchen Augenblick in einem Garten oder einem Wald oder an einem Strand erlebt, wobei sich plötzlich ein Gefühl des Friedens und des Behagens einstellte. Vielleicht haben Sie meditiert oder gebetet, und plötzlich fühlten Sie sich von etwas befreit, daß Ihnen vorher zu schaffen gemacht hatte, beispielsweise von Ihrer negativen Einschätzung eines Ereignisses, einer Situation oder einer Interaktion. Denken Sie an solche Augenblicke zurück, und vergegenwärtigen Sie sich die Einzelheiten des Erlebnisses. Dazu können Gefühle eines grenzenlosen Gewahrseins zählen sowie das, was häufig »radikales Akzeptieren« genannt wird – womit gemeint ist, daß Sie in der Lage sind, alles, was sich in Ihrem Gewahrseinsfeld befindet, so zu akzeptieren, wie es ist. Ein solches punktuelles Erlebnis kann Ihnen auch ein tiefes Gefühl des Behagens, der Zielgerichtetheit und des Glaubens an die eigenen Möglichkeiten vermitteln.

Die positiven Wirkungen der Achtsamkeit

Vor nicht allzu langer Zeit sahen die meisten Wissenschaftler Meditation und Achtsamkeit als nicht ernstzunehmende New-Age-Modeerscheinungen an. Mittlerweile jedoch gibt es eindeutige wissenschaftliche Belege für die positiven Wirkungen eines Achtsamkeitstrainings. Heute ist erwiesen, daß die Entwicklung von Achtsamkeit ein wichtiger Beitrag zu einem erfüllten Leben ist. Uns liegen mehr als zwanzig Studien über die Wirkung von Achtsamkeit auf die Symptome einer Depression vor. Britische Forscher haben festgestellt, daß Menschen, die von einer Depression genesen sind, mit geringerer Wahrscheinlichkeit in Zukunft erneut in eine Depression verfallen werden, wenn sie nach ihrer Genesung an einem Achtsamkeitstraining teilnehmen (Teasdale *et al.* 2000). In noch jüngerer Zeit ergab eine Untersuchung, die mit Primärversorgungspatienten durchgeführt wurde, daß ein Achtsamkeitstraining denjenigen unter ihnen half, die aktuell unter den Symptomen einer Depression litten (Finuncane & Mercer 2006). Bei 72 Prozent der Patienten in der Testgruppe, die ein Achtsamkeitstraining erhielten, ging die Stärke der Depression zurück. Die Patienten berichteten, die Achtsamkeitsübungen gefielen ihnen, und über die Hälfte der Teilnehmer dieser Gruppe nutzte diese Möglichkeit auch nach Abschluß der Studie.

Außerdem haben mehrere neuere Untersuchungen gezeigt, daß die Achtsamkeitsübung sich generell positiv auf die Gesundheit und das allgemeine Wohlbefinden auswirkt und daß dies sogar für Patienten mit schweren körperlichen Krankheiten gilt. Aus einer kürzlich veröffentlichten Literaturrecherche über Achtsamkeit und Gesundheit geht hervor, daß ein Achtsamkeitstraining Menschen mit Herzkrankheiten, Krebs und Schmerzen sowie auch Menschen mit einer Depression oder starker Angst half (Grossman *et al.* 2003). Schauen wir uns einmal kurz einige der Theorien über die Gründe für die positiven Wirkungen der Achtsamkeitsübung an.

Stärkung der Fähigkeit zu akzeptieren

Wenn Menschen mit Depressionssymptomen lernen, sich von Beurteilungen, Begründungen und übergeordneten sinnzuschreibenden Aktivitäten zu distanzieren und diese als mentale Prozesse zu verstehen, statt sie für unbestreitbare Wahrheiten zu halten, ermöglicht ihnen dies, sich stärker in ihrem Leben in der Gegenwart (von Augenblick zu Augenblick) zu engagieren (Fennell 2004). Weil ein großer Teil der Inhalte des reagierenden Geistes die Wirkung gesundheitsfördernder Handlungen behindert, besteht eine wichtige Funktion der Achtsamkeit darin, daß sie Ihnen ermöglicht, diese Botschaften als mentales Geschwätz zu akzeptieren und sich gleichzeitig gesundheitsfördernden Aktivitäten zu widmen. Ein Merksatz erfaßt dies sehr treffend: »Achtsamkeit ist kein Mittel zur Verwirklichung eines bestimmten Ziels, sondern sowohl das Mittel als auch das Ziel.«

Verringerung des Grübelns

Wie wir im vorigen Kapitel erläutert haben, ist Grübeln im Falle einer Depression einer der schädlichsten mentalen Prozesse. Grübeln wird gespeist von der Fusion mit unerwünschten inneren Erlebnissen und von kontraproduktiven Versuchen, diese zu unterdrücken und zu vermeiden. Durch die Anwendung von Achtsamkeitsstrategien läßt sich der Teufelskreis negativen Grübelns durchbrechen, dem Depressive verfallen (Teasdale *et al.* 2000). Wenn Sie zulassen können, daß Gedanken einfach als Gedanken, Gefühle als Gefühle und Erinnerungen als Erinnerungen präsent sind, ist es nicht erforderlich, sie zu beurteilen, zu kontrollieren oder zu unterdrücken, und Sie durchbrechen so die depressionsverstärkende Wirkung des Grübelns.

Steigerung der mentalen Effizienz

Brain-Imaging-Studien demonstrieren immer wieder, daß innerhalb von nur zwei Monaten nach Beginn der Achtsamkeitsübung dauerhafte positive strukturelle Veränderungen hinsichtlich der Effizienz des Gehirns eintreten. Die Achtsamkeitsübung scheint dem Gehirn zu ermöglichen, Informationen effizienter zu verarbeiten (Deshmukh 2006; Hankey 2006). Untersuchungen über die visuell-räumliche Problemlösungsfähigkeit bei Menschen, die ein Achtsamkeitstraining absolviert hatten, zeigen, daß die Betreffenden Informationen über das Signal-Rausch-Verhältnis generell wesentlich schneller verarbeiten als Menschen, die nicht an einem Achtsamkeitstraining teilgenommen hatten. Diese Wirkung trägt direkt zur Verbesserung Ihrer psychischen Flexibilität bei, weil sie Ihnen ermöglicht, unmittelbar und korrekt auf Signale, die Sie vom Leben erhalten, zu reagieren, ohne daß Sie einem Köder des reagierenden Geistes zum Opfer fallen. Im Sinne der Bezugsrahmen (*relational frames*, siehe Kapitel 5) stärkt das Achtsamkeitstraining den deiktischen Rahmen »ich und mein Geist« und automatisiert diese Unterscheidung. Wenn Sie im Rahmen Ihrer Achtsamkeitsübung die grundlegende »Ich und mein Geist«-Beziehung erlernen und proben, wird es Ihnen in steigendem Maße möglich, diese in fast jeder Situation willentlich anzuwenden. Dies ist eine positive Feedback-Schleife: Je häufiger Sie zu dieser Beziehung in Kontakt treten, umso stärker wird sie in Ihr gesamtes Leben integriert. Zum Glück sind nicht alle kreisförmigen Bewegungen Teufelskreise und nicht alle Spiralen abwärts gerichtet!

Mit einem höheren Maß an Gewahrsein leben

Zahlreiche Untersuchungen über Achtsamkeit haben gezeigt, daß regelmäßige Achtsamkeitsübung das Erleben des gegenwärtigen Augenblicks verändert (Kabat-Zinn 2005). Wenn Sie lernen, sich dem Wirkungsbereich des reagierenden Geistes zu entziehen, ermöglichen Sie sich, andere Arten des Gewahrseins zu erschließen. Diese Zustände umfassenderen Gewahrseins können eine Quelle der Vitalität und des klaren Sehens sein. In Religionen und Kulturen, in denen eine Tradition des Meditierens gepflegt wird, öffnet die Achtsamkeitsübung, ob in Form von formeller Meditation, Gehmeditation, Atemübungen, Ritualen, des Rezitierens von Mantras und anderer Texte, in Form von Gebet, Schweigen oder dem Konsum von Halluzinogenen, die Tür zu einer anderen Art des Seins. Im Sinne der ACT ermöglicht Ihnen die Achtsamkeitsübung, der starren, von Vorurteilen bestimmten Sichtweise Ihres reagierenden Geistes zu entkommen und flexible und gesunde Formen des Selbsterlebens zu erschließen.

Gesunde Formen des Selbsterlebens

Wir haben in diesem Buch immer wieder darauf hingewiesen, daß der reagierende Geist und die innere Weisheit Sie auf dieser langen Reise begleiten. Zwar spielen beide bei der Entstehung von Selbstgewahrsein eine Rolle, doch ist Ihre Wirkung deshalb nicht zwangsläufig in allen Situationen der Gesundheit förderlich. Sie müssen lernen, zwischen der »Sendezeit« der inneren Weisheit und derjenigen des reagierenden Geistes ein ausgewogenes Verhältnis zu schaffen, weil der reagierende Geist in bestimmten Situationen aufgrund seiner Tendenz, die Welt auf starre, provozierende Weise zu sezieren, Leiden produzieren kann, wodurch unsinnige Regeln darüber, wie eine gesunde Lebensweise auszusehen hat, entstehen. Dieser Tendenz kann man entgegenwirken, indem man zwei gesundheitsfördernde Aspekte der inneren Weisheit erschließt: das Beobachter-Selbst und das stille (oder schweigende) Selbst.

Das Beobachter-Selbst

Wenn Sie zu Ihrem Beobachter-Selbst in Kontakt treten, sind Sie des gegenwärtigen Augenblicks in Ihrem Leben völlig gewahr und mit ihm in Kontakt. Diese Form des Selbstgewahrseins beinhaltet, im Augenblick zu sein und private Ereignisse wie Gedanken, Empfindungen, Erinnerungen und Bilder wahrzunehmen, aber keine Fusion mit ihnen einzugehen. Wie der Name Beobachter-Selbst ahnen läßt, ist dies eine Form des Bezeugens, bei der Sie nicht-urteilend dessen gewahr sind, was sich in jedem Augenblick manifestiert. Der Buddhismus nennt diesen Zustand augenblicklichen Kontakts zur Gegenwart *purnata*, den Pfad zum umfassenden, positiven Engagement im Hier und Jetzt, das ein starkes Gefühl persönlichen Behagens erzeugt. Wenn Sie voll und ganz im Hier und Jetzt sind, steht Ihnen eine ganze Welt von Erlebnissen offen, die Sie genießen können. Es ist, als wäre die Verbindung zwischen Ihnen selbst und Ihrer inneren wie auch äußeren Welt umgewandelt worden.

Das stille Selbst

Die andere Form der inneren Weisheit ist ein wenig geheimnisvoller, und allein mit Hilfe verbaler Erklärungen läßt sie sich nur schwer verstehen, weil sie die Befreiung von allen verbalen Konstrukten und Prozessen erfordert, die uns ermöglicht, alles, dessen wir gewahr sind, als von uns selbst getrennt zu erleben. Dies ist ein Zustand reinen Bewußtseins, der oft auch *reines Gewahrsein* genannt wird. In der ACT bezeichnen wir dies als *stilles Selbst (silent self)*. Im Buddhismus gilt das Erreichen dieses Zustandes, der *shunyata* genannt wird, als Gipfel der Meditation und aller religiösen Übung. *Shunyata* ist der Pfad zur Erleuchtung, weil er uns vom Haften an allen Vorstellungen unserer selbst als von allem uns Umgebendem verschieden befreit. Im *Shunyata*-Zustand sind wir gleichzeitig alles und nichts.

Unter allen Formen des Selbstgewahrseins ist die des stillen Selbst uns Menschen der westlichen Welt am fremdesten, und deshalb ist es auch besonders schwierig, zu ihr in Kontakt zu treten. Weil die verbale Intelligenz für unsere westliche Gesellschaft eine so unverhältnismäßig wichtige Rolle spielt, fällt es uns ebenso schwer, den Zustand des stillen Selbst – ein ganz und gar nonverbales Erlebnis – zu verstehen, wie uns ihm zu nähern. In diesem Buch werden Wörter benutzt, um ein Bild des stillen Selbst zu entwerfen und um Sie dazu anzuleiten, sich diesem Zustand zu nähern; doch Wörter können dem wahren Sinn dieser tiefsten Form des Selbstgewahrseins niemals gerecht werden.

Wie das folgende Diagramm veranschaulicht, versucht die Achtsamkeitsübung Ihnen zu helfen, Ihr Gewahrsein vom kleinen Kreis Ihrer Storyline zunächst zu Ihrem Beobachter-Selbst hin und schließlich darüber hinaus zum stillen Selbst zu erweitern. Wenn Sie lernen, Ihr Gewahrsein zu erweitern, werden Sie starke Veränderungen Ihrer Vitalität, Ihrer Zielorientiertheit und Ihres Gefühls, etwas Sinnvolles zu tun, feststellen. Im weiteren Verlauf dieses Kapitels werden wir Ihnen Ratschläge geben und Übungen vorstellen, die Ihre Möglichkeiten im Umgang mit den drei Ebenen des Selbstgewahrseins verbessern sollen. Wenn Sie diese Übungen regelmäßig ausführen, wird sich nach einigen Monaten Ihr Erleben gemessen am augenblicklichen Zustand stark verändert haben. Dies erfordert nur ein wenig Übung. Falls dabei das Gefühl der Frustration auftritt, dann danken Sie Ihrem reagierenden Geist dafür, daß er Sie mit welchen Gedanken auch immer geködert hat, und üben Sie einfach weiter!

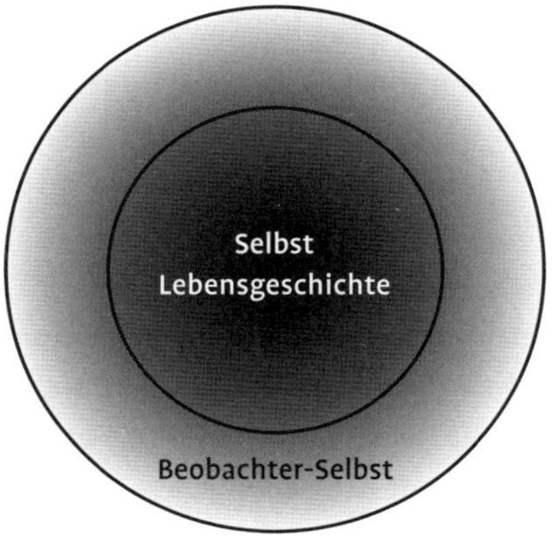

Stilles Selbst

Das Beobachter-Selbst entwickeln

Das Beobachter-Selbst ist eine Form des Gewahrseins, die frei ist von Urteilen, Kampf und Festhalten. Verschiedene Übungen können Ihnen helfen, dieses Gewahrsein zu entwickeln, und wir raten Ihnen, mit diesen verschiedenen Möglichkeiten zu experimentieren und herauszufinden, welche sich für Sie persönlich am besten eignet. Vielleicht empfinden Sie die Sitzmeditation als besonders nützlich, oder Sie ziehen Tai-chi oder das meditative Gebet vor. Die Co-Autorin (PR) dieses Buches arbeitet gern an der Entwicklung des Beobachter-Selbst, indem sie den reagierenden Geist beobachtet, während Ihr Geist und Körper in einem warmen Raum eine Sequenz von Yoga-Übungen ausführt. Der andere Co-Autor (KS) zieht es vor, das Gewahrsein des Beobachter-Selbst zu entwickeln, indem er die aufeinanderfolgenden privaten Ereignisse an sich vorüberziehen läßt, angefangen von altbekannten herabsetzenden Geschichten über das eigene Leben bis hin zu Augenblicken unerwarteten Lachens. Wir werden Ihnen nun einige Übungen vorstellen, die Ihnen helfen können, Ihr Beobachter-Selbst zu stärken. Probieren Sie diese Übungen aus, und sprechen Sie dann mit Freunden und anderen Menschen, die Ihnen nahestehen, über Ihre Erfahrungen mit dem Beobachter-Selbst. Wenn Sie alle diese Informationen zusammenfassen, werden Sie sicherlich vielfältige Möglichkeiten entdecken, von denen Sie wahrscheinlich einige zu Bestandteilen Ihres Alltags in einem neuen, erfüllteren Leben machen werden.

ÜBUNG ⋮ Wo leben Sie?

Um Ihnen zu helfen, in den gegenwärtigen Augenblick zu gelangen und möglichst permanent darin zu verweilen, müssen wir zunächst mit Hilfe einer diagnostischen Übung herausfinden, in welcher Zeitzone Sie in der Regel verweilen. Stellen Sie sich die Zeit als ein Kontinuum vor, das von Ihren entferntesten Erinnerungen an die frühe Kindheit bis hin zu Zukunftsprojektionen reicht, die erst mit dem Augenblick Ihres Todes enden – oder sogar noch darüber hinausgehen. Wir haben bereits mehrfach darauf hingewiesen, daß der reagierende Geist nicht dazu geschaffen ist, im Hier und Jetzt zu verweilen. Er hat die Aufgabe zurückzublicken, zu verstehen, was in der Vergangenheit geschehen ist, und dann in die Zukunft zu schauen und Voraussagen zu entwickeln. Wenn es um die Aktivität von Augenblick zu Augenblick geht, so werden Sie feststellen, daß Ihr reagierender Geist an der Linie des Zeitkontinuums entlang ständig vor- und zurück läuft. Bei einigen Menschen findet diese ständige Aktivität hauptsächlich im Bereich der Zukunft statt, bei anderen überwiegend in dem der Vergangenheit.

Diese Übung wird Ihnen zeigen, wo Ihr reagierender Geist sich am liebsten aufhält. Was er bevorzugt, ist weder als gut noch als schlecht zu bewerten. Die Übung ermöglicht Ihnen nur herauszufinden, wohin Ihr Geist strebt, wenn Sie versuchen, präsent zu sein. Wenn es Ihnen so geht wie den meisten Menschen, werden Sie feststellen, daß es sehr schwierig ist, präsent zu bleiben, weil Ihr Geist versuchen wird, Sie anderswohin zu locken. Unten sehen Sie eine Darstellung des Zeitkontinuums, auf dem sich der gegenwärtige Augenblick genau in der Mitte befindet. Setzen Sie Ihren Zeigefinger auf diese Stelle, und lesen Sie dann weiter. Nach dem Lesen der Anweisungen schließen Sie die Augen und versuchen, fünf Minuten im gegenwärtigen Augenblick zu bleiben. Falls irgend etwas Sie aus dem Augenblick herauszieht, registrieren Sie einfach, wohin Ihre Gedanken schweifen, und bewegen Ihren Finger dann nach links – in die Vergangenheit, oder nach rechts – in die Zukunft, je nachdem, wohin Ihre Gedanken Sie führen. Wenn eine Erinnerung an eine ferne Zeit in Ihrer Kindheit auftaucht, sollte sich Ihr Finger ganz nach links bewegen. Und wenn vor Ihrem inneren Auge der Augenblick Ihres Todes auftaucht, müßte sich Ihr Finger an das äußerste rechte Ende des Kontinuums bewegen. Bitte beantworten Sie nach Ablauf der fünf Minuten folgende Fragen.

Zeitkontinuum				
ferne Vergangenheit	jüngere Vergangenheit	gegenwärtiger Augenblick	nähere Zukunft	ferne Zukunft

Wie oft sind bei Ihnen Gedanken aufgetaucht, die sich auf den gegenwärtigen Augenblick bezogen?

____

Welchen Punkt auf dem Zeitkontinuum haben Sie häufig aufgesucht, wenn Sie sich nicht im gegenwärtigen Augenblick befanden?

____

Haben bestimmte Gedanken, Gefühle, Erinnerungen oder Empfindungen Sie mehr als einmal oder sogar ständig aus dem gegenwärtigen Augenblick gelockt? Wenn ja, dann beschreiben Sie diese:

____

____

____

____

____

Erläuterungen. Ist es Ihnen schwergefallen, während der Übung im gegenwärtigen Augenblick zu bleiben? Die meisten Menschen haben bei dieser Fünf-Minuten-Übung das Gefühl, als ob diese zehn oder sogar zwanzig Minuten dauern würde! In der heutigen Zeit haben wir äußerst selten die Möglichkeit (oder nehmen wir uns nur selten die Zeit), uns einfach hinzusetzen und im gegenwärtigen Augenblick zu verweilen. Ist Ihnen während der Übung irgendwann plötzlich klar geworden, daß Sie sich absolut nicht im gegenwärtigen Augenblick befanden, fast als ob Sie aufgewacht wären und sich unversehens an einem anderen Ort befunden hätten? Das ist typisch für den Prozeß der Fusion mit dem reagierenden Geist. Ohne es zu merken, bewegen Sie sich plötzlich in eine völlig andere Richtung. Deshalb erfordert es Übung und Bemühen, genug Raum zwischen Ihnen und Ihrem reagierenden Geist zu schaffen, in dem Sie beobachten können, wie er versucht, Sie aus dem gegenwärtigen Augenblick zu locken. Steht Ihnen dieser Raum zur Verfügung, können Sie bei der Entscheidung darüber, ob Sie im gegenwärtigen Augenblick bleiben oder ob Sie ihn verlassen, eine wesentlich aktivere Rolle spielen.

ÜBUNG ⋮ Der Atem des Lebens

Um umfassende Formen des Gewahrseins zu entwickeln, müssen Sie lernen, Ihre Atmung zu steuern und tiefer zu atmen. Die Atmung ist das Zentrum unseres Seins. Sie beeinflußt nicht nur die Luftzufuhr, sondern auch die Herzfrequenz, die Gehirnwellen, die Hauttemperatur und noch viele andere wichtige biologische Funktionen. Atemübungen sind die Grundlage der meisten Formen von Achtsamkeits- und Meditationsübung. Der buddhistische Ausdruck für tiefes Atmen ist *pranayam* – wörtlich »der Atem des Lebens«. Damit ist nicht nur die automatische physische Aktivität des Atmens gemeint, sondern eine Form tiefen Atmens, die uns hilft, uns zu fokussieren und unsere Aufmerksamkeit auf einen bestimmten, kleinen Bereich zu konzentrieren. Indem Sie lernen, Ihre Aufmerksamkeit ausschließlich auf die Atmung zu konzentrieren, entwickeln Sie die Fähigkeit, eine Sache auf sehr achtsame Weise zu tun. Dies ist eine völlig andere Form von Gewahrsein als die chaotische Welt des reagierenden Geistes, in der sich Ihre Aufmerksamkeit alle paar Sekunden anderen Objekten zuwendet. Die Fähigkeit, die Aufmerksamkeit auf ein spezifisches Ziel zu richten, beispielsweise auf das Atmen, und alles andere auszublenden, ist sehr wichtig, wenn Sie lernen wollen, von der ablenkenden Aktivität des reagierenden Geistes Distanz zu gewinnen. Die folgende Übung ist eine Einführung in die Arten tiefen Atmens, die für *pranayam* wichtig sind.

Suche dir einen angenehmen Ort, an dem du sitzen kannst. Sorge dafür, daß deine Kleidung dich nicht beengt, so daß du die Möglichkeit hast, sehr tief zu atmen. Bringe deinen Körper in eine bequeme Position, und schließe einige Minuten lang die Augen. Beginne, die Aufmerksamkeit auf den Atem zu richten. Beobachte einfach eine Zeitlang dein Atmen, ohne daß du es auf irgendeine Weise zu verändern versuchst. Nimm dir die Zeit, die du brauchst, um angesichts deines Atmens gegenwärtig zu sein. Dies ist der gegenwärtige Augenblick in deinem Leben, und es gibt keinen Grund, ihn eilig hinter sich zu bringen. Lasse das Ein- und Ausatmen einfach geschehen, so wie dein Körper es will.

Nun stelle dir vor, daß sich in deinem Bauch ein Ballon befindet, den du mit der Luft füllen willst, die du einatmest. Atme sehr langsam und tief ein, und fülle so den Ballon in deinem Bauch. Wenn er sich füllt, merkst du, daß sich dein Bauch nach außen und abwärts bewegt. Ist der Ballon gefüllt, dann halte eine Sekunde inne, und lasse die Luft dann allmählich wieder entweichen. Beim Leeren des Ballons wirst du bemerken, daß dein Bauch sich leicht nach innen und aufwärts bewegt. Brustkorb und Schultern bleiben beim Ein- und Ausatmen fast bewegungslos. Wenn du merkst, daß Brust und Schultern sich heben oder senken, dann versuche, deinen Atem in deinen Bauch zu schicken, und lasse Brust und Schultern dabei ruhig und entspannt bleiben.

Nun schürze beim Einatmen deine Lippen, und atme durch die Nase. Achte darauf, wie es sich anfühlt, wenn die Luft durch die Nase in den Körper und hinab in den Ballon in deinem Bauch strömt. Stelle dir dieses Fließen der Luft wie den umgekehrten Griff eines Regenschirms vor. Du beginnst am gekrümmten Ende des Griffs, läßt die Luft in deiner Nase zunächst aufwärts und dann abwärts in den Ballon strömen. Öffne beim Ausatmen die Lippen, und halte den Griff des Regenschirms umgekehrt. Dein Atem strömt aus dem Ballon, den langen geraden Teil des Regenschirms empor, und strömt dann durch die Krümmung und aus deinem Mund heraus. Konzentriere dich weiter nur auf dein Atmen, und achte beim Einströmen der Atemluft in den Bauch auf eventuell auftauchende Empfindungen. Spürst du beim Einströmen der Luft, welche Temperatur sie hat? Wie fühlt sich die Luft an, während sie durch deine Nase strömt? Empfindest du sie beim Ausatmen als warm oder feucht, wenn Sie an deinen Lippen vorbeiströmt? Wenn du merkst, daß deine Aufmerksamkeit vom Atmen abschweift, dann richte sie sanft wieder auf das, was du gerade tust. Fahre zehn Minuten lang fort, den Ballon in deinem Bauch zu füllen und zu leeren.

Erläuterungen. Was haben Sie beim Ausführen dieser grundlegenden Atemübung erlebt? Ist es Ihnen gelungen, den Ballon in Ihrem Bauch bewußt zu füllen? Dies wird manchmal Zwerchfellatmung genannt. Wenn Sie so atmen, erhält Ihr Gehirn wesentlich mehr Sauerstoff, als wenn Sie einfach in den Brustkorb atmen. Ist Ihnen aufgefallen, daß Ihr Geist während des Atmens abschweifte? Konnten Sie Ihre Aufmerksamkeit wieder auf die zu erfüllende Aufgabe fokussieren? Lassen Sie sich nicht dadurch frustrieren, daß diese Übung am Anfang schwierig ist. Die einfachsten Dinge, so wie beispielsweise das Atmen, können Ihnen wie eine schwierige Aufgabe erscheinen, wenn Ihr reagierender Geist versucht, Ihrem

Bemühen entgegenzuwirken. Wir empfehlen Ihnen dringend, dieses tiefe Atmen mindestens einmal pro Tag zu üben, besser mehrmals täglich – morgens, mittags und abends. Je häufiger Sie *pranayam* üben, um so interessantere Dinge werden Ihrem Gewahrsein zugänglich werden!

ÜBUNG ⋮ Schälen Sie eine Orange

Eine der ältesten Meditationsübungen besteht darin, Alltagsaktivitäten für die Achtsamkeitspraxis zu nutzen. Ein altes Koan des Zen-Buddhismus bringt es auf den Punkt: »Vor der Erleuchtung Holz hacken, Wasser tragen. Nach der Erleuchtung Holz hacken, Wasser tragen.« Damit ist gemeint, daß das Erleben des gegenwärtigen Augenblicks selbst bei den banalsten Alltagsaktivitäten möglich ist, unter anderem auch beim Essen. Besorgen Sie sich für die nun folgende Übung eine Orange, und suchen Sie sich einen ruhigen Ort, an dem Sie an einem Tisch sitzen können; schließen Sie dann einen Moment die Augen, und befreien Sie Ihren Geist von Sorgen und vom Festhalten an Dingen. Legen Sie die Orange vor sich auf den Tisch.

Deine Hände liegen auf deinen Oberschenkeln, und du betrachtest die Orange. Achte auf ihre Farbe und Größe. Riechst du sie? Achte darauf, ob deine Gedanken abzuschweifen beginnen und ob du an etwas denkst, das du später tun willst oder das du zu einem früheren Zeitpunkt hast tun wollen. Lasse diese Gedanken kommen und gehen, und richte deine Aufmerksamkeit wieder auf die Orange. Wahrscheinlich mußt du mit der Aufmerksamkeit immer wieder bewußt zu der Orange zurückkehren; vermutlich wird dir dein reagierender Geist zahlreiche Anweisungen geben, und er wird viele Gedanken äußern, während du dich dem gegenwärtigen Augenblick näherst, wobei die Orange vor dir auf dem Tisch liegt.

Wenn du dich bereit fühlst, dann lege deine Hände auf die Orange. Berühre sie leicht, und spüre ihre Konsistenz. Welche Wörter beschreiben sie am besten? Ist sie kühl? Ist ihre Oberfläche uneben? Nun halte sie fester. Fühlt sie sich fest an? Weich? Wenn du dich bereit fühlst, grabe mit einem Fingernagel in die Haut, um sie aufzubrechen. Spürst du das Öl der Schale? Wie fühlt es sich an? Rieche an deinem Finger, und koste den Geruch aus. Achte auf die Gedanken und Gefühle, die auftauchen, während du das Orangenöl riechst; schau sie dir an, und lasse sie vorüberziehen.

Nun entferne die Schale Stück für Stück. Beobachte, ob bei dir ein Drang auftaucht, die Arbeit schnell zu beenden oder »es richtig zu machen«, und fahre einfach fort, die Orange langsam zu schälen. Nachdem du die Schale entfernt hast, halte die Orange wieder in deinen Händen, und untersuche die Linien, die die natürlichen Teile des Fruchtfleischs erkennen lassen. Schaue dir ihr Muster an; jede Orange unterscheidet sich ein wenig von allen anderen.

Wenn du bereit bist, breche die Orange an einer der natürlichen Unterteilungen auf. Schaue in das Zentrum der Orange. Untersuche, wie die einzelnen Stücke in der Orange miteinander verbunden sind.

Registriere eventuell auftauchende beurteilende Gedanken. Lasse Sie einfach zu, und löse dich wieder von ihnen. Untersuche weiter die Orangenstücke, und wenn du bereit bist, dann wähle ein Stück aus, und löse es von den übrigen ab. Führe es zu deiner Nase, und rieche daran. Wenn du möchtest, kannst du es dir nun in den Mund legen. Lasse es dort einen Augenblick lang liegen, und denke über seine Geschichte nach – wie es in diesen Augenblick gelangt ist. Dann kannst du, wenn du bereit bist, so lange auf dem Stück kauen, bis du es herunterschluckst. Spüre beim Schlucken, wie es sich vom Mund in die Kehle, die Speiseröhre und schließlich in den Magen bewegt. Wenn du willst, kannst du weiter an einem Stück nach dem anderen riechen, es schmecken, kauen und schlucken und schließlich seinen Weg in den Magen verfolgen. Nimm zum Abschluß die Schalen in deine Hände, und halte sie eine Weile, während du nur dasitzt und beobachtest.

Erläuterungen. Was ist während der Übung geschehen? Gab es Augenblicke, in denen Sie angesichts der Orange völlig präsent waren? Ist Ihnen aufgefallen, daß Ihr reagierender Geist versuchte, Sie von der Übung abzubringen? Welche Art von Köder hat Sie davon abgebracht, Ihr Vorhaben zum Abschluß zu bringen? Ist es Ihnen gelungen, Ihre Aufmerksamkeit vorsichtig wieder zum Erleben der Orange zurückzulenken? Falls Ihnen diese Art von Achtsamkeitspraxis gefällt, können Sie die Übung mit fast jedem Objekt wiederholen – mit einer Rosine, einer Tasse Tee, einem Kristall, einem Blumenstrauß usw. Es geht darum, einen Ort zu schaffen, von dem aus Sie Ihre Präsenz ausdehnen können, ganz gleich, ob dies Ihre Fähigkeit, zu riechen, Berührung und Konsistenz zu empfinden, Farbe zu schätzen, sich Ihrer eigenen Reaktionen auf das Objekt gewahr zu sein usw., betrifft.

ÜBUNG ⋮ Setze jeden Schritt ganz bewußt

Diese Übung, die achtsames Gehen beinhaltet, eignet sich für geschlossene Räume oder die Ausführung im Freien. Entscheiden Sie zunächst, wo Sie die Übung ausführen und wieviel Zeit Sie darauf verwenden wollen. Wir empfehlen Ihnen zehn bis fünfzehn Minuten, aber auch fünf Minuten helfen Ihnen schon, zum gegenwärtigen Augenblick in Kontakt zu treten und das Beobachter-Selbst zu erleben. Wenn möglich sollten Sie die Übung barfuß ausführen, weil Sie dann den Kontakt zwischen Ihren Füßen und dem Boden besser spüren. Vier Punkte an jedem Fuß müssen mit dem Boden in Kontakt sein, damit er maximale Stabilität hat. In der nachfolgenden Abbildung sind diese vier Punkte markiert. Spüren Sie zunächst jeden dieser vier Punkte an beiden Füßen; das ist der Ausgangspunkt der Übung.

Du stehst auf deinen Füßen, und alle acht auf den beiden Fußsohlen markierten Punkte haben festen Kontakt zum Boden. Setze nun jeden Schritt ganz bewußt. Dein reagierender Geist wird dich drängen, diese Übung möglichst rasch hinter dich zu bringen, und in seiner Frustration wird er vielleicht sogar versuchen, dich dazu zu bringen, möglichst viele Schritte möglichst schnell zu tun. Dein Geist ist es nicht gewöhnt, daß du, der Mensch, beobachtest, akzeptierst und wählst, statt es ihm zu überlassen, zu beurteilen, zu kämpfen und zu vermeiden!

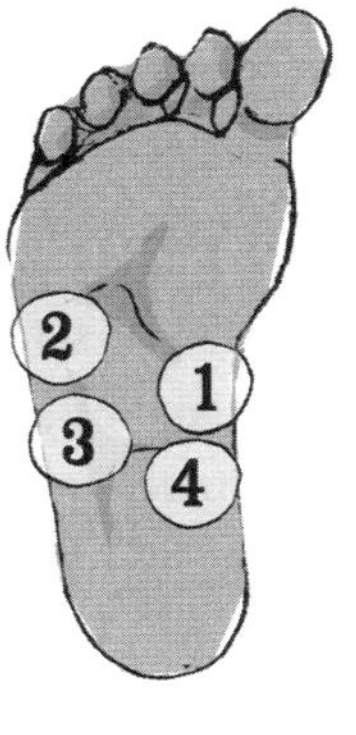

Abgesehen vom bewußten Ausführen jedes Schritts kannst du auch einen Schritt auslassen; dann bleibst du auf der Stelle stehen. Achte darauf, wie es sich anfühlt, einfach dazustehen. Es erfordert in jedem Augenblick eine bewußte Entscheidung – genau wie achtsames Gehen.

Stelle fest, wie viele der vier Punkte an deinen beiden Füßen mit dem Boden in Kontakt sind. Achte darauf, wie es ist, absichtlich zu stehen und die Entscheidung zu fällen, sich zu bewegen oder sich nicht zu bewegen, maximalen Kontakt zwischen Füßen und Boden herzustellen oder weniger Kontakt zu haben. Vielleicht möchtest du ja den linken Fuß an zwei Punkten vom Boden lösen. Was geschieht daraufhin? Hat es Auswirkungen auf den rechten Fuß? Wirst du nun einen Schritt gehen? Auf was zu? Von was weg?

Achte darauf, ob Gedanken über diese Übung und ihren Wert oder mangelnden Wert für dich auftauchen. Achte auf die ständigen Vorschläge des reagierenden Geistes und seine unablässige Produktion von Geschichten. Für ihn kann es sehr schwer sein, das Stillstehen oder langsame Bewegungen zu akzeptieren, das Spüren der Erde und das bewußte Setzen jedes Schritts. Beachte diese Empfindung der Anspannung, falls sie da ist, und gib ihr einfach Raum. Achte auf unangenehme oder angenehme Empfindungen in deinem Körper. Wo sind sie? Worin bestehen sie? Wie fühlen sie sich an? Sind sie heiß, kalt, fließend, kneifend, juckend oder wie sonst? Gib diesen Empfindungen Raum, und fahre fort, zu entscheiden, ob du stehen oder gehen willst.

Achte darauf, wie viele Punkte an jedem der beiden Füße in jedem einzelnen Augenblick mit dem Boden in Kontakt sind. Spürst du jeden Punkt, während er bei einem Schritt den Boden verläßt und wieder berührt? Taucht ein Gedanke darüber auf, daß du irgendwohin gehen mußt? Das ist in Ordnung; achte einfach darauf, und entscheide dich für die nächste Handlung im Augenblick.

Erläuterungen. Wie ist es Ihnen mit dieser Übung ergangen? Das störende Eingreifen des reagierenden Geistes kann es schwierig machen, auch nur einfache Entscheidungen zu treffen. Wir sind es gewöhnt, auf ein Ziel zuzugehen; dies ist im Alltagsleben meistens der Grund, aus dem wir gehen. Darin spiegelt sich unsere generelle Getriebenheit und Achtlosigkeit. Es geht immer nur um Resultate, nie um den Prozeß des Lebens, der unterdessen stattfindet.

ÜBUNG Morgendliche Träumerei

Sobald wir aus dem Schlaf aufwachen, ist auch der reagierende Geist aktiv. Es verhält sich damit so ähnlich wie mit dem Weckruf um 5.30 Uhr in der Kaserne. Eben noch schlief man fest, und nun dröhnt einem plötzlich das Kornett in den Ohren. Der reagierende Geist ist offenbar schon aktiv, bevor sich andere Formen des Gewahrseins äußern. Und wenn das so ist, müssen Sie lernen, Ihren reagierenden Geist zu grüßen, ohne sich gleich von seinen Inhalten fesseln zu lassen. Die folgende Übung ermöglicht die Integration des Erlebens im gegenwärtigen Augenblick und des Gewahrseins des Beobachter-Selbst in den Alltag. Sie besteht darin, daß Sie jeden Morgen nach dem Aufwachen im Bett bleiben und sich das Gewahrsein des Beobachter-Selbst vergegenwärtigen, während Sie eine Weile im Zwischenreich des Träumens verbleiben, bevor Sie mit Ihren normalen Alltagsaktivitäten beginnen.

Wenn du aufwachst, dann atme zehnmal tief und langsam, und dehne dich ein wenig. Bleibe anschließend im Bett liegen, und beobachte dich und die Aktivitäten deines reagierenden Geistes. Was taucht auf? Negative Gedanken? Positive Gedanken? Erinnerungen? Gefühle? Bei den meisten Menschen tauchen negative wie auch positive private Ereignisse auf, und zwar in etwa gleich großer Zahl, auch wenn es sich um einen ausgesprochen guten Tag handelt!

Im nächsten Teil der Übung läßt du den kommenden Tag an dir vorüberziehen und vergegenwärtigst dir, was du tun willst oder was wahrscheinlich geschehen wird. Vielleicht kannst du drei oder vier Dinge identifizieren, auf die dein reagierender Geist dich bezüglich des kommenden Tages hinweist. Vielleicht hast du vor, zur Arbeit zu gehen oder die Wohnung zu reinigen oder an einer Besprechung teilzunehmen. Achte darauf, was dein Geist über jede einzelne Aktivität sagt. Glaubt er, daß sie positiv verlaufen wird? Entwickelst du eine Fusion mit dieser Sicht? Bist du in der Lage, sie einfach nur zu registrieren? Falls deine Sicht negativ ist, kannst du sie dann einfach so, wie sie ist, stehen lassen, ohne irgend etwas damit anzustellen? Beobachte auf diese Weise fünf bis zehn Minuten lang deine Gedanken.

Kehren Sie nach fünf bis zehn Minuten in den Zustand Ihres normalen Gewahrseins zurück, und füllen Sie das folgende Arbeitsblatt aus. Am besten kopieren Sie das Blatt vorher mehrmals, damit Sie immer ein Blankoformular zur Verfügung haben. Schreiben Sie in die linke Spalte, worauf sich Ihr reagierender Geist an diesem Tag gefreut hat. Notieren Sie in der mittleren Spalte, welche Voraussage Ihr Geist für den Fall gemacht hat, daß Sie sich tatsächlich der betreffenden Aktivität widmen würden. Und notieren Sie in der rechten Spalte Ihre Einschätzung der Reaktion auf diese Sicht aus der Perspektive des Beobachter-Selbst. Als wie glaubhaft erscheint Ihnen die Voraussage Ihres reagierenden Geistes aus dieser Perspektive betrachtet? Beschreiben Sie alles, was Sie erlebt oder gedacht haben, im Hinblick auf die Glaubwürdigkeit dessen, was Ihr reagierender Geist Ihnen in Aussicht gestellt hat.

Morgendliche Träumerei

Beobachtete Pläne	Vision dessen, was geschehen wird	Glaubwürdigkeit

Erläuterungen. Wie ist es Ihnen damit ergangen, einen Besuch Ihres reagierenden Geistes akzeptiert zu haben? Konnten Sie nach Abwägen dessen, was er Ihnen zu bieten hatte, zum Erleben des gegenwärtigen Augenblicks zurückkehren und sich wieder in Ihr Gewahrsein des Beobachter-Selbst hineinversetzen? Wie steht es mit Ihrer Reaktion auf die Voraussage Ihres reagierenden Geistes über das, was an diesem Tag geschehen werde? Wie glaubhaft sind Ihnen diese Voraussagen erschienen? Falls sie sehr glaubhaft auf Sie gewirkt haben, sind Sie wahrscheinlich mit etwas, womit Ihr reagierender Geist Sie ködern wollte, in eine Fusion eingetreten. Was war es? Und falls Ihnen die Voraussage als wenig glaubhaft erschien, was hat Ihnen dann ermöglicht, sich zu distanzieren und nicht ins Urteilen zu verfallen? Experimentieren Sie einige Wochen lang mit dieser Übung, um sich anzugewöhnen, am Morgen jedes Tages zum Beobachter-Selbst in Kontakt zu treten.

Das stille Selbst entwickeln

Wenn Sie lernen wollen, vom Beobachter-Selbst zum stillen Selbst zu wechseln, müssen Sie sich von allem verbalen Wissen völlig lösen. Das stille Selbst existiert nicht im Land der Gedanken, Wörter und Beschreibungen. Es handelt sich dabei um eine Position, von der aus man dessen gewahr sein kann, daß ein »Du« anwesend ist. Sie können des unmittelbaren Erlebens im Hier und Jetzt (Beobachter-Selbst) gewahr sein und sich gleichzeitig vergegenwärtigen, daß es ein größeres Du gibt, das der Ursprung des Gewahrseins ist. Dieses Du sind Sie selbst, seit sich Ihr Bewußtsein manifestiert hat. Beim Ausführen von Übungen, die Ihnen helfen, zum stillen Selbst in Kontakt zu treten, werden Sie merken, daß dessen Ort nicht gestört werden kann, selbst wenn Sie einem Angriff Ihres reagierenden Geistes erleben.

Eine berühmte buddhistische Geschichte beschreibt das stille Selbst besser, als wir es könnten. Doch um sie zu verstehen, brauchen Sie zunächst ein wenig Hintergrundinformation: Der Bodhi-Baum ist ein bekanntes Symbol für den Buddha, weil der Buddha vierzig Tage lang unter einem Bodhi-Baum über die Frage des menschlichen Elends meditierte, bevor er erleuchtet wurde. Wenn in buddhistischen Schriften vom Bodhi-Baum die Rede ist, symbolisiert dies, daß man sich Dingen im Geiste der Buddha-Natur nähert.

Im siebten Jahrhundert unserer Zeit forderte Hung-jen, ein ranghoher Mönch, der kurz vor seinem Tode stand, seine Schüler auf, einen Vers zu schreiben und darin ihr Verständnis der Lehren des Buddha zum Ausdruck zu bringen. Derjenige unter ihnen, der das beste Verständnis der Lehren beweise, werde neuer Patriarch des Klosters werden. Hung-jens fortgeschrittenster Schüler, Shen-hsiu, von dem allgemein erwartet wurde, daß er das größte Verständnis der Lehren zeigen würde, schrieb daraufhin folgenden Vers:

Der Körper ist der Bodhi-Baum,
Der Geist gleicht einem klaren Spiegel auf einem Halter.
Wische ihn ständig,
und lasse kein Staubkorn darauf kommen.

Ein armer Küchenhelfer, Hui-neng, bemerkte in diesem Verständnis des erleuchteten Geistes einen Makel. Indem der Geist als Spiegel beschrieben wurde, wurde er zu einem Ding gemacht. Aufgrund des Beharrens, es dürfe nicht zugelassen werden, daß sich Staub auf dem Geist absetze (eine Metapher für den Zustand der Fusion), erschien es als Ziel, den Geist leer zu halten. Doch wenn es möglich war, den Geist leer zu halten, so mußte ein Geist existieren, der leer gehalten werden mußte. Obwohl die jüngeren Mönche dies verhindern wollten, reichte Hui-neng folgenden Vers ein:

Es gibt keinen Bodhi-Baum,
Nirgendwo steht ein klarer Spiegel.
Es ist einfach nichts da.
Woran sollte da ein Staubkorn haften?

Aufgrund dieses Verständnisses des erleuchteten Geistes wurde Hui-neng zum 6. Zen-Patriarchen (Merton 1961).

ÜBUNG ⋮ Innen und Außen

Diese Übung ermöglicht Ihnen, mit Hilfe visuellen und kinästhetischen Erlebens einfaches Gewahrsein zu üben. Mit ihrer Hilfe können Sie die Fähigkeit entwickeln, Ihre Aufmerksamkeit und Ihr Gewahrsein von innen nach außen und wieder zurück zu lenken. Dies hilft Ihnen, den Verbindungspunkt zwischen dem, wessen Sie sich in Ihrem Körper bewußt sind, und dem, wozu Sie in der äußeren Welt in Beziehung stehen, zu würdigen. Sie können die folgende Anleitung aufnehmen und sie sich dann anhören. Manchmal läßt sich eine besonders starke Wirkung erzeugen, wenn Sie bei solchen Übungen die eigene Stimme hören.

Atme zunächst einfach ein und aus; fülle deine Lunge, und leere sie anschließend langsam wieder. Spüre, wie die Luft durch Nase und Kehle in die Lunge strömt, langsam und ohne jede Mühe. Spüre, wie sich deine Brust und dein Bauch beim Ein- und Ausatmen jeweils heben und senken, wie sie eine Empfindung erzeugen, die dem unablässigen Aufwallen und Abfließen einer Welle gleicht, die deinen Körper überspühlt. Die Welle fließt hinein und hinaus, und die Energie über der Haut deiner Brust und deines Bauches fließt aufwärts und nach vorn, wobei sie sich dem rhythmischen Fließen deines Körpers in Reaktion auf das Ein- und Ausströmen der Luft anpaßt.

Achte auf dein Herz. Spürst du, wie es pumpt? Spürst du einen Puls? Wenn du möchtest, kannst du deine Finger leicht auf eine der Halsschlagadern oder auf die Innenseite deines Handgelenks legen. Das ist dein Puls – der Rhythmus, in dem dein Herz den Sauerstoff aus der Luft in alle Körperbereiche befördert, in dem dein Blut wie ein Strom mit vielen Nebenarmen dahinfließt. All dies ist wunderbar zweckmäßig, und alles geschieht, während du dessen gewahr bist und du das Geschehen akzeptierst.

Richte dein Gewahrsein nun auf den Bereich zwischen deinem Körper und dem, was er berührt. Spüre deine Kleider auf der Haut, deine Schuhe an den Füßen. Falls du liegst, achte auf die Kontaktpunkte zwischen deinem Körper und dem Boden, dem Bett oder der Couch, auf dem oder der du liegst, und auf den Boden, der deine Füße und den Stuhl, auf dem du sitzt, trägt. Entwickle innerlich eine Beschreibung dieser Kontaktpunkte.

Konzentriere nun dein Gewahrsein auf den Raum, in dem du dich befindest, den Raum, der dich und die Dinge, die dich in diesem Augenblick umgeben, enthält. Höre auf leise Geräusche in diesem Raum – einen Ventilator, einen Vogel vor dem Fenster. Bleibe dir dieser Geräusche bewußt, und wende dich dann dem umfassenderen physischen Raum zu, der dich umgibt – dem ganzen Haus oder Gebäude, in dem sich der Raum befindet, der den Stuhl oder das Bett enthält, in dem sich deine Kleider und du befinden. Um was für eine Art von Gebäude handelt es sich? Welche Geräusche und Gerüche sind damit verbunden? Fahren Autos vorbei? Wenn ja, dann richte dein Gewahrsein auf sie – auf ihre Geräusche, ihre Gerüche und die Menschen, die sie befördern. Du kannst diese und noch viele andere Dinge wahrnehmen, und gleichzeitig deine Aufmerksamkeit auf die Kontaktpunkte zwischen dir und den Objekten und Ereignissen, die in deinem Bewußtsein auftauchen, gerichtet halten.

Wenn du bereit bist, kannst du deine Aufmerksamkeit nun auf die Stadt oder den geographischen Bereich richten, in dem sich das Gebäude befindet, in welchem du dich aufhältst. Schau es dir aus der Vogelperspektive an. Unter dir siehst du das Gebäude, andere Gebäude, Parks, Hunde, Katzen und Menschen, junge und alte. Sie sind da, und du schaust zu und läßt all dies zu, während du den Raum deines Erlebens immer weiter ausdehnst. Nun siehst du die ganze Welt und schaust tief in den Weltraum, von wo aus dich viele Sterne anschauen. Bleibe hier so lange, wie du willst, und sieh den Rand deines Bewußtseins.

Wenn du etwas Kleineres bemerkst, beispielsweise einen Gedanken oder eine Empfindung, der oder die in deinem physischen Körper auftaucht, dann begrüße die Erscheinung, und löse dich wieder davon. Lasse zu, daß sich deine Perspektive wieder bis zum Rand deines Bewußtseins weitet, wo dein Erleben alles einschließt und alles akzeptiert. Und wenn es für dich an der Zeit ist zurückzukehren, dann verfolge deinen Pfad des immer weiter werdenden Gewahrseins zurück. Kehre langsam aus dem All zurück, und erfreue dich an den wundervollen Farben der Erde, während du dich deiner Hemisphäre näherst, deiner Stadt, dem Ge-

bäude, in dem du dich befindest, und dem Raum, in dem du sitzt oder liegst. Wenn deine Aufmerksamkeit wieder auf deinen Körper gerichtet ist, dann trete erneut zu deinem Puls in Verbindung, und spüre die Rhythmen deines Körpers. Spüre seine Bewegungen, während er die Luft aufnimmt, die er braucht, um dich am Leben zu erhalten.

Erläuterungen. Was geschah, als Sie Ihrem Gewahrsein ermöglichten, sich frei zu bewegen, so wie diese Übung Sie auffordert, es zu üben? Wahrscheinlich bewegen Sie sich zwischen dem Erleben des Beobachter-Selbst und des stillen Selbst hin und her. Achten Sie auf die Gelassenheit, die mit diesen Wechseln verbunden ist, und darauf, wie leicht es ist, dem Festhalten zu entkommen.

ÜBUNG Der Berg des aufgehenden Mondes

Für die amerikanischen Ureinwohner ist die Sonne ein Symbol männlicher Energie und der Fähigkeit, sich anzustrengen. Hingegen steht der Mond für die weibliche Energie und die Fähigkeit, sich zu entspannen, wahrzunehmen, sich vorzustellen und zuzulassen. Ein Leben ist ausgewogen, wenn darin sowohl die Sonne als auch der Mond eine Rolle spielen. Heute gibt es in der Welt viele Konflikte, und wir alle neigen dazu, uns ständig zum Handeln anzutreiben. Wenn das Leben uns mit Widersprüchen konfrontiert, müssen wir einen Raum schaffen, der so groß ist, daß er diese Widersprüche zu umfassen vermag, und von diesem Raum ausgehend müssen wir handeln.

Nehmen Sie sich zur Vorbereitung auf diese Meditation einen Augenblick Zeit, um sich die Widersprüche in Ihrem Leben zu vergegenwärtigen. Gegen was wollen Sie kämpfen, oder wovon möchten Sie wegkommen? Geht es um eine Ungerechtigkeit? Geht es um irgendeine Art sozialer Ungleichheit? Möchten Sie kämpfen oder sich einmal keine Sorgen über Probleme machen, die Ihre persönliche Gesundheit oder das Wohlergehen des Planeten betreffen? Geht es um eine schwierige Beziehung, die Ihnen viel Schmerz bereitet, Ihnen aber auch Liebe beschert? Das stille Selbst kann Ihnen bei diesen Dingen helfen, weil es einen Ort der Stille zu finden vermag, an dem sich eine neue Sicht entwickeln kann. Schreiben Sie, bevor Sie mit der Übung beginnen, Ihre Fragen oder Sorgen auf, und legen Sie das Blatt, auf dem Sie diese Dinge notiert haben, an einen Ort, wo Sie es nach der Übung leicht wiederfinden. Wir empfehlen Ihnen, den Anleitungstext zu dieser Übung aufzunehmen.

Nimm dir einen Augenblick Zeit, um dich auf deinen Atem zu konzentrieren. Lasse ihn ganz natürlich und ohne Anstrengung langsamer und tiefer werden. Folge ihm, und spüre den Rhythmus und die Leichtigkeit seiner Bewegungen, ein und aus, auf und ab. Der Atem ist eine Konstante, ein Fundament, ein Ort, von dem aus du dich auf eine Reise begeben kannst.

Nun fokussiere darauf, mit Hilfe deiner Aufmerksamkeit einen Traum zu schaffen, der dir hilft, dich besser zu verstehen. Wenn du dich besser verstehst, kannst du mehr Mitgefühl dir selbst gegenüber entwickeln. Wenn du für dich selbst sorgen und deiner inneren Weisheit vertrauen kannst, wirst du in deinem Leben neue Möglichkeiten entdecken und sie annehmen können. Dies ist der Geist der Meditation mit Namen »Der Berg des aufgehenden Mondes«. Dein Atem fließt weiter ohne jede Anstrengung in deinen Körper und wieder aus ihm heraus, während du dir einen warmen Sommertag vorstellst.

Ja, die Tage sind jetzt lang, und du bist mit Freunden gewandert. Sie gehen weiter, einem neuen Ziel entgegen, während du es vorziehst, an einem Bach zu bleiben. Dir gefällt, wie du dich fühlst, während du am Bach stehst und atmest. Du bist müde vom Gehen und setzt dich hin. Du ziehst deine Schuhe aus und watest in den Bach. Das Wasser erfrischt dich. Du formst deine Hände zu einer Schale und füllst diese mit Wasser, um damit Gesicht und Hals zu kühlen. Dann legst du dich auf einen flachen, warmen Felsen neben dem Bach und hörst dem plätschernden Geräusch des Wassers zu, dem Rascheln der Blätter in den Bäumen und den Vögeln. Sie singen für dich, und du hörst zu und atmest.

Dir ist die Vergänglichkeit dessen, was du erlebst, bewußt, und deshalb ist es dir um so kostbarer. Die Vögel, die Bäume und du – alles hat einen Anfang und ein Ende. Nur der Fels, auf dem du liegst, wird immer dort liegen. Du betrachtest den warmen Stein und die Kraft, die er verkörpert, indem er dich mühelos, selbstverständlich und unablässig hält. Vielleicht schlummerst du ein paar Augenblicke ein in dem Wissen, daß nicht du selbst dich halten mußt, sondern daß der Fels dies tun wird.

Nachdem du dich ausgeruht hast, spürst du wieder die Zugkraft des Waldes, aus dem du gekommen bist. Du hast neue Energie, deine Sinne sind aufnahmefähiger. Du riechst den Wald – die schwere Erde und die grünen Bäume. Du erreichst eine Weggabelung und beschließt, nicht zum Auto zurückzukehren. Du möchtest einen neuen Weg erproben, der auf den Berg des aufgehenden Mondes führt. Du gehst schneller, um vor Sonnenuntergang anzukommen. Deine Beine bewegen sich leicht und mühelos, und du atmest langsam und tief.

Du hältst einen Augenblick inne, weil du merkst, daß der Wald dir etwas darbietet, das dir helfen wird, diesen Augenblick und das Vertrauen in deine Zukunft, das du spürst, in Erinnerung zu behalten. Schau genau hin. Was siehst du? Geh weiter, und hebe es auf; es gehört dir, und du kannst es mitnehmen. Es wird dich an diesen Augenblick und deine Fähigkeit, völlig präsent und verbunden zu sein, erinnern – verbunden mit deinem stillen Geist, mit dem Fels, dem Wasser und jetzt mit dem Wald.

Du erreichst den Fuß des Berges bei Sonnenuntergang. Vor dir liegt ein steiler Pfad, der dich zu einem Aussichtspunkt führen wird. Du folgst ihm. Auch diesen Pfad zu begehen fällt dir erstaunlich leicht. Du atmest langsam und tief ein und aus, während du aufwärts steigst. Als du einen großen roten Felsen mit glatter, warmer Oberfläche erreichst, setzt du dich darauf. Du genießt den Sonnenuntergang und denkst über dein Leben nach – darüber, was du getan hast und was du tun wolltest. Du verstehst, was dich in deinem Handeln behindert hat. Du akzeptierst deine Ängste und deine Traurigkeit. Der Sonnenuntergang ist lang und schön, und die Wolken machen ihn noch interessanter und spannender. Eigentlich muß nichts kontrolliert oder vermieden und kein Problem muß gelöst werden. Du denkst über dein Leben nach und genießt den wunderschönen Sonnenuntergang. Er ist einfach.

Nun legt sich die Dunkelheit auf dich und den Berg, und du beschließt, dir einen Platz für die Nacht zu suchen. Ein Stück weiter auf dem Pfad entdeckst du am Hang des Berges eine Höhle. Du betrittst sie und findest darin ein Bett aus Tannennadeln, weich und warm. Jemand hat hier vor kurzem noch gewohnt; ein einladender Ruheplatz. Du fühlst dich geschützt und möchtest dich hier auszuruhen. Bevor du dich zur Ruhe legst, trittst du noch einmal vor die Höhle und schaust dir den Himmel an. Da ist er, der aufsteigende Mond. Er ist voll und riesig. Du schaust auf den Mond, und der Mond schaut auf dich. Du suchst nach der Grenze zwischen deinem Schauen und dem Gesehenwerden, zwischen dem Mond und dir, und diese Grenze verschwimmt. Du bist der Mond, und der Mond ist du. Du spürst ein Pulsieren und damit verbunden ein Steigen und Fallen. Dein stilles Selbst hat etwas für dich, das dir hilft, mit den Konflikten und Widersprüchen fertig zu werden, die dir zur Zeit in deinem Leben zu schaffen machen. Was ist es? Schau genau hin. Vielleicht ist es ein Bild, ein Gedanke oder ein Vers. Höre zu und lerne. Wenn du in diesem Moment starke Gefühle spürst, lasse sie zu. Erinnere dich an dein Geschenk aus dem Wald, und sei weiter aufmerksam.

Wenn du bereit bist, kehre in die Höhle zurück, und ruhe dich aus. Während du schläfst, kann dein Verständnis dessen, was dein stilles Selbst dir anbietet, tiefer werden. Höhlen sind besondere Orte, und die Träume, die du hier hast, können sich als besonders nützlich erweisen. Und dann weckt dich bald das Licht des Morgens. Du hast zwar nicht lange geschlafen, bist aber ausgeruht und bereit, den Sonnenaufgang zu sehen. Du gehst zum Eingang der Höhle und siehst, wie der Mond untergeht und die Sonne aufsteigt. Ein Schmetterling ruht sich auf einem nahen Baum aus, der aus einem kleinen Einschnitt zwischen den Felsen hervorwächst. Der Falter breitet seine Flügel aus und zeigt seine Farbenpracht. Du bist nun bereit, den Rückweg anzutreten, und du gehst den Bergpfad hinab und durch den Wald zurück. Du behältst in Erinnerung, was das stille Selbst dir offenbart hat, und du bewahrst dein Geschenk aus dem Wald. Du weißt, daß du jederzeit hierhin zurückkehren kannst, und du dankst deinem Geist dafür, daß er dir dies ermöglicht hat.

Erläuterungen. Nehmen Sie sich ein wenig Zeit, um sich Ihre Erlebnisse während der Meditation »Berg des aufgehenden Mondes« zu notieren. Menschen haben während dieser Übung sehr unterschiedliche Erlebnisse. Wenn Sie die Übung später erneut ausführen, werden Sie wahrscheinlich völlig andere Dinge erleben als heute. Sie können sich ein besonderes Notizbuch für diese Übung zulegen; vielleicht motiviert Sie das, sie gelegentlich zu wiederholen, um Ihren Kontakt zum stillen Selbst zu verstärken.

Leslies Erlebnis

Leslie, eine hart arbeitende und stolze alleinstehende Mutter, hatte ihren Sohn Sam ohne jede Unterstützung seines Vaters aufgezogen, und Sam war der Mittelpunkt ihres Lebens. Er war in ein gutes College aufgenommen worden und erhielt ein Stipendium, aber Sams College-Besuch war für Leslie trotzdem eine beträchtliche finanzielle Belastung. Leslie nahm eine Zusatzarbeit an, um Sam die beste Ausbildung ermöglichen zu können, die es für ihn gab. Ihr Sohn zog in eine entfernte Stadt, um das College besuchen zu können. Leslie vermißte ihren Sohn sehr und rief ihn jeden Tag in der Pause zwischen ihren beiden Jobs an. Wenn sie ihn nicht erreichte, schlief sie schlecht.

Sam nahm die häufigen Anrufe seiner Mutter mit sehr gemischten Gefühlen auf. Auch er vermißte sie, und nach den Anrufen fühlte er sich noch einsamer als ohnehin schon. Er erzielte nur durchschnittliche Zensuren, und er pflegte den Kontakt mit einer Gruppe von Schülern, die an den Wochenenden viel tranken. Als Sams zweites Semester zur Hälfte um war, erhielt Leslie einen Anruf aus der Notaufnahme eines Krankenhauses. Sam wurde dort wegen einer Alkoholvergiftung behandelt. Um sich selbst zu beruhigen und mit dieser schwierigen Situation fertig zu werden, führte Leslie die Meditation »Berg des aufgehenden Mondes« aus, und dabei fragte sie sich: »Wie kann ich meinem Sohn jetzt helfen und ihn unterstützen, obwohl er nicht mehr bei mir lebt?«

In dem imaginären Wald entdeckte Leslie einen seltenen blauen Schmetterling; sie kannte diese Art zwar schon aus Büchern, hatte sie aber noch nie mit eigenen Augen gesehen. Bei Mondaufgang hatte Leslie eine Vision von einem wunderschönen Pferd, das auf einer Rennbahn lief. Das Tier war naßgeschwitzt und keuchte. Sie sah sich, wie sie das Pferd bestieg und sein Lauftempo verringerte: zuerst zum Galopp, dann zum Trab und schließlich zum Schritt. Es entspannte sich allmählich und blieb dann stehen. Leslie stieg ab und fing an, das Tier zu striegeln, und es ließ sich dies gefallen. Es nahm ihre Aufmerksamkeit liebevoll an, weil sie ihm ihre Zuwendung nicht aufzwang, sondern sie ohne jede Vorbedingung anbot. Leslie fing an zu weinen.

Nach der Meditation hatte Leslie das Gefühl, ihre Last sei ein wenig geringer geworden. Sie wußte zwar nicht genau, was sie anders machen würde, doch sie war nun besser darauf vorbereitet, ihre eigenen Bedürfnisse ebenso wie die ihres Sohnes zu sehen. Ihr war klar, daß es ebenso schwer war, im gegenwärtigen Augenblick zu verweilen, wie einen seltenen Schmetterling zu sehen, und daß Sam, wenn sie sich nicht mehr so sehr an ihn klammern würde, seinen eigenen Weg schon fände. Sie sah nun ein, daß sie ihn nicht unter Kontrolle halten konnte und dies auch nicht zu versuchen brauchte. Wenn sie einfach zum Ausdruck brachte, daß sie ihn liebte und für ihn da sei, wäre das genug.

Innere Weisheit und ein erfülltes Leben

Wenn Sie durch tägliche Übung Ihr Beobachter-Selbst und Ihr stilles Selbst entwickeln, wird es Ihnen immer leichter fallen, vom reagierenden Geist zur inneren Weisheit zu wechseln. Dies ermöglicht Ihnen, jeweils zu dem Aspekt Ihres Geistes in Kontakt zu treten, der für einen bestimmten Augenblick am besten geeignet ist. Wird Ihre innere Weisheit stärker, nimmt die Dominanz Ihres reagierenden Geistes ab, und Sie können leichter vom einen zum anderen wechseln. Diese Fertigkeiten bereiten kreativeren und bedeutsameren Erlebnissen in zentralen Lebensbereichen den Weg.

Sobald Sie lernen, die Fusion mit Ihrem reagierenden Geist aufzulösen und zu Ihrer inneren Weisheit in Kontakt zu treten, können Sie an der Verbesserung Ihrer Gesundheit und Vitalität in den Bereichen körperliche Gesundheit, Beziehungen, Arbeit und Spiel arbeiten. Ohne Ihre Geschichte zu verändern oder zu ignorieren, können Sie sich neuen Aktivitäten widmen oder mit vertrauten Aktivitäten auf neuartige Weisen umgehen, ausgehend vom Raum der inneren Weisheit des Erlebens im gegenwärtigen Augenblick und von der Intuition.

ÜBUNG ⋮ Geheimnis, Geschichte, Gabe

Im Geiste der Siletz-Ältesten Agnes Baker Pilgrim sollten wir stets daran denken, daß gestern Geschichte, Morgen ein Geheimnis und heute ein Geschenk ist, und letzteres sollten Sie weise nutzen. Wir werden Ihnen durch diese Übung helfen, die vier Schlüsselbereiche des Lebens, mit denen wir uns beschäftigt haben – Gesundheit, Beziehungen, Arbeit und Spiel – im Lichte der inneren Weisheit zu betrachten.

Wir beginnen mit den Geheimnisfragen, weil diese Ihnen helfen, einen Raum zu schaffen, in dem etwas Neues leichter entstehen kann und wo Sie sich nicht zu stark auf Ihre Geschichte fixieren. Denn wenn Sie dies tun, können Ihnen leicht Geschenke entgehen, die das Leben im Hier und Jetzt für Sie bereit hält. Geheimnisfragen sollen Ihnen Aufschluß über die Richtung geben, die Sie im Leben einschlagen, und über die Strategien, die Sie auf Ihrem Weg benutzen. Gestehen Sie sich zu, verwirrt zu sein, sich zu wundern, unsicher zu sein, zu staunen und unerwartete Offenbarungen anzunehmen. Um sich in diese Atmosphäre einzufühlen, können Sie sich vorstellen, Sie seien Schüler eines lebenden spirituellen Meisters, säßen zu dessen Füßen und könnten diesem Fragen über Gesundheit, Beziehungen, Arbeit und Spiel stellen. Die Antworten, die Sie daraufhin möglicherweise erhalten, müssen nicht unbedingt die Form haben, die Sie erwarten.

Die Geschichtsfragen betreffen Dinge, die Sie früher erlebt haben, und sie enthüllen, welche Erzählungen Sie über diese Erlebnisse entwickelt haben. Sie brauchen bei der Beantwortung dieser Fragen nicht zu stark in die Einzelheiten zu gehen, denn das haben Sie schon in früheren Übungen getan. Sie werden die Storylines, die in Ihren Geschichten zum Ausdruck kommen, wahrscheinlich rasch erkennen. In der vorliegenden Übung geht es darum, die Storylines nicht zu ernst zu nehmen. Stellen Sie sich Ihre Reaktionen schlicht als eine Reihe von Büchern vor, die Sie schon viele Male gelesen haben.

Schließlich werden wir Sie bitten, über die Gaben nachzudenken, über die Sie gern verfügen würden, wenn Sie versuchen, in den vier Lebensbereichen Ihre Werte umzusetzen. Eine Gabe kann ein Geschenk von einem Menschen sein, mit dem Sie vertraut sind, oder ein Geschenk des Universums, das »aus heiterem Himmel« kommt. Eine Gabe kann aber auch eine neue oder sogar eine verwirrende Perspektive sein, die Ihnen der Meister Leben heimlich hat zukommen lassen. Vielleicht merken Sie, daß Sie über ein Talent, eine Fertigkeit oder ein Gespür dafür, etwas Bestimmtes besonders gut zu machen, verfügen. Wenn Sie bereit sind, eine Gabe zu empfangen, werden Sie vielleicht entdecken, daß Sie über diese schon seit langem verfügen, sie aber nicht erkannt haben. Wenn Sie durch diese Übung Kontakt zu Ihrer inneren Weisheit aufnehmen, kann Ihnen das helfen, Ihre alte Situation völlig neuartig zu sehen, und dadurch können sich Ihnen zahlreiche Gaben erschließen. Seien Sie offen für die Möglichkeit, etwas zu erhalten, das Ihnen im Leben eine neue Tür öffnet, selbst wenn Ihr reagierender Geist oder Ihre Geschichte Ihnen sagt, daß das für Sie ausgeschlossen ist.

Stellen Sie sich die folgende Übung als eine erweiterte Achtsamkeitsübung vor, die Ihnen helfen wird, zu Ihren Lebenszielen in Verbindung zu treten, und zu erkennen, welche Fertigkeiten und Talente Sie brauchen, um diese Resultate zu erzielen. Man könnte diese Übung als die wichtigste im ganzen Buch bezeichnen, denn sie hilft Ihnen, eine Grundlage für die im nächsten Kapitel beschriebene Arbeit zu schaffen: die Entwicklung einer Vision und eines Plans für Ihre gesamte Existenz, die oder der Ihnen eine solide Grundlage für die Reise in ein erfülltes Leben gibt. Überhasten Sie die Ausführung dieser Übung nicht; sonst werden Ihre Resultate nicht so zufriedenstellend ausfallen, wie sie sein könnten. Nehmen Sie sich vor, die Fragen innerhalb von vier Tagen durchzuarbeiten, so daß Sie für jeden Lebensbereich einen ganzen Tag Zeit haben. Am besten beantworten Sie die Geheimnis- und Geschichtsfragen morgens, führen am Nachmittag oder Abend die Übung der inneren Weisheit (»Berg des aufgehenden Mondes«) aus, und beantworten zum Schluß die Gabenfragen. Setzen Sie sich nach der Aktivierung Ihrer inneren Weisheit ruhig hin, und warten Sie auf die Antworten zu den Gabenfragen. Die innere Weisheit äußert sich nicht immer sofort (so wie Sie-wissen-schon-wer) und nicht unbedingt in Form von Wörtern; halten Sie deshalb nach Bildern oder Symbolen Ausschau, die Gaben repräsentieren, welche Ihre Bemühungen um Erfüllung in allen Lebensbereichen zu transformieren vermögen. Sie können vollständige Antworten auf die verschiedenen Fragen auf ein gesondertes Blatt Papier oder in Ihr Tagebuch schreiben und Ihre Antworten anschließend im nächsten Arbeitsblatt zusammenfassen. Sollten Sie mit dieser Übung Schwierigkeiten haben, schauen Sie sich am besten das Beispiel von Charlie an, das im Anschluß an das folgende Arbeitsblatt wiedergegeben wird.

Gesundheit

Geheimnisfragen über Gesundheit

1. Wie sehen Sie Ihre Gesundheit in der Zukunft?
2. Wie weit ist Ihr Leben nach Ihrer Meinung bereits fortgeschritten, bzw. wie nahe glauben Sie Ihrem Tod zu sein?

Geschichtsfragen über Gesundheit

1. Wie gut haben Sie in der Vergangenheit für Ihre körperliche Gesundheit gesorgt – im Hinblick auf Ernährung, Körpertraining, Gewohnheiten wie Rauchen und Alkoholkonsum, Streß und Spiritualität?
2. Machen Sie sich wegen Ihrer Gesundheit irgendwelche Sorgen? Wenn ja, tun Sie alles Erforderliche, um Ihre Gesundheit zu verbessern?

Gabenfragen bezüglich Gesundheit

1. Wie nutzen Sie in einer Welt, in der alles möglich ist, die Gabe des Lebendigseins, um Ihre eigene psychische und physische Gesundheit zu sichern?
2. Was könnten Sie nach Ansicht anderer, etwa Ihnen Nahestehenden oder Arbeitskollegen, anders machen, um Ihre psychische und physische Gesundheit zu fördern?

GESUNDHEIT

Geheimnis	Geschichte	Gabe
1.	1.	1.
2.	2.	2.

Beziehungen

Geheimnisfragen über Beziehungen

1. Was verwirrt Sie an den Beziehungen, die für Sie am wichtigsten sind?
2. Was fasziniert Sie am meisten hinsichtlich der Rolle, die Beziehungen für Ihre Lebensziele spielen könnten?

Geschichtsfragen über Beziehungen

1. Welches Beziehungserlebnis war für Sie bisher das beste?
2. Welches Beziehungserlebnis war für Sie bisher das schlechteste?

Gabenfragen über Beziehungen

1. Wie würden Sie in einer Welt, in der alles möglich ist, heute die Gabe des Lebendigseins nutzen, um auf bessere Beziehungen hinzuarbeiten?
2. Was könnten Sie nach Ansicht anderer Menschen, etwa Ihnen Nahestehenden oder Arbeitskollegen, anders machen, um die Beziehungen in Ihrem Leben zu verbessern?

BEZIEHUNGEN

Geheimnis	Geschichte	Gabe
1.	1.	1.
2.	2.	2.

Arbeit

Geheimnisfragen zur Arbeit

1. Was verwirrt oder beschäftigt Sie bezüglich Ihres Umgangs mit der täglichen Arbeit oder des täglichen Nützlichseins?
2. Welche Aspekte der Rolle der Arbeit und des Bemühens um ein ausgewogeneres Verhältnis zwischen Arbeit und anderen Aktivitäten spielen in Ihrem Leben momentan eine Rolle?

Geschichtsfragen zur Arbeit

1. Was ist Ihnen in Ihrem bisherigen Leben leichter gefallen: zu arbeiten oder sich für andere Aktivitäten zu engagieren?
2. Wie beeinflußt Ihre Storyline Ihren Umgang mit der Arbeit?

Gabenfragen zur Arbeit

1. Wie würden Sie in einer Welt, in der alles möglich ist, die Gabe des Lebendigseins heute nutzen, um auf mehr Freude bei der Arbeit hinzuarbeiten?
2. Was könnten Sie nach Ansicht anderer Menschen, etwa Ihnen Nahestehenden oder Arbeitskollegen, anders machen, um Ihr Verhältnis zur Arbeit oder das Gleichgewicht zwischen Arbeit und Spiel/Freizeit in Ihrem Leben zu verbessern?

ARBEIT

Geheimnis	Geschichte	Gabe
1.	1.	1.
2.	2.	2.

Spiel

Geheimnisfragen zum Spiel

1. Was macht Ihnen hinsichtlich Ihres Umgangs mit dem Spiel als einem wichtigen Teil Ihres Lebens zu schaffen?
2. Welche Arten von Spiel haben Sie immer fasziniert, obwohl Sie sich nie eingehender damit beschäftigt haben?

Geschichtsfragen zum Spiel

1. Was fällt Ihnen leichter: Arbeit oder Spiel?
2. Wie beeinflußt Ihre Storyline Ihr Verhältnis zum Spiel?

Gabenfragen zum Spiel

1. Wie würden Sie in einer Welt, in der alles möglich ist, die Gabe des Lebens im Heute nutzen, um bei Ihren spielerischen Aktivitäten Freude zu erleben?
2. Was könnten Sie nach Ansicht anderer Menschen, etwa Ihnen Nahestehenden oder Arbeitskollegen, anders machen, um das Verhältnis zwischen Arbeit und Spiel in Ihrem Leben ausgeglichener zu gestalten?

Spiel/Erholung

Geheimnis	Geschichte	Gabe
1.	1.	1.
2.	2.	2.

Erläuterungen. Wie ist es Ihnen mit dieser Übung ergangen? Haben Sie durch die Auseinandersetzung mit den Gabenfragen einige neue Möglichkeiten für sich entdeckt? Waren Sie, nachdem Sie diese Möglichkeiten für sich entdeckt hatten, optimistischer und weniger vom negativen Geplapper Ihres reagierenden Geistes bestimmt? Die Übung hilft Ihnen, Ihre persönlichen Werte tiefer zu verstehen und wichtiger zu nehmen. Stellen Sie sich dies wie eine Justierung Ihres inneren Kompaß auf den magnetischen Nordpol vor. Im nächsten Kapitel werden Sie lernen, einen Plan zu entwickeln, an dem Sie sich während Ihrer Reise in diese Richtung orientieren können.

Charlies Geschichte

Charlie verbrachte die ersten zwanzig Jahre seines Erwachsenenlebens damit, gegen seine Abhängigkeit von verschiedenen Drogen anzukämpfen und mit einer Anzahl fehlgeschlagener Beziehungen fertig zu werden. Obwohl er sich von seinen Eltern geliebt fühlte, hatte er eine schwierige Kindheit gehabt. Man hatte bei ihm eine Aufmerksamkeitsdefizit-/Hyperaktivitätsstörung (ADHS) diagnostiziert, und er hatte in der Schule nur dann erfolgreich mitarbeiten können, wenn ihm durch ein hohes Maß an strukturierender Unterstützung geholfen wurde. Weil sein Vater Soldat gewesen und seine Familie deshalb oft umgezogen war, hatte er nie das Gefühl gehabt, von Gleichaltrigen wirklich akzeptiert zu werden. Sein Vater war in seinem Leben immer nur sporadisch aufgetaucht, und Charlie hatte sich schon sehr früh immer wieder gesorgt, sein Vater werde eines Tages aufbrechen und nie mehr zurückkehren. Als Charlie Anfang Zwanzig war, kehrte sein Vater eines Tages von einem Einsatz in Übersee mit schweren Verletzungen zurück; daraufhin hatte Charlie, der inzwischen mit Drogen experimentiert hatte, völlig den Halt verloren. Im Alter von 38 Jahren versuchte er, sich ein drogenfreies und »ordentliches« Leben aufzubauen. Obwohl er ein talentierter Musiker und Tänzer war und eine liebevolle Familie hatte, mußte er viele Hindernisse überwinden, insbesondere seinen Hang zur Zerstreutheit und dazu, sich darauf zu verlassen, daß Frauen ihm helfen würden, fokussiert zu bleiben. Charlie arbeitete an vier aufeinanderfolgenden Tagen die vier Lebensbereiche durch, wobei er jeweils die Meditation »Der Berg des aufgehenden Mondes« ausführte, bevor er am Abend die Gabenfragen beantwortete. Im folgenden werden einige seiner Antworten wiedergegeben.

GESUNDHEIT

Geheimnis	Geschichte	Gabe
1. Meine Gesundheit ist eine Gabe; es fällt mir schwer, jeden Tag gut für mich zu sorgen. Ich habe mir angewöhnt, mich selbst immer zuletzt zu meinem Recht kommen zu lassen. Wie kann ich verhindern, daß ich mich zu sehr auf die Hilfe anderer verlasse, und wie kann ich lernen, mir selbst zu helfen?	1. Ich habe meinen Geist und meinen Körper lange falsch benutzt, und ich fühle mich schuldig, weil ich mit meinem Körper nicht gut umgegangen bin. Wahrscheinlich wird mein Leben wegen meiner Hepatitis nicht besonders lang sein.	1. Ich könnte die Zeit, in der ich für andere da bin, einschränken und mir mehr Zeit nehmen, um zu lernen, mich zu entspannen und gut zu schlafen.

BEZIEHUNGEN

Geheimnis	Geschichte	Gabe
1. Meine Beziehungen zu Frauen sind nicht von Dauer; sie werden mich leid. Ich weiß nicht, wie ich das ändern kann.	1. Ich bin zum fünften Mal verheiratet. Das Beste wäre, wenn ich meine vierte Frau noch einmal heiraten würde.	1. Ich kann mir vergeben, trauern und es noch einmal versuchen. Ich kann aufmerksam sein und lernen.
2. Ich wünsche mir einen Kameraden fürs Leben, aber ich finde das Gegenteil – immer wieder neue Beziehungen, von denen keine dauerhaft ist.	2. Das schlimmste war, als wir uns trennten. Sie sagte, ich würde sie fertig machen, und ich möchte so etwas nicht.	2. Das Bild einer Schildkröte. Ich kann mich schützen und mich auch dafür entscheiden, mich verletzlich zu machen – und es langsam angehen zu lassen!

ARBEIT

Geheimnis	Geschichte	Gabe
1. Ich bin Schlagzeuger, und wenn ich auftrete, fühle ich mich, als würde ich gleichzeitig arbeiten und spielen. Für mich ist das kein großer Unterschied – vielleicht besteht er nur darin, daß ich bezahlt werde, wenn ich arbeite. Ein Geheimnis ist für mich, wie ich es schaffe, mich auszuruhen – nicht die ganze Zeit über »on« zu sein.	1. Meine Frauen haben sich beklagt, ich sei arbeitssüchtig, und einige von ihnen haben gesagt, ich würde zu oft um Hilfe bitten. Ich brauche aber Hilfe in organisatorischen Dingen, damit ich in der Musik erfolgreich sein kann.	1. Ich hatte ein inneres Bild von einer wunderschönen Frau. Während ich sie anschaute, zog sie sich immer mehr Kleider an. Schon bald konnte sie sich nicht mehr normal bewegen, und ihre Schönheit verschwand völlig. Ich denke, die Gabe bestünde darin, daß ich Frauen unabhängig davon, ob sie mir bei meiner Karriere helfen oder nicht, als schön ansehen kann.
2. Einfach: Wie kann ich es schaffen, nicht mehr so viel zu arbeiten und mich zu wenig auszuruhen? Im Moment bin ich in dieser Hinsicht völlig aus dem Gleichgewicht geraten.	2. Ich habe im ersten Teil meines Lebens so viel Zeit mit Versagen vergeudet; nun muß ich die doppelte Zeit aufwenden, um diesen Schaden zu beheben.	2. Ein Bild, das zeigt, wie ich während eines ganzen Konzerts Flöte spiele. Ich denke, andere könnten sich von mir wünschen, daß ich als Musiker entspannter aufträte, also nicht so besessen, wie ich es oft tue.

SPIEL

Geheimnis	Geschichte	Gabe
1. Ich glaube nicht, daß ich gut spielen kann. Als Kind wußte ich, wie man das macht, aber dann sind Drogen und Alkohol der einzige Zugang geworden, den ich zum Spiel habe. Eigentlich tue ich so gut wie nichts einfach nur, um mich zu entspannen – außer vielleicht fernsehen. Ich brauche Hilfe, um mir einige neue Arten des Spielens zu erschließen.	1. Arbeiten natürlich! Mein reagierender Geist sagt, daß ich okay, wertvoll usw. bin, wenn ich arbeite.	1. Ich würde mir jeden Tag Zeit zum Spielen nehmen – abgesehen vom Musizieren und Tanzen. Ich würde verschiedene Dinge ausprobieren, die andere Menschen beim Spiel machen, um herauszufinden, was davon mir gefällt.

Kommentar. Obwohl Charlie wegen der scheinbar mangelnden Logik dieser Übung mit seinem reagierenden Geist kämpfte, empfand er das Resultat als positiv. Nachdem er sich von den Anforderungen des linearen Denkens befreit hatte, entdeckte er neue Sichtweisen bezüglich seiner Kämpfe in allen vier Lebensbereichen. Er fürchtete sich vor den Veränderungen, die seine Reaktion auf die Gabenfragen als sinnvoll erscheinen ließen, und bemerkte in sich den Drang, das Erlernen neuer Verhaltensweisen zwecks Bewältigung seiner ADHS in Mißkredit zu bringen. Er hatte seine ADHS bisher als ein Hindernis gesehen, das ihm zeitlebens jeglichen Erfolg unmöglich machen oder ihn zwingen würde, sich von anderen abhängig zu machen. Die beschriebene Übung half ihm zu erkennen, daß die von ihm selbst herbeigeführte Befreiung von seiner Storyline und seinen Ursache-und-Wirkungs-Regeln bezüglich seiner ADHS Geschenke waren, die ihm viele Türen in neue Beziehungen öffnen konnten sowie hinsichtlich seiner Bemühungen um eine ausgewogenere Lebensweise.

Charlies Reise in ein erfülltes Leben

Charlie wurde klar, daß seine Zerstreutheit trotz der Einschränkungen, mit denen er aufgrund seiner ADHS fertig werden mußte, auch ein Grund für seine musikalische Kreativität war. Außerdem gestand er sich ein, daß er nie wirklich versucht hatte, sein Denken für den Erwerb organisatorischer Kompetenz zu nutzen. Er kaufte sich ein Selbsthilfebuch für den Umgang mit einer ADHS-Erkrankung, in dem er viele praktische Strategien für die Organisation des Tagesablaufs und für Bemühungen, seinen Verpflichtungen tatsächlich nachzukommen, fand. Er schrieb daraufhin jeden Tag Jazzstücke und stellte eine Gruppe von Musikern zu einer Band zusammen. Ihm fiel auf, daß an die Stelle seines Drangs, in seinem tagsüber ausgeübten Brotberuf stets lange zu arbeiten, der Wunsch getreten war, Freude an seiner Musik zu haben.

Eines Abends während eines Auftritts in einem lokalen Club lernte Charlie eine Frau kennen, der Jazz sehr gefiel; deshalb verbrachten sie fortan viel Zeit miteinander. Als Charlie die ersten romantischen Empfindungen dieser Frau gegenüber bemerkte, schaltete sein reagierender Geist in den Schongang; doch diesmal hatte er gemerkt, was vor sich ging. Er widerstand der Versuchung, nach Entschuldigungen für seine Zerstreutheit zu suchen, und er bat die Frau diesmal nicht, ihm zu helfen, sein Leben zu organisieren, wie er es in früheren Beziehungen getan hatte. Statt dessen nutzte er seine neu erworbenen Organisationsfertigkeiten, um seine Pflichten innerhalb seiner Beziehungen zu erfüllen, und wenn er einmal etwas vergaß, dann scherzte er mit seiner Partnerin darüber, und sie sagte, dies gehöre zu den Dingen, die ihn zu einem liebenswerten Menschen machten. Charlie war auf der Reise in ein erfülltes Leben!

ACT-Geheimnisse

- Achtsamkeit ist das wirksamste Mittel gegen die Dominanz des reagierenden Geistes.
- Achtsamkeit steht in direkter Beziehung zu psychischer Flexibilität und ist bekannt dafür, daß es Depression verringert oder verhindert.
- In den gegenwärtigen Augenblick zu gelangen und zu lernen, dort zu bleiben, führt zu einem erfüllten Leben.
- Wenn Sie lernen, im gegenwärtigen Augenblick zu verweilen, erweitern Sie Ihr Gewahrsein.
- Wenn Sie sich ein erfülltes Leben wünschen, hilft Ihnen nichts so sehr wie Ihr stilles Selbst, weil Sie aus seiner Perspektive alle Dinge mit Verständnis und Mitgefühl sehen können.
- Achtsam zu leben kann man an Alltagsaktivitäten wie Essen, Gehen oder Atmen üben.
- Weil Achtsamkeit eine erworbene Fertigkeit ist, kann Ihnen tägliches Üben helfen, sie immer besser zu beherrschen.
- Die Achtsamkeitsübung hilft Ihnen, Gaben oder Möglichkeiten, die eine mit Ihren Werten im Einklang stehende Lebensweise unterstützen, immer besser zu erkennen und zu nutzen.

Der Coach sagt

Ihre innere Weisheit ist der Ursprung wahren Wissens über den Reichtum Ihres Lebens auf diesem Planeten in jedem in Erscheinung tretenden Augenblick und über die Rolle, die Sie im Universum spielen. Vom Raum der inneren Weisheit aus können Sie Einfluß darauf nehmen, wie Ihr weiteres Leben verlaufen wird.

Vorschau

Im nächsten Kapitel werden Sie lernen, Ihre innere Weisheit zu nutzen, um eine Vision für Ihr Leben zu entwickeln, die auf Ihren Werten und Träumen über ein lebenswertes Leben basiert. Wir werden Ihnen helfen, einen Plan zu entwickeln und mit dessen Hilfe Ziele für die vier Lebensbereiche, mit denen wir uns bereits mehrmals beschäftigt haben, zu definieren: Gesundheit, Beziehungen, Arbeit und Spiel. Mit diesem Plan sind Sie voll und ganz auf Ihre Reise in das Leben, das Sie sich wünschen, vorbereitet.

13 Schritt 8 Entwickeln Sie eine Vision und einen Plan für Ihr Leben

Eine Vision ohne Handeln ist ein Tagtraum.
Handeln ohne Vision ist ein Albtraum.

— JAPANISCHES SPRICHWORT

Im vorigen Kapitel haben wir Ihnen die Achtsamkeit als wichtige Alternative zur Fusion mit Ihrem reagierenden Geist vorgestellt. Wenn Sie gut im gegenwärtigen Augenblick verwurzelt sind, können Sie die Welt so sehen, wie sie ist, statt so, wie Ihr reagierender Geist sie sieht. Sie können dann klar erkennen, was aus der Sicht des Mitgefühls sich selbst gegenüber seinen Zweck erfüllt und was nicht, statt die Dinge aus der Perspektive des Urteilens und Begründens zu betrachten. Sie können Ihre Storyline wahrnehmen, ohne sich von ihr dominieren zu lassen, und Sie können sich im Hier und Jetzt daran machen, Ihre Werte umzusetzen. Die Fähigkeit, achtsam zu leben, wird für Sie zu einer hochwirksamen Waffe in Ihren Bemühungen werden, eine Depression zu überwinden und Ihr Leben wieder nach Ihren eigenen Vorstellungen zu gestalten.

In diesem Kapitel werden Sie eine weitere wichtige Qualität der Achtsamkeit kennenlernen. Achtsamkeit wird häufig als eine traumartige Art zu wissen erlebt, ohne daß man erklären könnte, *wie* man es weiß. Dieses nonverbale Wissen hat Namen wie Intuition, Vorahnung, Gewahrsein, Vision und Inspiration. Alle diese Wörter bezeichnen eine Art von Wahrnehmung, die es Ihnen ermöglicht, die Zukunft nicht auf jene starre, urteilende Weise zu sehen, die für Ihren reagierenden Geist und seine Storyline charakteristisch ist, sondern auf eine idealistische, positive und faszinierende Weise. Anders als im Fall jener Suche nach Gleichheit, die für den reagierenden Geist charakteristisch ist, ziehen uns die Visionen, Intuitionen und Vorahnungen der inneren Weisheit in die Zukunft und wecken ein Gefühl der Neugierde und Begierde.

Wir werden Ihnen im folgenden helfen, sich Ihr Leben so vorzustellen, wie Sie es leben wollen, zunächst auf der Ebene der grundlegenden Qualitäten und dann auf der Ebene der geplanten Handlungen. Die erste dieser beiden Ebenen beinhaltet, mit Hilfe von Intuition und Inspiration eine Vision für das Leben zu entwickeln, mit dem Ziel, die Themen für den Rest Ihrer Lebensreise zu definieren. Die zweite Ebene beinhaltet die Planung von Handlungen, mit deren Hilfe Sie diese Vision verwirklichen wollen. Diese Planung erfordert, daß Sie zu Ihrer Storyline eine gewisse Distanz gewinnen, daß Sie im Augenblick präsent sind, daß Sie Ihre Ziele im Einklang mit Ihren Werten definieren, daß Sie Ihre Fortschritte überprüfen und nötigenfalls Ihre Pläne revidieren. Wenn Sie, um im Einklang mit Ihren Visionen zu leben, spezifische Schritte unternehmen, geschieht dies im vollen Wissen darum, daß Ihr reagierender Geist versuchen wird, Sie mit Hilfe der altbekannten emotionalen Barrieren aufzuhalten. Wenn er dies tut, konfrontiert das Leben Sie mit der Frage, ob Sie bereit sind, diese Hindernisse als das zu akzeptieren, was sie sind, und weiter Ihrem »magnetischen Nordpol« zuzustreben. Sie haben sicher schon von der »Echternacher Springprozession« (»zwei Schritte vor, einen Schritt zurück«) gehört. Tatsächlich gibt es im Leben immer wieder Höhen und Tiefen; doch indem Sie Ihre Achtsamkeits- und Planungsfertigkeiten verbessern, können Sie das Verhältnis zwischen beiden verbessern.

Wir haben, was das Durcharbeiten dieses Kapitels betrifft, eine wichtige Bitte an Sie: Wenn Sie unter unserer Anleitung die Visionsübungen ausführen wollen, müssen Sie die Ihnen vertraute Alltagswelt verlassen und Ihren Geist zu Orten in einer anderen Welt reisen lassen. Wir werden Sie auffordern, für Besuche in dieser metaphorischen Welt offen zu sein. Sie werden sich dort Weisheiten zu eigen machen können, die Ihnen auf Ihrer Lebensreise gute Dienste leisten werden. Akzeptieren Sie diese Gaben genau so, wie Sie sich über ein unerwartetes Geburtstagsgeschenk freuen würden. Wundern Sie sich über die Gabe, mit der das Universum Sie überrascht hat, und denken Sie darüber nach, wie diese Gabe Ihnen auf Ihrer Reise zugute kommen kann.

Was ist eine Lebensvision?

Bei einer Lebensvision geht es darum, daß Sie ein klares Bild von Ihren übergeordneten Lebenszielen entwickeln. Gewöhnlich beinhaltet eine solche Vision keinen detaillierten Plan zur Umsetzung Ihrer Ziele, vermittelt Ihnen aber ein Gefühl der Kontinuität und Orientierung, während Sie sich durch die verschiedenen Lebensphasen bewegen: Geburt, Kindheit, Loslösung von den Eltern, Gründung einer eigenen Familie, Alter, Krankheit und Tod. Heutzutage entwickeln wir, wenn überhaupt, oft eine eher planlose Lebensvision. Zahlreiche Faktoren können zur Eintrübung der Lebensvision beitragen, darunter Botschaften, die von Verwandten, Lehrern und anderen Autoritätspersonen stammen. Im Laufe unserer Entwicklung werden wir in der Regel von verschiedenen Autoritätspersonen mit einer Mischung optimistischer und pessimistischer Voraussagen konfrontiert, und viele dieser Menschen übermitteln uns solche Botschaften nicht bewußt. Verschiedene persönliche Eigenschaften können ein Feedback begünstigen, das negative Voraussagen über die Aussichten eines Kindes in seinem Leben in den Vordergrund stellt. Auf diese Weise entsteht häufig ein Teufelskreis. Beispielsweise empfangen Kinder, denen es schwerfällt, ihre Aufmerksamkeit zu fokussieren oder ihr Aktivitätsniveau zu kontrollieren, oft eher negative als positive Botschaften, da sie wiederholt Aussagen hören wie: »Du wirst es nie zu etwas bringen, weil du nicht zuhörst« oder: »Durch deine ständige Fragerei machst du mich und alle anderen verrückt.« Solche unangenehmen Erlebnisse erschweren es den Betroffenen ganz besonders, eine Vision von einem als sinnvoll empfundenen Leben zu entwickeln.

Verbreitete kulturelle Vorstellungen darüber, was ein »gutes Leben« beinhaltet, schlagen sich häufig in der Lebensvision von Menschen nieder, doch diese Botschaften, deren Ursprung in der Wohlfühlkultur liegt, bergen Gefahren. Kinder und Jugendliche übernehmen solche Informationen sowohl aus den Medien als auch von Verwandten und Freunden. Diese Vorstellungen werden oft in Form von Lebensregeln übermittelt, und es wird auf Belohnungen hingewiesen, die wir angeblich mit Sicherheit erhalten werden, wenn wir diesen Regeln folgen. Kürzlich haben wir College-Studenten über ihre Lebensvisionen befragt. Hier einige ihrer Antworten:

- Ich weiß nicht, was ich machen soll. Ich weiß, daß ich den College-Abschluß schaffen muß, weil das in meiner Familie jeder geschafft hat, und mir ist klar, daß ich mich um möglichst gute Noten bemühen sollte.
- Zur Schule gehen, gute Noten bekommen und dann eine Arbeit suchen, bei der ich eine Führungsposition innehabe.
- Einen Abschluß in Wirtschaftswissenschaften machen, dann einen gut bezahlten Job suchen und mir ein schönes Auto kaufen.

Regeln über den Erwerb von Gegenständen, die Erfolg symbolisieren, sind in der modernen Gesellschaft sehr verbreitet. Doch ein schönes Auto, ein schönes Haus und ein guter Job garantieren nicht unbedingt ein erfülltes und als sinnvoll empfundenes Leben. Viele junge Menschen, die sich Symbole des Erfolgs gesichert haben, fühlen sich leer und fragen sich, warum es ihrem Leben an Substanz und einem tieferen Sinngefühl mangelt.

Wenn Sie eine Lebensvision entwickelt haben, als Sie noch jung waren, dann denken Sie nun einen Augenblick lang darüber nach. Würden die Menschen in Ihrer Umgebung bestätigen, daß Sie diese Vision in Ihren Alltagsaktivitäten verwirklicht haben? Und falls Sie in jüngeren Jahren noch keine Lebensvision hatten, haben Sie dann heute eine? Wenn ja, wer unterstützt dann Ihre Bemühungen, im Sinne dieser Vision zu leben? Hat sich Ihre Lebensvision im Laufe der Zeit verändert? Und wenn ja, wie? Und warum? Nur zu oft ersteigen Menschen eine lange Leiter, um eine Lebensvision zu verwirklichen, und dann stellen sie fest, daß der Preis, der sie am oberen Ende der Leiter erwartet, eigentlich nicht ihren Vorstellungen entspricht. Aber machen Sie sich keine Sorgen, falls Sie noch keine Vision für Ihr Leben entwickelt haben. Sicher geht es nicht nur Ihnen so. Viele Menschen sind auf der Suche nach einer Lebensvision, während andere damit beschäftigt sind, ihre eigene zu klären, zu verfeinern oder zu revidieren. Weil das Leben immer wieder unerwartete Wendungen nimmt, müssen wir unsere Vision immer wieder aktualisieren. Tatsächlich ist das Bemühen um Ihre Lebensvision und darum, sie zu verfolgen, etwas, das Sie Ihr ganzes weiteres Leben lang jeden Tag tun werden. Die Tatsache, daß Sie jetzt dieses Buch lesen, zeigt, daß Sie reif sind, einer tiefsinnigeren und tiefere Schichten des Erlebens einbeziehenden Lebensvision näher zu kommen; dies zeigt, daß Sie sich darauf vorbereiten, das Leben zu führen, das Sie leben wollen.

ÜBUNG | Das Plateau der Visionen

Mit Hilfe dieser Übung können Sie Ihre Vorstellungskraft nutzen, um Ihre Lebensvision zum gegenwärtigen Zeitpunkt zu klären und um Informationen zu sammeln, die Ihnen helfen werden, Pläne zu entwickeln, die Ihrer Vision entsprechen. Suchen Sie sich einen ruhigen Platz, legen Sie sich hin, und führen Sie die folgende Visualisation aus. Sie können die Anweisungen auch aufnehmen und sich die Aufnahme anhören.

Du wirst nun eine Reise zum Plateau der Visionen antreten. Atme tief ein, und entspanne dich, während du langsam ausatmest. Bereite dich beim Atmen darauf vor, daß du etwas Wichtiges erhalten wirst. Atme die Luft ein, die du zum Leben brauchst, und atme alles Hinderliche aus. Spüre, daß dein Körper warm und schwer und weich wird. Das ist das Wesen der Entspannung und eine nützliche Vorbereitung darauf, daß du etwas bekommen wirst, das du brauchst. Atme ein und aus, und erkenne das Atmen als das, was es ist: eine Brücke zwischen deinem Körper und deinem Geist. Trete auf diese Brücke, und stärke die Verbindung. Sei hier und jetzt.

Wenn du bereit bist, stelle dir vor, daß du auf einem Pfad gehst. Alles auf diesem Pfad ist neu, erscheint dir aber vertraut. Es ist, als ob du schon einmal hier gewesen bist, dich aber nicht daran erinnern kannst. Der Pfad verläuft durch die Wälder und führt zu einem Fluß. Der Fluß ist breit, und das Wasser fließt schnell. Du wartest und beobachtest und atmest. Die Sonne steht hoch am Himmel und wärmt dich. Ihr Licht spielt auf dem Wasser. Der Strom nimmt das Licht auf, und gemeinsam erzeugen sie Formen. Obwohl du dies nicht verstehst, spürst du, daß Sonne und Wasser zusammenwirken und dir etwas geben wollen, etwas, das du mitnehmen kannst. Das kann eine Form, eine Struktur, ein Geräusch oder eine Farbe sein. Du wirst es wissen, wenn du es siehst. Benenne es, und nimm es; es ist für dich.

Wenn du bereit bist, kannst du den Fluß verlassen. Es wird Zeit weiterzugehen. Nun gelangst du zum Plateau der Visionen, wo etwas auf dich wartet – eine Person, die dich dein ganzes Leben lang kennt. Sie hat alles Positive gehört, was jemals irgend jemand über dich gesagt hat. Die Person kennt deine Stärken, deine Schwächen und deine Werte. Atme ein und aus, und sei dir bewußt, daß du jener Person, die dich versteht und liebt, bald die Hand geben wirst.

Das Plateau befindet sich nur wenige hundert Meter von dir entfernt. Nimm dir Zeit. Du brauchst dich nicht zu beeilen, dein Ziel zu erreichen. Wenn du auf der Hochebene angekommen bist, wirst du die Gegenwart eines anderen Wesens spüren. Du setzt dich auf das Plateau. Es fühlt sich gut, fest und vom Sonnenlicht erwärmt an. Dies ist ein guter Ort zum Rasten und Warten. Dein Rücken ist gerade, und du fühlst dich entspannt, fast als ob du schwimmen würdest. Du siehst in alle Richtungen einen langen Weg, der vom Plateau der Visionen führt. Du stehst auf und kannst dich in alle Richtungen wenden und den Blick auf die riesige Weite genießen. Du schaust nach Osten, nach Süden, nach Westen und nach Norden.

Nachdem du so viele Eindrücke in dich aufgenommen hast, bist zu zufrieden und setzt dich wieder, nun nach Norden gewandt. Du schließt die Augen, und du siehst mühelos Augenblicke aus deinem Leben, vom Anfang deines bewußten Seins bis zu diesem Augenblick. Einige sind angenehm, andere nicht. Alle sind nur Augenblicke, Erinnerungen und Bilder. Nimm sie in dich auf, und löse dich wieder von ihnen. Atme ein, und atme aus. Gehe über die Brücke des Atmens, die Geist und Körper miteinander verbindet.

Während du dir die Bilder aus deinem Leben anschaust und atmest, kommt jemand auf dich zu. Du spürst die Gegenwart eines Freundes und empfindest keine Notwendigkeit, die Augen zu öffnen oder aufzustehen. Du wartest auf die Berührung dieses Freundes, und du weißt, daß es eine liebevolle, sanfte Berührung sein wird. Du spürst sanfte, warme Fingerkuppen auf deiner Stirn, und du weißt, daß diese Person hier ist, weil sie dir helfen will, deine Lebensvision klar zu sehen.

Erinnere dich an das Geschenk, das die Sonne und der Fluß dir gegeben haben, und erzähle deinem weisen Freund davon. Dies wird der Arbeit zugute kommen, die ihr nun gemeinsam verrichten werdet. Sprich mit ihm darüber. Atme ein und aus. Lasse Stille zu. Achte genau darauf. Was tut dein Freund mit der Form, dem Geräusch oder dem Bild, das dir gegeben wurde? Verändert er es, oder spiegelt er es nur zurück, damit du es sehen kannst? Was hat dies mit einer Vision für dein Leben zu tun? Akzeptiere alles, was dein Geist über deine Vision sagt – gut oder schlecht, erwünscht oder unerwünscht. Akzeptiere es als mentale Aktivität, und akzeptiere auch dein Urteil über diese mentale Aktivität, und kehre in den Augenblick zurück, und arbeite mit deinem Freund zusammen auf dem Plateau der Vision.

Wenn dein Freund sich bereit macht aufzubrechen, dann erhebe dich, und bringe deine Dankbarkeit zum Ausdruck. Nachdem er sich entfernt hat, schaue nach Osten, und stelle dir eine Zukunft vor, die deine Vergangenheit umfaßt. Dann schaue nach Süden, und stelle dir eine Zukunft vor, die die Gegenwart einschließt und den Mut, deiner Lebensvision zu folgen. Dann schaue nach Westen, und stelle dir eine Zukunft vor, die die Gegenwart einschließt und die Fähigkeit, Aktivitäten zu planen, die jener Vision entsprechen, auch wenn dafür keine konkrete Belohnung in Aussicht steht, und vielleicht auch kein Ende des Leidens, das mit dem Bemühen deine Vision zu verwirklichen, verbunden ist. Und schließlich wende dich nach Norden, und sieh, daß sich dort Weise befinden, die dir jetzt und immer helfen werden, deine Lebensvision zu verwirklichen. Schau ihnen in die Augen, und danke ihnen.

Du kannst dich nun darauf vorbereiten, das Plateau der Vision zu verlassen. Du kannst jederzeit an diesen Ort zurückkehren. Was du dort erlebst, wird immer anders sein. Nimm Abschied, und gehe den Pfad zurück in den Wald, am Strom vorbei und zu dem Ort, wo du Tag für Tag lebst, wo du dich ausruhst und die Kräfte deiner Vorstellung benutzt, um eine Vision für ein erfülltes Leben zu entwickeln. Atme ein, und atme aus; betritt die Brücke zwischen deinem Körper und deinem Geist; und wenn du dich bereit fühlst, dann öffne die Augen. Du siehst nun eine neue Welt – eine neue Welt mit neuen Augen.

Erläuterungen. Sobald du die Visualisation des Plateaus der Visionen abgeschlossen hast, mache dir ein paar Notizen über deine Erlebnisse, und beantworte dann die folgenden Fragen. Das kannst du auf einem Blatt Papier oder in deinem Tagebuch tun. Bewahre die Antworten auf, und schaue sie dir gelegentlich noch einmal an. Vielleicht stellst du dann fest, daß du sie anders verstehst, wenn du mit dem Planen von Zielen und Veränderungen in wichtigen Lebensbereichen weiterkommst.

- Was haben der Fluß und das Sonnenlicht dir angeboten? War es eine Form, ein Bild, eine Gruppe von Wörtern oder etwas anderes? Was bedeutet das aus deiner Sicht?
- Was aus deiner Vergangenheit hast du gesehen, während du auf dem Plateau der Visionen gewartet hast?
- Was hast du gespürt, als dein Freund auf dem Plateau der Visionen deine Stirn berührt hat?
- Was ist mit deiner Lebensvision geschehen, als du mit deinem Freund über die Gaben des Flusses und der Sonne gesprochen hast?
- Was hast du gesagt, um deinem Freund gegenüber deine Dankbarkeit auszudrükken?
- Was hast du gesehen, als du nach Süden schautest und den Mut sahst, deine Lebensvision zu verfolgen?
- Was hast du gesehen, als du nach Westen schautest und die Fähigkeit sahst, Aktivitäten zu planen, die mit deiner Lebensvision im Einklang standen?
- Wen hast du gesehen, als du nach Norden schautest und Weise erblicktest, die bereit waren, deine Lebensvision zu unterstützen?

Ruths Erlebnis

Erinnern Sie sich noch an Ruth aus Kapitel 11? Nachdem Sie als Kind sexuell mißbraucht und später als Teenager vergewaltigt worden war, hatte sie sich sehr darum bemüht, eine enge und dauerhafte Beziehung zu einem Mann aufzubauen. Obgleich sie eigentlich einen Partner für das ganze Leben suchte, war sie schließlich zu der Überzeugung gelangt, daß dies für sie unmöglich sei. Auch ihre Eltern hatten den größten Teil Ihrer Beziehung in einem »kalten Krieg« zugebracht und ihre Ehe schließlich beendet, als Ruth vierzehn Jahre alt gewesen war. Selbst wenn es ihr gelingen würde, die Traumata des Mißbrauchs und der Vergewaltigung zu überwinden, wie sollte sie jemals die Fertigkeiten entwickeln, die sie brauchte, um zu einer dauerhaften intimen Beziehung in der Lage zu sein?

Ruths Lebensvision beinhaltete, daß sie Künstlerin sein wollte; sie träumte davon, Farben und Objekte auf ästhetisch befriedigende Weisen zu arrangieren. Als Kind hatte sie in dieser Hinsicht ein gewisses Talent gezeigt, und außerdem hatte sie herausgefunden, daß das Zeichnen ihr half, dem stillen Leiden zu entkommen, das sie bei ihren beiden Eltern spürte. Im größeren kulturellen Zusammenhang hatte sie beobachtet, daß Künstler häufig gewaltige persönliche Probleme haben – Beziehungsprobleme und manchmal auch gesundheitliche Probleme. Sie spielte herab, daß sie abends, der Tageszeit, zu der sie sich besonders melancholisch fühlte, zuviel trank; sie glaubte, daß das nichts ausmache, weil sie mehrmals wöchentlich an einem Sportkurs teilnahm. Ruth verspürte zwar ein wenig Angst vor der »Plateau der Visionen«-Ebene, doch sie hatte wirklich den Wunsch, ihre Lebensvision zu vertiefen und zu erweitern. Sie beschloß, einen Spaziergang in einen Park zu unternehmen, um ihren Geist zu beruhigen und zur Natur in Kontakt zu treten, bevor sie die Meditation ausführen und die Fragen beantworten wollte. Zu den Fragen, die auf der vorigen Seite abgedruckt sind, entwickelte sie folgende Antworten:

- Was haben der Fluß und das Sonnenlicht dir angeboten? War es eine Form, ein Bild, eine Gruppe von Wörtern oder etwas anderes? Was bedeutet das aus deiner Sicht? *Ich sah einen Regenbogen, für mich ein Zeichen für Glück. Außerdem bedeutet der Regenbogen Vielfalt und nie endende Wechsel.*
- Was aus deiner Vergangenheit hast du gesehen, als du auf dem Plateau der Visionen gewartet hast? *Ich habe Jim gesehen, meinen alten Freund, der über mich lachte, wenn ich Witze machte. Dann sah ich, wie er weinte, weil ich erstarrte, als wir uns liebten.*
- Was hast du gespürt, als dein Freund auf dem Plateau der Visionen deine Stirn berührt hat? *Ich war erstaunt und bekam Angst, aber dann habe ich mich ein wenig entspannt, und die Fingerspitzen fühlten sich warm und liebevoll an.*
- Was ist mit deiner Lebensvision geschehen, als du mit deinem Freund über die Gaben des Flusses und der Sonne gesprochen hast? *Ich sah mich im gegenwärtigen Au-*

genblick mit einem Mann zusammen, der sich in meiner Gegenwart wohlfühlte und der wirklich an mir interessiert war.

- Was hast du gesagt, um deinem Freund gegenüber deine Dankbarkeit auszudrükken? *Ich sagte Namasté – Friede sei uns beiden – und ich würde zurückkommen.*
- Was hast du gesehen, als du nach Süden schautest und dort den Mut entdecktest, deine Lebensvision zu verfolgen? *Ich sah ein kleines Mädchen, das sehr hübsche Bilder malen konnte, auch wenn es selbst und die Menschen in seiner Umgebung unglücklich waren.*
- Was hast du gesehen, als du nach Westen schautest und die Fähigkeit sahst, Aktivitäten zu planen, die mit deiner Lebensvision im Einklang standen? *Ich sah, daß ich tatsächlich zu einem geselligen Treffen ging, so wie ich es versprochen hatte, weil ein Freund von mir glaubte, ich würde dort einen Mann kennenlernen, der mir vielleicht gefiele, statt daß ich mir im letzten Augenblick eine Entschuldigung überlegte, um nicht hingehen zu müssen. Außerdem sah ich mich in einer Gruppe an einer Aktivität teilnehmen, die ich auch gern allein ausführe – beispielsweise mit einer Gruppe wandern oder kochen.*
- Wen hast du gesehen, als du nach Norden schautest und Weise erblicktest, die bereit waren, deine Lebensvision zu unterstützen? *Ich habe Menschen gesehen, die mich nicht beschämt haben, weil ich Alkohol trinke, um meinem Schmerz zu entkommen, sondern die statt dessen wollten, daß ich meinen Körper behandelte, als sei er heilig. Sie trugen Gewänder von goldgelber Farbe, und sie boten auch mir solch ein Gewand an.*

Ruth hatte das Gefühl, daß die Übung ihr half, ihre Vision zu erweitern und zu klären. Sie fühlte sich danach optimistischer und beschloß, jeden Morgen ein paar Minuten damit zu verbringen, einen Regenbogen zu malen und über ihre Lebensvision nachzudenken. Sie kaufte sich ein neues Tagebuch mit einem Leineneinband in einem warmen gelben Farbton, das sie ihr »Regenbogentagebuch« nannte. Abgesehen vom täglichen Zeichnen wollte sie sich jeden Morgen Notizen über ihre Lebensvision und ihre Pläne für den betreffenden Tag machen.

Von der Lebensvision zum Lebensplan

Als nächstes werden Sie lernen, aufgrund der Informationen, die Sie mit Hilfe der Übung *Plateau der Visionen* gesammelt haben, mehrere Aussagen für Ihre Lebensvision zu formulieren, und außerdem die Werte zu identifizieren, welche die Grundlage Ihres Visionsplans *(vision plan)* bilden. Nehmen Sie sich, bevor wir beginnen, noch einmal die Arbeit an Ihrem Wertekompaß aus Kapitel 6 vor sowie Ihre Resultate bei der Übung »Geheimnis, Geschichte, Gabe« in Kapitel 12.

Die Elemente Ihrer Lebensvision stammen oft von Ihrer inneren Weisheit, und sie können die Form von Vorstellungen, Bildern und Worten haben. Auch die Werte stammen von Ihrer inneren Weisheit. Sie basieren nicht auf Logik sondern gleichen eher intuitiven Arten des Wissens darüber, welche Richtung Sie in Ihrem Leben einschlagen und was Sie zum Ausdruck bringen wollen. Wenn Sie Ihre Werte mit Wörtern verbinden, sind diese gewöhnlich handlungsorientiert. Beispiele hierfür sind: ein *liebender* Partner sein; eine Mutter sein, die wirklich *zuhört*; jemand sein, der sich um die Unschuldigen *kümmert*, und zwar nicht aus Mitleid, sondern aus unerschütterlicher Hoffnung. Werte entscheiden darüber, in welche allgemeine Richtung Sie sich in Ihrem Leben orientieren wollen, und sie existieren unabhängig von Ihrer Storyline. Man kann den Akt des Umsetzens von Werten oder des wertorientierten Handelns *(valuing)* als sich selbst antreibend *(self-generating)* verstehen, was bedeutet, daß Ihre Werte Ihr Handeln auch dann beeinflussen, wenn niemand Ihre Bemühungen unterstützt. Weil unsere Werte spiegeln, was uns wichtig ist, vermittelt uns ein an unseren Werten orientiertes Handeln ein Gefühl der Lebendigkeit und gibt unserem Leben einen tieferen Sinn.

ÜBUNG : Von der Lebensvision zum Lebensplan

Diese Übung leitet Sie dazu an, Ihre Vision auf Ihre zentralen Werte bezüglich Gesundheit, Beziehungen, Arbeit und Spiel anzuwenden. Für die Zwecke, die wir in diesem Buch verfolgen, assoziieren wir den Begriff Gesundheit mit einem breiten Bedeutungsspektrum, indem wir sie als einen Zustand körperlicher, geistiger, sozialer und psychischer Integrität verstehen, der durch Fertigkeiten unterstützt wird, die Ihnen helfen, mit den Belastungen des Alltagslebens möglichst effektiv umzugehen. Der Bereich der Beziehungen beinhaltet die Art, wie Sie mit anderen Menschen interagieren, und Ihre Fähigkeit, präsent, ehrlich und authentisch zu sein. Engagement im Bereich der Arbeit betrifft die Qualitäten, die Sie beim Arbeitsprozeß erkennen lassen, beispielsweise eine starke Fokussierung, Ausdauer, Respekt und das Unterstützen anderer Teammitglieder oder die innere Gewißheit, das Beste zu tun. Mit Engagement für spielerische Aktivitäten sind Eigenschaften gemeint, die beim Spiel wichtig sind, beispielsweise eine unmittelbare Präsenz, Begeisterung für die betreffende Aktivität oder Spontaneität.

Ihre Lebensvision und Werte sind sehr persönlich und spiegeln Ihren einzigartigen Lebensraum, sind also weniger von sozialen Erwartungen oder Normen bestimmt. Merken Sie sich dies, falls Sie mit den genannten Konzepten Schwierigkeiten haben; und schauen Sie sich die folgenden Beispiele und das Beispielarbeitsblatt auf Seite 311 an. Die Beispiele sind nicht als Maßstab zu verstehen, an dem Sie messen können, was wir speziell für Sie für angemessen halten, sondern es geht uns darum, daß Sie den Sinn der Übung begreifen.

Gesundheit

- *Die Anmut des Vogels, den ich in meiner Vision sah, nutzen, um mich dem Schlaf zu überantworten, damit ich am nächsten Morgen ausgeruht und ausgeglichener bin.*
- *Meinen Spazierstock benutzen, damit ich besser tanzen und spielen kann, wenn ich mit meinen Enkeln im Park bin.*

Beziehungen

- *Mit allen Sinnen wahrnehmen, so wie mein weiser Freund auf dem Plateau der Visionen.*
- *Akzeptieren, daß ich auf die Kämpfe meines Mannes keinen Einfluß habe (der Mann mit dem Seil, den ich in meiner Vision nicht erreichen konnte), und diesen Raum zwischen uns mit Liebe füllen.*

Arbeit

- *Bei meinen beruflichen Aktivitäten Achtsamkeit entwickeln (wie in meiner Vision die Sonne auf dem Wasser, die immer einen neuen Ort fand, um eine Verbindung herzustellen).*
- *Zu meinen Arbeitskollegen in Beziehung treten und mit ihnen kooperieren (akzeptieren, daß wir nicht alle so sein können wie der Schmetterling in meiner Vision).*

Spiel

- *Meinen Schmerz in mein Spiel hineinnehmen (ihn als das erkennen, was er ist, heiß und schwer wie das ofenwarme Brötchen, das mir in meiner Vision angeboten wird) und auch ihn zu einem Lehrer werden lassen.*
- *Hemmungslos lachen wie meine Großtante, die zwar mittlerweile verstorben ist, aber zu der Gruppe der Weisen gehört, die ich gesehen habe, als ich nach Norden schaute.*

Denken Sie vor dem Ausfüllen des Arbeitsblatts auf der nächsten Seite eine Weile über Ihre Antworten nach. Wenn Sie wollen, können Sie ausführlichere Antworten aufschreiben, bevor Sie diese zu prägnanten Äußerungen für das Arbeitsblatt verdichten.

1. Beschreiben Sie in der ersten Spalte (»Lebensvisionsgabe«) des folgenden Arbeitsblatts, was von dem, das Sie auf dem Plateau der Visionen gesehen haben, Ihre Vision in den vier Schlüsselbereichen Ihres Lebens geweitet oder vertieft hat.
2. Beschreiben Sie in der zweiten Spalte, »Lebensvisionsaussage« in einem Satz die Vision, die Sie in den vier Bereichen für Ihr Leben entwickelt haben.
3. Notieren Sie in der dritten Spalte, »Werte«, Ihre Werte für jeden der vier Bereiche zum gegenwärtigen Zeitpunkt Ihres Lebens. Diese Aussage braucht nicht umfassend zu sein; eine knappe Aussage, die für Ihre augenblickliche Sicht dessen, was in den vier Bereichen wichtig ist, repräsentativ ist, reicht aus.
4. In der vierten Spalte, »Aussage über die Vision und die Werte« sollen Sie Ihre Vision und Ihre Werte zu einer Aussage über Sinn und Zweck Ihres Handelns zusammenfassen.

Arbeitsblatt »Aussagen über Lebensvision und Werte«

zentraler Bereich	Lebensvisionsgabe	Lebensvisionsaussage	Werte	Aussage über Vision und Werte
Gesundheit				
Beziehungen				
Arbeit				
Spiel				

RUTHS ERLEBNIS

Ruth notierte auf ihrem Arbeitsblatt folgende Reaktionen. Ihre Antworten halfen ihr, die Gaben, die sie in der Übung »Das Plateau der Visionen« erhalten hatte, besser zu verstehen.

RUTHS ARBEITSBLATT »AUSSAGEN ÜBER LEBENSVISION UND WERTE«

zentraler Bereich	Lebensvisionsgabe	Lebensvisionsaussage	Werte	Aussage über Vision und Werte
Gesundheit	*ein goldgelbes Gewand von weisen, akzeptierenden Menschen*	*Andere Menschen lieben und unterstützen mich.*	*Ich weiß es zu schätzen, wenn andere mich unterstützen.*	*Ich werde meinen Geist und meinen Körper mit der gleichen Fürsorglichkeit behandeln, die andere mir gegenüber gezeigt haben.*
Beziehungen	*ein Regenbogen*	*Viele Arten von Menschen treten in mein Leben. Ich respektiere ihre Unterschiedlichkeit und die Wirkung, die diese Unterschiede auf mich haben.*	*Ich schätze Mut.*	*Ich schätze Mut in Beziehungen, auch wenn ich nicht weiß, was dabei herauskommen wird.*
Arbeit	*ein Regenbogen*	*Ich werde immer Möglichkeiten haben, sinnvolle Arbeit zu leisten.*	*Ich schätze Kreativität und Respekt.*	*Ich begegne meiner eigenen Arbeit und der Arbeit anderer Menschen mit Respekt und Kreativität.*
Spiel	*das kleine Mädchen*	*Ich habe ein Händchen dafür, wunderschöne Dinge herzustellen.*	*Ich schätze Geistesfrieden und Selbstausdruck.*	*Ich schätze Frieden beim Ausdruck meiner künstlerischen Begabung, und ich finde es in Ordnung, daß Arbeit und Spiel sich überschneiden.*

Kommentar. Als Ruth über die Übung reflektierte, fühlte sie sich dazu motiviert, sich mit ihren Problemen in den Bereichen Gesundheit und Beziehungen auseinanderzusetzen. Außerdem lernte sie so, ihr ruhiges Wesen und ihre Vorliebe für eine Form des Allein-Spielens stärker zu akzeptieren.

Vision und Geheimnis: Die Bereitschaft, flexibel zu planen

In diesem Abschnitt geht es um die Entwicklung einer Strategie, die es ermöglicht, ein Gleichgewicht zwischen Vorstellung und Tun zu schaffen, zwischen dem Sehen von Möglichkeiten und der Ausführung verschiedener Handlungen. Die Möglichkeiten zu erkennen, die das Leben uns bietet, ist sicher sehr wichtig, doch über welche Fertigkeiten Sie verfügen und welche Schritte Sie unternehmen müssen, um effektiv handeln zu können, können Sie nur durch Planung feststellen. Umgekehrt kann Handeln ohne vorherige Planung verheerende Folgen haben, so wie es das Zitat am Anfang dieses Kapitels zum Ausdruck bringt. Deshalb ist es wichtig, bei der Umsetzung eines Plans flexibel zu sein, ganz gleich, wie wertvoll oder wohldurchdacht er ist.

Die meisten Menschen haben schon die Erfahrung gemacht, daß sie sich bei der Umsetzung eines konkreten Plans zu sehr antreiben. Doch dadurch und insbesondere, wenn wir uns zwingen, penibel alle Einzelheiten zu berücksichtigen, verlieren wir unsere Flexibilität und können wichtiges Feedback aus unserer Umgebung übersehen. Wir erkennen dann eventuell nicht, daß unser Plan, so sehr wir uns auch bei seiner Erstellung bemüht haben mögen, uns der Umsetzung unserer Werte nicht wesentlich näher bringt. Oder wir entwickeln eine Tunnelsicht und übersehen Möglichkeiten, die unseren Werten eher gerecht werden. Die folgende Übung vermittelt eine Strategie für die Entwicklung von mehr Flexibilität und Achtsamkeit bei der Planung und Verwirklichung eines erfüllenden Lebens.

ÜBUNG »Ja und ...«

Diese Übung zielt auf die Entwicklung eines Plans, etwas zu tun, das mit der Aussage über Vision und Werte, die Sie in der vorigen Übung formuliert haben, im Einklang steht. Falls Sie mit dieser Übung irgendwelche Schwierigkeiten haben, empfehlen wir Ihnen, sich das im folgenden beschriebene Beispiel Ruths anzuschauen.

1. Übertragen Sie Ihre Aussagen über Vision und Werte aus der vorigen Übung in die erste leere Spalte des Arbeitsblatts auf der nächsten Seite.
2. Planen Sie nun etwas, das Sie in dieser Woche tun können und das Ihre Aussage über Vision und Werte in den verschiedenen Bereichen stützt, und notieren Sie dieses Vorhaben in der nächsten Spalte.
3. Stellen Sie sich vor, daß Sie den Plan umsetzen und die Situation sich gut entwickelt.
4. Stellen Sie sich als nächstes vor, daß etwas Negatives und Unzuträgliches geschieht, während Sie den Plan umsetzen, und daß Sie sich deshalb entmutigt fühlen. Vergegenwärtigen Sie sich die Einzelheiten, und beobachten Sie, was Ihr Geist dazu zu sagen hat.

Das »Ja, und …«-Arbeitsblatt

zentraler Bereich	Aussage über Vision und Werte	Plan	negatives Ereignis	positives Ereignis
Gesundheit				
Beziehungen				
Arbeit				
Spiel				

5. Das Folgende ist vielleicht der schwierigste Teil der Übung: Stellen Sie sich vor, daß nach dem Auftauchen des Hindernisses erneut etwas geschieht, und zwar diesmal etwas Positives, das Ihre Vision, Ihre Aussagen über Werte und Ihren Plan unterstützt. Es kann sich dabei um einen subtilen Vorgang handeln, und möglicherweise erkennen Sie die darin enthaltene Wirkkraft erst, nachdem Sie Ihre Aufmerksamkeit vom Geschwätz Ihres reagierenden Geistes abgewendet haben. Wenn Sie sehen, was es ist, dann sagen Sie ja dazu, und erforschen Sie, ob und wie es Ihre Vision und Ihre Werte unterstützen könnte.

Erläuterungen. Was haben Sie erlebt, als Sie sich etwas, das Ihrem Plan nicht förderlich war, und etwas Ihrem Plan Förderliches vorgestellt haben? Ist Ihnen die Vorstellung des einen leichter gefallen als die des anderen? Konnten Sie Ihren reagierenden Geist dabei beobachten, wie er mit dem negativen Ereignis umgegangen ist? Hat er viele Köder ausgelegt? Hat Ihre innere Weisheit mit irgendeiner Art von positivem oder bestätigendem Bild oder einer entsprechenden Inspiration reagiert? Wir empfehlen Ihnen, diese Übung regelmäßig auszuführen; sie kann Ihnen helfen, bei der Umsetzung wertebezogener Pläne ein höheres Maß an Bereitschaft zu entwickeln.

Ruths Erlebnis

Ruth ging mit viel Enthusiasmus an diese Übung heran. Nachdem sie über ihre Vision und ihre Werte Klarheit gewonnen hatte, war sie bereit, in ihrem Leben Dinge zu verändern. Dabei kam sie zu folgendem Ergebnis.

Ruths »Ja und ...«-Arbeitsblatt

zentraler Bereich	**Aussage über Vision und Werte**	**Plan**	**negatives Ereignis**	**positives Ereignis**
Gesundheit	*Ich werde meinen Geist und meinen Körper mit der gleichen fürsorglichen Einstellung behandeln, wie sie andere mir gegenüber gezeigt haben.*	*Samstagsmorgens an einem Anfängerkurs für Yoga teilnehmen.*	*Ich empfinde Panik, wenn ich dort eintreffe und nichts anderes will als fliehen.*	*Nach dem Kurs lädt uns der Yoga-Lehrer zu einem Picknick ein, das später am gleichen Tag stattfinden soll, und ich sage zu, daran teilzunehmen.*

Beziehungen	*Ich schätze mutiges Verhalten in Beziehungen, auch wenn ich nicht weiß, was dabei herauskommen wird.*	*An einem Freitagabend allein ein Jazzkonzert besuchen.*	*In der Pause fängt ein männlicher Konzertbesucher ein Gespräch mit mir an, und ich möchte am liebsten weglaufen.*	*Er lädt mich ein, am Sonntag mit ihm Kaffee zu trinken, und ich sage zu.*
Arbeit	*Ich begegne meiner eigenen Arbeit und der Arbeit anderer Menschen mit Respekt und Kreativität.*	*Ich werde jedesmal Danke sagen, wenn jemand an meinem Arbeitsplatz etwas tut, das mir nützlich ist.*	*Jemand sagt daraufhin: »Was ist denn mit dir los? Wenn man dich hört, könnte man denken, es gebe nur positive Dinge«, und das irritiert mich.*	*Mein Vorgesetzter fragt mich, ob ich im Mitarbeiterbelobigungskomitee mitmachen will, und ich sage zu.*
Spiel	*Ich drücke meine Wertschätzung dem Frieden gegenüber aus, indem ich meine künstlerische Begabung nutze, und ich finde es in Ordnung, daß Arbeit und Spiel sich überschneiden.*	*Ich werde mich als Freiwillige für die Teilnahme an einem künstlerischen Projekt in meiner Kirchengemeinde melden.*	*Ich nehme an einer Planungssitzung teil, in der sich die Anwesenden nicht einigen können. Daraufhin bin ich gelangweilt und frustriert.*	*Ich stelle mir das Projekt vor und zeichne, während ich zuhöre. Die anderen fordern mich auf, ihnen meine Skizze zu erläutern, und ich erkläre mich dazu bereit.*

Kommentar. Obgleich es Ruth schwerer gefallen ist, diese Übung auszuführen, als sie geglaubt hatte, half sie ihr, die negativen Gedanken vorauszusehen, die häufig auftauchten, wenn sie versuchte, eine wichtige Veränderung in ihrem Leben zu erreichen. Außerdem half sie ihr, ihre Vorstellungskraft so zu erweitern, daß sie unvorhergesehene positive Ereignisse zu sehen vermochte, die ihre Bemühungen unterstützen würden. Sie gelangte zu der Überzeugung, daß diese Übung es wert sei, sie in ihren allwöchentlichen Übungsplan für den Sonntagnachmittag einzubeziehen.

Ein erfülltes Leben planen

Einen Lebensplan zu entwickeln und in absehbarer Zeit umzusetzen zwingt Sie zu lernen, im Einklang mit einer konkreten Absicht zu leben. Viele der Fertigkeiten, die Sie mit Hilfe dieses Buches erlernt haben, sind von Nutzen oder sogar unverzichtbar, wenn es um eine erfüllende und einer bestimmten Absicht dienende Lebensweise geht; dies gilt insbesondere für die Fertigkeiten der Werteklärung, das tägliche Üben von Akzeptieren und Achtsamkeit und die Ausführung von Handlungen, die ermöglichen sollen, ein Leben zu führen, das Sie leben wollen. In der nächsten Übung geht es darum, in welchem Maße Sie auf dem Weg zu einem Leben im Einklang mit den Werten sind, die sich bei der Planung Ihrer Lebensvision als für Sie wichtig herausgestellt haben. Wenn es Ihnen gelingt, Ihre Lebensvision, Ihre persönlichen Werte und Ihr Engagement im Hinblick auf bestimmte Handlungen miteinander zu verbinden, sind Sie wirklich auf dem Weg in das Leben, das Sie leben wollen.

ÜBUNG ⁞ Ihr Plan für ein erfülltes Leben

Weil Flexibilität beim Planen und Handeln so wichtig ist, empfehlen wir Ihnen, die folgende Übung alle drei Monate auszuführen. Dies hilft Ihnen, die Wirksamkeit Ihres Plans und Ihrer Handlungen einzuschätzen. Nutzen Sie die Ergebnisse dieser regelmäßigen Selbsteinschätzung für Kurskorrekturen, damit Sie Ihre Reise in Richtung Ihres »magnetischen Nordpols« fortsetzen können. Wählen Sie bei jeder Wiederholung dieser Selbsteinschätzung einen oder zwei der zentralen Lebensbereiche aus, auf die Sie aktuell Ihre Arbeit konzentrieren. Zweifellos werden sich Ihre Prioritäten im Laufe der Zeit verlagern; dies ist bei einer flexiblen Lebensweise zu erwarten. Wir empfehlen Ihnen aber, alle vier Lebensbereiche mindestens einmal im Jahr zu überprüfen, denn gewöhnlich spielt jeder von ihnen in einem ausgewogenen und erfüllenden Leben eine wichtige Rolle. Kopieren Sie das folgende unausgefüllte Arbeitsblatt, damit Sie jederzeit ein unausgefülltes Exemplar zur Verfügung haben.

1. Wählen Sie einen oder zwei Lebensbereiche aus, mit denen Sie sich in den nächsten drei Monaten befassen wollen.

2. Schreiben Sie, falls erforderlich, für jeden dieser Bereiche eine Visionsaussage. Sie können zu diesem Zweck einfach die früher in diesem Kapitel entwickelten Aussagen über Vision und Werte kopieren; Sie können aber auch die Arbeit, die Sie in Kapitel 6 mit Ihrem Wertekompaß ausgeführt haben, einer Revision unterziehen. Natürlich können Sie auch diese Aussagen revidieren oder überarbeiten, wenn Sie die Übung in Zukunft erneut ausführen.

3. Schätzen Sie mit Hilfe einer von 1 bis 7 reichenden Skala ein, in welchem Maße Sie mit jener Visionsaussage im Einklang leben – wobei die Zahl 1 für »überhaupt nicht im Einklang« und die Zahl 7 für »völlig im Einklang« steht. Nehmen Sie nun eine Einschätzung vor, und notieren Sie diese unter dem Punkt »heute«; entscheidend ist dabei, inwieweit Ihr tägliches Verhalten während des vergangenen Monats mit Ihrer Vision und Ihren Wer-

ten im Einklang stand. Es wäre weder überraschend noch ungewöhnlich, wenn Ihre aktuelle Einschätzung bei 1 oder 2 läge; deshalb haben Sie wahrscheinlich genau diese Bereiche ausgewählt. Selbst eine sehr niedrige Beurteilung zeigt an, daß Sie ein klares Bild von Ihrer Vision und Ihren Werten haben und daß Sie die Art, wie Sie leben, aufmerksam verfolgen. Deshalb hoffen wir, daß Sie auf einen Wert von 1 oder 2 stolz sind. Sie werden sich mit diesem Arbeitsblatt später erneut beschäftigen, weil Sie in den nächsten drei Monaten das Maß Ihres Einklangs mit Ihrer Vision und Ihren Werten jeden Monat neu einschätzen sollen. Der Trend, der sich aus Ihren monatlichen Einschätzungen ableiten läßt, ist wichtiger als die tatsächlichen Zahlen (was allerdings auch nicht bedeuten soll, daß Sie keinen möglichst hohen Wert anstreben sollten!).

4. Nun können Sie einen dreimonatigen Aktionsplan entwickeln. Wählen Sie bis zu vier Aktivitäten, mit deren Hilfe Sie die Konsistenz Ihrer Beurteilungen verbessern wollen. Falls es Ihnen beispielsweise wichtig ist, einen Körper zu haben, der zu Wanderungen in den Bergen in der Lage ist, können Sie planen, dreißig Minuten täglich in schnellem Tempo zu gehen, um Ihre Ausdauer zu verbessern. Drücken Sie sich beim Beschreiben der Aktivitäten, die Sie planen, möglichst präzise aus. Legen Sie einen Zeitpunkt und einen Ort für jede geplante Aktivität fest, und planen Sie auch, wie oft pro Woche beispielsweise Sie eine bestimmte Handlung ausführen wollen. Der Plan, jeden morgen um acht Uhr zu frühstücken, ist spezifisch, wohingegen dies für den Plan, »besser zu essen«, nicht gilt. Je spezifischer Sie sich ausdrücken, um so besser können Sie einschätzen, ob Sie so handeln wie geplant – und um so besser können Sie einschätzen, wie sich Ihre Aktivitäten auf Ihre Vitalität auswirken werden.

5. Überprüfen Sie Ihren Plan in Abständen von jeweils einem Monat, und schätzen Sie ein, wie konsequent Sie im vergangenen Monat Ihr Vorhaben umgesetzt haben. Nutzen Sie diese Überprüfung, um die Effektivität Ihres Plans noch einmal zu überprüfen. Bewegt sich Ihre Einschätzung gemessen mit Hilfe der siebenteiligen Skala auch nur im Geringsten nach oben? Wenn das der Fall ist, bringt Ihr Plan Sie Ihren Werten und damit wahrscheinlich auch einem erfüllten Leben näher. Bleibt der geschätzte Wert hingegen gleich oder sinkt sogar, sollten Sie darüber nachdenken, ob es notwendig ist, den Plan zu verändern. Es ist nicht immer von vornherein absehbar, ob und wie sich ein Plan bewähren wird; aber Sie können offen bleiben und Veränderungen vornehmen, wenn Sie den Eindruck gewinnen, daß er seinen Zweck nicht erfüllt. Weil diese Überprüfung wichtig ist, sollten Sie den Termin, zu dem dies geschehen soll, in Ihrem Kalender vermerken, ebenso wie Sie jede andere wichtige Aktivität darin vermerken. Falls Sie an einem besonders schwierigen Lebensbereich arbeiten wollen, ist es eventuell sinnvoll, den Plan zunächst häufiger als monatlich zu überprüfen, beispielsweise einmal wöchentlich.

Plan für ein erfülltes Leben

Gesundheit

Visionsaussage: ____

____

Konsistenzeinschätzungen (1 = überhaupt nicht konsistent; 7 = völlig konsistent)

heute: ________ Monat 1: ________ Monat 2: ________ Monat 3: ________

Aktivitätsplan

1. ____

____

2. ____

____

3. ____

____

4. ____

____

Beziehungen

Visionsaussage: ____

____

Konsistenzeinschätzungen (1 = überhaupt nicht konsistent; 7 = völlig konsistent)

heute: ________ Monat 1: ________ Monat 2: ________ Monat 3: ________

Aktivitätsplan

1. ____

____

2. ____

____

3. ____

____

4. ____

____

Arbeit

Visionsaussage: ______________________________

____

Konsistenzeinschätzungen (1 = überhaupt nicht konsistent; 7 = völlig konsistent)

heute: ________ Monat 1: ________ Monat 2: ________ Monat 3: ________

Aktivitätsplan

1. ______________________________
2. ______________________________
3. ______________________________
4. ______________________________

Spiel

Visionsaussage: ______________________________

____

Konsistenzeinschätzungen (1 = überhaupt nicht konsistent; 7 = völlig konsistent)

heute: ________ Monat 1: ________ Monat 2: ________ Monat 3: ________

Aktivitätsplan

1. ______________________________
2. ______________________________
3. ______________________________
4. ______________________________

Erläuterungen. Wir empfehlen Ihnen, einen Menschen, dem Sie vertrauen, zu bitten, Sie bei der Ausführung Ihres Plans zu begleiten. (Falls Ihnen dies als problematisch erscheint, empfehlen wir Ihnen, Kapitel 16 zu lesen, das sich intensiv mit der Nutzung von Unterstützung beschäftigt.) Das könnte in Form eines monatlichen Treffens mit der Person Ihres Vertrauens stattfinden, und Sie könnten sie über Ihre monatlichen Konsistenzeinschätzungen informieren und mit ihr zusammen überprüfen, ob und in welchem Maße Sie Ihren Plan ausgeführt haben. Wenn Sie mit einer Unterstützungsperson über Ihre Erfolge und über eventuelle Rückschläge sprechen, wird dieser gesamte Prozeß für Sie wahrscheinlich positiver verlaufen.

Nach Ablauf der drei Monate wiederholen Sie den kompletten Vorgang, indem Sie erneut ein bis zwei Lebensbereiche auswählen, an denen Sie arbeiten wollen, sich anschließend über Ihre aktuelle Vision und Ihre Werte bezüglich der ausgewählten Bereiche klarwerden, Ihre Konsistenz einschätzen und bis zu vier Aktivitäten auswählen, die Sie ausführen wollen, um Ihre Vision und Ihre Werte zu stärken. Arbeiten Sie mindestens ein Jahr lang auf diese Weise. Ihre Bemühungen werden Ihnen reichen Lohn bringen – so viel, daß Sie sich vielleicht entschließen werden, Ihr ganzes weiteres Leben lang mit dieser Arbeit fortzufahren.

ACT-Geheimnisse

- Wenn Sie Ihr Leben remobilisieren wollen, müssen Sie zunächst eine klare Orientierung entwickeln, die auf Ihren Werten basiert.
- Indem Sie Ihre Vorstellungskraft nutzen, um eine Vision des Lebens zu entwikkeln, das Sie sich wünschen, aktivieren Sie Ihre innere Weisheit, verringern Sie die Dominanz Ihres reagierenden Geistes, und ermöglichen Sie sich, neue und bisher nicht erkannte Chancen zu sehen.
- Bleiben Sie bei der Umsetzung Ihres Plans für ein erfüllendes Leben flexibel, und halten Sie die Augen offen für Möglichkeiten, die Sie andernfalls vielleicht übersehen würden, weil Ihr Denken zu einseitig oder zu sehr an bestimmte Gewohnheiten gebunden ist.
- Überprüfen Sie Ihren Plan für ein erfüllendes Leben regelmäßig, damit Sie Ihre Resultate einschätzen und ihnen gemäß sowie im Einklang mit eventuell veränderten Prioritäten Ihre Bemühungen verlagern können.
- Beschränken Sie Ihre Bemühungen, auf ein erfüllendes Leben hinzuarbeiten, jeweils auf ein bis zwei Lebensbereiche; dies kommt Ihrer Fokussierung, Ihrer Energie und Ihren Erfolgschancen zugute!

Der Coach sagt

Alle großen Reisen beginnen mit der Entwicklung einer Vision dessen, was Sie am Ende der Reise erwartet und was Sie auf dem Weg zu diesem Ziel erleben werden. Ihre innere Weisheit ist auf solch einer Reise Ihr bester Führer; lassen Sie sich bei der Suche nach einem erfüllenden und sinnvollen Leben von ihr leiten. Achten Sie auf ihre Botschaften, ganz gleich, ob sie in Form von Bildern, Ahnungen, Träumen oder Tagträumereien zum Ausdruck gelangen. Wenn Ihr Glück Sie ruft, folgen Sie ihm!

Vorschau

Im nächsten Kapitel werden Sie eine Fertigkeit kennenlernen, die für das Eingehen von Verpflichtungen sich selbst gegenüber und für das Einhalten derselben besonders wichtig ist. Sie werden sowohl die Freuden des Eingehens von Verpflichtungen kennenlernen als auch die Hindernisse, die Ihnen Ihr reagierender Geist dabei in den Weg legt. Und Sie werden die wichtige Rolle von Mitgefühl und Vergeben zu schätzen lernen, Eigenschaften, die Ihnen ermöglichen, Ihre Verpflichtungen einzuhalten.

14 Schritt 9 Verpflichtungen* eingehen und erfüllen

Das Leben ist das, was du aus ihm machst. Das ist es immer gewesen und wird es auch immer sein.

— Grandma Moses

Bevor wir uns den Nuancen des Übernehmens und Erfüllens von Verpflichtungen zuwenden, möchten wir Ihnen dazu gratulieren, daß Sie das vorliegende Buch bis zu diesem Kapitel durchgearbeitet haben. Daß Sie das geschafft haben, ist eine großartige Leistung. Es zeigt, daß Sie in der Lage sind, Verpflichtungen einzugehen und sie selbst in schwierigen Situationen zu erfüllen. Die Strategien, die Sie in diesem Buch kennengelernt haben, bilden eine tragfähige Grundlage für die Arbeit an Veränderungen, die Ihnen ein erfülltes und erfüllendes Leben ermöglichen: Wenn Ihnen klar ist, was Ihre Werte beinhalten, verfügen Sie über eine Orientierung, der Sie folgen können. Wenn Sie wissen, wie Sie Dinge akzeptieren können, die Sie nicht verändern können, hilft Ihnen das, Ihre Bemühungen auf das zu konzentrieren, was sich verändern läßt. Indem Sie lernen, sich von Ihrem ständig präsenten reagierenden Geist unabhängig zu machen, erweitern Sie Ihre Möglichkeiten im Umgang mit alten Regeln und vergrößern Sie Ihre Freiheit diesen Regeln gegenüber. Wenn Sie lernen, sich dem Bannkreis Ihrer Storyline zu entziehen, können Sie Entscheidungen bezüglich Ihrer Lebensführung treffen, die Ihren Werten entsprechen, statt daß Sie sich von der Vergangenheit in Form Ihrer Lebensgeschichte beherrschen lassen. Mit Hilfe von Achtsamkeit vollständig im gegenwärtigen Augenblick zu leben kommt Ihrer Flexibilität im Umgang mit jenen Herausforderungen zugute, vor die uns das Leben Tag für Tag stellt. Indem Sie spezifische Ziele und Handlungsweisen identifizieren, die

---

* Das englische Wort »*commitment*« läßt sich im Deutschen in seinem vollständigen Bedeutungsspektrum nicht mit einem einzigen Begriff erfassen, sondern es beinhaltet gleichermaßen die Hauptbedeutungen »Verpflichtung« und »Engagement«. Dementsprechend werden diese beiden Perspektiven im folgenden je nach Kontext abwechselnd benutzt. Anm. d. Übers.

Ihre persönlichen Werte verkörpern, tragen Sie entscheidend zur Verbesserung Ihrer Lebensqualität bei. Wir wollen Ihnen nun nur noch eine weitere Fertigkeit vermitteln, die Ihnen auf dem Weg in ein erfülltes Leben nützlich sein kann, und zwar die in mancherlei Hinsicht wichtigste: Die Selbstverpflichtung zur Verfolgung bestimmter Ziele und die konsequente Verwirklichung dieser Verpflichtung.

Das »C« in der Acceptance-and-Commitment-Therapie

Letztendlich dreht sich in der ACT alles um die Veränderungen des Verhaltens. Sie versucht Ihnen zu helfen, Verhaltensweisen zu nutzen, die Ihr Vitalitätsgefühl, Ihre Zielsetzungen und Ihr Wohlbefinden fördern. Dieses Resultat läßt sich nicht in der Welt zwischen Ihren Ohren erreichen, sondern es handelt sich um einen Prozeß, der in Ihrem Leben in der Welt stattfindet und der speziell in Verhaltensweisen zum Ausdruck kommt, die Ihre Gesundheit, Ihre Beziehungen, Ihre Arbeit und Ihr Spiel betreffen – Lebensbereiche, die letztendlich ausschlaggebend dafür sind, ob Sie Ihr Leben als befriedigend empfinden. Es erfordert Mut, Verpflichtungen einzugehen und zu erfüllen, die sich auf die Ausführung wertebasierter Handlungen in diesen Bereichen beziehen – schon allein in Anbetracht der stets bestehenden Versuchung, schwierige Emotionen und die Situationen, durch die sie aktiviert werden, zu meiden. Ihr reagierender Geist wird alles daransetzen, Sie von Ihrem Vorhaben abzubringen. Sie müssen Ihre Dämonen bezwingen und sich unablässig in die Richtung bewegen, in die zu gehen Sie sich vorgenommen haben, auch wenn die Dämonen weiterhin am Wegesrand lauern. Das Leben, das Sie sich wünschen, wartet dort draußen auf Sie, und Sie haben Anspruch darauf, es zu führen. Allerdings wird es Ihnen nicht auf einem Silbertablett serviert. Um es zu erreichen, müssen Sie zwar einige große Schwierigkeiten überwinden, aber der Lohn, der Sie dafür erwartet, ist ein mehr als gerechter Ausgleich für die bewältigte Bürde.

Lukes Geschichte

Luke ist ein 26-jähriger alleinstehender Mann. Er ist seit seiner Kindheit chronisch depressiv, und als Jugendlicher hat er sich Substanzmißbrauch zur Gewohnheit gemacht. Vor zwei Jahren hat er eine Drogentherapie begonnen, und obwohl er seither ein paarmal rückfällig geworden ist, hat er seit Beginn der ACT-Behandlung keine Drogen und keinen Alkohol mehr konsumiert. Seit er mit dem Drogen- und Alkoholkonsum aufgehört hat, ist seine Depression stärker geworden, und er hat zugegeben, daß er fast täglich an Selbstmord denkt. Er arbeitet auf Teilzeitbasis als Nachtportier und kommt oft zu spät zu seiner Arbeit, weil ohnehin niemand kontrolliert, ob er an seinem Arbeitsplatz ist oder nicht. Eine Zeitlang besuchte er an einer Privatschule Kurse für eine Ausbildung zum Computertechniker, gab dieses Vorhaben aber wieder auf, weil er mit der Schule nicht zurechtkam. Zwar hatte ihm der Unterricht gefallen, und er war auch in der Lage gewesen, die notwendige Arbeit zu tun, aber er hatte die Hausaufgaben nicht erledigt.

Luke ist seit einigen Jahren nicht mehr mit Frauen ausgegangen, und er vermeidet alles, was ihn in eine entsprechende Situation bringen könnte, weil er glaubt, daß er in einer Beziehung nicht einmal die simpelsten Verpflichtungen übernehmen könnte. Vor drei Monaten ist er Mitglied eines Fitneßstudios geworden, weil er seine körperliche Form verbessern wollte, doch er war noch kein einziges Mal zum Trainieren in diesem Studio. Durch das Sucht-Rehabilitationsprogramm hat er ein paar Freunde gefunden, aber auch mit diesen trifft er sich nur äußerst selten. Einige von ihnen sind mittlerweile rückfällig geworden, und er will nicht riskieren, daß es ihm genauso geht. Er raucht pro Tag ungefähr eine Packung Zigaretten und meidet jede Art von Körpertraining. Er ist kein Mitglied einer Kirche, interessiert sich aber für den Buddhismus. Luke hat die Absicht, Dinge in die Tat umsetzen, die ihm wichtig sind, aber der einzige Erfolg, den er bisher in dieser Hinsicht vorzuweisen hat, ist seine Drogen- und Alkoholabstinenz.

Was ist eine Verpflichtung?

Luke hat nicht viele der Verpflichtungen, die er sich in den letzten Jahren auferlegt hat, auch tatsächlich erfüllt. Deshalb mangelt es seinem Leben an dem Sinn, den er sich wünscht, und er gerät leicht in eine Fusion mit einer Darstellung seines Lebens, der zufolge er nie in der Lage sein wird, einer wichtigen Verpflichtung auf Dauer nachzukommen. Wenn ein Mensch einer solchen Storyline gemäß lebt, ist das äußerst deprimierend, weil diese es als sinnlos erscheinen läßt, um eines erfüllten Lebens willen Risiken einzugehen. Luke ist auf diese traurige Mißerfolgsdarstellung so fixiert, daß er freiwillig darauf verzichtet, das Wagnis einzugehen, zu anderen Menschen Beziehungen anzuknüpfen. Dies ist die giftige Storyline des selbstauferlegten Exils, mit der wir uns in Kapitel 11 beschäftigt haben. Lukes Leben bewegt sich rasch ins Nirgendwo, und obwohl er glaubt, daß seine Depression ihn daran hindert, ein besseres Leben zu führen, besteht das Problem in Wahrheit in seiner Unfähigkeit, Verpflichtungen einzugehen und zu erfüllen.

In der ACT benutzen wir den Begriff »engagiertes Handeln« (*committed action* – dt. auch: »Handlungsverpflichtung«), um einen Pakt zu beschreiben, den ein Mensch mit sich selbst schließt und der beinhaltet, in einer bestimmten Situation eine bestimmte Handlung auszuführen, unabhängig davon, was unterdessen in Ihrem Kopf vorgehen mag. Mit hoher Wahrscheinlichkeit wird sich Ihr reagierender Geist zu Wort melden und mit aller Kraft versuchen, Sie zur Aufgabe Ihres Vorhabens zu bewegen. Vielleicht versucht er sogar, während Sie dies lesen, Ihnen einzureden, daß dieser Ansatz in Ihrem Fall mit Sicherheit niemals zum Erfolg führen wird, daß Sie für dieses Vorhaben zu schwach sind oder daß für Sie nichts anderes dabei herauskommen wird, als daß Sie ein weiteres Mal versagen. Wahrscheinlich fühlt sich Ihr reagierender Geist im Moment ziemlich bedroht, weil engagiertes Handeln für ihn das gleiche ist wie das Sonnenlicht für Graf Dracula. Engagiertes Handeln kündigt das Ende der Terrorherrschaft Ihres reagierenden Geistes an und öffnet die Tür zu einer neuen Epoche, in der Ihre innere Weisheit das Regiment übernehmen wird. Engagiertes Handeln ermöglicht Ihnen, Regeln nicht mehr um jeden Preis zu befolgen und statt dessen zu tun, was sich in Ihrem Leben als zweckmäßig erwiesen hat. Sollten Sie also beim Lesen dieses Kapitels Angriffe Ihres reagierenden Geistes bemerken, empfehlen wir Ihnen: Danken Sie Ihrem Geist für diese Gedanken, und kehren Sie in den gegenwärtigen Augenblick zurück, damit wir den Vampir, der Sie auszuzehren droht, endgültig bannen können.

Engagiertes Handeln ist eine Frage der Wahl

Ein wichtiger Aspekt engagierten Handelns ist, daß es sich dabei um eine Wahl handelt – um eine Handlung, die Sie um ihrer selbst willen ausführen. »Die Wahl zu haben« bedeutet, daß Sie sich für eine Handlung nicht aufgrund gesellschaftlicher Erwartungen oder aufgrund einer Programmierung Ihres reagierenden Geistes entscheiden.* Damit steht Ihnen ein hochwirksames Werkzeug zur Verfügung, mit dessen Hilfe Sie Ihr Leben zurückerobern und es für Ihre eigenen Ziele nutzen können. Eine Wahl wird nicht nur aufgrund logischer Überlegungen getroffen, sondern findet oft in Situationen statt, in denen es gute Gründe für die verschiedensten Verhaltensweisen gibt.

Es ist etwa so, wie wenn man ohne irgendeine Beeinflussung beschließt, Nichtraucher zu werden. Es gibt viele gute Gründe weiterzurauchen (Rauchen entspannt, verhindert Wutausbrüche, hält vom übermäßigen Essen ab usw.) und viele gute Gründe, mit dem Rauchen aufzuhören (Verbesserung der Gesundheit, Verbesserung der Atmung, besserer Körpergeruch, erhebliche Kostenersparnis usw.). So zu tun, als ginge es bei der Lösung

---

* Die Unterscheidung zwischen *choice* (»Wahl«) und *decision* (»Entscheidung«) ist im Deutschen nicht immer plausibel und wurde deshalb im vorliegenden Buch nicht generell durchgeführt. »Wahl« und »wählen« assoziieren die Autoren, wie sie in diesem Abschnitt definieren, offenbar mit »konditionierungsunabhängigem Handeln«, »Entscheidung« und »entscheiden« hingegen mit Abhängigkeit von der Konditionierung des »reagierenden (konditionierten) Geistes«. Wir haben uns bemüht, dies in den relevanten Passagen herauszuarbeiten; ansonsten sind *to choose* und *to decide* bzw. *choice* und *decision* bedeutungsgleich (meist als »entscheiden« und »Entscheidung«) übersetzt. Anm. d. Übers.

dieses Problems einzig und allein um eine logische Entscheidung, ist heikel, weil sich die Bedeutung der verschiedenen Gründe für oder gegen das Rauchen ändern kann. An einem anstrengenden Arbeitstag kann das Rauchen als Möglichkeit der Streßbewältigung plötzlich einen sehr hohen Stellenwert annehmen. Wenn Menschen nicht aufgrund einer Selbstverpflichtung, sondern aufgrund einer logisch fundierten Entscheidung zu rauchen aufhören, verfallen sie oft schon bald wieder in ihre alte Gewohnheit. Wenn man die Wahl trifft, mit dem Rauchen aufzuhören, ist das etwas völlig anderes, als wenn man sich (rational) dafür entscheidet. Die Wahl zu treffen, nicht mehr zu rauchen, bedeutet, daß man dies im vollen Gewahrsein dessen tut, daß der eigene reagierende Geist bald einen zwingenden Grund dafür vorbringen wird, weshalb es wichtig ist, doch zu rauchen (oder nicht zu rauchen). Er wird dies immer wieder versuchen, und Sie werden jedesmal die Wahl treffen, ein Nichtraucher zu sein.

Der Einklang des engagierten Handelns mit Ihren Werten

Ein weiterer wichtiger Aspekt engagierten Handelns – im Gegensatz zu einer Handlung, die auszuführen Sie sich entscheiden, besteht darin, daß engagiertes Handeln in Ihren Werten wurzelt und sie zum Leben erweckt. Wenn Ihre Gesundheit für Sie ein wichtiger Wert ist, gelangt dieser Wert in Situationen zum Ausdruck, in denen Sie sich versucht fühlen zu rauchen, aber trotzdem weiterhin nicht rauchen. Wenn Sie durch Ihr Verhalten Ihre Gesundheit fördern wollen, unterstützen Sie auch andere Verhaltensweisen, die diesem Wert entsprechen. Beispielsweise hörte Susan auf zu rauchen, weil ihre Gesundheit ihr wichtig war und weil sie die Fußballmannschaft, in der Ihre Tochter mitspielte, trainieren wollte. Dieser Wert motivierte sie, das Rauchen aufzuhören, und ermöglichte ihr, diesen Vorsatz dauerhaft umzusetzen. Anders als ein paar Jahre zuvor hatte sie mit diesem Versuch, ihre langjährige Gewohnheit zu verändern, Erfolg. Damals war ihr das nicht gelungen, weil sie es nur deshalb versucht hatte, damit ihr Mann endlich Ruhe gab.

Die *Aktivität* des Sorgens für die eigene Gesundheit ist etwas völlig anderes als die bloße mentale Sorge um die eigene Gesundheit. Weil Susan real etwas tat, um ihre Gesundheit zu verbessern, erforschte sie auch andere Verhaltensveränderungen, die ihrem Engagement für die Wiederherstellung und Erhaltung ihrer Gesundheit entsprachen. Anders als bei ihrem ersten Versuch benutzte Sie diesmal nicht verstärktes Essen als Ersatz für das Zigarettenrauchen, sondern sie nahm sich jeden Tag die Zeit für einen halbstündigen Spaziergang.

ÜBUNG ⋮ Qualitäten engagierten Handelns

Engagiertes Handeln wird nicht an seiner Tragweite gemessen, sondern an der Qualität der Wahl (statt der Entscheidung), aus der es hervorgeht, und daran, in welchem Maße die Handlung sich mit den Werten der betreffenden Person im Einklang befindet. Eine Handlung ist nicht nur dann engagiert, wenn sie heroisch ist. Sie brauchen sich nicht mit Ihren größten Ängsten zu konfrontieren, wenn Sie den ersten Schritt auf dem Weg zur Wiederaneignung Ihres Lebens gehen wollen, und Sie brauchen auch nicht über Nacht Ihr Leben umzukehren. Die Fähigkeit, eine Wahl zu treffen, so geringfügig die Handlung, um die es dabei geht, auch sein mag, ist eine Verpflichtung. Zwar kann die Wirkung einer Handlung auf Ihr Leben klein oder groß sein, doch gilt für alle engagierten Handlungen, daß sie im Einklang mit Ihren Werten ausgewählt werden. Die nun folgende Übung (die auf Hayes, Strosahl & Wilson 1999/2004, dt. 252f basiert) veranschaulicht, daß engagierte Handlungen jeden Ausmaßes, kleine wie große, vieles gemeinsam haben. Sie benötigen für die folgende Übung ein Blatt Papier, ein großes und dickes Buch und einen Stuhl.

1. Zunächst verpflichten Sie sich dazu, diese Übung, bei der Sie springen müssen, auszuführen. Sind Sie dazu bereit? (Wenn Sie aus irgendeinem Grund zum Springen körperlich nicht in der Lage sind, können sie sich auch dazu verpflichten, sich die Übung vorzustellen.)
2. Okay, als nächstes stellen Sie sich mit beiden Füße fest auf das Blatt Papier. Fertig? Dann springen Sie jetzt von dem Papier auf den Boden!
3. Nun folgt der nächste Schritt: Legen Sie das Buch auf den Boden, stellen Sie sich mit beiden Füßen darauf, und springen Sie von dem Buch aus auf den Boden!
4. Zum Schluß stellen Sie sich mit beiden Füßen auf den Stuhl und springen von dort auf den Boden.

Erläuterungen. Was ist Ihnen bei der Ausführung dieser einfachen Übung aufgefallen? Wahrscheinlich daß Sprünge von einem Blatt Papier, einem Buch und einem Stuhl gewisse Unterschiede aufweisen. Es gibt deutliche Höhenunterschiede, und das Springen von einem Stuhl fühlt sich eindeutig anspruchsvoller an als das Springen von einem Blatt Papier. Wenn wir Sie aufgefordert hätten, vom Dach Ihres Hauses zu springen, hätten Sie sich wahrscheinlich geweigert, stimmt's? Aber achten Sie auch auf etwas anderes: Der Akt des Springens ist immer der gleiche, unabhängig von der Höhe, aus der sie springen. Sie müssen in jedem Fall die Knie leicht beugen und Ihre Muskeln benutzen, um sich in die Luft zu erheben und nach vorn zu springen. Das ist die Essenz des Springens. Was das Springen von einem Blatt Papier, von einem Buch und von einem Stuhl voneinander unterscheidet, betrifft eher das Ausmaß der Verpflichtung und, wie oft in der realen Welt, das, womit Ihr Geist sie konfrontiert (beispielsweise Ermahnungen und Bemerkungen wie: »Sei vorsichtig; du könntest dich verletzen«, »Das ist Unsinn« oder: »Du warst noch nie gut im Sport«) – und vielleicht Ihre körperliche Verfassung. Springen ist Springen, und engagiertes Handeln ist engagiertes Handeln – eine Handlung, die Sie ausführen, obwohl Ihr reagierender Geist Ihnen die Ohren volljammert. Das Ausmaß der Handlung ist weniger wichtig als ihre Qualität.

Unauffälligere Situationen eignen sich ideal zum Üben engagierten Handelns. Wenn Sie sich beim Ausführen solcher unscheinbarer Handlungen wohlfühlen, können Sie sich Schritt für Schritt an größere Herausforderungen heranwagen. Lisa, eine alleinstehende Frau in den Dreißigern, war ungeheuer schüchtern, wollte aber unbedingt einen Partner haben. Ihre erste engagierte Handlung bestand darin, sich einem Buchclub anzuschließen, dem sowohl Männer als auch Frauen angehörten. Der »Sprung« vom Aufenthalt zu Hause, wo sie sich sicher (und einsam) fühlte, zum Besuch eines Clubs von Bücherfreunden ist ebenso ein »Sprung« wie der vom völligen Verzicht auf das Ausgehen mit Männern zum Einladen eines männlichen Verwandten zum gemeinsamen Kaffeetrinken. »Ein Sprung ist, wenn ich mich danach fühle« gibt es nicht, sondern nur Springen – aufwärts und vorwärts, ohne jede Bemühung, innere Gedanken, Empfindungen oder Gefühle unter Kontrolle zu halten oder zu vermeiden. Von einem Blatt Papier zu springen kann ein riesiger Schritt auf dem Weg in ein erfülltes Leben sein! Eine Spruchweisheit des Zen-Buddhismus drückt dies viel besser aus, als wir es jemals könnten: »Du kannst nicht in zwei Schritten über eine Schlucht springen.«

Engagiertes Handeln ist ein Prozeß, kein Resultat

Ein weiteres Element engagierten Handelns ist, daß es ein fortlaufender Prozeß ist, also nichts, was man nur einmal im Leben zu erreichen braucht. Das Bemühen, das Handeln an den eigenen Werten zu orientieren, ist ein Prozeß, der nie zum Abschluß gelangt. Wenn es Ihnen wichtig ist, als Vater oder Mutter liebevoll und engagiert zu sein, erreichen Sie nicht irgendwann einen Punkt, an dem Sie sich mit dem Titel »liebevolle/r und engagierte/r Vater/Mutter« schmücken können. Das Universum gibt Ihnen kein Zertifikat, aus dem hervorgeht, daß Sie diesen Wert erreicht haben und nun aufhören können, sich damit abzumühen! Sie müssen diese spezielle Art von Liebe und Hingabe immer wieder neu unter Beweis stellen. Solange Sie leben und solange dieser Wert Ihnen wichtig ist, wird entsprechendes Handeln ein wichtiger Teil Ihres Lebens bleiben. Sie werden sich dann mit achtzig Jahren noch ebenso bemühen, ein liebevoller und engagierter Vater zu sein, wie im Alter von dreißig Jahren.

Vitalität und Lebenssinn resultieren aus dem Eingehen und Umsetzen von Verpflichtungen, nicht aus den Ergebnissen, zu denen Handlungen oder Verpflichtungen führen. Bei vielen Dingen im Leben ist entscheidend, was Sie im Laufe der Zeit lernen, nicht, ob Sie das angestrebte Resultat erreichen. Manchmal, wenn Sie einem Ziel, das auf einem

Ihrer Werte basiert, sehr nahe gekommen sind – beispielsweise wenn Sie eine lange angestrebte Beförderung endlich erhalten oder es tatsächlich schaffen, mit dem Rauchen aufzuhören –, wird Ihnen möglicherweise auffallen, daß die Reise Sie verändert hat und daß Ihnen das angestrebte Ziel gar nicht mehr als der zuvor so heiß ersehnte Schlußpunkt erscheint, sondern eher als ein Meilenstein auf dem Weg zu Ihren Werten.

Engagiertes Handeln ist nie perfekt

Weil engagiertes Handeln ein permanenter Prozeß ist, können Sie es darin nie zur Perfektion bringen. Sie werden dabei immer Fehler machen und sich immer wieder auf Weisen verhalten, die nicht mit Ihren Werten im Einklang stehen. Dies passiert jedem, weil es menschlich ist. Die gute Nachricht lautet in dieser Hinsicht, daß auf jede Entscheidung zu handeln irgendwann wieder eine Entscheidung zu handeln folgen wird. Wenn eine Ihrer Handlungen nicht mit Ihren Selbstverpflichtungen oder Ihren Werten im Einklang steht, dann registrieren Sie das einfach, und wenden Sie Ihre Aufmerksamkeit dann der nächsten Situation zu, in der Sie eine Wahl treffen können. Wie bei der in Kapitel 12 beschriebenen Übung des achtsamen Gehens treffen Sie mit jeder Ihrer Handlungen eine Wahl, und jeder Augenblick gibt Ihnen die Möglichkeit zu einer neuen Wahl.

ÜBUNG: Der Umgang mit Verpflichtungen in Anbetracht von Hindernissen

Ein weiteres Merkmal engagierten Handelns ist, daß Sie auf Ihrem Weg mit Ihren mentalen Barrieren rechnen. Deshalb spielen Akzeptieren und Achtsamkeit so wichtige Rollen. Ihr reagierender Geist ist immer mit von der Partie und macht Ihnen mit möglichst vielen Hindernissen das Leben schwer, darunter auch die altbekannten Lebensregeln, durch die Sie überhaupt in die Depressionsfalle gekommen sind. In den vielen Fallbeispielen, die wir Ihnen im Laufe dieses Buches vorgestellt haben, wird ein Handlungsverlauf beschrieben, der aus der Depression führt. Dieser beinhaltet, an den eigenen Werten orientiert zu handeln und bereit zu sein, sich mit potentiell belastenden privaten Erlebnissen, die im Laufe der Arbeit auftauchen, auseinanderzusetzen. Diesem Pfad kann man nur dann konsequent folgen, wenn man bereit ist, auch dann weiterzugehen, wenn man mit unüberwindbar erscheinenden mentalen Barrieren konfrontiert wird. Außerdem muß man Mißerfolge akzeptieren können, für sich selbst die Verantwortung übernehmen und die Selbstverpflichtung gegebenenfalls erneuern. Sie können die Barrieren nicht umgehen; Sie müssen sie überwinden. Die folgende mentale Übung wird Ihnen dies verständlicher machen. Sie profitieren mehr davon, wenn Sie den Text aufnehmen und ihn sich mit geschlossenen Augen anhören.

Stelle dir vor, du bist auf dem Fluß deines Lebens ausgesetzt worden, und man hat dich aufgefordert, dich auf einem Floß bis zum Ende des Flusses treiben zu lassen. Niemand hat dir genauer erklärt, wie du das anstellen sollst; man hat dir nur versichert, daß der Fluß irgendwann das Meer erreicht und damit endet. Kurz nach Beginn der Reise beginnt der Fluß, sich in Meandern zu winden, wobei manchmal der Eindruck entsteht, er komme völlig zum Stillstand, und du kämest nicht mehr von der Stelle. Du fragst dich, ob der Fluß tatsächlich irgendwo endet. Es wirkt auf dich, als schlüge er keine bestimmte Richtung ein, sondern fließe kraftlos hierhin und dorthin. Das frustriert dich, und du bekommst das Gefühl, du müßtest absteigen und im Fluß waten, um so schnell voranzukommen, wie du es für nötig hältst.

Ein wenig später wird die Strömung stärker, und du befindest dich plötzlich in einer sehr flachen Stromschnelle. Du hüpfst auf dem Fluß dahin und triffst immer wieder auf Felsbrokken und Grundgestein. Wasser spritzt dir ins Gesicht und später über den ganzen Körper, bis du völlig durchnäßt bist. Die Stromschnelle nimmt kein Ende, und du wirst müde, bist zerschrammt und fühlst dich niedergeschlagen. Nach einem besonders harten Aufprall schlägt dein Floß um. Du schwimmst verzweifelt zum Ufer und verfluchst den Fluß. Wenn das Leben fair wäre, würde dieser Fluß geradewegs in das Meer fließen, statt sich in zahllosen Windungen zu verlieren und Stromschnellen zu passieren. Wenn Flüsse die Aufgabe haben, das Wasser wieder dem Meer zuzuführen, warum gibt es dann so viele Felsbrocken und Windungen auf ihrem Weg? Was haben Felsbrocken mit der Aufgabe des Flusses, das Wasser ins Meer zu leiten, zu tun? Es ist einfach nicht fair, daß Flüsse manchmal so beschaffen sind wie dieser hier! Wenn er nicht auf der Stelle seinen Charakter verändert, wirst du dich nicht mehr darin treiben lassen! Doch während du wütend auf den Fluß starrst, wird dir klar, daß nicht das Wasser beschlossen hat, ans Ufer zu gehen und sich über seine Reise zu beschweren. Es tut einfach, was es am besten kann. Es versteht das Wesen eines Flusses. Wie willst du jemals zum Meer kommen, wenn du am Ufer stehen bleibst und dem vorüberfließenden Wasser zuschaust?

Erläuterungen. Was ist Ihnen während dieser mentalen Übung durch den Sinn gegangen? Konnten Sie den Irrsinn nachvollziehen, daß Sie aufgefordert wurden, sich auf solch einem Fluß treiben zu lassen? Sie hätten sich etwas Angenehmeres vorstellen können, als sich mit Felsbrocken und Grundgestein abmühen zu müssen. Sie hatten nicht darum gebeten, sich in Ihrem Leben mit solchen Schwierigkeiten herumschlagen zu müssen. Doch welche engagierte Handlung ist erforderlich, um Sie zum Ende dieser Reise zu geleiten? Genau, Sie müssen in den Fluß zurückkehren und sich wieder auf Ihrem Floß treiben lassen. Sie müssen akzeptieren, daß Flüsse so sind. Sie werden den Vorstellungen Ihres Geistes nicht gerecht. Flüsse haben eine eigene Natur, die Sie nicht verändern können. Ihre Aufgabe ist es, Ihre Verpflichtung immer wieder zu bekräftigen, sich auf dem Fluß Ihres Lebens treiben zu lassen und es ihm zu überlassen, wohin er Sie führt.

ÜBUNG ⋮ Kontakt herstellen

Diese Übung (die auf der in Hayes, Strosahl & Wilson 1999/2004, S. 256f wiedergegebenen basiert), demonstriert, wie schwierig selbst eine scheinbar einfache engagierte Handlung sein kann. Wir empfehlen Ihnen, den Anleitungstext zu dieser Übung aufzunehmen und ihn sich bei der Ausführung der Übung anzuhören, weil die Wirkung dadurch noch stärker wird. Da es um die Herstellung von Augenkontakt geht, müssen Sie einen Freund oder Partner bitten, sich an der Übung zu beteiligen. Außerdem brauchen Sie einen Küchenwecker oder eine Stoppuhr.

Setzen Sie sich Ihrem Übungspartner ganz dicht gegenüber. Zwischen Ihnen sollte nicht mehr als ein halber Meter Abstand sein. Stellen Sie den Wecker oder die Stoppuhr auf fünf Minuten.

Bitte erfüllt gemeinsam folgende Handlungsverpflichtung: Verbringt die nächsten fünf Minuten damit, einander direkt in die Augen zu schauen, wobei ihr allen privaten Ereignissen, die in eurem Geist auftauchen, Raum gebt. Wenn ihr merkt, daß ihr euren Blick von eurem Übungspartner abwendet, dann richtet ihn wieder auf die Augen des anderen. Es geht nicht darum, einander mit dem Blick zu bezwingen – auch Blinzeln ist nötigenfalls erlaubt. Wenn ihr das Bedürfnis verspürt, nervös zu lachen, dann registriert diesen Drang, und richtet euren Blick wieder auf die Augen eures Übungspartners. Versucht euch klarzumachen, daß euch ein realer Mensch gegenübersitzt, der eine eigenständige Lebensgeschichte und eine spezifische Lebenskraft hat, genau wie ihr selbst. Führt euch die simple Tatsache vor Augen, daß ihr mit dieser Person hier sitzt, hier und jetzt. Was immer euch in den Sinn kommt, registriert es einfach, und wendet euch dann wieder eurer Verpflichtung zu.

Erläuterungen. Was ist während dieser Übung in Ihrem Kopf passiert? Wurden Sie von unterschiedlichen Gefühlen überflutet? Haben Sie nervös gelacht? Haben Sie gemerkt, daß Ihr Geist Sie von Ihrer Selbstverpflichtung abzubringen versuchte? War es Ihnen in solchen Fällen möglich, zu Ihrer Verpflichtung zurückzukehren? Ist es Ihnen gelungen, die Handlungsverpflichtung ganze fünf Minuten durchzuhalten, oder mußten Sie vorzeitig damit aufhören? Haben Sie die andere Person in einem anderen Licht gesehen, nachdem Sie fünf Minuten damit verbracht hatten, sich völlig auf ihr Gesicht zu konzentrieren? Nehmen Sie sich ein paar Minuten Zeit, um mit Ihrem Partner über diese Übung und über Ihre jeweiligen Reaktionen zu reden.

Verborgene Barrieren, die engagiertes Handeln behindern

Wie die soeben beschriebene Übung erkennen läßt, gehen wir Handlungsverpflichtungen in dem Wissen ein, daß wir auf Hindernisse stoßen werden. Wir haben Sie in diesem Buch immer wieder dabei unterstützt, bestimmte Barrieren zu identifizieren: Probleme, die Sie vermeiden; die Gedanken, Gefühle, Erinnerungen und Empfindungen, die Sie ängstigen; und mentale Streiche, die Ihr reagierender Geist Ihnen spielt. Mittlerweile dürfte Ihnen also ziemlich klar sein, wie einige der Barrieren, auf die Sie stoßen werden, aussehen; Sie können aber leider nicht alle Barrieren voraussehen, die Ihr reagierender Geist Ihnen in den Weg stellen wird, nachdem Sie zu handeln begonnen haben. Deshalb wollen wir Sie nun vor einigen verborgenen Gefahren warnen, die im Laufe Ihrer Reise auf dem Fluß Ihres Lebens auftauchen können.

Das Gefühl des Vertrauens (confidence) im Gegensatz zu vertrauensvollem Handeln (confident action)

Einer der gemeineren Tricks des reagierenden Geistes besteht darin, Sie in einen Dialog darüber zu verwickeln, ob Sie sich zutrauen, eine Handlungsverpflichtung einzugehen. Der reagierende Geist sagt Ihnen, um zuversichtlich handeln zu können, müßten Sie ein Gefühl der Zuversicht (bzw. des Selbstvertrauens) haben, und wenn Sie sich Ihrer selbst nicht sicher seien, könnten Sie auch nicht handeln. In dem Maße, wie Sie sich zuversichtlich fühlen, wird Ihr reagierender Geist Sie wahrscheinlich mit allen möglichen unsinnigen Informationen füttern, um Ihre Selbstsicherheit zu unterminieren. Er wird Sie an Situationen erinnern, in denen Sie sich bestimmte Dinge versprochen, diese aber niemals in die Tat umgesetzt haben. Er wird Sie an Situationen erinnern, in denen Sie gehandelt haben und zu negativen Resultaten gelangt sind. Er wird versuchen, in Ihnen Zweifel zu sähen an Ihrer Fähigkeit, durchzuhalten und etwas zum Abschluß zu bringen. Möglicherweise werden Sie sich dabei ertappen, daß Sie etwas sagen wie: »Ich würde diese auf meinen Werten basierende Handlung ja ausführen, wenn ich mehr Selbstvertrauen hätte.« Doch da Sie in der Vergangenheit mit einer Depression gekämpft haben, ist Ihr Selbstvertrauen wahrscheinlich sehr schwach. Dies könnte Sie darin bestärken, keinerlei Handlungsverpflichtungen einzugehen oder diejenigen, die Sie eingegangen sind, nicht bis zum Erreichen des Ziels zu verfolgen.

Das englische Wort für »Selbstvertrauen« *(confidence)*, das vom lateinischen Wort *confidentia* abstammt, bedeutet sinngemäß »Handeln in Treue (lat.: *fidelitas*) sich selbst gegenüber«. Wenn Sie mit Selbstvertrauen oder Zuversicht handeln, entscheiden Sie sich sogar in den Situationen für Ihren Werten entsprechende Handlungen, in denen Sie sich nicht zuversichtlich fühlen. Sie sind nicht sicher, was geschehen wird, und möglicherweise peinigt Sie sogar Ihr reagierender Geist mit negativen Voraussagen. Sich selbst getreu zu handeln bedeutet, daß Sie selbst dann Ihren Werten treu bleiben, wenn zahlreiche Gedanken und Gefühle der Ungewißheit Sie plagen. Merkwürdigerweise ist genau das die einzige Möglichkeit, jemals zu einem Gefühl der Selbstsicherheit zu gelangen: indem Sie sich auf Situationen einlassen, in denen Sie sich unsicher fühlen, und indem Sie in diesen Situationen trotzdem auf eine Weise handeln, die Ihren Überzeugungen entspricht. Das Ziel ist nicht, daß Sie ein Gefühl der Selbstsicherheit oder Zuversicht erreichen, sondern daß Sie lernen, selbst dann vertrauensvoll zu handeln, wenn Sie ganz und gar kein Vertrauen haben.

Trauma und Versöhnlichkeit

Falls Sie eine traumatische Kindheit hatten, in der Sie sexuell mißbraucht bzw. körperlich oder verbal mißhandelt worden sind, müssen Sie mit einem schwierigen Problem fertig werden: Wenn es Ihnen gelänge, ein erfülltes, von Ihnen als sinnvoll empfundenes und engagiertes Leben zu führen, könnte jemand, der Ihnen Unrecht angetan hat, seiner Schuld und Verantwortung für das, was er Ihnen angetan hat, ohne eigenes Zutun enthoben werden. Wenn Ihr Vater oder Ihre Mutter Sie in Ihrer Kindheit körperlich mißhandelt hat und es Ihnen gelingt, die Nachwirkungen dieser Behandlung zu überwinden und Ihr Leben für sich zurückzuerobern, könnte der betreffende Elternteil diese neue Situation nutzen und anderen Menschen erzählen, Sie seien ein eigensinniges Kind gewesen und hätten deshalb häufiger bestraft werden müssen als andere Kinder. Als zusätzliches Argument könnte er anführen, es habe Ihnen ja offensichtlich gut getan, als Kind so behandelt zu werden, was sich daran zeige, wie gut Sie sich nun »gemacht« hätten.

Was wäre, wenn Sie als Kind sexuell mißbraucht worden wären, aber niemand in Ihrer Familie jemals akzeptiert hätte, Ihnen etwas Unrechtes angetan zu haben? Was wäre, wenn Ihr Vater oder Ihre Mutter oder ein Bruder oder eine Schwester dies getan hätte, aber nicht bereit wäre, sich dazu zu bekennen? Wären Sie bereit, Ihr Leben wieder für sich zurückzuerobern und einfach hinzunehmen, daß die Person, die Ihnen als Kind Unrecht getan hat, weiterhin unbehelligt bleibt? Häufig enthalten Geschichten über Opfer eine Art Geheimklausel: Sie können so lange kein normales, gesundes Leben führen, bis die Person, die Ihre Traumatisierung verursacht hat, zur Rede gestellt und bestraft worden ist. Sie sind dazu verurteilt, das Opfer zu bleiben, bis das Verbrechen irgendwie gesühnt worden ist. Folglich muß Ihre Seele gebrochen bleiben, damit Sie den erlittenen Mißbrauch weiterhin als Ursache Ihrer Gebrochenheit hinstellen können.

Wenn Ihr reagierender Geist sich diese mächtige Storyline zu eigen gemacht hat, wird er zu einem großen Hindernis auf der Reise zu einer erfüllten und sinnvollen Existenz. Glücklicherweise gibt es ein ebenso wirksames Mittel gegen diese Storyline: Versöhnlichkeit. Die moderne Bedeutung dieses Wortes ist im Grunde eine Verzerrung seines ursprünglichen Sinns; es wird häufig so verstanden, als werde der Täter durch das Vergeben von seiner Schuld reingewaschen. Doch die ACT hat eine andere Sicht der Handlung des Vergebens. Es geht nicht darum, jemanden, der Sie geschädigt hat, von der Verantwortung für seine schrecklichen Handlungen zu befreien. Der Täter muß sich irgendwann der universellen Gerechtigkeit stellen, und was dann folgt, wird für ihn ganz sicher nicht angenehm sein. Aber das ist nicht Ihre Aufgabe, sondern die des Universums. Ihre Aufgabe ist, Ihr Leben so gut zu leben, wie Sie können, auf eine Weise, die Ihre Werte spiegelt. Einer Ihrer Werte könnte sein, den Teufelskreis des Mißbrauchs bzw. der Mißhandlung in Ihrer Familie zu durchbrechen, indem Sie als Vater oder Mutter mit Ihren eigenen Kindern liebevollen und hingebungsvollen Umgang pflegen. Was spricht gegen diese Haltung, die positiv ist und Sie auf Ihren »magnetischen Nordpol« hin orientiert, statt Sie darauf festzulegen, daß Sie für Ihr Leben gebrochen sind und daß die Person, die Ihnen geschadet hat, der weltlichen Gerichtsbarkeit zugeführt werden muß?

Man kann den Akt des Vergebens verstehen als: »Sich selbst die Gnade geben, die man hatte, bevor man zum Opfer gemacht wurde«. Wenn in der Bibel vom »Hinhalten der anderen Wange« die Rede ist, dann bedeutet das nicht, daß man jemanden förmlich auffordern sollte, einen immer wieder zu schlagen. Vielmehr geht es um einen Akt der Reinigung von einem Vergehen, das ein anderer Mensch begangen hat. Es handelt sich um eine Metapher für die Macht des Vergebens im Rahmen eines spirituellen Lebens. Vergeben ist die höchste Form engagierten Handelns, welche die Gnade wiederherstellt, die Ihnen angeboren ist und die in Ihnen weilt, während Sie dieses Buch lesen. Mit Hilfe dieser einfachen, aber hochwirksamen Handlung können Sie Ihr Leben wieder in Besitz nehmen und Ihre Gnade wieder für sich beanspruchen.

»Ich habe mein Leben vergeudet«

Ihr reagierender Geist kann Sie auch noch auf eine andere Art dazu bringen, Ihren Selbstverpflichtungen nicht nachzukommen: indem er Sie dazu bringt, sich vorzuwerfen, daß Sie all dies nicht schon viel früher in Ihrem Leben herausgefunden haben. Wenn der ACT-Ansatz zu wirken beginnt, wird manchmal die Depression noch stärker, weil die Betreffenden glauben, sie hätten eigentlich wissen müssen, wie all dies gemacht wird! Tatsächlich jedoch waren sie wahrscheinlich viele Monate, wenn nicht sogar Jahre der Terrorherrschaft des reagierenden Geistes ausgesetzt. Sie können den Videofilm Ihres Lebens nicht zurückspulen und zum Zeitpunkt vor zehn Jahren mit einem unbespielten Band von vorn beginnen. Ihr Leben ist, was es ist, und Sie *können* damit leben, so wie es ist.

Sie können dieses Dilemma aus der Perspektive betrachten, daß Sie sich genau da befinden, wo Sie in diesem Augenblick Ihres Lebens sein müssen. Alles, was Sie durchgemacht haben, einschließlich Ihres Leidens, hat Sie darauf vorbereitet, sich in diesem Augenblick aus der Depressionsfalle zu befreien. Die Kräfte, die Sie dazu gebracht haben, dieses Buch in die Hand zu nehmen, haben genau das bewirkt, was geschehen mußte. Wenn Sie darüber nachdenken, was Sie in Ihrem Leben durchgemacht haben und wohin Sie sich jetzt bewegen, werden Sie feststellen, daß es so etwas wie ein vergeudetes Leben oder vergeudete Zeit nicht gibt. Jedes Element, so schwierig es sein mag, ist kostbar. Sie müssen dies nur einmal tun (es sei denn, Sie glauben an die Reinkarnation); schauen Sie also nicht zurück, sondern nach vorn!

Über den Umgang mit nicht erfüllten Verpflichtungen

Wir können Ihnen hundertmal versichern, daß niemand in der Lage ist, Verpflichtungen perfekt zu erfüllen, daß die Klärung Ihrer Werte und das Leben in ihrem Sinne ein Prozeß ist, und dergleichen mehr, doch so oft wir Ihnen all dies auch sagen mögen, Ihr reagierender Geist wird es sich trotzdem nicht anhören und sich zu eigen machen. Wenn Sie es nicht schaffen, im Sinne einer selbstauferlegten Verpflichtung zu leben, geht Ihr reagierender Geist zum Angriff über und präsentiert Ihnen eine große Zahl raffinierter Köder. Beißen Sie dann an, kommen Sie in Versuchung, Ihre Aufmerksamkeit von dem, wozu Sie sich verpflichtet hatten, abzuwenden. Grübeln Sie nicht über frühere Mißerfolge, und nehmen Sie sich auch nicht den Gedanken zu Herzen, daß Sie zum Scheitern verurteilt sind, denn beides kann Sie dazu bringen, Verpflichtungen zu vernachlässigen und sich schließlich gar keine Mühe mehr zu geben, einen Mißerfolg mit allen verfügbaren Mitteln zu verhindern.

»Kann nicht« im Gegensatz zu »will nicht«

Wenn Sie eine Verpflichtung, die Sie sich selbst gegenüber eingegangen sind, nicht mehr erfüllen, können Sie sicher sein, daß dies ein Werk Ihres reagierenden Geistes ist, der Sie auf irgendeine Weise mit Hilfe eines Köders dazu gebracht hat. Vielleicht bemerken Sie dann bei sich Gedanken wie: »Ich kann das einfach nicht; es ist zu schwer für mich«, »Ich habe nicht die Zeit, das so zu machen, wie ich es eigentlich gern machen möchte« oder: »Ich kann keine Verpflichtungen wie diese mehr auf mich nehmen, weil ich mich wie ein Versager fühle, wenn ich etwas nicht zu Ende bringe.« Wenn dies passiert, erweckt Ihr reagierender Geist den Eindruck, es mangele Ihnen an der Fähigkeit, die Handlung, zu der Sie sich verpflichtet haben, tatsächlich auszuführen.

Achten Sie auf das Wort, das Sie in solchen Fällen gewöhnlich benutzen: »kann nicht« – was wörtlich bedeutet, daß Sie nicht über die Fähigkeit verfügen, diese Handlung auszuführen. Nun mag es zwar manchmal tatsächlich so sein, daß es Ihnen an den Fertigkeiten fehlt, die Sie brauchen, um einer Selbstverpflichtung gerecht zu werden, aber in den weitaus meisten Fällen ist das nicht die Ursache des Problems. In der Regel verfügen Sie über die Fertigkeiten, die Sie brauchen, um Ihre Verpflichtungen zu erfüllen, aber Ihr reagierender Geist erzeugt den Eindruck, daß Sie nicht haben, was notwendig ist, um bis zum Ende durchzuhalten. Vielleicht erinnern Sie sich noch an seinen in Kapitel 10 vorgestellten altbekannten Trick, Begründungen als Ursachen hinzustellen, den er hier anzuwenden versucht. Höchstwahrscheinlich sind Sie beim Auftauchen bestimmter Hindernisse nicht bereit, Ihre Selbstverpflichtung zu einer bestimmten Handlung zu erfüllen. Das Wort »werde nicht« bedeutet, Sie »wollen nicht«. Und da Bereitschaft eine Willensentscheidung ist, bei der Sie eine Wahl haben, handelt es sich tatsächlich um eine *Wahl, die Sie treffen*, Ihre Selbstverpflichtung zum Handeln nicht zu erfüllen. Wenn also in Ihrer Begründung für die Nichterfüllung einer Verpflichtung die Formulierung »kann nicht« auftaucht, dann möchten wir, daß Sie diese durch die Formulierung »will nicht« ersetzen. Dies signalisiert Ihnen, daß Sie auf ein Hindernis gestoßen sind, mit dem Sie sich nicht auseinandersetzen wollen, so daß Sie Ihren Weg anschließend unbeschwert fortsetzen können.

Wir möchten an dieser Stelle noch einmal ganz deutlich darauf hinweisen, daß es beim Nichterfüllen einer Verpflichtung nicht um Schuld oder Versagen, sondern um eine Wahl geht. In der ACT geht es um nichts anderes als darum, eine Wahl zu treffen und sich darüber im klaren zu sein, daß man eine Wahl trifft. Gleichzeitig können Sie nicht zulassen, daß Ihr reagierender Geist Sie mit einer unzutreffenden und selbstschädigenden Sicht dessen, was zu tun Sie in der Lage sind, ködert.

Sich erneut verpflichten

Statt sich Vorwürfe zu machen, weil man es nicht schafft, eine selbstauferlegte Verpflichtung zu erfüllen, und statt daraus einen weiteren Depressionsverstärker zu machen, möchten wir eine andere Strategie ausprobieren. Wenn Sie sich das erste Mal zu einer bestimmten Handlung verpflichten, möchten wir, daß Sie sich gleichzeitig eine weitere Verpflichtung auferlegen: Verpflichten Sie sich für den Fall, daß Sie gegen eine selbst auferlegte Verpflichtung verstoßen, sich mit diesem Problem ohne jedes Urteil auseinanderzusetzen. Letztendlich sind Sie ein Mensch, der zu Beginn eines Tages entschlossen war, seine Verpflichtung, im Dienste eines persönlichen Wertes auf eine bestimmte Weise zu handeln, zu erfüllen versuchte, der es aber dann vorzog (die Wahl traf), auf eine andere Weise zu handeln, die mit seinen persönlichen Werten nicht im Einklang stand. Wir möchten deshalb, daß Sie sich selbst und anderen gegenüber zum Ausdruck bringen, welchen Wert Sie dem Worthalten zuschreiben, sowohl bezogen auf sich selbst als auch bezogen auf andere. Sie könnten etwas sagen oder aufschreiben wie: »Ich bin ein Mensch, der es schätzt, seine Verpflichtungen sich selbst und anderen gegenüber zu erfüllen. Mein heutiges Verhalten stand nicht im Einklang mit dem, was ich bezüglich des Eingehens und Erfüllens von Verpflichtungen für wichtig halte.«

Beachten Sie, daß Sie mit dieser Formulierung nichts weiter zum Ausdruck bringen, als daß sie sich ver-antwort-lich (engl.: *response-able*) fühlen. Sie beschuldigen sich nicht, sondern übernehmen die Verantwortung für Ihre Handlungen. Als nächstes sollen Sie Ihre ursprüngliche Verpflichtung erneut formulieren, weil jeder Augenblick eine neue Chance bietet, etwas zum Abschluß zu bringen. Insofern haben Sie eine unendlich große Zahl von Chancen, bezüglich des Erfüllens oder Nicht-Erfüllens einer Verpflichtung eine Wahl zu treffen. Das Wunderbare am Wählen ist, daß Sie innerhalb von Sekunden, Minuten oder Stunden erneut dazu die Möglichkeit erhalten. Wenn etwas für Sie so wertvoll ist, daß Sie diesbezüglich eine Verpflichtung eingehen wollen, wird es wahrscheinlich im nächsten Augenblick Ihres Lebens auch noch wertvoll für Sie sein. Das Nicht-Erfüllen einer Verpflichtung ändert nichts an Ihren Werten!

Lukes Reise in ein erfüllendes Leben

Luke arbeitete intensiv an der Klärung seiner Werte, und ihm gefielen die Resultate nicht, die eine große Kluft zwischen seinen Werten und seiner Lebensweise erkennen ließen. Er stellte fest, daß es für ihn mehrere wichtige Werte gab. Er wollte eine interessante und erfüllende Arbeit finden, die ihm wirklich etwas abverlangte. Er wollte eine Familie gründen und ein hingebungsvoller und liebender Vater sein. Er wünschte sich Intimität in seinem Leben. Ein weiterer wichtiger Wert war für ihn, für seine Gesundheit zu sorgen. Das Problem war nicht, daß es ihm an Werten mangelte, sondern daß er bei der Umsetzung dieser Werte seinen Zielen noch nicht sehr nahe gekommen war. Luke wurde klar, daß seine Storyline, der zufolge er letztendlich bei allem, was wichtig war, versagte, nicht nützlich war und daß sein Hang, diese Storyline als die Wahrheit anzusehen, wahrscheinlich der Grund für die meisten seiner Mißerfolge gewesen war.

Luke entwickelte einen Plan für ein erfüllendes Leben, indem er sich zu mehreren scheinbar geringfügigen Aktivitäten verpflichtete. Die erste bestand darin, einmal wöchentlich in dem Fitneßstudio, in dem er Mitglied war, zu trainieren. Am Morgen des Tages, an dem er zum Training gehen wollte, fühlte er sich lethargisch und dachte darüber nach, ob er das Training nicht auf einen späteren Tag verschieben sollte, wenn er sich wieder besser fühlen würde. Luke dankte seinem reagierenden Geist für diesen Gedanken und ging dann trotzdem in das Fitneßstudio. Wie sich herausstellte, wirkte sich das Training sehr positiv auf sein Energieniveau und auf seine Stimmungslage aus. Lukes nächster Schritt war, sich um die erneute Aufnahme in die Privatschule zu bewerben, deren Besuch er abgebrochen hatte. Trotz gegenteiliger Voraussagen seines reagierenden Geistes wurde er wieder aufgenommen. Als nächstes verpflichtete er sich, bei allen Projekttreffen eines Kurses, an dem er teilnahm, anwesend zu sein. Schon in der ersten Woche versäumte er daraufhin eines der Treffen. Doch statt »das Handtuch zu werfen«, wie er es vorher möglicherweise getan hätte, gestand er sich schlicht ein, daß das Versäumen eines Treffens nicht mit seinen Werten im Einklang stand, und anschließend verpflichtete er sich erneut, an den Besprechungen in Zukunft immer teilzunehmen.

Schon bald merkte der Dozent, wie begabt Luke war, und er bat ihn, sich um zwei andere Studenten zu kümmern, die mit dem Lehrstoff Schwierigkeiten hatten. Luke bemerkte, daß ihm die Tutorentätigkeit gefiel und besonders lag. Dies brachte ihn auf den Gedanken, sich an einem lokalen College einzuschreiben und auf eine Lizenz als Lehrer hinzuarbeiten. Im ersten Kurs, den er selbst leitete, lernte er eine Frau kennen, zu der er sich sofort hingezogen fühlte. Daraufhin meldete sich dröhnend sein reagierender Geist zu Wort und erinnerte ihn daran, daß er die Frau am Ende doch enttäuschen und seine Verpflichtungen nicht erfüllen würde. Luke ging sofort in die Offensive und verpflichtete sich, trotz dieser Voraussagen weiter mit der Frau auszugehen; schon bald bahnte sich eine festere Beziehung zwischen ihnen an. Er lernte auch, gesellschaftlichen Umgang zu pflegen, wenn er nicht in optimaler Stimmung dazu war – und das war ziemlich oft der Fall. Aber ihm fiel auch auf, daß seine Stimmung nun bei seinen Alltagsaktivitäten eine weniger wichtige Rolle spielte, als es lange der Fall gewesen war. Je stärker er sich für die Erfüllung seiner selbstauferlegten Verpflichtungen engagierte, um so stärker fühlte er sich auch zu anderen Aktivitäten motiviert. Luke war auf dem Weg aus der Depression!

ACT-Geheimnisse

- Das Geheimnis der Wiederaneignung des eigenen Lebens besteht darin, daß Sie Verpflichtungen sich selbst und anderen gegenüber eingehen und diese auch erfüllen.
- Eine Verpflichtung beinhaltet, auf eine den eigenen Werten entsprechende Weise zu handeln, unabhängig vom Rat Ihres reagierenden Geistes.
- Sie gehen Verpflichtungen ein in dem Wissen, daß Ihr Engagement für als wertvoll eingeschätzte Handlungen zwangsläufig Konfrontationen mit mentalen Barrieren zur Folge haben wird. Sie schließen einen Vertrag mit sich selbst, in jedem Fall Ihrem Kurs zu folgen.
- Eine Handlungsverpflichtung ist eine Art zu antworten, die nicht vom Ausmaß der betreffenden Handlung abhängig ist. Kleine Selbstverpflichtungen zum Handeln haben die gleiche Wirkung wie große.
- Eine Verpflichtung ist ein nie endender Prozeß, der Ihnen im Laufe der Zeit zu mehr Vitalität verhilft.
- Vergeben ist die wirksamste Selbstverpflichtung zum Handeln überhaupt.
- Das Leben ist nie vergeudet; wo Sie in Ihrem Leben stehen, genau da sollen Sie stehen.

Der Coach sagt

Sie verfügen über die Werkzeuge, die Sie brauchen, um ein erfüllendes, sinnvolles Leben zu führen. Wenn Sie Verpflichtungen eingehen und erfüllen, werden Sie merken, daß selbst schmerzhafte Ereignisse gesund sind. Wenn Sie eine Verpflichtung nicht erfüllen, dann hören Sie deswegen nicht auf, sich weiter um die Erfüllung Ihrer Verpflichtungen zu bemühen! Registrieren Sie einfach, daß Ihr reagierender Geist Sie überrumpelt hat, danken Sie ihm, und bekräftigen Sie Ihre Verpflichtung.

Vorschau

Der nächste Teil dieses Buches soll Ihnen helfen, weiterhin Handlungsverpflichtungen in den vier Schlüsselbereichen Ihres Lebens (Gesundheit, Beziehungen, Arbeit und Spiel) einzugehen. Im letzten Teil dieses Buches werden Sie lernen, die in Teil 2 dargestellten ACT-Strategien täglich anzuwenden. Wir werden Ihnen helfen, einen neuen, ACT-gemäßen Lebensstil zu entwickeln und sich ein soziales Unterstützungsnetz aufzubauen.

TEIL 3 | VERPFLICHTEN SIE SICH DER VITALITÄT

Wir sind, was wir wiederholt tun. Exzellenz ist demnach keine Handlung, sondern eine Gewohnheit.

— Aristoteles

In diesem Teil des Buches werden Sie lernen, Ihre Lebensreise in die Richtung zu lenken, die Ihr Wertekompaß vorgibt. Das wird sicher nicht leicht werden; wie das Leben selbst verläuft auch der Weg zu einem erfüllten Leben immer wieder in unerwarteten Windungen. Sie werden auf Weggabelungen stoßen, an denen verwirrende, irreführende oder gar keine Wegweiser stehen. Sie müssen dann Ihrem Instinkt folgen und eine Ihren Werten entsprechende Handlungsweise wählen, ohne zu wissen, was dabei herauskommt. Das heißt: Sie müssen sich von Ihrer inneren Weisheit führen lassen. Der Mangel an Gewißheit und die ständige Veränderung, mit der Sie bei Ihrem Bemühen um ein Leben im Einklang mit Ihren Werten konfrontiert werden, ist beängstigend und kann Sie aufhalten. Das Gegenmittel besteht in solchen Situationen darin, Gewohnheiten zu entwickeln, die Ihnen ermöglichen, zu *»akzeptieren, zu wählen und aktiv zu werden«* (*»**a**ccept, **c**hoose and **t**ake action«* – ACT). Das folgende Diagramm veranschaulicht, wohin Ihre Reise führt: in ein Leben, in dem Sie Ihre Gesundheit fördern, erfüllende Beziehungen aufbauen und sich mit Begeisterung Ihrer Arbeit und spielerischen Aktivitäten widmen.

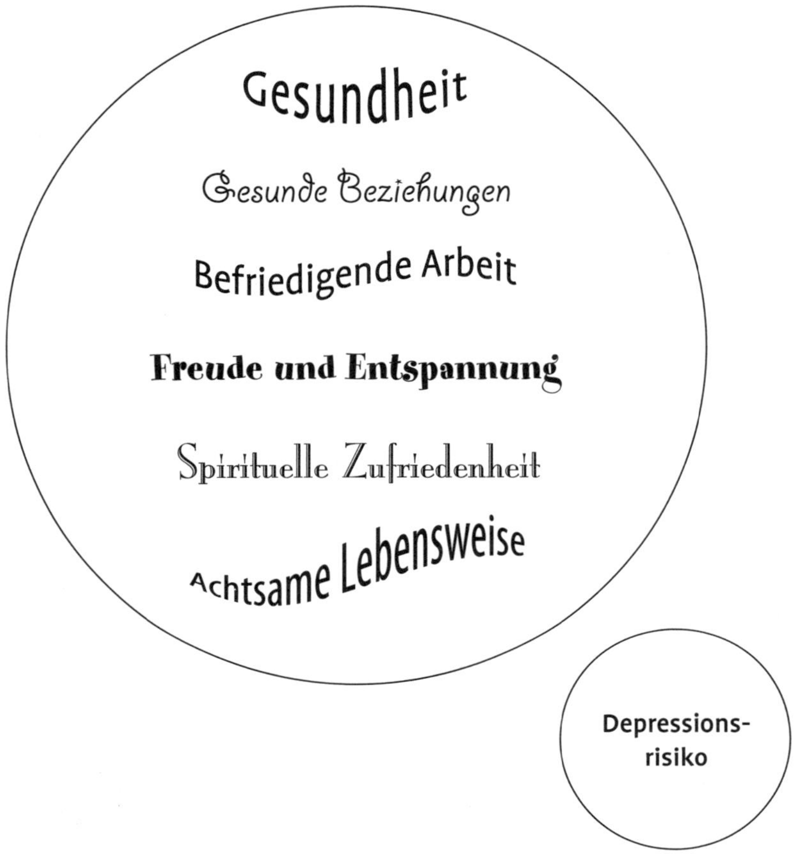

Seit Sie begonnen haben, an dem in diesem Buch beschriebenen Programm zu arbeiten, befinden Sie sich auf einer Mission, die Ihnen ermöglichen soll, sich aus der Depression zu befreien und in ein lebenswertes Leben zurückzufinden. Das Arbeitsblatt auf der nächsten Seite soll Ihnen helfen, Ihre Entschlossenheit im Blick zu behalten, die in den nächsten beiden Kapitel beschriebenen Ideen zu nutzen. Kehren Sie nach dem Lesen je eines der beiden Kapitel zu dem Arbeitsblatt zurück, und schätzen Sie anhand einer von 1 bis 10 reichenden Skala Ihre Entschlossenheit ein, die beschriebenen Strategien im Alltag zu üben. Beachten Sie die Verwendung des Verbs »üben«. Wir erwarten nicht, daß Sie irgendeine dieser Strategien perfekt anwenden werden. Im Sinne der oben erwähnten Äußerung des Philosophen Aristoteles sind lebendige Handlungen keine isolierten Augenblicke besonders herausragender Leistung, sondern sie basieren auf Gewohnheiten, die Sie durch wiederholtes Üben entwickeln. Man erreicht ein erfüllendes und erfülltes Leben nie ein für alle Male, sondern wir müssen uns jeden Tag aufs Neue in diese Richtung aufmachen.

Teil 3, Arbeitsblatt Entschlossenheit

Üben eher unwahrscheinlich				Üben eher wahrscheinlich				Üben sehr wahrscheinlich	
1	2	3	4	5	6	7	8	9	10

	Kapitel	Grad der Entschlossenheit
15	Auf Kurs bleiben	
16	Geben und Annehmen von Unterstützung	

Erläuterungen. Wenn Ihre Entschlossenheit nach dem Lesen der beiden Kapitel beim Wert 5 oder darunter liegt, empfehlen wir Ihnen, einen Freund oder Partner zu bitten, das betreffende Kapitel zu lesen, und anschließend mit Ihnen über dessen Inhalt zu reden. Das Feedback eines anderen Menschen kann Ihnen helfen, neue Ideen darüber zu entwickeln, wie Sie die ACT täglich in die Praxis umsetzen können. Falls Sie merken, daß Ihnen die dauerhafte Umsetzung der beschriebenen Strategien schwerfällt, könnten Sie sich um intensivere Unterstützung bemühen, indem Sie sich beispielsweise an einen Therapeuten oder psychologischen Berater wenden. Außerdem können Sie uns über unsere Website www.actondepression.com Fragen zur Anwendung dieser Strategien stellen.

15 Auf Kurs bleiben

Niemand stolpert über Berge. Kleine Steine lassen uns stolpern. Wenn du alle Steine auf deinem Weg passiert hast, wirst du merken, daß du den Berg überquert hast.

— UNBEKANNTER AUTOR

Wir gratulieren! Sie haben nun den Punkt erreicht, an dem Sie hinausgehen und die Art von Leben aufbauen können, das Sie führen wollen. Es hat Sie viel Zeit, Ausdauer und Energie gekostet, diesen Punkt zu erreichen. Nehmen Sie sich nun einen Augenblick Zeit, um auszukosten, daß Sie dies geschafft haben. Wir erlauben Ihnen hiermit ausdrücklich, eine Fusion mit allen eventuell auftauchenden positiven Gedanken und Gefühlen einzugehen.

In Teil 2 haben Sie die Fertigkeiten erlernt, die erforderlich sind, um die Depressionskomprimierung aufzulösen und Ihren Lebensraum zu erweitern. Diese Fertigkeiten anzuwenden und ein Leben im Einklang mit Ihren Werten zu führen ist ein nie endendes Bemühen. Ganz gleich, wo in Ihrem Leben Sie im Augenblick angelangt sind, das Leben wird weitergehen. Im vorliegenden Kapitel lernen Sie, das Auftauchen depressionsfördernder Verhaltensweisen schnell zu registrieren, neue und gesunde Lebensgewohnheiten fest zu verankern und mit Rückschlägen produktiv umzugehen, statt gegen sie anzukämpfen.

Das Leben ist ein Marathon, kein Sprint

Wenn Sie sich aus einer Depression befreien und wieder leben wollen, sollten Sie sich die Reise, die Ihnen bevorsteht, eher wie einen Marathon, nicht wie einen Sprint vorstellen. Bei einem Marathon müssen Sie mit Ihrer Energie haushalten, denn diese muß für viele Kilometer reichen. Es geht dabei nicht um Geschwindigkeit, sondern um Strategie und Ausdauer. Erfahrene Marathonteilnehmer wissen, daß sie während eines solchen Laufs an ihre Grenzen kommen werden – daß Sie einen Punkt erleben werden, an dem ihre körperlichen Schmerzen und ihre mentale Erschöpfung ihnen als fast unerträglich erscheinen. Diesen Punkt müssen sie überwinden, um bei einem Marathon bis zum Schluß durchhalten zu können. Die meisten Langstreckenläufer werden bestätigen, daß dies zwar ungeheuer schmerzhaft ist, die Überwindung dieses Punktes ist jedoch das befriedigendste Erlebnis des gesamten Marathonlaufs.

Ebenso werden Sie auch in Ihrem Leben einige Male an Ihre Grenzen kommen – was bedeuten kann, daß Sie von Ihrem Arbeitgeber entlassen werden, daß Sie Ihren Lebenspartner durch Scheidung oder Tod verlieren, daß bei Ihnen selbst eine chronische Krankheit diagnostiziert wird, daß Sie in einen schweren Unfall verwickelt werden oder daß irgendein anderes persönliches Unglück Sie trifft. Es ist keine Frage, *daß* dies in Ihrem Leben geschehen wird, sondern lediglich, *wann* es eintreten wird. Ihre Aufgabe ist es, dies kommen zu sehen und es sogar als einen Aspekt Ihrer Motivation zu laufen anzusehen. Ein besonders befriedigender Aspekt des Lebens ist, auf das Erlebte zurückzublicken und eine tiefe Zufriedenheit darüber zu verspüren, wie Sie mit den Hindernissen, vor die das Leben Sie gestellt hat, fertig geworden sind. Um in dieser Hinsicht noch erfolgreicher sein zu können, müssen Sie für Ihre Lebensreise eine Strategie entwickeln, so wie ein Marathonläufer für jeden Lauf eine Strategie hat. Zunächst müssen Sie sich darüber klarwerden, mit welchen Arten von Stolpersteinen Sie wahrscheinlich bei Ihrem Bemühen um ein erfülltes und erfüllendes Leben konfrontiert werden.

Die Flitterwochen-Falle

Wahrscheinlich wissen Sie, was die Flitterwochen einer Beziehung sind: die Anfangszeit, in der alles als wunderbar erscheint und beide Partner einander für vollkommen halten. So wundervoll sich diese Phase anfühlen mag, sie ist von begrenzter Dauer, und ihr wird irgendwann die Phase folgen, in der Sie gemeinsam an Ihrer Beziehung arbeiten müssen. Das Alltagsleben ist nicht annähernd so leicht und erfreulich wie jene Anfangszeit, weil beide Partner nun mit dem Ernst des Lebens konfrontiert werden. Es entstehen Konflikte wegen Wäschewaschen, Geschirrabwaschen und unterschiedlicher Auffassung über Geldausgaben. Der langfristige Erfolg einer Beziehung hängt davon ab, wie beharrlich sich beide Beteiligte bemühen, sich mit diesen schwierigeren Aspekten des Alltagslebens auseinanderzusetzen. Eine längerfristige Beziehung erfordert harte Arbeit, die nie endet. Nach den Flitterwochen erleben wir in einer Beziehung unsere Grenzen. Die Frage ist, ob es Ihnen dann gelingt weiterzugehen, oder ob Sie einfach aufgeben.

In der ACT können Sie ähnliche Flitterwochen erleben. Die neu erlernten Strategien wirken zunächst ausgezeichnet, einfach weil sie neu sind und weil es in mancherlei Hinsicht leicht ist, sie anzuwenden; vielleicht fühlen Sie sich sogar, als hätte Ihnen jemand ein neues Leben geschenkt. Wenn Sie dies erleben, ist das wunderbar! Machen Sie sich aber bewußt, daß fast alles, was neu ist, also auch die ACT, am Anfang eine Art Flitterwocheneffekt erzeugt. Wenn die Arbeitsphase Ihrer Beziehung zu den ACT-Strategien beginnt, wird Ihnen der Umgang mit diesen möglicherweise nicht mehr als so leicht erscheinen wie am Anfang. Das Leben konfrontiert Sie mit immer neuen Schwierigkeiten, und wahrscheinlich werden Sie es irgendwann leid werden, sich täglich im Akzeptieren, im Eingehen und Erfüllen von Verpflichtungen und im Ausführen von Handlungen, die Ihren Werten entsprechen, üben zu müssen. Vielleicht bemerken Sie sogar Gedanken wie: »Das klappt nicht so gut wie früher einmal« oder: »Mit meinen Bemühungen, diesen Wert in meinem Leben umzusetzen, komme ich einfach auf keinen grünen Zweig.«

Der reagierende Geist versucht unablässig, seine Köder auszulegen

Ihre gesellschaftliche Konditionierung ist fest in Ihnen verankert. Deshalb können Sie nicht erwarten, daß Ihr reagierender Geist freiwillig aufgibt und daß er Sie so leben lassen wird, wie Sie es wollen. Er wird versuchen, sich einzumischen und Sie zu dominieren. Eine Art, auf die er dies versucht, besteht darin, die ACT-Prinzipien in das Ihnen altbekannte System der Regelbefolgung zu »integrieren«. Die ACT wird dann zu einem neuen Glaubenssystem, das Sie angeblich zu jeder Zeit glücklich machen kann. Wenn Sie mit einem jener unvermeidlichen Rückschläge konfrontiert werden, die das Leben für uns alle mit sich bringt, wird Ihr reagierender Geist dies als Beweis dafür anführen, daß die ACT nicht in der Lage ist, Ihnen zu einem erfüllenden Leben zu verhelfen. Er wird Ihnen einige attraktive neue Köder anbieten, die Sie möglicherweise gar nicht als solche erkennen werden:

- Du hast im Einklang mit deinen Werten gelebt, und nun schau doch selbst, was du als Dank dafür erntest!
- Du wirst es nie schaffen, in deinem Leben präsent zu sein, weil du einfach nicht über den dazu notwendigen Charakter verfügst.
- Diese Strategien sind doch nur Verbände; das eigentliche Problem ist, daß du sowieso völlig verkorkst bist.
- ACT mag ja anderen Menschen helfen, aber dir hilft es eindeutig nicht.
- Wenn du bereit bist, dich verletzlich zu machen, führt das nur dazu, daß du erneut zurückgewiesen wirst.

Ihr reagierender Geist wird Sie mit einem endlosen Strom negativer Gedanken wie der obigen konfrontieren, und Sie müssen sich hüten, jeden Tag aufs Neue in eine Fusion mit ihnen zu treten.

Wenden Sie dem, was wirkt, den Rücken zu

Wenn Sie die Depression als etwas verstehen, das Sie tun, statt als etwas, das Sie haben, bringt depressives Verhalten Sie eindeutig in die Gefahr, erneut depressiv zu werden, insbesondere wenn die betreffenden Verhaltensweisen für Sie zu einer Gewohnheit geworden sind. Zwar sind sich die meisten Depressiven über die Rückfallgefahr im klaren, doch ist das, was sie erlebt haben, für sie so unangenehm und demütigend, daß sie das ganze Erlebnis einfach nur vergessen wollen. Doch weil sie die Zeit ihrer Depression unbedingt vergessen wollen, möchten sie sich von den Strategien, die ihnen ermöglicht haben, die Depression zu überwinden, auch gleich trennen! Solange neu erlernte ACT-Strategien noch nicht zu festen Gewohnheiten geworden sind, können alte depressive Verhaltensweisen erneut auftauchen und Sie wieder in den Zustand der Depression zurückversetzen.

In diesem Zusammenhang erwähnen wir häufig das alte Sprichwort »Du mußt mit dem tanzen, der dich zum Ball mitgebracht hat.« Sie müssen sich merken, welche Strategien es Ihnen ermöglicht haben, sich aus der Depression zu befreien, und Sie sollten diese Ihr ganzes weiteres Leben lang mitnehmen. Sie können dem, was Sie in Ihrem Leben weiter gebracht hat, nicht einfach den Rücken kehren. Bewahren Sie diese Werkzeuge gut auf. Wenn Sie dann im Laufe Ihrer weiteren Lebensreise erneut in ein Loch fallen, haben Sie, was Sie benötigen, um sich wieder daraus zu befreien – nicht nur die gute alte, aber ungeeignete Schaufel.

Entwickeln von Gewohnheiten für ein erfüllendes Leben

Wir wenden uns nun dem Entwickeln neuer Gewohnheiten zu, die bei längerem Üben allmählich an die Stelle der Verhaltensweisen treten können, die Sie für eine Depression anfällig machen. Beachten Sie in diesem Zusammenhang zwei zentrale Formulierungen: »Entwickeln von Gewohnheiten« und »längeres Üben«. Um die ACT-Strategien in Ihr Leben einzubetten, müssen Sie neue Gewohnheiten entwickeln. Und Sie müssen dabei sich selbst gegenüber verständnisvoll sein, wohl wissend, daß das Üben zwar eine Gewohnheit schafft, aber nicht zur Vollkommenheit führt.

Die ACT-Gewohnheit

Wenn Sie ein Verhalten zu einer Gewohnheit machen, wird es automatisiert und fast völlig unempfindlich gegen äußere und innere hinderliche Einflüsse. Die psychologische Wissenschaft untersucht seit fast fünfzig Jahren die Entstehung von Gewohnheiten, und mittlerweile ist eine Menge über diesen Prozeß bekannt. Gewohnheiten entstehen durch wiederholtes Üben in unterschiedlichen Zusammenhängen und unter verschiedenen Umständen. Je häufiger Sie ACT-Strategien in unterschiedlichen Situationen üben, umso wahrscheinlicher werden sie automatisiert. Der Begriff »Gewohnheitsstärke« (engl.: *habit strength*) bezieht sich darauf, mit wie hoher Wahrscheinlichkeit ein erlerntes Verhalten in verschiedenartigen Situationen auftreten wird. Ein negatives Beispiel für Gewohnheitsstärke ist Nikotinsucht. Raucher haben so oft und in so vielen unterschiedlichen Situationen geraucht, daß das Verhalten des Anzündens und Rauchens einer Zigarette bei ihnen fast automatisch vonstatten geht. Es passiert einfach. Wir möchten nun, daß Sie den positiven Aspekt des Phänomens der Gewohnheitsstärke auf die ACT-Strategien anwenden und für sich nutzen.

Ein weiterer wichtiger Aspekt des Erlernens von Gewohnheiten ist der Prozeß des *Shaping* – des Übens von Teilen einer umfassenderen Gewohnheit und des anschließenden Zusammenfassens der einzelnen Teile. Wenn Raucher sich das Rauchen abgewöhnen, hören sie nicht einfach schlagartig damit auf, sondern sie werden allmählich zu Nichtrauchern. Die meisten Menschen, die sich letztendlich das Rauchen abgewöhnen, haben dies vorher schon vier- oder fünfmal versucht. Sie entwickeln in kleinen Teilen bestimmte Gedanken und Verhaltensweisen, die das Gegenteil der Gewohnheit zu rauchen sind. Statt instinktiv nach dem Essen eine Zigarette anzuzünden, gehen sie beispielsweise fünf Minuten spazieren, um sich zu entspannen. Dies ist nur eine der vielen Verhaltensweisen, die Nichtraucher erlernen müssen. Je stärker sie diese Detailverhaltensweisen üben, umso mehr Gewohnheitsstärke entwickeln sie in den Situationen, auf die sich das Üben bezieht. Ebenso verhält es sich, wenn Sie viele relativ unbedeutende Ansatzpunkte finden, ACT-Strategien zu üben: Sie werden dann im Laufe der Zeit merken, daß die geübten Detailkompetenzen sich zu einem zusammenhängenden Netz von ACT-Strategien verbinden. Sie können also durchaus Schritt für Schritt vorgehen. Es ist ähnlich, wie wenn jemand jede Woche zehn Euro auf ein Sparkonto einzahlt. Das scheint auf den ersten Blick wenig zu sein, aber wenn Sie es zehn Jahre lang tun, können sich bei relativ normaler Verzinsung zehntausend Euro ansammeln! Es geht hier um das Prinzip, daß kleine Schritte sich nach und nach zu jenen umfassenden Resultaten summieren, die Sie erreichen möchten; dies gilt insbesondere dann, wenn Sie die kleinen Schritte wirklich über lange Zeit konsequent gehen.

Als letztes Konzept in Zusammenhang mit der Entwicklung von Gewohnheiten sei hier der Prozeß der Generalisierung erwähnt: das Übertragen einer Gewohnheit auf Situationen, die mit derjenigen, in der Sie die Gewohnheit ursprünglich entwickelt hatten, einiges gemeinsam haben. Wenn Sie ein bestimmtes Verhalten üben, was das Akzeptieren bestimmter für Sie problematischer Gedanken und Gefühle einschließen kann (beispielsweise hinsichtlich Ihres äußeren Erscheinungsbildes, wenn Sie sich für eine Party zurechtmachen), wird sich Ihre Fähigkeit, diese Fertigkeiten im Akzeptieren zu benutzen, auf andere Situationen ausweiten, sofern diese für Sie ähnliche Schwierigkeiten beinhalten (beispielsweise wie Sie sich in einer schwierigen Interaktion an Ihrem Arbeitsplatz verhalten).

Eine ACT-gemäße Lebensweise entwickeln

Stellen Sie sich die Aufgabe, um die es geht, als Entwicklung einer neuen Lebensweise vor, die ACT-Prinzipien zur Grundlage eines gesunden Lebens macht. Obwohl es in diesem Buch in erster Linie um Depression geht, ist die tägliche Nutzung des Akzeptierens, der Achtsamkeit, der Selbstverpflichtung und des positiven Handelns für jeden Menschen empfehlenswert. Wenn Sie ACT-Strategien mit den Routineaktivitäten Ihres Alltagslebens verbinden, können Sie bezüglich der ACT-Strategien eine erhebliche Gewohnheitsstärke entwickeln und im Alltag in den Genuß der positiven Wirkungen dieses einfachen und doch hochwirksamen Prozesses kommen.

Je mehr mentale Prozesse Sie nutzen, um ACT-Gewohnheiten zu aktivieren, um so tiefer werden diese verankert. Die im folgenden aufgeführten mentalen Prozesse können als Signale für die ACT-Gewohnheit fungieren:

- **Rezitieren:** Benutzen ausgewählter Phrasen oder Zitate als einfache Erinnerungshilfen
- **Mentales Proben:** Üben von ACT-Strategien für bestimmte Situationen im Geiste
- **Visualisieren:** Sich bestimmte positive Resultate wie das Erreichen eines College-Abschlusses vorstellen
- **Erinnern:** Sich an frühere positive Erlebnisse erinnern, die mit Hilfe von ACT-Strategien erzielt wurden
- **Pairing:** Nutzen von alltäglichen Ereignissen, beispielsweise des Mittagessens, zur Aktivierung bestimmter ACT-Strategien

Das Schöne an Hinweisreizen ist, daß man Sie überallhin mitnehmen kann und daß sie eine ACT-Reaktion sogar in neuartigen Situationen hervorrufen können. Grundsätzlich gilt: Wenn Sie ACT-Strategien möglichst oft und auf verschiedenste Arten üben, erhöhen Sie dadurch die Wahrscheinlichkeit, daß Sie diese Strategien in schwierigen Situationen als natürlich empfinden werden und daß sie sich automatisch einstellen werden. Das Umgekehrte gilt übrigens auch. Wenn Sie diese Strategien *nicht* oft anwenden, wird es Ihnen wesentlich schwerer fallen, sie in stark affektbelasteten Situationen anzuwenden. Hingegen tendieren Verhaltensweisen, die Sie häufiger geübt haben – beispielsweise Vermeiden oder die Fusion mit bestimmten Regeln – dazu, das Geschehen zu bestimmen und über das Resultat zu entscheiden.

ÜBUNG Ihre Favoriten unter den ACT-Strategien

Um ACT-Strategien zur Grundlage Ihres Lebens zu machen, müssen Sie sich darüber im klaren sein, welche Gewohnheiten Sie entwickeln wollen. Nicht jede ACT-Strategie nützt jedem Menschen. Vielleicht haben Sie während der Arbeit mit diesem Buch bemerkt, daß einige Strategien Ihnen mehr liegen und leichter fallen als andere; diese werden Sie sich wahrscheinlich auch leichter zu festen Gewohnheiten machen können. Manchmal sind solche Strategien Varianten von Verhaltensweisen, die Sie sich ohnehin schon angeeignet hatten. Die folgende Übung unterstützt Sie dabei, über Ihre Erfahrungen mit diesem Buch nachzudenken und bestimmten Strategien, die Ihnen als nützlich erscheinen, in Ihrem Leben einen festen Platz einzuräumen. Nehmen Sie sich ein wenig Zeit, um darüber nachzudenken, welche der beschriebenen ACT-Strategien Ihnen als für Sie persönlich besonders nützlich aufgefallen sind, und vermerken Sie diese auf dem folgenden Arbeitsblatt. Wir empfehlen Ihnen, sich die Übungen in Teil II noch einmal anzuschauen, um sich an die Dinge, die Sie dort gelernt haben, zu erinnern. Um Ihnen die Arbeit zu erleichtern, werden die zentralen ACT-Fertigkeiten im folgenden Arbeitsblatt in der gleichen Reihenfolge abgehandelt, wie sie in Teil II präsentiert wurden.

Ihre Favoriten unter den ACT-Gewohnheiten

Klärung meiner Werte:

____

____

Üben von Bereitschaft und Akzeptieren:

____

____

Distanz vom reagierenden Geist wahren:

____

____

Meinen Gedanken Raum geben, statt sie als »die« Wahrheit anzusehen:

____

____

Gegenüber meinen Erklärungen für mein eigenes Verhalten und das Verhalten anderer Menschen skeptisch sein:

____

____

Meine Storyline nicht zu wichtig nehmen:

____

____

Präsent sein und meiner inneren Weisheit mehr Raum geben:

____

____

Eine Vision und einen Plan für mein Leben entwickeln:

____

____

Verpflichtungen eingehen und erfüllen:

____

____

Erläuterungen. Was haben Sie durch das Ausführen dieser Übung herausgefunden? Ist es Ihnen schwergefallen, für einen bestimmten Bereich oder für mehrere Bereiche bestimmte Strategien zu identifizieren? Die Konsequenz könnte sein, daß Sie sich auf die Entwicklung von ACT-Gewohnheiten in Bereichen konzentrieren, in denen sich bei Ihnen mehrere Strategien als nützlich erwiesen haben. Sie könnten aber auch zu dem Kapitel zurückkehren, in dem die betreffende Strategie behandelt wurde, und sich noch einmal mit Ihrer bereits geleisteten Arbeit in diesem Bereich beschäftigen, um neue Ideen zu entwickeln. Falls Sie für einen Bereich etliche Ideen notiert haben, können Sie Ihre Bemühungen, im Sinne der ACT Gewohnheiten zu entwickeln, auf diesen Bereich konzentrieren.

ÜBUNG ⋮ Entwickeln eines ACT-Übungsplans

Wie bereits erwähnt, müssen wir, um eine Gewohnheit zu entwickeln, das betreffende Verhalten in möglichst vielen unterschiedlichen Situationen üben und außerdem Signale entwickeln, die uns überallhin begleiten können. Durch die Entwicklung eines konkreten Plans für das tägliche Üben einer ACT-Strategie können Sie die Wahrscheinlichkeit erhöhen, daß es Ihnen gelingt, Ihr Vorhaben zu verwirklichen. In der nun folgenden Übung geht es darum festzulegen, in welchen Situationen Sie Ihre bevorzugten ACT-Strategien üben werden, und welche mentalen Signale Sie benutzen wollen, um die Anwendung dieser Strategien zu aktivieren. Dabei kann es sich um etwas so Simples handeln wie jeden Morgen unmittelbar nach dem Aufwachen zehn Minuten lang präsent zu sein. Es könnte auch darum gehen, das ACT-Mantra (»Akzeptieren, Wählen und Aktiv werden«) während Ihrer Fahrt zur Arbeit zehnmal zu rezitieren. Oder Sie könnten jeden Abend vor dem Zubettgehen eine Liste Ihrer Werte bezüglich Gesundheit lesen.

Sie sollten sowohl einen Zeitpunkt als auch einen Ort festlegen und welche Gewohnheit Sie entwickeln wollen. Täglich zu üben empfiehlt sich, weil die Gewohnheitsstärke dann schneller wächst. Notieren Sie so viele Gewohnheiten, wie Sie wollen. Falls es mehr als drei sind, ist das wunderbar, aber eine einzige ist ein guter Anfang. Wenn Sie vom folgenden Arbeitsblatt Kopien anfertigen, können Sie die Übung jederzeit wiederholen.

Mein ACT-Übungsplan

1. gewünschte ACT-Gewohnheit:

____

Zeit, Situation und Signal:

____

____

2. gewünschte ACT-Gewohnheit:

____

Zeit, Situation und Signal:

____

____

3. gewünschte ACT-Gewohnheit:

____

Zeit, Situation und Signal:

____

____

ÜBUNG : Identifizieren Sie Ihre Belohnungen

Ob sich eine Gewohnheit entwickelt, hängt großenteils von den Belohnungen ab, die der Manifestation des gewünschten Verhaltens folgen. Das ist so, weil alle Formen menschlichen Verhaltens durch die darauf folgenden Belohnungen organisiert und aufrechterhalten werden. Wäre das Rauchen nicht mit Belohnungen verbunden, würde niemand süchtig danach werden. Die Gewohnheit zu rauchen entsteht aufgrund der vielen physischen und mentalen Belohnungen, die damit verbunden sind. Ähnlich verhält es sich, wenn Sie sich für das Üben von ACT-Strategien (die allerdings gesünder sind als das Rauchen!) belohnen, denn auch die Gewohnheit, sie zu üben, können Sie stärken. Natürlich ist auch das Üben von ACT-Strategien mit vielen Belohnungen verbunden, und zwar sowohl in der äußeren Welt als auch in der Welt zwischen Ihren beiden Ohren. Doch wir möchten, daß Sie sich auch dafür belohnen, daß Sie überhaupt daran denken, diese Strategien zu üben!

Folgende Übung hilft Ihnen zu entdecken, wie Sie sich für das Üben von ACT-Gewohnheiten belohnen können. Belohnungen können so simple Dinge sein wie ein Kinobesuch, ein heißes Bad, ein Lieblingssnack oder Ausgehen mit einem Freund. Die Belohnung sollte ein positives Erlebnis sein, damit Sie noch stärker dazu motiviert werden, Ihre ACT-Gewohnheiten zu üben und sich vitaler zu fühlen! Verbinden Sie Ihre Belohnungen mit bestimmten ACT-Verhaltensweisen und -Gewohnheiten sowie mit konkreten Zielen. Besteht das Zielverhalten darin, achtsam zu essen, um nach einem harten Tag zur Ruhe zu kommen, könnten Sie sich zum Ziel setzen, mindestens fünf Mahlzeiten pro Woche auf achtsame Weise einzunehmen. Wenn Sie Ihr Ziel erreichen, haben Sie sich Ihr Dessert redlich verdient!

Mein Belohnungsplan

Zielverhalten	Ziel	Belohnung

ÜBUNG | Erweitern Sie Ihre ACT-Gewohnheiten

Nachdem Sie begonnen haben, in den Situationen, die Sie in Ihrem ACT-Übungsplan benannt haben, ACT-gemäße Gewohnheiten zu entwickeln, können Sie diese auch auf andere Situationen übertragen. Unter anderem deshalb haben wir Wert gelegt auf die Entwicklung mentaler Signale zur Auslösung bestimmter ACT-Reaktionen. Da Ihr Geist überall und in jeder Situation bei Ihnen ist, haben Sie stets Zugang zu Signalen, die jederzeit ACT-Reaktionen auslösen können. Es ist nützlich, Ziele für die Ausweitung von ACT-Strategien schon vor dem Eintreten der betreffenden Situationen zu identifizieren. In der nun folgenden Übung sollen Sie zu jeder ACT-Gewohnheit, die Sie geübt haben, je zwei neue Zielsituationen entwickeln, um den Anwendungsbereich der betreffenden Strategie zu erweitern. Seien Sie beim Ausführen dieser Übung geduldig. Vergegenwärtigen Sie sich Ihren typischen Tagesablauf und die Arten von Situationen, die Sie an einem Tag gewöhnlich erleben. Das hilft Ihnen zu erkennen, welche Bereiche des Alltagslebens sich für die Ausweitung der Nutzung Ihrer neuen Gewohnheiten eignen.

Mein Plan für die Erweiterung von ACT-Gewohnheiten

Wie kann ich meine Übung der Werteklärung erweitern?

1. ______________________________

2. ______________________________

Wie kann ich meine Übung von Bereitschaft und Akzeptieren erweitern?

1. ______________________________

2. ______________________________

Wie kann ich meine Übung des Präsent-Seins und des Distanzhaltens von meinem reagierenden Geist erweitern?

1. ______________________________

2. ______________________________

Wie kann ich meine Übung des Schaffens von Raum für Gedanken, statt diese für »die« Wahrheit zu halten, erweitern?

1. ______________________________

2. ______________________________

Wie kann ich meine Übung der Skepsis gegenüber Erklärungen für mein eigenes Verhalten und für das Verhalten anderer erweitern?

1. ______________________________

2. ______________________________

Wie kann ich meine Übung des nicht zu starken Identifizierens meiner Storyline erweitern?

1. ______________________________

2. ______________________________

Wie kann ich meine Übung des Entwickelns einer Vision und eines Plans für mein Leben erweitern?

1. ______________________________

2. ______________________________

Wie kann ich meine Übung des Eingehens und Erfüllens von Verpflichtungen erweitern?

1. ______________________________

2. ______________________________

Erläuterungen. Der Prozeß des Erweiterns von Gewohnheiten ähnelt einer Pyramide: die mathematische Formel, die dem zugrunde liegt, lautet nicht »4 + 4 = 8«, sondern »4 × 4 = 16«. Das ist deshalb so, weil Sie Gewohnheitsstärke schneller entwickeln, wenn Sie die gleiche Gewohnheit in vielen verschiedenen Situationen üben. Je mehr Situationen Sie nutzen, um Ihre ACT-Strategien darauf auszudehnen, um so schneller und stärker werden diese zu einem automatischen Bestandteil Ihres Lebens.

ÜBUNG ⋮ Entwickeln Sie einen Plan für die Überprüfung Ihrer Resultate

Wenn Sie Ihre Lebensweise zu verändern versuchen, müssen Sie von Zeit zu Zeit die Resultate überprüfen, die Sie erzielen, wenn Ihre Veränderungen fruchten. Die beste Überprüfungsmethode besteht darin, hin und wieder die in Kapitel 5 vorgestellte »Zweckmäßigkeitsmessung« durchzuführen. Wir empfehlen Ihnen, mit ihrer Hilfe mindestens einmal alle drei Monate festzustellen, ob der entsprechende Wert steigt, fällt oder ungefähr gleich bleibt.

Natürlich ist der numerische Wert, den Sie jeweils erreichen, wichtig, aber ebenso wichtig sind die Wörter, die Sie einkreisen, um Qualitäten Ihres Lebens zu beschreiben. Markieren Sie bei einem erneuten Test andere Wörter, um Ihr Leben zu charakterisieren? Es wäre wünschenswert, daß Sie weniger Wörter in der Spalte für geringe Zweckmäßigkeit markieren. Jedes erneute Ausführen dieser Übung ist eine Chance, sich von Ihrer Alltagsroutine zu lösen und sich anzuschauen, wie Ihr Leben tatsächlich funktioniert. Wenn Sie diese Art , Ihr Leben zu überprüfen, zu einer starken mentalen Gewohnheit machen, wird Ihre Chance, das Leben zu führen, das Sie führen wollen, erheblich größer.

Das folgende Arbeitsblatt soll Ihnen helfen, Ihre Resultate im Blick zu behalten. Notieren Sie darauf das Datum Ihrer Zweckmäßigkeitsmessung, Ihr Gesamtergebnis (und damit die Antwort auf die Frage, ob der Wert inzwischen gestiegen oder gefallen ist) sowie eventuelle Erkenntnisse über die Wörter für geringe oder hohe Zweckmäßigkeit, die Sie eingekreist haben.

Arbeitsblatt zum Vergleichen der Ergebnisse von Zweckmäßigkeitsmessungen

Datum	Zweckmäßigkeitswert	Trends bezüglich geringer und hoher Zweckmäßigkeit

Beobachten von Depressionserlebnissen

Wenn Sie mit einer Depression gekämpft haben, besteht bei Ihnen erhöhte Gefahr eines späteren Rückfalls in eine Depression. Auf einige Aspekte dieser Gefahr haben Sie Einfluß, auf andere nicht. Wie bereits in Kapitel 7 in Zusammenhang mit dem Gebet um Gelassenheit erläutert, müssen Sie Dinge, auf die Sie keinen Einfluß haben, akzeptieren und Ihre Energie auf Dinge konzentrieren, die Sie beeinflussen können.

Es gibt ein altes Sprichwort, das in diesem Zusammenhang auf einen wichtigen Aspekt hinweist: »Das Leben ist ein verdammtes Ding nach dem anderen; deine Aufgabe ist es, dafür zu sorgen, daß es nicht immer das gleiche verdammte Ding ist!« Sie werden im Laufe Ihres Lebens mit Sicherheit an Grenzen stoßen und mit Problemen konfrontiert werden; das ist ein unausweichlicher Bestandteil jedes Lebens. Entscheidend ist, was Sie in solchen Situationen tun. ACT ist keine neue Strategie, die es ermöglicht, Grenzen grundsätzlich zu umgehen; vielmehr setzt sich die ACT aus einer Anzahl von Strategien zusammen, die Ihnen ermöglichen, durch Mauern, auf die Sie treffen, hindurchzugehen. Allein daß Sie präsent sind, sich im Akzeptieren üben, Ihren Werten gemäß zu handeln versuchen und Verpflichtungen zu erfüllen bemüht sind, garantiert Ihnen nicht, daß Sie von Rückschlägen verschont bleiben. Wenn Ihr reagierender Geist Sie mit der Einschätzung ködert, ACT könne in Anbetracht der Rückschläge, die Sie erleben, nicht funktionieren, dann weisen Sie Ihren Geist darauf hin, daß das Leben nun einmal ein verdammtes Ding nach dem anderen ist. ACT gibt uns die Möglichkeit, mit solchen Ereignissen zu leben und zuzulassen, daß sie ein Bestandteil unserer langfristigen Bemühungen um einen für uns persönlich relevanten Sinn und um Vitalität sind. Selbst das Ereignis in unserem Leben, vor dem wir uns am meisten fürchten, bietet uns die Chance, unseren Werten und Verpflichtungen gemäß zu leben. Gerade bei Rückschlägen werden die ACT-Strategien besonders wichtig. Andernfalls können solche herausfordernden Erlebnisse alte unzweckmäßige Verhaltensweisen aktivieren – und genau so erging es Andy.

Andys Geschichte

Andy, ein 41jähriger verheirateter Mann mit drei Kindern, arbeitet als Filialleiter einer lokalen Bank. Er bekam im Alter von 25 Jahren erstmals depressive Probleme, nachdem sein Vater plötzlich an einem Herzinfarkt gestorben war. Die Beziehung zwischen den beiden war gut gewesen, und Andy hatte seinen Vater als sein wichtigstes Vorbild auserkoren. Sein Vater war in seinem Beruf immer sehr ehrgeizig und strebsam gewesen, und er hatte Andy beigebracht, sich in seinem Beruf gegenüber seinen Konkurrenten durch besondere Ausdauer hervorzutun. Deshalb erschien Andy jeden Tag früher als alle anderen zur Ar-

beit und ging erst, nachdem alle anderen bereits aufgebrochen waren. Dieses Verhalten erwies sich als erhebliche Belastung für seine Ehe, weil seine Frau das Gefühl hatte, er sei ständig mit seiner Arbeit beschäftigt. Er reagierte seinen Kindern gegenüber schnell gereizt, wenn er in seinem Beruf mit starkem Streß fertig werden mußte. Außerdem hatte er sich das Rauchen angewöhnt, und das gefiel seiner Frau ganz und gar nicht.

Die ACT half Andy zu erkennen, daß seine Depression signalisierte, daß er zuviel Energie auf seine Arbeit konzentrierte – zum Nachteil aller anderen wichtigen Lebensbereiche. Er fühlte sich ungesund, ihm fiel es schwer, sich zu entspannen und sich spielerischen Aktivitäten zu widmen, und mit seinen Beziehungen zu anderen Menschen stand es auch nicht zum besten. Andy verpflichtete sich, die Zeit, die er für seinen Beruf aufwendete, zu begrenzen und mindestens dreimal wöchentlich mit seiner Frau und seinen Kindern etwas zu unternehmen, das ihm Freude machte. Außerdem verpflichtete er sich, während der Aktivitäten mit seiner Familie wirklich präsent zu sein, statt in dieser Zeit über berufliche Probleme nachzudenken. Im Laufe von sechs Wochen merkte Andy, das seine Vitalität stetig zunahm. Er schmiedete mit seiner Frau Pläne für eine lange Autoreise mit den Kindern, wozu er sich allerdings länger beurlauben lassen müßte. Andy war von dieser Idee begeistert und beantragte einen dreiwöchigen Urlaub in sechs Monaten, zu einem Zeitpunkt während der Schulferien der Kinder. Auf Drängen seiner Frau hin entschloß er sich außerdem, das Rauchen aufzugeben, und unterstützt vom Hausarzt der Familie setzte er sich einen Termin dafür. Andy war auf dem Weg aus der Depression in ein erfülltes Leben!

Vier Monate später erhielt Andy von der Bank, für die er arbeitete, die Mitteilung, daß eine wesentlich größere Regionalbank sie gekauft habe und daß ihm aufgrund der sofortigen Kündigung eine Abfindung in Höhe eines einzigen Monatsgehalts zustehe. Andy war völlig fertig, fühlte sich verraten und schnaubte vor Wut wegen der Art, wie er behandelt worden war. Weil er die Auffassungen seines Vaters über den richtigen Umgang mit seiner beruflichen Situation verinnerlicht hatte, grübelte er stundenlang darüber, daß er ein Versager sei, wenn es ihm nicht gelänge, eine ebenso gute neue Arbeitsstelle zu finden. Doch die Aussichten auf ein solches Angebot waren sehr gering, und es gelang ihm nicht, eine ähnliche Position zu finden. Daraufhin ging er nicht mehr mit seiner Frau und seinen Kindern aus, er fing wieder an zu rauchen, und wenn seine Frau und seine Kinder versuchten, ihn aus seinem Schneckenhaus hervorzulocken, fuhr er sie an. Seine Depression wurde in der Zeit seiner Arbeitslosigkeit immer stärker. Andy entwickelte eine Fusion mit seinen Gedanken darüber, daß er ein Versager sei, daß er seine Familie enttäuscht habe und daß das Leben ihn unfair behandelt habe. Andy befand sich wieder in der Depressionsfalle!

ÜBUNG ⋮ Erkennen Sie Ihre Risikosituationen

Wie Andys Geschichte zeigt, konfrontiert uns das Leben von Zeit zu Zeit mit Rückschlägen. Wenn das passiert, stehen Sie vor einer wichtigen Wahl: Sie müssen Ihre Verpflichtung, ACT-Strategien zu üben, intensivieren oder vertraute, aber unzweckmäßige Vermeidungs- und Fluchttaktiken benutzen. Andy griff auf die Strategien zurück, die er nach dem Tod seines Vaters benutzt hatte und die zu seiner ersten Depression geführt hatten: Er glaubte wieder an die Regeln bezüglich seines Wertes, die sich als unzweckmäßig erwiesen hatten, er zog sich von den Menschen, die er liebte, zurück, und er vernachlässigte seinen Körper. Zwar kann niemand jeden Schicksalsschlag im Leben voraussehen, und wir können uns ganz sicher nicht auf verheerende Verluste vorbereiten; aber wir können lernen, Situationen rechtzeitig zu erkennen, die die Gefahr des erneuten Ausbrechens einer Depression vergrößern.

Eine leichte Möglichkeit des Umgangs mit diesem Problem besteht darin, sich noch einmal zu vergegenwärtigen, wie die in der Vergangenheit erlebte Depression entstanden ist, und sich darüber klar zu werden, welche Ereignisse, Situationen oder Interaktionen Ihre Depression verstärkt haben. Ein Ereignis ist ein spezifisches Geschehen, beispielsweise eine Entlassung aus einer beruflichen Position. Eine Situation ist ein fortlaufender Prozeß, der uns mit emotionalen Herausforderungen konfrontiert, beispielsweise daß man ein Kind mit schwerwiegenden Verhaltensproblemen hat. Und eine Interaktion ist eine emotional belastende Beziehung zwischen Ihnen und einem oder mehreren anderen Menschen, beispielsweise einem Ehepartner, mehreren Familienmitgliedern oder einer Gruppe von Freunden. Denken Sie nun einen Augenblick lang nach, und schreiben Sie dann potentielle Depressionsrisiken in die folgenden Leerzeilen:

Meine Depressionsrisiken

Riskante Ereignisse:

____

____

Riskante Situationen:

____

____

Riskante Interaktionen:

____

____

Erläuterungen: Was ist Ihnen zu Ihren Depressionsrisiken eingefallen? Können Ihnen hauptsächlich bestimmte Lebenssituationen gefährlich werden, oder halten Sie bestimmte schwierige Interaktionen mit anderen Menschen für gefährlicher? Konnten Sie einige Situationen identifizieren, die für Sie ständig ein Risiko darstellen? Wenn Sie nicht wieder in einen depressiven Zustand verfallen wollen, müssen Sie vor allem erkennen, mit welchen Fehlschlägen das Leben Sie konfrontieren wird.

ÜBUNG Beobachten Sie depressive Verhaltensweisen

Obwohl die Entlassung eine wichtige Ursache für Andys erneutes Abgleiten in die Depression war, verfiel er in diesem Fall nicht über Nacht in diesen Zustand. Es dauerte Wochen, bis Andy von der Depression überwältigt wurde. Dies erschwerte ihm zu erkennen, wodurch das Depressionsrisiko bei ihm erhöht wurde. Er hörte nicht abrupt auf, mit seiner Frau und seinen Kindern Dinge zu unternehmen, sondern bat zunächst darum, ein paar der regelmäßigen gemeinsamen Termine ausfallen zu lassen, bis diese nach einiger Zeit gar nicht mehr zustande kamen. Dies ist ein wichtiges Charakteristikum der Entstehung einer Depressionskomprimierung: Jede depressive Reaktion verfestigt den Zustand ein wenig stärker. Sie können ganz allmählich in diese Falle gehen, ohne das Wesen dieser Entwicklung zu erkennen.

Um dies zu verhindern, sollten Sie Ihre depressiven Verhaltensweisen in vier wichtigen Lebensbereichen – Gesundheit, Beziehungen, Arbeit und Spiel – regelmäßig mit Hilfe der »Bestandsaufnahme von Verhaltensweisen in den Bereichen Gesundheit, Beziehung, Arbeit und Spiel« aus Kapitel 3 überprüfen. Schauen Sie sich die Resultate früherer Überprüfungen noch einmal an, füllen Sie das Arbeitsblatt anschließend erneut aus, und werten Sie es aus. Vermerken Sie in der ersten Zeile des Formulars auf der folgenden Seite das heutige Datum, und notieren Sie Ihre aktuellen Resultate für die Kategorien Gesundheit, Beziehungen, Arbeit und Spiel. Weil die Gefahr eines Rückfalls in die Depression im ersten Jahr am größten ist, empfehlen wir Ihnen, die Bestandsaufnahme ein Jahr lang monatlich durchzuführen und die gemessenen Werte jeweils auf dem Arbeitsblatt zu notieren. Hängen Sie das Blatt irgendwo auf, damit Sie daran denken, die Bestandsaufnahme wirklich jeden Monat durchzuführen.

Arbeitsblatt für die Beobachtung depressiver Verhaltensweisen

Datum der Messung	Gesundheit	Beziehungen	Arbeit	Spiel
Ausgangswert:				
Monat 1:				
Monat 2:				
Monat 3:				
Monat 4:				
Monat 5:				
Monat 6:				
Monat 7:				
Monat 8:				
Monat 9:				
Monat 10:				
Monat 11:				
Monat 12:				

ÜBUNG Entwickeln eines Plans zur Depressionsprävention

Andys Geschichte veranschaulicht etwas, das nur zu oft passiert: Er hörte auf, die ACT-Strategien anzuwenden, als sie ihm besonders nützlich hätten sein können. Die Erfüllung seiner Selbstverpflichtung, Zeit mit seiner Frau und seinen Kindern zu verbringen und das Präsent-Sein zu üben, hätte ihm helfen können, mit dem Streß fertig zu werden, den er aufgrund des Verlustes seiner Arbeitsstelle erlebte. Und wenn er weiterhin Nichtraucher geblieben wäre, hätte ihm das sein Engagement für die eigene Gesundheit in Anbetracht einer belastenden Übergangssituation in seinem Leben erhalten. Wäre er in einer akzeptierenden und achtsamen Haltung gegenüber dem mentalen Geschwätz seines reagierenden Geistes über sein Versagen geblieben, hätte seine innere Weisheit ihn durch die schwierige Situation geleiten können. Andy hatte keinen Plan entwickelt, der ihm geholfen hätte, bei akuten Schwierigkeiten zweckmäßige ACT-Strategien zu aktivieren.

Wenn Sie eine solche Entwicklung vermeiden wollen, müssen Sie einen Plan zur Verhinderung eines Rückfalls in die Depression entwickeln. Dazu müssen Sie schriftlich die Aktivitäten beschreiben, mit deren Hilfe Sie einer stärker werdenden depressiven Stimmung entgegentreten wollen. Sie können auch festlegen, daß Sie Ihren Plan anwenden wollen, wenn bei Ihrer monatlichen Einschätzung der Wert für einen der vier Lebensbereiche drei Punkte über dem Ausgangswert liegt. Beschreiben Sie im folgenden Arbeitsblatt die ACT-Strategien, die Sie bei Stärkerwerden Ihrer Depression in den verschiedenen Lebensbereichen benutzen wollen.

Mein Plan für die Depressionsprävention

zentraler Lebensbereich	spezifische ACT-Strategien, die ich benutzen werde
Gesundheit	
Beziehungen	
Arbeit	
Spiel	

Erläuterungen. Hängen Sie Ihren Präventionsplan so in Ihrer Wohnung auf, daß Sie ihn jeden Tag sehen – beispielsweise am Kühlschrank, an einem Spiegel, in der Nähe Ihres Computers oder auf der Toilette. Wählen Sie eine Stelle aus, an der Sie den Plan täglich sehen. Eventuell können Sie Ihr Arbeitsblatt für Depressionsrisiken an der gleichen Stelle anbringen. Dies hilft Ihnen, darauf zu achten, ob riskante Situationen auftauchen, und in solchen Fällen ACT-Strategien anzuwenden.

Rechtzeitig aktiv werden!

Wie wir bereits erwähnten, haben viele Menschen depressive Anwandlungen, aber die meisten fangen sich nach ein paar Tagen wieder. Wegen kurzfristiger depressiver Erlebnisse brauchen Sie sich keine Sorgen zu machen; sie gehören zum normalen Alltag. Beobachten Sie einfach, was geschieht, treten Sie vom aktuellen Geschehen zurück, und versuchen Sie festzustellen, ob Sie sich in einer Fusion mit einem provozierenden inneren Ereignis befinden – mit einem Gedanken, einer Emotion, einer Erinnerung oder einer Empfindung – und ob Sie ohne es zu merken in ein Vermeidungsverhalten zurückgefallen sind. Wenn Sie dies feststellen, sollten Sie sich deswegen nicht fertigmachen, sondern den Vorfall als das akzeptieren, was er ist, zu Ihrer inneren Weisheit in Kontakt treten, sich Ihre Werte anschauen und in einem Sinne aktiv werden, der mit Ihren Werten im Einklang steht.

Auf der Hut sein sollten Sie vor umfassenderen, längerfristigen Mustern depressiven Verhaltens. Die monatliche Selbsteinschätzung soll Ihnen eine objektive Sicht Ihres depressiven Verhaltens über eine längere Zeitspanne vermitteln. Wenn Ihre Werte in einem oder mehreren der vier gemessenen Bereiche sich nach oben zu bewegen beginnen, dann zeigt das an, daß Sie in Gefahr sind, in eine schwerwiegende Depression zurückzufallen. Stellen Sie sich in solchen Situationen folgende Fragen:

- Ist in meinem Leben in letzter Zeit etwas passiert, das diesen höheren Wert verursacht haben könnte?
- Wie habe ich mich im Laufe der letzten Wochen gefühlt?
- Wenn ich im Augenblick unter einer Depression leide, was könnte dann in meinem Leben aus dem Ruder gelaufen sein?
- Was sagt mir meine innere Weisheit über die Situation, in der ich mich im Augenblick befinde?
- Werde ich zur Zeit von meinem reagierenden Geist geködert? Und wenn ja, worin besteht der Köder?

Als nächstes müssen Sie dann aktiv werden und die Strategien anwenden, die Sie für Ihren Präventionsplan ausgewählt haben. Sobald Sie unter dem Einfluß der Depressionskomprimierung stehen, wird es schwieriger, Lösungen zu finden. Deshalb ist es so wichtig, einen sehr konkreten, schriftlich fixierten Plan darüber zu entwickeln, welche Verhaltensweisen Sie nutzen wollen, wenn Sie ein Stärkerwerden Ihrer Depression bemerken. Und ebenso wie zu dem Zeitpunkt, als Sie das erste Mal auf Ihre Depression Einfluß zu nehmen versuchten, müssen Sie diese Strategien auch jetzt unabhängig davon, wieviel Energie Sie haben und wie Sie sich fühlen, anwenden. Mit Hilfe Ihres Präventionsplans können Sie das allmählich zunehmende Abgleiten in die Depression umkehren. Wenn Sie aktiv werden, sobald Sie die ersten Anzeichen erkennen, hat die Depression keine Chance!

Entwickeln einer Intention

Das Wort »Intention« bedeutet im alltäglichen Sprachgebrauch, daß Sie beabsichtigen, auf ein Ereignis, eine Situation oder eine Interaktion auf eine bestimmte Weise zu reagieren. Wie wir bereits erwähnten, können wir, indem wir mental üben, auf bestimmte mit einem Depressionsrisiko belastete Situationen zu reagieren, diese Reaktionen in unserem Geist verankern und so die Wahrscheinlichkeit erhöhen, daß wir diese Reaktionen im Ernstfall auch tatsächlich benutzen. Auf diese Weise entwickeln wir eine Verhaltensintention – ein bestimmtes mentales Bild dessen, wie wir in einer bestimmten Art von Situation zu reagieren beabsichtigen. Die Absicht wird stärker, wenn wir die Situation, die für uns gefährlich ist, möglichst genau beschreiben und wenn wir die Verhaltensweisen, die wir in der Situation benutzen wollen, noch spezifischer festlegen. Außerdem können wir unsere Verhaltensintention stärken, indem wir die Reaktion mental üben und indem wir die Intention laut aussprechen, sowohl wenn wir allein sind, als auch in Gegenwart anderer Menschen, die uns unterstützen wollen.

ÜBUNG | Ein Spaziergang

Diese Übung soll Sie auf den mit Sicherheit auf Sie zukommenden Fall vorbereiten, daß Sie mit einem Ereignis, einer Situation oder einer Interaktion konfrontiert werden, in dem bzw. der für Sie die Gefahr eines Wiederauflebens der Depression besteht. Gewöhnlich passiert dies in einer Situation, die starke Gefühle oder Erinnerungen aktiviert oder einen Angriff Ihres reagierenden Geistes auslöst.

Wir möchten, daß Sie einen Spaziergang zu einem Ort unternehmen, der etwa fünfzehn bis dreißig Minuten von Ihrer Wohnung entfernt liegt. Notieren Sie vorher die früher in diesem Kapitel identifizierten Ereignisse, Situationen und Interaktionen, die für Sie mit der Gefahr des erneuten Ausbrechens einer Depression verbunden sind auf kleinen Karteikarten, wobei Sie auf einer Seite einer Karte jeweils einen Risikofaktor so genau wie möglich beschreiben. Auf der anderen Seite der Karte vermerken Sie die spezifischen Verhaltensweisen, die Sie in der betreffenden Situation benutzen wollen. Verstauen Sie die Karten, sobald Sie sie fertiggestellt haben, in einer Tasche, und machen sich auf den Weg.

Ihr Ziel ist der Ort, den Sie gewählt haben. Halten Sie auf dem Weg dorthin von Zeit zu Zeit an, nehmen Sie eine Ihrer Karteikarten aus der Tasche, und stellen Sie sich das betreffende Risiko möglichst anschaulich vor. Stellen Sie sich vor, daß Sie sich in der betreffenden Situation befinden, und versuchen Sie, möglichst viele Details in Ihr Vorstellungsbild einzubeziehen, beispielsweise Emotionen, Erinnerungen, Gedanken und physische Empfindungen. Drehen Sie die Karteikarte dann um, und lesen Sie laut die Verhaltensweisen vor, die Sie in der betreffenden Situation zu benutzen beabsichtigen. Bauen Sie ein lebendiges inneres Bild davon auf, wie Sie das betreffende Verhalten anwenden. Stellen Sie sich vor, daß Sie auch dann so reagieren, wenn unangenehme Gefühle, Erinnerungen oder Gedanken Ihnen dies erschweren. Stellen Sie sich vor, daß Ihre Reaktion bei Ihnen ein Gefühl gesunder Vitalität erzeugt, obwohl die Situation für Sie sehr schwierig ist. Nach Abschluß der Arbeit mit der Karteikarte leeren Sie Ihren Geist und gehen ein paar Minuten lang weiter. Dann bleiben Sie wieder stehen, wählen eine andere Karte und wiederholen damit das mentale Proben. Setzen Sie die Übung so lange fort, bis Sie auf die beschriebene Weise mit allen Karten gearbeitet haben.

Erläuterungen. Was haben Sie während dieses Spaziergangs mit Ihren Depressionsrisiken erlebt? Viele merken während der Übung, daß einige Ereignisse, Situationen oder Interaktionen, die für sie Depressionsrisiken beinhalten, das mentale Bild der Strategien, die sie benutzen wollen, verschwommener erscheinen lassen. Wenn das auch bei Ihnen so war, dann schauen Sie sich die schriftliche Darstellung Ihrer Strategie noch einmal genau an, und formulieren Sie sie eventuell noch spezifischer. Wiederholen Sie den Spaziergang später, und führen Sie die mentale Übung mit den präzisierten Karteikartentexten noch einmal durch. Je genauer und umfassender Ihr mentales Bild sowohl von den Depressionsrisiken als auch von Ihren geplanten Reaktionen darauf ist, um so stärker wird Ihre Verhaltensintention sein, wenn Sie mit der betreffenden Situation tatsächlich konfrontiert werden.

Andys Reise in ein erfülltes Leben

Als Andy über seine Situation nachdachte, wurde ihm klar, daß für ihn Bewerbungsabsagen ein großes Depressionsrisiko beinhalteten und daß er für Situationen, in denen er sich in seinen Bemühungen, eine neue Arbeit zu finden, entmutigt fühlte, einen Depressionspräventionsplan brauchte. Weil er schon mehrmals Absagen auf Bewerbungen erhalten hatte, konnte er einige spezifische Szenarien für seinen »Spaziergang« zusammenstellen. Bei der Auseinandersetzung mit seinem Rückfall in die Depression war ihm aufgefallen, daß er keine emotionale Unterstützung von seiten seiner Frau und seiner Kinder zuließ und daß er sich an Aktivitäten im Familienkreis, die er eigentlich schätzte, nicht mehr beteiligte. Sein Plan zur Verhinderung eines Rückfalls in die Depression beinhaltete, daß er sich an seine Frau wenden wollte, wenn er sich entmutigt fühlte, und sie bitten wollte, mit ihm essen zu gehen oder ein Kino zu besuchen. Während seines Übungsspaziergangs übte er mental viele verschiedene Bewerbungsabsagen, und anschließend brachte er jeweils seine Absicht zum Ausdruck, sich in solchen Situationen sofort an seine Frau zu wenden und sie zu bitten, mit ihm auszugehen.

In den folgenden Wochen mußte Andy mit einigen weiteren abschlägigen Bescheiden auf Bewerbungen fertig werden, doch er hatte nun seinen Plan und verhielt sich diesem entsprechend. Ihm fiel auf, daß seine Gedanken darüber, daß er unzulänglich und ein Versager sei, ihn deutlich weniger trafen, wenn er wie gewohnt zusammen mit seiner Frau und mit ihren gemeinsamen Kindern Dinge unternahm. Natürlich machte ihm die finanzielle Situation seiner Familie trotzdem Sorgen, aber das wurde nun durch die Tatsache, daß er eine liebevolle Beziehung zu seiner Frau hatte und gern mit seinen Kindern zusammen war, ein wenig ausgeglichen. Andy faßte den Entschluß, weiterhin nach einer neuen Arbeitsmöglichkeit zu suchen, dabei jedoch Angebote zu berücksichtigen, die ihn weniger stark dem Konkurrenzdruck aussetzten und auch zeitlich weniger Aufwand erforderten. Dies verringerte den mentalen Druck, der auf ihm gelastet hatte, deutlich. Ihm wurde klar, daß seine Suche nach einer neuen Arbeit durch die Bedingung belastet worden war, daß er durch die neue Position unbedingt seinen Wert unter Beweis stellen wollte – so wie sein Vater diesen Wert definiert hatte. Statt sich weiterhin darauf zu versteifen, daß er eine Arbeit finden mußte, die diesem Anspruch genügte, beschloß Andy nun, sich eine Arbeit zu suchen, die er selbst als erfreuliche und interessante Herausforderung ansah. Er akzeptierte, daß dies einige Zeit kosten und weitere persönliche Umorientierungen erforderlich machen konnte; doch er hatte das Gefühl, daß er so der Umsetzung seiner Werte näherkommen würde. Ihm fiel auf, daß seine Depression, seine Reizbarkeit und sein Isolationsgefühl nicht mehr an jedem Tag dominierten, und nach einigen Monaten fand er eine Arbeit, die seinen Vorstellungen entsprach – und zwar nicht einmal im Bankgewerbe. Andy war wieder auf dem Weg zu einem Leben, das er selbst als lebenswert empfand.

Drücken Sie Ihre Dankbarkeit aus

Eine alte Spruchweisheit lautet: »Was uns nicht tötet, macht uns stärker.« Obwohl wir Sie davor gewarnt haben, solche Sprüche kritiklos für bare Münze zu nehmen, und obwohl wir auch keineswegs möchten, daß Sie sich eine solche Spruchweisheit unhinterfragt zu eigen machen, enthält der Satz doch eine Prise Wahrheit, was die Wirkung der Herausforderungen angeht, mit denen das Leben uns konfrontiert. Der obige Satz bestätigt, daß schwierige Situationen mit Schmerzen verbunden sind, daß sie uns jedoch andererseits ermöglichen, viel über uns selbst als Menschen zu lernen. Sie können diese Sicht der

Schwierigkeiten, die das Leben mit sich bringt, praktisch nutzen, indem Sie dem Leben dafür danken, daß es Ihnen die Möglichkeit gibt, etwas Neues über sich selbst zu erfahren. Das ist das Wesen eines erfüllten Lebens: mit dem Guten, dem Schlechten und dem Häßlichen zurechtzukommen und jede Lebenssituation als Chance zu nutzen für Aktivitäten, die Ihre Werte spiegeln und Ihnen ermöglichen, als Mensch zu wachsen. Aber auch dabei brauchen Sie nicht perfekt zu sein; Sie dürfen Fehler machen. Und wenn das passiert, besteht die zweckmäßigste Reaktion darin, sich wieder aufzurappeln und die Reise fortzusetzen. Das ist der Ort, an dem alles Lernen im Leben stattfindet: die Reise.

Eine Möglichkeit, dem Leben gegenüber Dankbarkeit auszudrücken, besteht darin, ihm zu Beginn jedes Tages für etwas Bestimmtes zu danken. Sie können dem Leben einen Dankesbrief schreiben oder irgendeine Art von Ritual ausführen, um jeden Tag und alles, was er Ihnen bringen wird, willkommen zu heißen. Es folgen ein paar Beispiele, die zeigen, wofür Sie dem Leben danken können.

- Ich danke dir, Leben, daß du mir die Möglichkeit gibst, mit dem Geld auszukommen, das ich habe.
- Ich danke dir dafür, daß du mir hilfst, nach einem Streit mit meinem Partner den Kontakt zu ihm wiederherzustellen.
- Ich danke dir dafür, daß du mir zu erkennen hilfst, wie wichtig meine Freunde für mich sind.
- Ich bin dir dankbar dafür, daß du mir heute die Möglichkeit gibst, mich um ein erfülltes Leben zu bemühen.
- Ich bin dir dankbar für die Möglichkeit, heute etwas für meine Gesundheit zu tun.
- Ich danke dir, Leben, weil du mir zu lernen hilfst, den Verlust eines Menschen, den ich liebe, zu akzeptieren.

Dankbarkeit auszudrücken ist auch eine wunderbare Möglichkeit, sich in den gegenwärtigen Augenblick Ihres Alltagslebens zu versetzen. Es bereitet Sie auf den Pfad vor, auf dem Sie Tag für Tag reisen werden, und ermöglicht Ihnen, an einem mentalen Ort zu verweilen, an dem Sie erwarten können, jeden Tag etwas Neues über sich selbst zu lernen. In der ACT sprechen wir oft davon, daß wir uns täglich ein Ziel setzen, um jeden Tag als ein neuer Mensch zu beenden. Ein solches unablässiges Wachstum findet statt, wenn Sie direkten Kontakt zu den Resultaten in Ihrem Leben haben und dazu, wie diese Resultate Ihr Selbstverständnis verändern.

ACT-Geheimnisse

- Das Leben ist ein Marathon, kein Sprint. Sie müssen eine Lebensweise entwickeln, die täglich ACT-Strategien nutzt, um mit den Herausforderungen des Lebens fertig zu werden.
- Je konkreter Sie festlegen, welche ACT-Strategien Sie wann und wie benutzen wollen, um so wahrscheinlicher wird es Ihnen gelingen, diese Handlungsintentionen zu Gewohnheiten zu machen.
- Sie können eine gesunde Lebensweise entwickeln, indem Sie ACT-Techniken im Kleinen anwenden und diese kleinen Anwendungen dann zu einer neuen umfassenden Routine der Alltagsbewältigung verbinden.
- Um die Gefahr eines Rückfalls in die Depression zu verringern, sollten Sie Depressionsrisiken erkennen und bestimmte ACT-Strategien auswählen, die Sie beim Auftauchen bestimmter Risiken benutzen wollen.
- Mentales Proben von Situationen, die ein Depressionsrisiko beinhalten, und Ihre Reaktionen auf solche Situationen werden Ihnen helfen, Ihre Entschlossenheit, ACT-Techniken zu nutzen, zu verstärken!

Der Coach sagt

Ein Marathonläufer freut sich sicher nicht darauf, daß er während eines Laufs an seine Grenzen stoßen wird, aber er weiß, daß dies eintreten wird. Das Leben wird Sie mit Hindernissen konfrontieren, und indem Sie lernen, diese Hindernisse zu umschiffen, wird Ihre Persönlichkeit wachsen. Auch schwierige Situationen können Ihrer Gesundheit und Vitalität zugute kommen, wenn Sie akzeptieren, daß dies ein Teil des Marathons ist, an dem Sie teilnehmen.

Vorschau

Im nächsten Kapitel geben wir Ihnen Tipps für die Sicherung von sozialer Unterstützung, weil diese Ihnen hilft, Ihr Leben im Sinne der ACT umzugestalten.

16 Unterstützung geben und annehmen

Jeder Freund, den wir haben, steht für eine Welt in uns, eine Welt, die möglicherweise nie entstanden wäre, wenn wir diesen Freund nicht hätten. Nur durch das Zusammentreffen mit ihm wird eine neue Welt geboren.

— Anaïs Nin

Im vorigen Kapitel haben Sie daran gearbeitet, einen Plan nicht nur zur Verhinderung von Rückfällen in die Depression zu entwickeln, sondern auch für die tagtägliche Nutzung von ACT-Strategien. Wenn Sie gesund leben und Depressionsrückfälle verhindern wollen, müssen Sie akzeptieren, womit Sie konfrontiert werden, und jeden Tag achtsam und im Einklang mit Ihren Werten leben; außerdem müssen Sie dafür sorgen, daß Ihr Handeln mit Ihren Überzeugungen im Einklang steht. Da dies längerfristige Veränderungen Ihrer Lebensweise erfordert, werden Ihre Erfolgsaussichten wesentlich größer, wenn Sie sich Menschen suchen, die Sie in Ihren Bemühungen unterstützen. Umgekehrt können auch Sie die Betreffenden unterstützen, indem Sie ihnen zugute kommen lassen, was Sie mit Hilfe des in diesem Buch beschriebenen Programms gelernt haben.

Letztlich leben wir in einer Welt zwischenmenschlicher Beziehungen. Es ist kaum möglich, irgendwohin zu gehen oder etwas zu tun, ohne auf andere Menschen zu treffen. Selbst Bergsteiger, die den Gipfel des Mount Everest besteigen wollen, befinden sich häufig in einer langen Kette von Menschen, die das gleiche Ziel haben. Um den Gipfel zu erreichen, muß jeder Einzelne alles daransetzen durchzuhalten; doch in den meisten Fällen ist auch Teamarbeit erforderlich, und die Beteiligten müssen zumindest in einem gewissen Maße zusammenpassen. Wir Menschen sind soziale Wesen, und wir können unsere Beziehungen zu anderen Menschen nutzen, um in unserem Leben wichtige Veränderungen zu erreichen und zu konsolidieren. In diesem Kapitel geht es darum, wie Sie Menschen finden, die Sie in Ihren Bemühungen, Ihr Leben lebenswert zu machen, unterstützen können. Außerdem werden Sie lernen, zu solchen Menschen so in Kontakt zu treten, daß die Betreffenden bereit sind, Ihnen zu helfen.

Wie Sie einen Unterstützungskreis aufbauen

Eine Auswirkung des Zustandes der Depression ist, daß Sie den Kontakt zu der sozialen Welt, in der Sie sich bewegen, verlieren. Depressive werden oft sehr egozentrisch und beschäftigen sich hauptsächlich damit, wie sie ihre Stimmungslage beeinflussen können. Dies führt nicht nur leicht zu einem Gefühl der Isolation, sondern auch zu Verhaltensweisen, durch die sie sich selbst isolieren. Bei einer tieferen Depression weitet sich dieses Gefühl der Isolation auf immer engere Beziehungen aus. Die letzten Menschen, von denen Depressive sich isolieren, sind meist diejenigen, die Ihnen am nächsten stehen.

Wenn Sie eine starke und lebendige Basis sozialer Beziehungen aufbauen wollen, die Ihnen hilft, einen Rückfall in die Depression abzuwehren, müssen Sie sich die soziale Welt, die Sie aufbauen wollen, zunächst vorstellen. Denken Sie daran, daß Ihr Wertekompaß unter anderem beinhaltet, auf Weisen zu handeln, die sich im Einklang mit Ihren Vorstellungen über Beziehungen befinden. Dies kann bedeuten, daß Sie im Laufe der Zeit schwächer gewordene Beziehungen wieder aufleben lassen, daß Sie neue Beziehungen zu Menschen anknüpfen, die Ihnen als Seelenverwandte erscheinen, daß Sie eine bereits existierende Beziehung in Ihre Präventionsbemühungen einbinden oder daß Sie einen Psychotherapeuten um Hilfe bitten, der Sie unterstützen kann. Bedenken Sie bei der Arbeit an den in diesem Kapitel beschriebenen Aufgaben stets: Je umfassender und vielfältiger Ihre soziale Unterstützung ist, um so besser ist es für Sie. Das vorliegende Kapitel soll Ihnen helfen, ein soziales Netzwerk aufzubauen, das die neue Lebensweise, die Sie sich erarbeiten, unterstützt. Bevor wir uns der Frage zuwenden, wie Sie Menschen finden, die Sie unterstützen könnten und die auch dazu bereit sind, werden wir uns genauer anschauen, was soziale Unterstützung beinhaltet und was nicht sowie welche Qualitäten beim Aufbau eines eigenen sozialen Netzes wichtig sind.

Was ist kompetente soziale Unterstützung?

Nicht alle Arten von sozialer Unterstützung sind gleich. Wir bezeichnen eine gesunde Form sozialer Verbundenheit, für die eine nicht-urteilende und empathische Einstellung kennzeichnend ist, als »kompetente soziale Unterstützung«. Damit ist eine Form von Unterstützung gemeint, die nicht kritisiert, keine Vorträge hält, nicht mit noch so gut gemeinten Ratschlägen zur Last fällt und auch nicht vergleicht, wie Sie selbst und die andere Person (oder jemand anders) mit einem ähnlichen Problem umgegangen und fertig geworden ist. Wenn Sie mit Schwierigkeiten kämpfen und Ihr Selbstvertrauen nicht besonders stark ist, brauchen Sie ganz bestimmt nicht jemanden, der Sie ständig kritisiert, Ihnen Vorträge hält oder Ihnen das Gefühl gibt, Sie seien ein Versager.

Kays Geschichte

Kay, eine 39-jährige Lesbe, kämpfte seit ihrer Teenager-Zeit mit Depression. Sie hatte seit langem eine Liebe-Haß-Beziehung zu ihrer Mutter, einer sehr resoluten Frau, die über Kays sexuelle Vorliebe zutiefst enttäuscht war. Die Familie lebte in einer konservativen ländlichen Gemeinde, und die Eltern beschworen Kay, sich ja nicht als Lesbe zu »outen«, weil ihre Mutter sicher war, daß dies Schande über die Familie bringe. Trotz der schwierigen Beziehung bewunderte Kay ihre Mutter und bemühte sich um ihre Anerkennung, wurde aber ständig von ihr kritisiert, sei es wegen ihrer Schulzensuren, ihrer Freundinnen oder ihrer äußeren Erscheinung. Als Kays Depression und die damit verbundenen Probleme im Laufe der Teenagerjahre stärker wurden, machte die Mutter immer wieder die sexuelle Orientierung ihrer Tochter dafür verantwortlich. Sie drängte Kay, eine Therapie zu beginnen, damit endlich ein Weg gefunden werde, das angeblich der Depression zugrundeliegende sexuelle »Problem« zu lösen.

Nachdem Kay ihr Elternhaus verlassen hatte, wurde sie mit zahlreichen Problemen konfrontiert, darunter Drogenmißbrauch, Abbruch des College-Besuchs, Scheitern von Beziehungen und eine erhebliche Verstärkung der Depression. Die einzige konstante Bezugsperson blieb für Kay ihre Mutter. Sie sprachen mehrmals in der Woche miteinander, wobei ihre Gespräche oft im wesentlichen aus hitzigen Meinungsverschiedenheiten über Kays Mißerfolge und über ihre sexuelle Vorliebe bestanden. Meist fühlte Kay sich nach diesen Gesprächen wesentlich schlechter als vorher. Als sie mit der ACT-Arbeit begann, wurde ihr klar, daß ihre Mutter ihr keine kompetente soziale Unterstützung bot. Sie reagierte ihr gegenüber weder positiv noch akzeptierend; vielmehr stellte sie Forderungen, verurteilte ihre Tochter und kritisierte sie ständig. Als Kay anfing, darauf zu achten, ob und wann sich ihre depressiven Empfindungen veränderten, entdeckte sie, daß die Gespräche mit ihrer Mutter zu einem Stärkerwerden der Depression führten.

Kay wurde klar, daß sie einen umfassenderen und kompetenteren Unterstützerkreis brauchte. Deshalb verpflichtete sie sich, einem lokalen Wanderverein beizutreten, und bei einem der ersten Ausflüge, die sie mit dieser Gruppe unternahm, lernte sie ein gleichgeschlechtliches Paar kennen, zu dem sie eine starke Beziehung aufbaute. Die beiden akzeptierten Kay so, wie sie war, und sie boten ihr Unterstützung an, falls sie das Bedürfnis hätte, mit jemandem zu reden. Diese Beziehung war für beide Seiten eine Bereicherung: Das Paar wanderte gern mit Kay, weil sie sehr sportlich war und einen ausgeprägten Sinn für Humor hatte. Sie unternahmen zu Dritt zahlreiche Wanderungen, und Kay lernte im Laufe der Zeit auch einige andere Freundinnen der beiden kennen. Schon bald merkte sie, daß sie sich nicht mehr so isoliert fühlte und nicht mehr den Wunsch hatte, so häufig wie vorher mit ihrer Mutter zu reden. Außerdem beschloß sie, die Telefongespräche mit ihrer

Mutter zeitlich zu begrenzen und rasch zu beenden, sobald sie merkte, daß ihre Mutter sie wieder anzugreifen begann.

Gleichgesinnte

Wie Kays Geschichte zeigt, geben die beste soziale Unterstützung oft Menschen, die eine ähnliche Weltsicht oder ähnliche Interessen haben. Innerhalb einer Kirchengemeinde haben wahrscheinlich viele der Gemeindemitglieder ähnliche religiöse oder spirituelle Ansichten wie Sie. Und in einem Yoga-Kurs oder einem Meditationsseminar sind Sie wahrscheinlich in Gesellschaft von Menschen, die sich für Akzeptieren und Achtsamkeit als Grundlage der Lebensgestaltung interessieren. Sogar eine Lesegruppe oder ein Gartenclub kann Ihnen helfen, Seelenverwandte zu finden.

ÜBUNG ⋮ Wie Sie Gleichgesinnte erkennen

Mit Hilfe dieser Übung können Sie Möglichkeiten zum Aufbau sozialer Beziehungen in vielen unterschiedlichen Zusammenhängen erkennen. Nehmen Sie sich ein wenig Zeit, um darüber nachzudenken, welche Menschen Sie in den im folgenden aufgeführten Bereichen kennenlernen könnten, sowie darüber, welche Arten von Unterstützung Ihnen diese Menschen bieten könnten. Zu Kirchengemeinden und anderen spirituellen Aktivitäten und Organisationen braucht man nicht viel zu erklären. Hobby- und Interessengruppen gibt es in unüberschaubar großer Zahl, und sie befassen sich mit Themen aller Art, beginnend mit künstlerischen und handwerklichen Interessen bis hin zu Spielen oder der Beschäftigung mit Oldtimern. Gruppen, die sich gesundheitsfördernden Aktivitäten widmen, gibt es ebenfalls in unvorstellbarer Zahl, angefangen von Yoga und Tai-Chi bis hin zu Aerobic und Kursen für gesundheitsbewußtes Kochen. Auch ehrenamtliche Aktivitäten können sehr förderlich sein; wenn Sie sich für etwas engagieren, das Ihnen wirklich am Herzen liegt, kommen in Ihrer Aktivität Ihre Werte zum Ausdruck, wobei Sie gleichzeitig Beziehungen zu anderen Menschen anknüpfen. Natürlich gibt es auch soziale Aktivitäten, die in keine der in der Tabelle berücksichtigten Kategorien passen – beispielsweise eine Dinnergruppe –, und andere, wie etwa eine Meditationsgruppe oder ein Tanzkurs, lassen sich mehreren Kategorien zuordnen. Die im folgenden erfaßten Kategorien sind deshalb nur als Unterstützung für die Entwicklung eigener Ideen gedacht. Notieren Sie in der mittleren Spalte Aktivitäten oder Gruppen, die Ihnen als geeignet erscheinen, und beschreiben Sie in der rechten Spalte, wie die Mitglieder der verschiedenen Gruppen, die Sie ausgewählt haben, Sie darin unterstützen können, Ihr Leben im Sinne der ACT zu gestalten.

Bestandsaufnahme Gleichgesinnter

Soziale Ressource	Aktivität oder Gruppe, der ich mich anschließen könnte	Wie die Gruppe mich unterstützen könnte
Kirche oder andere organisierte spirituelle Aktivität		
Hobby- oder Interessengruppe		
Gesundheits- oder Wellnessgruppe		
Ehrenamtliche Tätigkeiten		
Andere		

Erläuterungen. Schauen Sie sich Ihre Antworten noch einmal an. Könnten Sie eine der genannten Möglichkeiten, soziale Unterstützung zu erhalten, kontaktieren? Wie schwierig wäre es für Sie, zu der betreffenden Gruppe Kontakt aufzunehmen oder mit der betreffenden Aktivität zu beginnen? Befinden sich auf Ihrer Liste irgendwelche Aktivitäten oder Gruppen, mit denen Sie sich schon einmal beschäftigt haben und die Sie erfreulich oder positiv kennengelernt haben? Diese wären ein ausgezeichneter Ansatzpunkt für Ihre Bemühungen um Unterstützung. Ist Ihnen für bestimmte Kategorien Ihrer Liste keine konkrete Möglichkeit eingefallen, obwohl Ihnen die Vorstellung, in dem betreffenden Bereich aktiv zu werden, gefällt? Sie könnten dann beispielsweise in Ihrer Lokalzeitung oder auf Anschlagtafeln in Einrichtungen der Gemeinde, in der Sie leben, nach entsprechenden Angeboten Ausschau halten.

Suchen Sie sich einen Vertrauten

Normalerweise schätzen Menschen ihre Privatsphäre und teilen anderen nur ungern ihre dunkelsten Geheimnisse mit. Eine der wirksamsten Formen sozialer Unterstützung ist der Kontakt zu einem Menschen, dem Sie Ihre intimsten Gefühle und Sehnsüchte mitteilen können. Diese Person kann ein enger Freund sein, ein Sponsor in einer Selbsthilfegruppe, ein Ehe- oder Lebenspartner. Solche Menschen können Ihnen helfen, Ihren ACT-Verpflichtungen nachzukommen, ein erfülltes und von Ihren Werten bestimmtes Leben zu führen. Um Ihnen helfen zu können, Ihrer Verantwortung für sich selbst gerecht zu werden, muß diese Person über Ihren Kampf mit der Depression informiert sein sowie darüber, wie Sie den ACT-Ansatz für den Aufbau eines erfüllenden Lebens nutzen wollen. Meist wissen Menschen, die für diese Rolle geeignet sind, ohnehin schon, daß Sie mit einer Depression kämpfen, aber eventuell ist ihnen nicht völlig klar, was es mit der ACT auf sich hat. Deshalb müssen Sie ihnen eventuell die Grundlagen des ACT-Modells erklären. Dabei kann es durchaus passieren, daß sich der Mensch Ihres Vertrauens ebenfalls für die Nutzung der ACT zu interessieren beginnt. Wenn das passiert, können Sie einander darin unterstützen, Ihre neue Lebensweise zu verankern und Ihre Selbstverpflichtungen einzuhalten.

Trotz der offensichtlichen Vorteile der Zusammenarbeit mit einem solchen Partner wird Ihr reagierender Geist versuchen, Sie von dieser Zusammenarbeit abzubringen, indem er emotionale Barrieren aufbaut. Machen Sie sich Gedanken, die Sie davon abzubringen versuchen, daß Sie sich einem solchen Menschen öffnen, nicht zu eigen. Wir werden uns nun einige der Hindernisse, mit denen Ihr reagierender Geist Sie wahrscheinlich konfrontieren wird, genauer anschauen.

Keine Last sein wollen

Eine typische Barriere, die Sie daran hindern soll, sich die Hilfe einer Vertrauensperson zu sichern, ist der Gedanke, Sie könnten diesen Menschen mit Ihren Problemen belasten. Ihr reagierender Geist wird versuchen, Sie deswegen mit Schuldgefühlen zu ködern. Wie die Inanspruchnahme sozialer Unterstützung aus der Sicht der inneren Weisheit erscheinen könnte, kommt in dem alten Sprichwort »Eine Hand wäscht die andere« zum Ausdruck. Es gibt Situationen, in denen Sie die Unterstützung eines Menschen, dem Sie vertrauen, benötigen, und es werden auch Situationen kommen, in denen dieser Vertraute Sie brauchen wird. Im Laufe des Lebens findet ein ständiges Geben und Nehmen statt, und am Ende gleicht sich das, was Menschen einander Gutes getan haben, gewöhnlich ungefähr aus.

Dieser Köder ist aber auch in anderer Hinsicht höchst verdächtig. Die ACT-Lebensweise bietet keine Möglichkeit, einander zu bemitleiden, weil das Leben so unerträglich ist und weil Sie sich so schlecht fühlen. Ein solches Verhalten wäre nicht nur für Ihre

Vertrauensperson, sondern auch für Sie selbst eine Last. Deshalb konzentriert sich die ACT auf Ihre Ziele und auf die Ausführung positiver Handlungen, die das Vitalitätsgefühl steigern und zu Wohlbefinden führen. Sie belasten Ihre Vertrauensperson nicht, sondern bitten sie, Sie immer wieder daran zu erinnern, die Handlungen, zu deren Ausführung Sie sich verpflichtet haben, tatsächlich auszuführen. Wenn Ihre Vertrauensperson einige der positiven Auswirkungen der ACT-Strategien in Ihrem Leben erkennt, wird sie diese Strategien wahrscheinlich ebenfalls benutzen wollen und dann auch selbst von ihnen profitieren. Könnte es ein besseres Geschenk für jemanden geben, der Sie Monate, Jahre oder sogar Ihr ganzes weiteres Leben lang unterstützen wird?

Demütigung und Stigma

Eine weitere Barriere, die verhindern kann, daß Sie die Hilfe einer Vertrauensperson in Anspruch nehmen, ist ein Gefühl der Scham, der Stigmatisierung oder der Demütigung, das einfach deshalb auftritt, weil Sie depressiv sind. Ihr reagierender Geist wird versuchen, Sie mit der Überzeugung zu ködern, daß es Ihnen an Charakter mangelt oder daß Sie schwach oder gar psychisch krank sind, daß andere Sie mit Sicherheit so sehen werden und daß es am besten ist, wenn Sie Ihre Probleme für sich behalten. All dies zielt darauf, Sie in Gegenwart von Menschen, die Ihnen gerne helfen würden, wenn Sie sie nur darum bäten, schweigen zu lassen. Möglicherweise hat Ihre Vertrauensperson mit den gleichen Problemen gekämpft wie Sie im Augenblick. Eine von der inneren Weisheit geprägte Art des Umgangs mit diesem Problem läßt sich in dem Satz »Wir sitzen alle im gleichen Boot« zusammenfassen. Ein Mensch zu sein bedeutet, daß wir uns den Herausforderungen stellen müssen, die das Leben mit sich bringt, und daß wir mit dem Schmerz und dem Leiden fertig werden müssen, die mit solchen Erlebnissen verbunden sind. Mit hoher Wahrscheinlichkeit hat auch Ihre Vertrauensperson in ihrem Leben mit Rückschlägen fertig werden müssen, und wahrscheinlich wird sie Ihre Situation verstehen können.

Nicht um viel bitten müssen

Ein weiterer Köder ist die Vorstellung, das Bitten um Hilfe und Unterstützung beweise, daß Sie egoistisch und egozentrisch sind und von Ihrem Partner zuviel erwarten. Wenn Sie diesen Köder schlucken, versäumen Sie es möglicherweise, Ihre Vertrauensperson zu einem für Sie wichtigen Zeitpunkt einzubeziehen, weil Sie glauben, Sie hätten sowieso schon um zuviel Unterstützung gebeten. Bedenken Sie, daß Ihr Unterstützer keine Gedanken lesen kann und deshalb nicht weiß, wie er Ihnen helfen kann, wenn Sie es ihm nicht sagen. Ein von der inneren Weisheit geprägtes Vorgehen bestünde in diesem Fall darin, daß Sie auf die Fähigkeit Ihrer Vertrauensperson, Ihnen Grenzen zu setzen, vertrauen. Wenn Sie um mehr bitten, als Ihr Unterstützer Ihnen zu geben bereit ist, wird er es Ihnen sagen. Sie brauchen sich nicht niedergeschmettert zu fühlen, wenn dies einmal der Fall sein sollte. Höchstwahrscheinlich hat eine solche Reaktion nicht einmal etwas mit Ihnen zu tun; schließlich hat jeder Mensch seine speziellen Prioritäten. Vielleicht ist Ihre Vertrauensperson morgen bereit, Ihnen die erbetene Unterstützung zu geben.

ÜBUNG : Ziele identifizieren und um Unterstützung bitten

In dieser Übung sollen Sie einen oder mehrere potentielle Vertrauenspersonen und Unterstützer identifizieren und planen, mit ihnen über Ihre ACT-Ziele zu sprechen. Denken Sie daran, daß sich als Vertrauensperson ein Mensch eignet, der Sie tatsächlich unterstützen kann, der Sie nicht verurteilt und der Sie an Ihre Verantwortung erinnert, statt Sie zu kritisieren, weil Sie Ihre Selbstverpflichtung nicht eingehalten haben. Versuchen Sie, für diese Aufgabe Menschen auszuwählen, die eindeutig auf Ihrer Seite stehen und die Sie motivieren können. Notieren Sie im folgenden die Namen von einem oder mehreren solchen Kandidaten:

Unterstützer 1: ______________________________

Unterstützer 2: ______________________________

Unterstützer 3: ______________________________

Beschreiben Sie als nächstes die konkrete Art von Unterstützung, um die Sie die einzelnen Unterstützer bitten wollen. Versuchen Sie, diese Unterstützung möglichst konkret zu beschreiben, indem Sie beispielsweise formulieren: »Frage mich bitte jede Woche, ob ich mindestens dreimal im Laufe der betreffenden Woche das Aufbauen von Vorstellungen des Akzeptierens geübt habe« oder: »Frage mich am Anfang jedes Monats, ob ich meinen 'Fragebogen für depressive Verhaltensweisen' durchgearbeitet habe.« Sie können Ihre Vertrauensperson auch bitten, mit Ihnen zusammen etwas zu tun, das Sie als wertvoll ansehen, beispielsweise regelmäßig Bahnen zu schwimmen. Es ist völlig in Ordnung, wenn Sie Ihren Unterstützer bitten, sich an einer Aktivität, die für Sie ein Wert ist, zu beteiligen. Je präziser Sie die Unterstützung, die Sie sich wünschen, beschreiben, um so eher ist Ihr Unterstützer in der Lage, Ihre Bedürfnisse zu erfüllen. Notieren Sie jetzt, um welche Arten von Unterstützung Sie bitten wollen:

1. ______________________________
2. ______________________________
3. ______________________________
4. ______________________________
5. ______________________________

Stellen Sie sich nun jeden der zuvor identifizierten potentiellen Unterstützer vor, und fragen Sie sich: »Wird dieser Mensch mich wahrscheinlich emotional unterstützen und mich nicht verurteilen? Kann er mich motivieren?« Wenn die Antwort ja lautet, haben Sie einen Kandidaten gefunden, der sich für die Aufgabe des Unterstützers sehr gut eignet. Falls Sie zögern, sollten Sie Ihre Auswahl noch einmal überdenken. Weshalb haben Sie gezögert? Sie können den Betreffenden immer noch auswählen, nachdem Sie noch einmal über seine Auswahl nachgedacht haben; wir möchten nur, daß Sie sich darüber klarwerden, ob es nicht doch irgendwo gute Gründe dafür gibt, sich einen anderen Unterstützer zu suchen.

Schauen Sie sich nun die Arten von Unterstützung an, die Sie sich suchen wollen. Bezieht sich Ihre Bitte auf etwas, das sehr klar ist? Haben Sie angegeben, wann und wie oft Sie sich die verschiedenen Formen von Unterstützung wünschen? Falls Sie etwas formuliert haben wie: »Positiv sein und mich bei meinem ACT-Programm unterstützen«, dann ist das eindeutig zu vage. Welche Art von positiver Unterstützung wünschen Sie sich? Beispielsweise könnten Sie Ihren Unterstützer bitten, Sie samstagsmorgens anzurufen und Sie zu fragen, wie es Ihnen mit Ihrer zehnminütigen Achtsamkeitsübung ergangen ist und was Sie dadurch gelernt haben. Wenn eine oder mehrere Ihrer Bitten um Unterstützung sehr vage formuliert sind, dann formulieren Sie diese noch einmal konkreter: Was möchten Sie, daß die andere Person für Sie tut, und wann und wie oft möchten Sie dies?

Nachdem Sie nun eine potentielle Vertrauensperson identifiziert und eine Liste spezifischer Unterstützungsaktivitäten zusammengestellt haben, ist es an der Zeit, diesen Menschen zu treffen und mit ihm über Ihre Bitte zu sprechen. Die beste Möglichkeit, dies in die Tat umzusetzen, besteht darin, eine entsprechende Verhaltensintention zu entwickeln, so wie es im vorigen Kapitel empfohlen wurde. Wenn Sie diese Bitte als etwas verstehen, das Sie auf eine ganz bestimmte Weise zu tun gedenken, wird wahrscheinlicher, daß Sie es tatsächlich tun werden. Vervollständigen Sie die folgende kleine Absichtserklärung, um sich zu dieser Aktivität sich selbst gegenüber zu verpflichten.

Ich beabsichtige, mich mit ________________________________ [potentieller Unterstützer]

zu treffen, und zwar am ________________ [Datum], in ________________________ [Ort].

Bei diesem Treffen beabsichtige ich, ____ [Name]

zu bitten, mein Unterstützer zu werden und mir die konkreten Arten von Unterstützung

zukommen zu lassen, die ich gerade aufgelistet habe.

Sichern Sie sich die Unterstützung eines Experten

Eine weitere wichtige Form von Unterstützung besteht darin, mit einem Psychotherapeuten oder Arzt über Ihre Situation zu sprechen, der es jeden Tag mit Menschen zu tun hat, die unter einer Depression leiden. Vielleicht ist sich Ihr Hausarzt schon über Ihre Situation im klaren und verschreibt Ihnen eventuell auch schon ein Antidepressivum. Nun wissen zwar die meisten Psychotherapeuten und in jedem Fall alle Psychiater, was beim Einsatz von Antidepressiva zu beachten ist, doch ist der ACT-Ansatz nicht allen bekannt. In jedem Fall ist es für Sie von Vorteil, Ihrem Arzt kurz zu erklären, was Sie mit dem ACT-Programm bezwecken. Ärzte haben gewöhnlich nicht viel Zeit und können sich wahrscheinlich nicht die gesamte Geschichte Ihrer Depression und Ihrer Arbeit mit der ACT anhören. In solchen Fällen können Sie die Verständigung verbessern, indem Sie dem Arzt eine Kopie Ihres Präventionsplans geben und ihn bitten, diesen Plan zu Ihrer Akte zu legen. Er kann sich den Plan dann bei einem Rückfall anschauen und Sie in seiner Anwendung unterstützen. Oft reicht dies allein aus, um einen Rückfall in die Depression zu verhindern.

Natürlich ist auch jeder Psychotherapeut oder Arzt, mit dem Sie zusammenarbeiten, ein wichtiger Unterstützer. Falls Sie schon einmal mit einem Psychotherapeuten an Ihrer Depression gearbeitet haben oder dies im Augenblick tun, sollten Sie das vorliegende Buch zu einer Sitzung bei diesem Therapeuten mitnehmen und mit ihm gemeinsam die Struktur des Programms durchgehen. Wenn wir das in diesem Buch beschriebene Programm für die Arbeit mit Depressiven benutzen, organisieren wir die Therapieziele so, daß sie der Struktur des Buches entsprechen. Beispielsweise könnte ein Ziel für die Zeit zwischen den Sitzungen lauten, die Arbeit mit dem Wertekompaß aus Kapitel 6 auszuführen und die Resultate in der nächsten Sitzung zu diskutieren. Falls Sie im Augenblick nicht bei einem Psychotherapeuten in Behandlung sind, aber in der Vergangenheit in einer solchen Behandlung waren, könnten Sie mit dem Betreffenden ein paar Sitzung vereinbaren, um Ihren Plan zur Verhinderung zukünftiger Rückfälle in die Depression mit ihm zu besprechen.

Hilfe aus dem Internet

Die schier unerschöpflichen Quellen, die das Internet uns erschließt, machen uns heute die verschiedensten Bemühungen zugänglich, die Depression und die Möglichkeiten ihrer Behandlung besser zu verstehen. Allerdings ist genau das, was das Internet so nützlich macht, auch schädlich. Weil die Depression ein so verbreitetes Problem ist, gibt es buchstäblich Hunderte von Websites, Blogs und anderen Ressourcen zu diesem Thema. Nicht alle davon bieten korrekte oder wirklich nützliche Informationen an. Beispielsweise wird auf manchen Websites das Thema Depression benutzt, um Menschen dazu zu bringen, ein Produkt auf Kräuterbasis zu kaufen oder sich einer bestimmten religiösen Lehre anzuschließen. Andere Websites verbreiten übertriebene Behauptungen über die positive Wirkung einer Depressionsbehandlung, die sie anbieten. Es folgen ein paar einfache Regeln, die Ihnen helfen, diese vielfältigen Möglichkeiten sinnvoll zu nutzen:

- Hüten Sie sich grundsätzlich vor Websites, die Depression als rein körperliche Krankheit darstellen. Halten Sie sich besser an solche, die sowohl biologische als auch psychische und soziale Faktoren berücksichtigen.
- Hüten Sie sich vor Websites, die behaupten, eine Depression könne nur mit Medikamenten oder sogar nur mit einem ganz bestimmten Medikament behandelt werden.
- Meiden Sie grundsätzlich Websites, die von Pharmaunternehmen gesponsert werden, da in solchen Fällen zwangsläufig ein Interessenkonflikt vorliegt. Diese Angebote sollen Sie dazu bringen, ein bestimmtes Produkt des Unternehmens zu kaufen.
- Hüten Sie sich auch vor Websites, die Ihre Depression als Köder benutzen, um Sie zum Ausprobieren einer bisher nicht wissenschaftlich überprüften Behandlung oder zum Kauf eines Produkts zu veranlassen, das mit einer seriösen Behandlung gar nichts zu tun hat – beispielsweise einer New-Age-Kirche beizutreten oder einen bestimmten Nahrungsergänzungsstoff zu kaufen.
- Die besten und vertrauenswürdigsten Websites sind im allgemeinen diejenigen, die kostenlos über Depression und ihre Behandlung informieren.
- Hüten Sie sich auch vor Websites, die unrealistische Behauptungen verbreiten, beispielsweise darüber, wie Sie eine Depression »über Nacht« heilen können, welche unbekannte Behandlungsmethode Wissenschaftler unterdrücken oder wie Sie Ihr Leben in sieben Tagen komplett umwandeln können.

Selbsthilfegruppen

Eine weitere großartige Möglichkeit, in den Genuß der Unterstützung Gleichgesinnter zu kommen, besteht darin, sich einer Selbsthilfegruppe für Depressive anzuschließen. Solche Gruppen gibt es in den meisten Städten, und sie werden oft von Kirchengemeinden, Krankenhäusern, psychiatrischen Tageskliniken und ähnlichen Institutionen unterstützt. In der Regel finden Sie solche Gruppen über Zeitungsanzeigen oder psychologische Hilfsdienste (z. B. Telefonseelsorge). Wichtige Merkmale einer Selbsthilfegruppe für Depression sind:

- Die Arbeit der Gruppe basiert auf einer anerkannten Form der Depressionsbehandlung, beispielsweise auf der ACT, der kognitiven Verhaltenstherapie, der interpersonalen Therapie oder der Problemlösungstherapie.

- Die Gruppe konzentriert sich darauf, die Auflösung des depressiven Zustandes zu erreichen, statt den Mitgliedern die Möglichkeit zu geben, sich exzessiv über den Schmerz der Depression auszulassen.
- In der Gruppe werden alle Mitglieder als einander gleichgestellt akzeptiert.
- Die Gruppe übt sich in der Anwendung kompetenter Methoden sozialer Unterstützung (Nicht-Urteilen, Akzeptieren, Bestätigung und eine generell positive Einstellung zu Ihnen als Person).

Es empfiehlt sich, eine Unterstützungsgruppe auszuprobieren, bevor man sich ihr verbindlich anschließt. Wenn Sie den Eindruck gewinnen, daß die Gruppe sich zu sehr mit negativen Dingen beschäftigt, daß einige wenige Mitglieder ständig den kommunikativen Austausch beherrschen, daß es einen informellen Leiter gibt, der anderen ständig sagt, was sie tun sollen, oder wenn Sie die Atmosphäre in der Gruppe nicht als unterstützend empfinden, dann probieren Sie andere Gruppen aus, bis Sie eine finden, die Ihnen zusagt.

ACT-Geheimnisse

- Die Nutzung sozialer Unterstützung ist entscheidend für den Erfolg Ihrer Bemühungen, Ihre persönlichen Ziele zu erreichen.
- Konzentrieren Sie sich darauf, kompetente Formen sozialer Unterstützung zu identifizieren – Unterstützung die nichturteilend, akzeptierend, positiv und motivierend ist.
- Halten Sie nach Möglichkeiten Ausschau, Kontakt zu Gleichgesinnten in Ihrer Stadt, die Sie unterstützen können, aufzunehmen.
- Suchen Sie sich eine Vertrauensperson, die Ihnen hilft, Ihre Selbstverpflichtungen und Ziele im Rahmen der ACT-Arbeit konsequent zu verfolgen.
- Sichern Sie sich die Unterstützung Ihres Hausarztes oder eventuell Ihres Therapeuten für Ihre ACT-Arbeit.
- Internet-Websites können Ihnen nützliche Informationen und Empfehlungen liefern, aber hüten Sie sich vor jenen, die versuchen, Ihnen Produkte aufzudrängen, die Sie nicht brauchen.
- Selbsthilfegruppen können nützlich sein, wenn sie über die Qualitäten verfügen, die für kompetente soziale Unterstützung charakteristisch sind.

Der Coach sagt

Sich aus Ihrem Schneckenhaus hervorzuwagen und Kontakt zu Menschen aufzunehmen, die Ihnen helfen können, ist nie leicht, insbesondere wenn Sie unter einer Depression leiden. Machen Sie sich klar, daß Sie selbst sich die soziale Umgebung schaffen können, in der Sie schon immer leben wollten! Wenn Sie eine klare Vorstellung davon haben, was Sie wollen, werden Sie feststellen, daß das Leben oft bereit ist, Ihnen genau das zu geben, was Sie suchen.

Vorschau

Sie sind nun am Ende dieses Buches angekommen, aber dies ist nicht das Ende Ihrer Reise. Deshalb möchten wir Ihnen eine kurze Vorschau auf das geben, was noch vor Ihnen liegt. Sie haben durch das vorliegende Buch zahlreiche Strategien erlernt, die Ihnen bei der »Wiederbelebung« Ihres Lebens sehr nützlich sein werden. Sie verstehen und akzeptieren nun, daß das Leben uns mit vielen Herausforderungen konfrontiert – daß es immer gute und schlechte Zeiten geben wird. Indem Sie sowohl das Gute als auch das Schlechte akzeptieren und sich damit auseinandersetzen, werden Sie beides auf zuträgliche Weise erleben. Sie können dann täglich in Ihrem Leben präsent sein, und Ihre Grundhaltung der Achtsamkeit wird Sie mit dem ungeheuren Reichtum und der unermeßlichen Energie in Kontakt bringen, die das Leben zu bieten hat. Und weil Sie mit Ihren persönlichen Werten in Kontakt sind, verfügen Sie über eine Richtschnur, an der Sie sich in schwierigen oder verwirrenden Situationen orientieren können. Sie werden beharrlich Ihre Träume verfolgen, ganz gleich, mit welchen Hindernissen das Leben Sie konfrontiert. Sie werden flexibel genug sein, um Strategien revidieren oder ganz aufgeben zu können, die ihren Zweck nicht erfüllen, und Sie werden neue Chancen wittern, die Ihnen vorher nicht aufgefallen sind. Kurz gesagt: Sie werden in der Welt zu einer unaufhaltsamen Kraft werden, frei von selbstschädigendem Festhalten an Überholtem und fokussiert auf das, was am wichtigsten ist. Als Mitreisende wünschen wir Ihnen das Beste, und wir beten dafür, daß Sie das reiche und erfüllende Leben führen können, das Sie verdienen.

Literatur

Alloy, L. B., L. Y. Abramson, W. G. Whitehouse, M. E. Hogan, C. Panzarella & D. T. Rose. 2006. Prospective incidence of first onsets and recurrences of depression in individuals at high and low cognitive risk for depression. *Journal of Abnormal Psychology* 115(4):145–56.

Bargh, J. A., M. Chen & L. Burrows. 1996. Automaticity of social behavior: Direct effects of trait construct and stereotype activation on action. *Journal of Personality and Social Psychology* 71(2): 230–44.

Campbell-Sills, L., D. H. Barlow, T. A. Brown & S. G. Hofmann. 2006. Acceptability and suppression of negative emotion in anxiety and mood disorders. *Emotion* 6(4):587–95.

Dalgleish, T. & J. Yiend. 2006. The effects of suppressing a negative autobiographical memory on concurrent intrusions and subsequent autobiographical recall in dysphoria. *Journal of Abnormal Psychology* 115(3):467–73.

Demyttenaere, K., R. Bruffaerts, J. Posada-Villa, I. Gasquet, V. Kovess, J. P. Lepine et al. 2004. Prevalence, severity, and unmet need for treatment of mental disorders in the World Health Organization World Mental Health surveys. *Journal of the American Medical Association* 291(21):2581–90.

Deshmukh, V. D. 2006. Neuroscience of meditation. *Scientific World Journal* 16:2239–53.

Ekman, P. 1992. An argument for basic emotions. *Cognition and Emotion* 6:169–200.

Fennell, M. J. V. 2004. Depression, low self-esteem, and mindfulness. *Behaviour Research and Therapy* 42(9):1053–67.

Finucane, A. & S. W. Mercer. 2006. An exploratory mixed methods study of the acceptability and effectiveness of mindfulness-based cognitive therapy for patients with active depression and anxiety in primary care. *BMC Psychiatry* 6:14.

Franck, E., R. de Raedt & J. de Houwer. 2007. Implicit but not explicit self-esteem predicts future depressive symptomatology. *Behaviour Research and Therapy* 45(10):2448–55.

Grant, B. F, D. A. Dawson, F. S. Stinson, S. P. Chou, M. C. Dufour & R. P. Pickering. 2004. The 12-month prevalence and trends in DSM-IV alcohol abuse and dependence: United States, 1991-92 and 2001. *Drug and Alcohol Dependence* 74(3):223–34.

Greenwald, A. G., D. E. McGhee & J. L. Schwartz. 1998. Measuring individual differences in implicit cognition: The implicit association test. *Journal of Personality and Social Psychology* 74(6): 1464–80.

Grossman, P., L. Neimann, S. Schmidt & H. Walach. 2003. Mindfulness-based stress reduction and health benefits: A meta-analysis. *Journal of Psychosomatic Research* 57(1):35–43.

Hankey, A. 2006. Studies of advanced stages of meditation in the Tibetan Buddhist and Vedic traditions 1: A comparison of general changes. *Complementary and Alternative Medicine* 3(4):513–21.

Hayes, S., D. Barnes-Holmes & B. Roche, eds. 2001. *Relational Frame Theory: A Post-Skinnerian Account of Human Language and Cognition.* New York: Plenum Press.

Hayes, S., K. D. Strosahl & K. G. Wilson. 1999. *Acceptance and Commitment Therapy: An Experiential Approach to Behavior Change.* New York: Guilford Press.

Hayes, S., K. G. Wilson, E. V. Gifford, V. M. Follette & K. Strosahl. 1996. Emotional avoidance and behavioral disorders: A functional dimensional approach to diagnosis and treatment. *Journal of Consulting and Clinical Psychology* 64(6):1152–68.

Kabat-Zinn, J. 2005. *Coming to Our Senses: Healing Ourselves and the World Through Mindfulness.* New York: Hyperion.

Kelly, M. A. R., J. E. Roberts & J. A. Ciesla. 2005. Sudden gains in cognitive behavioral treatment for depression: When do they occur and do they matter? *Behaviour Research and Therapy* 43(6): 703–14.

Kessler, R. C., P. Berglund, O. Dernier, R. Jin, K. R. Merikangas & E. E. Walters. 2005. Lifetime prevalence and age-of-onset distributions of DSM-IV disorders in the National Comorbidity Survey Replication. *Archives of General Psychiatry* 62(6):593–602.

Last, J. M. 1988. *Dictionary of Epidemiology.* Oxford: Oxford University Press.

Lundgren, T. March 2006. Personal communication.

Marcks, B. A. & D. W. Woods. 2005. A comparison of thought suppression to an acceptance-based technique in the management of personal intrusive thoughts: A controlled evaluation. *Behaviour Research and Therapy* 43(4):433–45.

Merton, T. 1961. *Mystics and Zen Masters.* New York: Dell.

Mynors-Wallis, L. M., D. H. Gath, A. Day & F. Baker. 2000. Randomised controlled trial of problem solving treatment, antidepressant medication, and combined treatment for major depression in primary care. *BMJ* 320(7226):26–30.

Nisbett, R. E. & T. D. Wilson. 1977. Telling more than we can know: Verbal reports on mental processes. *Psychological Review* 84(3):231–59.

Nolen-Hoeksema, S. 2000. The role of rumination in depressive disorders and mixed anxiety/depressive symptoms. *Journal of Abnormal Psychology* 109(3):504–11.

Paykel, E. S. 2006. Cognitive therapy in relapse prevention in depression. *International Journal of Neuropsychopharmacology* 10(1):131–36.

Robinson, P. 1996. *Living Life Well: New Strategies for Hard Times.* Reno, NV: Context Press.

Schaefer, C. 2006. *Grandmothers Counsel the World: Women Elders Offer Their Vision for Our Planet.* Boston: Trumpeter.

Segal, Z. V., J. M. G. Williams & J. D. Teasdale. 2002. *Mindfulness-Based Cognitive Therapy for Depression: A New Approach to Preventing Relapse.* New York: Guilford Press.

Schotte, C. K., B. van den Bossche, D. de Doncker, S. Claes & P. Cosyns. 2006. A biopsychosocial model as a guide for psychoeducation and treatment of depression. *Depression and Anxiety* 23(5):312–24.

Teasdale, J. D., Z. V. Segal, J. M. Williams, V. A. Ridgeway, J. M. Soulsby & M. A. Lau. 2000. Prevention of relapse/recurrence in major depression by mindfulness-based cognitive therapy. *Journal of Consulting and Clinical Psychology* 68(4):615–23.

Wakefield, J. C., M. F. Schmitz, M. B. First & A.V. Horwitz. 2007. Extending the bereavement exclusion for major depression to other losses: Evidence from the National Comorbidity Survey. *Archives of General Psychiatry* 64(4):433–40.

Williams, J. M. G. 1996. Depression and the specificity of autobiographical memory. In *Remembering Our Past: Studies in Autobiographical Memory,* ed. D. C. Rubin, 244–267. Cambridge UP.

Williams, J. M. G., J. D. Teasdale, Z. V. Segal & J. Soulsby. 2000. Mindfulness-based cognitive therapy reduces overgeneral autobiographical memory in formerly depressed patients. *Journal of Abnormal Psychology* 109(1):150–55.

Williams, M. G., J. D. Teasdale, Z. V. Segal & J. Kabat-Zinn. 2007. *The Mindful Way Through Depression: Freeing Yourself from Chronic Unhappiness.* New York: Guilford Press.

Zettle, R. D. & S. C. Hayes. 1987. Component and process analysis of cognitive therapy. *Psychological Reports* 61(3):939–53.

Zettle, R. D. & J. Rains. 1989. Group cognitive and contextual therapies in treatment of depression. *Journal of Clinical Psychology* 45(3):438–45.

Kirk D. Strosahl, Ph. D., ist ein international bekannter Psychologe und Mitbegründer der *Acceptance and Commitment Therapy*. Er ist Co-Autor mehrerer Bücher, darunter *Acceptance and Commitment Therapy*. Strosahl lebt zur Zeit in einem Weinberg im US-Bundesstaat Washington.

Patricia J. Robinson, Ph. D., widmet ihre berufliche Arbeit der Verbesserung der in Schulen und ambulanten Kliniken angebotenen Depressionsbehandlung. Sie ist Autorin des Buches *Living Life Well*. Sie lebt und arbeitet in Washington.

Steven C. Hayes, Ph. D., der das Vorwort zu diesem Buch geschrieben hat, ist Foundation Professor of Psychology an der *University of Nevada*, Reno, und Autor des erfolgreichen ACT-Arbeitsbuches *Get Out of Your Mind an into Your Life* (dt.: *In Abstand zur inneren Wortmaschine*).